Die höchste Nerventätigkeit (das Verhalten) von Tieren.

Die höchste Nerventätigkeit (das Verhalten) von Tieren.

Eine zwanzigjährige Prüfung der objektiven Forschung

Bedingte Reflexe

Sammlung von Artikeln, Berichten, Vorlesungen und Reden

von

Prof. Dr. J. P. Pawlow

Ord. Mitglied der Russischen Akademie der Wissenschaften.

Dritte Auflage

Übersetzt von

Prof. Dr. G. Volborth

Mit 3 Abbildungen im Text

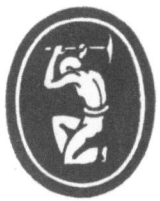

München · Verlag von J. F. Bergmann · 1926

ISBN-13: 978-3-642-89262-2   e-ISBN-13: 978-3-642-91118-7
DOI: 10.1007/978-3-642-91118-7

Alle Rechte,
insbesondere das der Übersetzung in fremde Sprachen, vorbehalten.

Copyright 1926 by J. F. Bergmann, München.

Softcover reprint of the hardcover 1st edition 1926

Vorwort zur zweiten Auflage.

Am Ende des Buches sind drei neue zusammenfassende Darstellungen unserer in letzter Zeit erschienenen Arbeiten gegeben. Das Verzeichnis der Veröffentlichungen meiner Mitarbeiter ist verbessert und vervollständigt worden. Der Forschungsgegenstand erweitert sich stetig und zugleich wächst unaufhaltsam sowohl das wissenschaftliche als auch das praktische Interesse der erhaltenen Resultate.

Juni 1924.

Prof. J. Pawlow.

Vorwort zur dritten Auflage.

Diese dritte Auflage ist um meinen neuen Artikel bereichert worden, in welchem der Versuch gemacht wird, die zahlreichen Tatsachen, welche von uns teilweise schon längst, teilweise erst eben erhalten worden sind, zu systematisieren. Es betrifft dieses den Zentralpunkt in der Arbeit der Grosshirnhemisphären — das Verhältnis zwischen dem Erregungs- und Hemmungsprozess. Das Gleichgewicht zwischen diesen beiden Prozessen und dessen Schwankungen in den Grenzen der Norm, und über diese Grenzen hinaus, bestimmen ja unser ganzes Verhalten — sowohl das normale wie auch das pathologische.

Januar 1925.

Prof. J. Pawlow.

Vorwort zur deutschen Ausgabe.

Beim Erscheinen meines Buches in deutscher Sprache halte ich es für einen besonders günstigen Umstand, dass die Übersetzungsarbeit freundschaftlich Professor G. W. Volborth übernommen hat, mein langjähriger wissenschaftlicher Mitarbeiter, der schon längst an der Bearbeitung des Materials, welches den Inhalt dieses Buches bildet, teilgenommen und demselben bis jetzt ein reges Interesse bewahrt hat.

Juli 1925.

Prof. J. Pawlow.

Vorwort des Übersetzers.

Es wird mir die Ehre zuteil, den deutsch lesenden wissenschaftlichen Kreisen vorliegenden Band, der wohl so ziemlich alles Wesentliche umfasst, was im Verlauf von 20 Jahren über die bedingten Reflexe von ihrem Entdecker und Schöpfer veröffentlicht worden ist, zu überliefern.

Da diese Sammlung von Reden, Vorträgen und Artikeln bis jetzt nur in russischer Sprache erschienen ist, also bloss einem engen Kreise von Lesern zugänglich ist, so war es mir eine besondere Genugtuung, die Übersetzungsarbeit zu übernehmen, und mit Vergnügen machte ich mich daran, die Übersetzung dieses Buches zu liefern, um den Werken und Gedanken des Grossmeisters der Physiologie in einer Weltsprache Ausdruck zu geben.

Der Inhalt vorliegenden Bandes stellt den Ausbau und die 20jährige Entwicklung eines Grundgedankens dar, die einzelnen Vorträge und Artikel, welche die Sammlung bilden, sind aber vor sehr verschiedenen Zuhörerkreisen, an verschiedenen Orten, zu sehr verschiedener Zeit und mit verschiedener Absicht veröffentlicht worden. So ist es denn klar, dass oft beinahe wörtliche Wiederholungen vorkommen mussten. Als ich mich an die Übersetzung machte, hatte ich anfangs die Absicht, um Wiederholungen zu vermeiden, das Buch etwas zu verkürzen; es wäre ja möglich gewesen, von Reden und Artikeln gleichen Inhalts immer nur eine zu geben, diejenige, welche den behandelten Stoff nach Möglichkeit vielseitig und voll umfasst. Als ich mich aber während der Übersetzungsarbeit so recht in jede einzelne Abhandlung zu vertiefen suchte, um nach Möglichkeit nicht den wörtlichen, sondern den wesentlichen Sinn mit all seinen Schattierungen und Färbungen wiederzugeben, da wurde es mir klar, dass kaum ein Stück von der ganzen Sammlung ohne bemerkbare Beeinträchtigung des vielseitigeren Verständnisses des behandelten Materials wegbleiben könne. Die Frage über Gehirnexstirpationen, über Bildung und Differenzierung der bedingten Reize, über die Irradiation und Konzentration der Nervenprozesse in den Grosshirnhemisphären sind ja in mehreren Vorträgen an der Hand desselben Versuchsmaterials behandelt, aber jedesmal wird der Stoff etwas anders aufgefasst, in jedem Teil wird er in einem anderen Konzept, in anderer Beleuchtung gegeben. Wenn sich aber in diesen Abhandlungen Gedanken wiederholten, die in sehr gleiche Worte gekleidet waren, so hielt ich es doch nicht für möglich, solche Stellen irgendwo auszulassen und so die Umarbeitung der einzelnen Stücke zu übernehmen. Ich habe denn auch den Gedanken aufgegeben, wesentliche Kürzungen vorzunehmen.

Im ganzen Buch sind nur folgende Stellen gegen den russischen Text verändert worden. Nr. 6: „Bedingte Reflexe bei Hunden nach Zerstörung verschiedener Teile der Grosshirnhemisphären" und Nr. 7: „Über die kortikalen Geschmackszentren von Dr. Gorschkow", welche beide auch in der russischen Ausgabe bloss als Referate der entsprechenden Vorträge aufgenommen sind, habe ich bedeutend verkürzt und gebe nur knapp den Tatsacheninhalt. Nr. 27: „Die Physiologie und die Psychologie beim Erforschen der höheren Nerventätigkeit der Tiere", ein Vortrag in der Philosophischen Gesellschaft zu Petrograd am 24. November 1916 ist ganz weggefallen, da dasselbe Material genau in demselben Konzept, mit derselben Absicht für einen gleichen Zuhörerkreis in dem für den Schweizer Psychologenkongress präparierten Vortrag (Nr. 24) enthalten ist.

Der russischen Ausgabe ist ein genaues Verzeichnis aller Veröffentlichungen der Mitarbeiter Prof. J. P. Pawlows beigefügt. Da aber von den 200 Arbeiten sich kaum 4—5 finden werden, die in anderen Sprachen als russisch gedruckt sind, und da sie somit alle den deutschen Lesern unzugänglich sind, so habe ich es für möglich gehalten, um ein weiteres Anwachsen dieses Bandes zu vermeiden, diesen ganzen Teil wegzulassen.

Ich möchte nur noch einige Worte zur technischen Ausführung der Übersetzung hinzufügen.

Es ist sehr schwer, ja oft unmöglich, beim Übersetzen gleichzeitig den Stil des gegebenen Autors und auch alle Nuancen des ausgesprochenen Gedankens wiederzugeben. Da es sich um die Wiedergabe wissenschaftlichen Materials handelt, so bin ich bei vorliegender Arbeit natürlich stets bestrebt gewesen, letzterer Aufgabe peinlich genau nachzukommen. Dass dabei oft das originelle im Stil von Prof. J. P. Pawlow leiden musste, war mir sehr ärgerlich. Es war aber oft ganz unmöglich, die langen, inhaltsschweren und dabei so schwungvollen Phrasen, in denen er seine Gedanken ausdrückt, in fliessendem Deutsch wiederzugeben, ohne sie in mehrere einzelne Sätze aufzulösen. Im Russischen gestattet es der Gebrauch der Partizipialformen, zu denen ganze Nebensätze verkürzt werden können, den Gedanken in einem einzigen Satze sehr genau zu präzisieren und verschiedenartig zu begrenzen. Eine derartige Wiedergabe würde im Deutschen nicht nur sehr schwerfällig, sondern direkt unverständlich sein, daher müssen die Partizipialformen meistens in ganze Sätze aufgelöst und zuweilen, um den Zusammenhang klar zu bewahren, auch neue Hauptsätze eingeschoben werden. Bei so einer Behandlung wird wohl der Stil von Prof. J. P. Pawlow stellenweise seinen kräftigen und enthusiastischen, ja sogar weihevollen Charakter eingebüsst haben, ich hoffe aber, dass es mir dafür gelungen ist, mich doch überall an den präzisen Sinn des Gesagten zu halten und ihn wiederzugeben.

Alle Stellen dieser Übersetzung, über deren genaue Wiedergabe sich bei mir in irgendwelcher Hinsicht Zweifel erhoben, habe ich Herrn Professor J. P. Pawlow zur Entscheidung vorgelegt und ich möchte es mir nicht nehmen lassen, ihm auch hier in tiefster Ehrfurcht meinen herzlichsten Dank auszusprechen für die Mühe, die er sich gemacht hat, alle entsprechenden Zweifel zu klären, und für die äusserst wertvollen Ratschläge, durch welche er meine Übersetzungsarbeit unterstützt und gefördert hat.

Januar 1926.

Professor Dr. **G. Volborth.**

Inhaltsverzeichnis.

                                                          Seite

Vorwort zur zweiten (russischen) Ausgabe III
Vorwort zur dritten (russischen) Ausgabe III
Vorwort zur deutschen Ausgabe III
Vorwort des Übersetzers IV

    I. Einleitung 1

  *II. Experimentelle Psychologie und Psychopathologie an Tieren. Vortrag, gehalten in der Allgemeinversammlung des internationalen medizinischen Kongresses in Madrid. April 1903 8

  III. Über die psychische Sekretion der Speicheldrüsen. Artikel aus dem „Archives internationales de physiologie". Bd. I. 1904 22

  IV. Die ersten sicheren Schritte auf einem neuen Forschungswege. Auszug aus dem Nobel-Vortrag, gehalten am 12. Dezember 1904 in Stockholm bei der Verteilung der Nobel-Preise 40

  V. Naturwissenschaftliche Forschung über die sogenannte Seelentätigkeit höherer Tiere. Vorlesung über die neuesten Fortschritte der Wissenschaft und deren Beziehung zur Medizin und Chirurgie, gehalten zu Ehren von Th. Huxley am 1. Oktober 1906 im Charing Cross Medical Scool in London 45

  VI. Bedingte Reflexe bei Hunden nach Zerstörung verschiedener Teile der Grosshirnhemisphären. Referat des Vortrags, gehalten in der Gesellschaft russischer Ärzte in St. Petersburg am 20. Oktober 1907 60

  VII. Über die kortikalen Geschmackszentren von Dr. Gorschkow. Vortrag in der Gesellschaft russischer Ärzte in St. Petersburg am 21. Februar 1908 60

  VIII. Die allgemeinsten Punkte der Mechanik der höchsten Teile des Zentralnervensystems, wie sie sich uns beim Studium der bedingten Reflexe zeigen. Vortrag, gehalten in der Gesellschaft russischer Ärzte in St. Petersburg am 30. Oktober 1908 bei Gelegenheit der Gedächtnisfeier Prof. J. R. Tarchanows 61

  IX. Einige weitere Schritte der objektiven Analyse der komplizierten Nervenerscheinungen und ihr Vergleich mit der subjektiven Auffassung dieser Erscheinungen. (Nach Versuchen von Dr. N. P. Nikolaew.) Vortrag zur Festsitzung der Gesellschaft russischer Ärzte zu St. Petersburg bei Gelegenheit der Gedächtnisfeier Professor J. M. Setschenows am 18. März 1910 64

  X. Allgemeines über die Zentren der Grosshirnhemisphären. Vortrag, gehalten in der Gesellschaft russischer Ärzte zu St. Petersburg am 29. April 1910 78

  XI. Naturwissenschaft und Gehirn. Vortrag, gehalten in der 1. allgemeinen Versammlung des XII. Kongresses russischer Naturforscher und Ärzte in Moskau am 28. Dezember 1909. Dasselbe in „Ergebnisse der Physiologie". Bd. XI. S. 345   83

  XII. Aufgaben und Einrichtungen eines zeitgemässen Laboratoriums zur Erforschung der normalen Tätigkeit des höchsten Teiles des Zentralnervensystems. Vortrag, gehalten in der Festsitzung der „Ledenzow-Gesellschaft zur Förderung der experimentellen Wissenschaften und deren praktischen Anwendung" in Moskau 1910. Dasselbe „Ergebnisse der Physiologie". Bd. XI. S. 357 95

		Seite
XIII.	Ein Laboratorium zur Untersuchung der Tätigkeit des Zentralnervensystems bei höheren Tieren, gebaut nach dem Entwurf von Professor J. P. Pawlow und E. A. Hanike auf Kosten der „Gesellschaft zum Andenken an Ch. S. Ledenzow". Aus dem Zeitblatt der Ledenzow-Gesellschaft	112
XIV.	Über das Nahrungszentrum. Vortrag in der Ges. russ. Ärzte in St. Petersburg am 28. Oktober 1910	115
XV.	Grundregeln der Arbeit der Grosshirnhemisphären. (Auf Grund der Experimente von Dr. N. J. Krasnogorsky und Dr. N. A. Roschansky.) Vortrag in der Ges. russ. Ärzte bei Gelegenheit der Festsitzung zur Gedächtnisfeier Professor J. M. Setschenows am 24. März 1911	126
XVI.	Ein Hund mit zerstörtem Hautanalysator in den Grosshirnhemisphären. (Nach Versuchen von Dr. N. M. Saturnow.) Vortrag, gehalten in der Ges. russ. Ärzte am 28. April 1911	137
XVII.	Der Prozess des Differenzierens von Reizen in den Grosshirnhemisphären. (Nach Versuchen von Dr. Beljakow.) Vortrag, gehalten in der Jahressitzung der Ges. russ. Ärzte in St. Petersburg am 15. September 1911	143
XVIII.	Die wichtigsten Gesetze der Tätigkeit des Zentralnervensystems, welche sich beim Studium der bedingten Reflexe eröffnen lassen. Vortrag, gehalten in der Ges. russ. Ärzte in St. Petersburg bei Gelegenheit der Festsitzung zum Gedächtnis Professor J. M. Setschenows am 15. März 1912	156
XIX.	Zusammenfassung der Resultate von Experimenten mit Exstirpationen verschiedener Teile der Grosshirnhemisphären. Vortrag, gehalten in der Ges. russ. Ärzte zu St. Petersburg in der Jahressitzung am 27. September 1912	170
XX.	Die innere Hemmung als Funktion der Grosshirnhemisphären. Festschrift für Charles Richet 1912	184
XXI.	Das objektive Studium der höchsten Nerventätigkeit der Tiere. Vortrag, gehalten in Moskau auf der allgemeinen Versammlung des wissenschaftlichen Instituts am 24. März 1913	193
XXII.	Die Erforschung der höheren Nerventätigkeit. Vortrag, gehalten zur Schlussversammlung des internationalen Physiologenkongresses in Groningen (Holland). 1913	205
XXIII.	Die besondere Labilität der inneren Hemmung bedingter Reflexe. Internationale Beiträge zur Ehrung von Paul Ehrlich und Emil von Behring. Berliner klinische Wochenschrift. 16. März 1911	223
XXIV.	Die „echte Physiologie" des Gehirns. Artikel aus dem russischen Journal „Die Natur", welcher als Vortrag zum Kongress der Psychiater, Neurologen und Psychologen im August 1914 in der Schweiz bestimmt war. Dieser Kongress konnte wegen Ausbruch des Weltkrieges nicht zustande kommen	227
XXV.	Beiträge zur Physiologie des Schlafes (zusammen mit Dr. L. N. Wossressensky). Vortrag in der Petrograder biologischen Gesellschaft im Jahre 1915	237
XXVI.	Die Analyse einiger komplizierter Reflexe des Hundes. Die relative Stärke ihrer Zentren und deren Spannung (unter Mitarbeit von Dr. M. K. Petrowa). Aus der Festschrift für Cl. A. Timirjasew. 1916	243
XXVII.	Die Physiologie und die Psychologie bei der Erforschung der höchsten Nerventätigkeit der Tiere. Vortrag in der Philosophischen Gesellschaft in Petrograd am 24. November 1916. Aus Zeitschrift für Psychiatrie (russisch), fällt inhaltlich mit Nr. 24 zusammen, wird infolgedessen ausgelassen	250
XXVIII.	Der Zielerstrebungsreflex. Vortrag, gehalten auf dem III. Kongress für experimentelle Pädagogik am 2. Januar 1916 in Petrograd	250
XXIX.	Der Befreiungsreflex (zusammen mit Dr. Gubergritz). Bericht in der Petrograder biologischen Gesellschaft im Mai 1917. Aus „Russky Wratsch"	257

XXX. Die Psychiatrie als Helferin der Physiologie der Grosshirnhemisphären. Vortrag in der Petrograder psychiatrischen Gesellschaft. Aus der russischen Zeitschrift für Physiologie 1919. Bd. II 263
XXXI. Über die sog. Hypnose bei Tieren. Mitteilung in der physiko-mathematischen Abteilung der russischen Akademie der Wissenschaften am 9. November 1921. Aus dem Sitzungsprotokoll 271
XXXII. Die normale Tätigkeit und allgemeine Konstitution der Grosshirnrinde. Vortrag in der Gesellschaft finnländischer Ärzte in Helsingfors im April 1922. Skandinavisches Archiv für Physiologie 1923. Bd. XLIV 273
XXXIII. „Innere Hemmung" der bedingten Reflexe und der Schlaf — ein und derselbe Prozess. Festschrift zu Ehren des Präsidenten der russischen Akademie der Wissenschaften A. P. Karpinsky 1922. Skandinavisches Archiv für Physiologie 1923. Bd. XLIV 282
XXXIV. Die Charakteristik der Rindenmasse der Grosshirnhemisphären vom Standpunkte der Erregbarkeitsveränderungen ihrer einzelnen Punkte. Festschrift für C. von Monakow. Schweizer Archiv für Neurologie und Psychiatrie. Bd. XIII 297
XXXV. Eine dringende Frage der Physiologie der Grosshirnhemisphären. Artikel aus „Arbeiten des medizinischen Instituts in Moskau". Bd. I. 1923 304
XXXVI. Die neuesten Erfolge der objektiven Erforschung der höchsten Nerventätigkeit. Vortrag in der Jubiläumssitzung des wissenschaftlichen Instituts zum Gedächtnis P. F. Lesshafts am 12. Dezember 1923 307
XXXVII. Die Beziehungen zwischen Erregung und Hemmung, das Auseinanderhalten von Erregung und Hemmung und experimentelle Neurosen an Hunden. Skandinavisches Archiv für Physiologie. 1925 318

I.
Einleitung.

Es werden wohl über 20 Jahre vergangen sein, seit ich mich an diesen Versuch gewagt habe. Ich tat es ganz selbständig, indem ich dazu von meinen früheren physiologischen Arbeiten überging, ich tat es unter dem Einfluss eines starken Eindrucks, den ich im Laboratorium empfing. Bis dahin arbeitete ich im Verlauf mehrerer Jahre an den Verdauungsdrüsen und suchte genau und sorgfältig nach den Bedingungen ihrer Tätigkeit. So konnte ich denn natürlich die damals als psychisch bezeichnete Tätigkeit der Speicheldrüsen nicht unbeachtet lassen, nämlich den Fall, wenn bei hungrigen Menschen und Tieren der Anblick des Essens oder das Gespräch darüber, ja sogar der Gedanke daran den Speichel fliessen lässt. Um so mehr war das für mich unmöglich, als ich ja selber auch noch die psychische Erregung der Magendrüsen genau festgestellt hatte. Ich machte mich in Gemeinschaft mit meinen Mitarbeitern, den Herren Doktoren S. G. Wulfson und A. T. Snarsky an die Bearbeitung der Frage über diese Art der Speicheldrüsenerregung. Während nun Dr. Wulfson neues Material über die Details der psychischen Speichelsekretion zusammenbrachte, welches dem Gegenstand grosses Gewicht beibrachte, unternahm Dr. Snarsky die Analyse des inneren Mechanismus dieser Erregung und nahm dabei den subjektiven Standpunkt ein, d. h. er rechnete mit einer unserer Innenwelt analog erdachten Innenwelt der Hunde (unsere Versuche wurden an diesen Tieren gemacht), er rechnete mit den Gedanken, Gefühlen und Wünschen seiner Versuchstiere. Und dabei passierte ein im Laboratorium nie dagewesener Fall. In der Auslegung dieser Innenwelt gingen wir schroff auseinander und wir konnten uns durch keine weiteren Versuche und Proben auf irgendeine für beide Teile annehmbare und bindende Schlussfolgerung verständigen, und das trotz der fortwährenden Laboratoriumsübung, wo doch neue Versuche, welche nach gegenseitigem Übereinkommen vorgenommen werden, gewöhnlich alle Widersprüche und Streitigkeiten entscheiden. Dr. Snarsky blieb bei der subjektiven Erklärung der Erscheinungen, ich aber durch die Erfolglosigkeit und das Phantastische eines solchen Verhaltens zur gestellten Aufgabe bestürzt, fing an, einen neuen Ausweg aus dieser schweren Lage zu suchen. Nach eingehendem und beharrlichem Überlegen des Gegenstandes, nach schwerem Verstandesringen entschloss ich mich schliesslich dazu, auch der sog. „psychischen Erregung" gegenüber in der Rolle eines reinen Physiologen zu beharren, d. h. in der Rolle eines objektiven äusseren Beobachters, eines Experimentierenden, welcher es ausschliesslich nur mit äusseren Erscheinungen und mit deren gegenseitigen Beziehungen zu tun hat. Ich machte mich nun mit einem neuen Mitarbeiter, mit Dr. J. F. Tolotschinow daran, diese Entscheidung durchzuführen, und es ging dieses in eine 20jährige Arbeit über, an welcher dann viele meiner teuren Mitarbeiter teilgenommen haben.

Als ich mit Dr. Tolotschinow an unsere ersten Untersuchungen schritt, war es mir nur bekannt, dass die Verbreitung der physiologischen Forschung (in Form der vergleichenden Physiologie) auf die gesamte Tierwelt, über unsere bis dahin bevorzugten Laboratoriumsobjekte (Hund, Katze, Kaninchen und Frosch) hinaus es nötig gemacht hatte, den subjektiven Standpunkt zu verlassen und es zu versuchen, objektive Forschungsmethoden und eine objektive Fachsprache einzuführen (Die Lehre von den Tropismen von J. Loeb und Der Entwurf einer objektiven Terminologie von Bär, Behte und Yxküll). Es wäre ja wirklich schwer und auch unnatürlich gewesen von Gedanken oder Wünschen irgendeiner Amöbe oder Infusorie zu reden. Aber ich glaube, dass in unserem Falle, wo die Forschung den Hund betraf, diesen nächsten und treuesten Gefährten des Menschen noch von prähistorischen Zeiten her, dass in diesem Falle der wichtigste, wenn auch damals nicht bewusste Anstoss dazu durch den Eindruck gegeben wurde, welchen auf mich in meinen Jugendjahren die talentvolle Broschüre J. M. Setschenows, des Vaters der russischen Physiologie „Die Reflexe des Grosshirns" 1863 erschienen, ausübte. Ist doch, besonders in jugendlichen Jahren, der Einfluss von Gedanken, die durch ihre Neuheit und ihre Realitätstreue stark sind, so sehr tief, bleibend, und es muss noch hinzugefügt werden, so sehr verborgen. In dieser Schrift ist, der Form nach glänzend, ein für jene Zeiten wirklich ausserordentlicher Versuch gemacht (natürlich nur theoretisch als physiologisches Schema), unsere subjektive Welt rein physiologisch darzustellen. Iwan Michailowitsch hatte zu dieser Zeit eine wichtige physiologische Entdeckung über die zentrale Hemmung) gemacht, welche einen grossen Eindruck auf die Physiologen in Europa machte, und den ersten Beitrag russischen Geistes zu diesem wichtigen Zweige der Naturwissenschaften, der durch die Erfolge der Deutschen und Franzosen soeben stark vorwärts gerückt war, bildete.

Die grosse Anstrengung, welche die Entdeckung erforderte, und die Freude, welche sie mit sich brachte, vielleicht auch noch mit einem anderen persönlichen Affekt gemengt, haben diesen Gedankenschwung Setschenows bedingt, den es wohl kaum übertrieben wäre als „genial" zu bezeichnen. Es ist interessant, dass später Iwan Michailowitsch selbst dieses Thema nicht wieder in der ursprünglichen, kategorischen Weise aufgenommen hat.

Erst einige Jahre nachdem wir unsere Arbeiten nach der neuen Methode begonnen hatten, erfuhr ich, dass man in derselben Richtung an Tieren in Amerika experimentiert, und zwar, dass es nicht Physiologen, sondern Psychologen sind, die sich damit beschäftigen. Darauf habe ich die amerikanischen Arbeiten eingehend studiert und muss nun zugeben, dass Edward L. Thorndike[1] die Ehre gebührt, zeitlich als erster den neuen Weg betreten zu haben. Um 2—3 Jahren ist er unseren Versuchen zuvorgekommen und sein Buch muss als ein klassisches Werk anerkannt werden, sowohl in der kühnen Auffassung der ganzen grandiosen Aufgabe, als auch in der Exaktheit der erhaltenen Resultate. Seit Thorndike wächst und mehrt sich die amerikanische Arbeit über unseren Gegenstand — echt amerikanisch, in allen Hinsichten, — betreffend die beteiligten Mitarbeiter (Yerkes, Watston u. a.) als auch die Forschungsmittel, die Laboratorien und die entsprechenden Zeitschriften. Es ist interessant, dass die Amerikaner, nach dem Buche Thorndikes geurteilt, auf den neuen Forschungspfad in anderer Weise gekommen sind, als ich mit meinen Mitarbeitern. Auf Grund eines Zitats, das bei Thorndike angeführt ist, kann man es wohl erraten, dass der nüchterne, praktische amerikanische Verstand bei seinem Zusammentreffen mit der Praxis des Lebens gefunden hat, dass es wichtiger sei, genau das äussere Betragen eines Menschen zu kennen, als über dessen inneren Zustand mit all seinen Kombinationen und Schwankungen rätselhafte Vermutungen aufzustellen. Mit dieser Folgerung über den Menschen kamen die amerikanischen Psychologen zu ihren Laboratoriumsversuchen an Tieren. Im Charakter der Untersuchungen blickt dieses auch noch bis jetzt durch: es hat den Anschein, als wenn die Methoden und die zu lösenden Fragen von Menschenbeispielen ausgingen. Ich und meine Mitarbeiter, wir verhalten uns anders dazu. Wie unsere ganze Arbeit von Seiten der Physiologie ausgegangen ist, so wird sie auch in dieser Richtung konsequent weitergeführt. Sowohl die Methoden und die Bedingungen unseres Experimentierens als auch das Planen der einzelnen Aufgaben, die Bearbeitung und schliesslich auch das Systematisieren des Materials — all das bleibt im Bereich der Tatsachen, der Begriffe und der Terminologie des Zentralnervensystems. Diese Inangriffnahme unseres Gegenstandes von zwei verschiedenen Seiten erweitert natürlich nur den Kreis der in Untersuchung stehenden Erscheinungen. Zu meinem grössten Bedauern weiss ich absolut nichts darüber, was in den letzten 5—6 Jahren über unseren Gegenstand in Amerika geleistet worden ist; hier war es mir ja bis jetzt unmöglich, die entsprechende Literatur zu bekommen, und mein vorjähriges Gesuch um die Erlaubnis, speziell zu diesem Zweck nach Amerika zu reisen, hatte kein Gehör gefunden.

Einige Jahre nach Beginn unserer Arbeit sind uns auch in Europa

---

[1] Edward L. Thorndike. Animal Intelligence: An Experimental Study of the Associative Processes in Animals. 1898.

einige Gelehrte gefolgt, hier bei uns Bechterew mit seinen Schülern und in Deutschland Kalischer[1]. Wir benutzten in unserer Arbeit, als angeborene Reflexe, welche die Grundlagen der höheren Nerventätigkeit bilden, den Nahrungsreflex und den Abwehrreflex gegen Säure, deren Sekretionskomponente wir beobachteten. Dagegen wandte ersterer den Abwehrreflex gegen destruktive (schmerzerregende) Reize der Haut an, natürlich in Form der Bewegungsreaktion, letzterer aber benutzte den Nahrungsreflex, wie auch wir, nur richtete er seine Aufmerksamkeit auf die motorische Reaktion. Bechterew bezeichnete die neuen Reflexe, welche sich auf die „angeborenen" aufbauen lassen, mit dem Worte „assoziative", wodurch er unser Attribut „bedingte" ersetzen wollte, wogegen Kalischer die ganze Methode „Dressurmethode" nannte. Wenn ich danach urteile, was ich im Verlauf von 5 Wochen, die ich während dieses Frühjahrs in Helsingfors zubrachte, beim Durchsehen der physiologischen Literatur bemerken konnte, so scheint es mir, dass die objektive Untersuchung des Verhaltens der Tiere auch schon die Aufmerksamkeit vieler physiologischen Laboratorien in Europa auf sich lenkt, z. B. in Wien, Amsterdam u. a. m.

Über mich selbst will ich nur folgendes sagen. In der ersten Zeit unserer Arbeit haben wir immer wieder fühlen müssen, wie gross die Macht der Gewohnheit zu psychologischen Erklärungen dieses Gegenstandes ist. Sobald nur die objektive Forschung auf irgendwelche Hindernisse stiess, ein wenig vor den Schwierigkeiten der zu erforschenden Fragen stockte — so erhoben sich sofort Zweifel an der Richtigkeit des angenommenen Verfahrens. Mit dem Vorrücken der Arbeit kamen aber diese Zweifel immer seltener und seltener — und gegenwärtig ist es mir zur innigsten und unumstossbaren Überzeugung geworden, dass hauptsächlich hier, gerade auf diesem Wege der endgültige Triumph des menschlichen Verstandes über seiner höchsten und heiligsten Aufgabe liegt, der Triumph über die Aufgabe den Mechanismus und die Gesetze der menschlichen Natur zu erkennen. Und nur hieraus kann ja das wahre, volle und sichere Glück des Menschen entspringen. Mag der menschliche Verstand einen Sieg nach dem andern über die ihn umgebende Natur feiern, mag er für das menschliche Leben und Treiben nicht nur die gesamte feste Erdoberfläche erringen, sondern sich auch die Wasser mit ihren Fluten und den den Erdball umschliessenden Luftraum erkämpfen, mag er für seine vielfältigen Zwecke grossartige Energiemengen von einem Punkte der Erde zum andern schleudern und für die Verbreitung und Fortbewegung seiner Gedanken und Werke die Hindernisse von Raum und Zeit vernichten und noch vieles andere erringen — bei alledem fügt sich aber dieses selbe menschliche Wesen mit diesem seinem Verstande, wenn

---

[1] Die Prätensionen sowohl des einen, als auch des anderen, auf irgendwelche Priorität in Untersuchungen dieser Art sind natürlich für alle, die mit dem Gegenstand einigermassen bekannt sind, vollständig ephemär.

es durch unbestimmte in ihm selbst waltende dunkle Kräfte geleitet wird, unabsehbaren materiellen Verlust zu und schafft unsagbares Leiden durch die Kriege und Revolutionen mit all ihren Schrecken, durch welche ja im Verkehr der Menschen miteinander bestialische Beziehungen und tierische Rohheit geschaffen werden. — Nur die jüngste Wissenschaft, nur sie wird dem Menschen aus dem gegenwärtigen Dunkel heraushelfen, nur sie wird ihn von der jetzigen Schmach auf dem Gebiete der interhumanen Beziehungen befreien.

Alle Arbeiten auf diesem neuen Gebiet werden durch die Neuheit der Arbeit und, man muss denken auch durch die eben ausgesprochene Hoffnung beseelt. Die Arbeit geht weiten Schritts vorwärts. Wenn man mit Thorndikes Arbeit beginnt, so ist im Verlaufe von etwa 25 Jahren sehr vieles geleistet worden.

Auch meine Laboratorien haben nicht wenig getan. Unsere Forschungen schritten ununterbrochen fort und werden auch jetzt immer weiter fortgesetzt. Eine Abschwächung und Verlangsamung der Arbeit fiel in die Jahre 1919 und 1920 und das hing mit den ganz aussergewöhnlichen, exeptionellen äusseren Schwierigkeiten für die Laboratoriumsarbeit zusammen (Kälte, Dunkelheit, Hunger der Versuchstiere usw.). Seit 1921 haben sich die Verhältnisse gebessert und jetzt nähern wir uns allmählich der Norm — eine unliebsame Ausnahme dabei zeigt das Laboratoriumsinstrumentarium und die Literatur. Unser Tatsachsmaterial wird erfolgreich gesammelt, der Rahmen der Forschung wird immer weiter und weiter und allmählich blickt ein allgemeines System in den Erscheinungen dieses Gebietes durch — des Gebietes der Physiologie der Grosshirnhemisphären, als des Organs der höchsten Nerventätigkeit. Dieses ist in ihren Grundzügen die gegenwärtige Lage unserer Arbeit. Wir machen uns mehr und mehr mit jenen Grundlagen des Benehmens bekannt, mit denen das Tier geboren wird, mit den angeborenen Reflexen, welche bis jetzt gewöhnlich als sogenannte Instinkte bezeichnet wurden. Darauf verfolgen wir den weiteren Aufbau auf diesem Fundament der Nerventätigkeit in Form der sog. Gewohnheiten und Assoziationen, welche sich nun mehren, erweitern, verwickeln und verfeinern (nach unserer Analyse sind es auch Reflexe, „bedingte Reflexe"); — und hier greifen wir auch bewussterweise selbst ein und beteiligen uns auch oft selbst mit Absicht am Aufführen dieses Baues. Nach und nach kommen wir doch dem inneren Mechanismus dieser letzteren Reflexe bei und so erreichen wir immer eingehendere Bekanntschaft mit den allgemeinen Eigenschaften der Nervenmasse, auf welcher sich diese Erscheinungen abspielen und kommen auch zur genauen Kenntnis der strengen Regeln, nach denen sie verlaufen. Es ziehen an uns die verschiedenartigen individuellen Typen von Nervensystemen vorüber, sie sind höchst charakteristisch, stark ausgeprägt und sie unterstreichen die einzelnen Seiten und Eigenschaften der Nerventätigkeit, aus deren Verflechtung sich ja die ganze Kompliziertheit des Verhaltens der Tiere zusammensetzt. Und noch viel mehr! Dieses Versuchs- und Beobachtungsmaterial, welches an Tieren gesammelt wird, ist schon jetzt bisweilen derart, dass es in allem Ernst dazu herangezogen werden kann, um die in uns selbst verlaufenden und für uns dunklen Erscheinungen unserer Innenwelt zu erklären.

So steht die Sache — nach meinem äussersten Erachten. Und wenn ich bis jetzt keine systematische Darstellung von der kollektiven 20 jährigen Arbeit gebe, welche ich mit meinen Mitarbeitern führe, so gibt es dafür folgende Gründe. Das Gebiet ist vollständig neu, und die Arbeit auf diesem Gebiet geht ununterbrochen vorwärts. — Wie soll man auf irgendeiner alles umfassenden Vorstellung, auf irgendwelcher Systematisierung des Materials stehen bleiben, wenn neue Versuche und Beobachtungen jeden Tag Wesentliches hinzufügen. Vor fünf Jahren, für einige Monate (wegen ernsten Beinbruchs) ans Bett gefesselt, habe ich eine allgemeine Darstellung unserer Arbeit präpariert. Gerade damals begann die Revolution. Natürlich nahm sie die ganze Aufmerksamkeit in Anspruch. Ausserdem liess ich mich aber auch durch eine alte Gewohnheit leiten, nämlich die fertiggeschriebenen Arbeiten eine Zeitlang liegen zu lassen, um sie nach Möglichkeit zu vergessen, damit dann beim neuen Lesen ihre schwachen Seiten klarer hervortreten, und so kam es denn dazu, dass diese Arbeit nicht bald gedruckt wurde. — Ja, beim ununterbrochenen Vorwärtsschreiten unserer Untersuchungen war sie schon nach sechs Monaten, oder einem Jahre ganz veraltet und ist gegenwärtig zum Veröffentlichen absolut untauglich, sie erfordert eine fast vollständige Umarbeitung. Solch eine Umarbeitung aber rasch und vollständig befriedigend durchzuführen, wenn man sich unter den schweren Eindrücken befindet, unter denen man jetzt in Russland lebt, ist, für mich wenigstens, sehr schwer, ja ich möchte beinahe sagen unausführbar. Und ich weiss es selbst nicht genau, wann ich denn endlich die mir obliegende wichtige Pflicht erfüllen werde in spezieller, endgültiger systematischer Darstellung das ganze wissenschaftliche Material zu geben, welches so lange Zeit gesammelt worden ist.

Dieses Material aber nach allen gedruckten Artikeln meiner Mitarbeiter zu studieren, ist eine äusserst mühevolle Arbeit, welche nur sehr wenigen möglich und zugänglich ist.

Dieses ist der Grund, weswegen ich den vielfach wiederholten Bitten und Wünschen, hauptsächlich von Seiten meiner nächsten Laboratoriumsmitarbeiter nachgegeben habe und mich nun entschliesse, als einzelnen Band alles das erscheinen zu lassen, was ich im Verlaufe dieser 20 Jahre über unseren Gegenstand in Artikeln, Mitteilungen, Berichten, Vorlesungen und Reden in Russland und im Auslande veröffentlicht habe. Es mag vorläufig dieses Buch allen, welche daran Interesse haben, oder auf dem neuen Gebiete arbeiten wollen, meine künftige systematische Darstellung des Gegenstandes, wenn auch nur in geringem Masse, ersetzen. Ich sehe natürlich ganz deutlich die schwachen Seiten dieses Sammelwerkes. Sein Hauptfehler ist die grosse Anzahl von Wiederholungen. Die Wiederholungen in meiner Darstellung haben aber ganz verständliche Gründe. Der Gegenstand war zu neu — er formierte sich nur nach und nach im Kopfe des Physiologen, — und so wurden denn, wenn auch unbedeutende Abwechslungen in den entstehenden und sich gegenseitig ablösenden Vorstellungen und Begriffen, und also auch in deren Auslegung, zu einem ganz verständlichen Bedürfnis, um dadurch dem neuen Gebiet näher zu kommen, es nach Möglichkeit zu umfassen, mit ihm überhaupt vertraut zu werden und darin festen Fuss zu fassen. Gegenwärtig aber wäre es für mich eine nicht geringe und eine fruchtlose Mühe, das ganze Material zu sichten und alles miteinander in Einklang zu bringen. Vielleicht dürften aber diese Wiederholungen und diese kleinen Abwechslungen für den Leser nicht ohne Nutzen sein, um so mehr, als alle einzelnen Mitteilungen in chronologischer Folge eingereiht sind, so dass vor dem Leser die urkundliche Geschichte unserer Arbeit vorüberzieht. Er wird es sehen, wie sich nach und nach unser Tatsachenmaterial erweiterte und berichtigte, wie sich allmählich unsere Vorstellungen über die verschiedenen Seiten unseres Gegenstandes bildeten, und wie sich schliesslich vor unseren Augen immer weiter und weiter ein allgemeines Bild der höheren Nerventätigkeit aufrollte. Dennoch möchte ich es Nichtphysiologen von Fach, oder überhaupt Nichtbiologen, ja vielleicht auch allen Lesern, welche mein Buch ihrer Aufmerksamkeit würdigen wollen, anempfehlen, zuerst in der angezeigten chronologischen Reihenfolge folgende Reden zu lesen: die Reden in Madrid, Stockholm, London; 3 Reden in Moskau und 2 Mitteilungen in Gronningen und Helsingsfors[1]. Ich würde raten erst danach zu den übrigen Artikeln und Berichten, welche ganz spezielle Seiten des Gegenstandes berühren, überzugehen. Auf diese Weise würden dem Leser zuerst die allgemeine Tendenz und die allgemeinen Grundlagen der Arbeit klar werden, und alle Einzelheiten würden sich dann leichter fassen lassen.

Für diejenigen, welche mit den Originalarbeiten meiner Mitarbeiter bekannt werden wollen, füge ich am Ende des Buches ein entsprechendes Literaturverzeichnis hinzu.

---

[1] Nrn. II, IV, V, XI, XII, XXI, XXII, XXXII.

II.
Experimentelle Psychologie und Psychopathologie an Tieren.

Ich halte es für die höchste Redekunst, wenn die Tatsachen selbst sprechen, daher erlaube ich mir mich gerade dem experimentellen Material zuzuwenden, welches mich berechtigt, das Thema meiner heutigen Rede zu berühren.

Es wird dieses in erster Linie die Geschichte sein, wie sich der Physiologe von rein physiologischen Fragen demjenigen Gebiet von Erscheinungen zuwandte, welche gewöhnlich als „psychische" Erscheinungen bezeichnet werden. Wenn dieser Übergang auch unerwarteterweise vor sich gegangen ist, so geschah er doch ganz natürlich, und was mir in dieser Sache besonders wichtig erscheint, — wenn man sich so ausdrücken darf, ohne Veränderung der methodischen Front.

Im Verlauf vieler Jahre beschäftigte ich mich mit der Arbeit der Verdauungsdrüsen, analysierte ich die beständigen Bedingungen ihrer Tätigkeit und hierbei stiess ich, wie es auch schon vor mir von anderen vermerkt worden ist, auf Bedingungen psychischen Charakters. Da nun diese Bedingungen einmal beständig und sehr bedeutend in den normalen Sachverhalt eingriffen, so war ja gar kein Grund vorhanden, sie unbeachtet zu lassen. Es war ja meine Pflicht mich auch mit ihnen zu beschäftigen, wenn ich mich einmal entschieden hatte, nach Möglichkeit vollständig meinen Gegenstand zu erschöpfen. Aber dann erwuchs sofort die Frage: wie das denn zu tun sei? Alles, was von mir hier weiter ausführlich behandelt wird, bildet die Antwort auf diese Frage.

Von unserem ganzen Material, will ich mich nur an die Versuche halten, welche an den Speicheldrüsen gemacht worden sind — diesem Organ kommt ja, wie es scheinen mag eine sehr unbedeutende physiologische Rolle zu, aber — davon bin ich überzeugt — es wird zum klassischen Objekt auf diesem neuen Forschungsgebiet werden. Ich werde die Ehre haben heute über Versuche solcher Art zu berichten, zum Teil sind sie schon ausgeführt, zum Teil nur noch projektiert.

Wenn man die normale Arbeit der Speicheldrüsen betrachtet, so kann man nicht umhin die hochgradige Anpassungsfähigkeit ihrer Arbeit zu bewundern.

Geben Sie dem Tiere trockene, harte Nahrungssorten — es fliesst viel Speichel; auf wasserreiches Futter wird bedeutend weniger abgesondert.

Um die Speise chemisch zu beproben, um sie bequem im Munde zu zerreiben und aus ihr einen verschluckbaren Breiklumpen zu bilden, ist augenscheinlich Wasser nötig. Dieses wird nun auch von den Speicheldrüsen geliefert. Aus den Schleimspeicheldrüsen fliesst auf alle Nahrungsarten muzinreicher Speichel — Schmierspeichel — dieser verhilft zu besserem Durchgleiten des Futters in den Magen. Auf alle starkreizenden chemischen Stoffe, wie z. B. Säuren, Salze und dergleichen, fliesst ebenfalls Speichel und dabei in gewissem Verhältnis zur Grösse der Reizwirkung. Wozu? das ist ja klar, um die Stoffe zu verdünnen, zu neutralisieren oder einfach den Mund von ihnen reinzuspülen — dieses können wir ja in alltäglicher Selbstbeobachtung sehen. In diesem Falle fliesst aus den Schleimspeicheldrüsen wässeriger Speichel mit geringem Muzingehalt. Denn wirklich, wozu wäre jetzt das Muzin nötig? — Sie schütten dem Hunde ein paar Handvoll reiner unlösbarer Quarzsteinchen in den Mund — der Hund bewegt sie ungestört im Munde umher, bisweilen versucht er sogar sie zu zerbeissen, und schliesslich wirft er sie wieder heraus. Speichel kann dabei vollständig fehlen, oder es können auch ein — zwei Tropfen erscheinen. Ich frage wieder, was könnte hier der Speichel nützen? Die Steine werden vom Tiere mit Leichtigkeit aus dem Munde herausgeworfen und nichts bleibt von ihnen in der Mundhöhle haften. Jetzt schütten wir dem Hunde Sand ins Maul — es sind dieselben Steinchen, aber nur diesesmal fein zerstossen (gepulvert) — nun fliesst viel Speichel. Es ist nicht schwer zu sehen, dass ohne Speichel, ohne einen Flüssigkeitsstrom in der Mundhöhle, dieser Sand weder herausgeworfen, noch auch in den Magen befördert werden kann.

Wir stehen vor ganz genauen und beständigen Tatsachen, die, wie es vielleicht scheinen mag eine gewisse Verständigkeit bezeugen. Aber der ganze Mechanismus dieser Verständigkeit liegt ja auf der Hand. Einerseits ist die Physiologie schon seit langer Zeit im Besitze des Wissens über die zentrifugalen Nerven der Speicheldrüsen, welche entweder hauptsächlich die Wasserabsonderung des Speichels veranlassen, oder zur Anhäufung spezieller organischer Stoffe im Speichel führen. Andererseits bildet die innere Wandung der Mundhöhle einzelne Bezirke, welche mit verschiedenen speziellen Arten von Reizbarkeit — bald mit mechanischer, bald mit chemischer, bald mit thermischer, ausgestattet sind. Dazu wird noch jede dieser verschiedenen Arten von Reizempfänglichkeit ihrerseits wieder weiter eingeteilt: z. B. die chemische in Erregbarkeit durch Salze, Säuren usw. Es liegen Gründe vor, dasselbe auch von der mechanischen Reizbarkeit vorauszusetzen. Von diesen Bezirken mit spezifischer Erregbarkeit nehmen spezielle zentripetale Nerven ihren Anfang.

Auf diese Weise liegt den Anpassungen ein einfacher Reflexakt zugrunde, der in bestimmten äusseren Bedingungen seinen Anfang hat. Diese Bedingungen beeinflussen nur bestimmte Arten von Endigungen der zentripetalen Nerven und von hier läuft die Erregung in bestimmter Nervenbahn zum Zentrum, von wo aus sie auf bestimmten Wegen zur Speicheldrüse gelangt und in ihr als allgemeine Folge eine bestimmte Arbeit hervorruft.

Anders, allgemeiner gesagt, besteht hier ein spezieller äusserer Einfluss, welcher eine spezielle Reaktion in der lebenden Substanz hervorruft. Aber zugleich haben wir ja hier in typischer Form das, was mit den Worten „Anpassung und Zweckentsprechung" benannt wird. Lassen Sie uns diese Tatsachen und diese Worte, da sie ja augenscheinlich eine grosse Rolle im modernen physiologischen Denken spielen — ein wenig näher betrachten. Was liegt denn eigentlich im Faktum der Anpassung? Wie wir es soeben gesehen haben, nichts als eine genaue Koordination der Elemente eines komplizierten Systems miteinander, und dann ihres ganzen Komplexes mit dem umgebenden Milieu.

Dieses aber ist genau dasselbe, was man auch in einem beliebigen unbelebten Körper sehen kann. Nehmen wir einmal einen komplizierten chemischen Körper. Dieser Körper kann als solcher nur dank dem existieren, dass alle seine Atome und Gruppen sich gegenseitig die Wage halten, dieser ganze Komplex aber sich mit den umgebenden Bedingungen im Gleichgewicht hält.

Ebenso kann die ganze grossartige Kompliziertheit der höheren, sowohl als auch der niederen Organismen als etwas Ganzes nur solange bestehen bleiben, bis all' das, was sie zusammensetzt sehr fein und genau untereinander verbunden ist, sich also untereinander und mit den umgebenden Bedingungen im Gleichgewicht befindet.

Die Analyse dieser Gleichgewichtseinstellung des Systems bildet ja auch die allererste Aufgabe und das Ziel der physiologischen Untersuchung als einer rein objektiven Forschung. Auf diesem Punkte dürfte es wohl kaum zu Meinungsverschiedenheiten kommen. Leider haben wir noch bis jetzt keine rein wissenschaftliche Benennung, mit der wir dieses grundlegende Prinzip des Organismus, seine Fähigkeit inneres und äusseres Gleichgewicht zu bewahren, bezeichnen könnten. Die Worte Zielstrebigkeit und Anpassung, welche dafür gebraucht werden, tragen noch immer für viele den Anstrich eines gewissen Subjektivismus, (trotz der naturwissenschaftlichen Darwinschen Analyse), und dieses zieht in zwei entgegengesetzten Richtungen Missverständnisse nach sich. Die strikten Anhänger der physiko-mechanischen Lehre vom Leben sehen in diesen Worten eine wissenschaftswidrige Tendenz — einen Rückzug von reinen Objektivismus zum Theoretisieren, zur Teleologie. Andererseits betrachten die philosophischangelegten Biologen eine jede Tatsache, welche die Anpassung oder die Zielstrebigkeit betrifft, als einen Beweis für die Existenz einer besonderen Lebenskraft, oder, wie man es heute immer häufiger hören kann, — einer Geisteskraft (der Vitalismus geht, wie es scheint, in Animusmus über), welche sich gewisse Ziele setzt, Mittel wählt, sich anpasst usw.

In den oben angeführten physiologischen Versuchen an den Speicheldrüsen, bleiben wir ja, wie gesagt, im Rahmen streng naturwissenschaftlicher Untersuchung. Jetzt aber wollen wir weiter gehen. Wir wollen zu einem Gebiet von anderen Erscheinungen übergehen, zu Tatsachen, welche ganz anderer Art zu sein scheinen.

Alle vorhin aufgezählten Gegenstände, welche von der Mundhöhle aus auf die Speicheldrüsen des Hundes in verschiedener aber stets bestimmter Weise wirkten, wirken wenigstens in qualitativer Hinsicht, genau ebenso auch dann auf diese Drüsen, wenn sie sich in einer gewissen Entfernung vom Hunde befinden. Trockenes Futter treibt viel Speichel, feuchtes wenig. Aus den Schleimspeicheldrüsen fliesst auf Nahrungsstoffe dicker Schmierspeichel. Die verschiedenen Erreger aus der Reihe der nicht essbaren Stoffe bringen es auch zur Speichelabsonderung aus allen Drüsen, und aus den Schleimdrüsen wird dabei ein dünnflüssiger Speichel mit geringem Muzingehalt abgesondert. Wenn Steinchen dem Hunde gezeigt werden, so bleiben die Drüsen ruhig, auf Sand reagiert der Hund mit Speichelabsonderung. Die angeführten Tatsachen sind von Dr. Wulfson in meinem Laboratorium zum Teil neu gefunden, zum Teil in ein System gebracht worden. Der Hund sieht, hört und riecht diese Stoffe, er merkt auf sie, reckt sich zu ihnen, wenn es essbare oder angenehme Gegenstände sind; und er kehrt sich von ihnen ab und widersetzt sich ihrem Einführen ins Maul, wenn es unangenehme, anwidernde Stoffe sind. Ein jeder wird wohl sagen, dass dieses eine psychische Reaktion des Tieres, dass es eine psychische Erregung der Speicheldrüsentätigkeit sei.

Was soll nun der Physiologe mit diesen Angaben weiter tun? Wie kann er sie feststellen? Wie analysieren? Was sind sie im Vergleich zu den physiologischen Angaben? Was gibt es gemeinsames zwischen diesen und jenen, und wodurch unterscheiden sie sich voneinander?

Müssen wir, um die neuen Erscheinungen zu verstehen, in den inneren Zustand des Tieres eingehen, uns seine Empfindungen, Gefühle und Wünsche nach unserer Art vorstellen?

Für den Naturforscher ist, wie mir scheint, auf diese letzte Frage nur eine Antwort möglich — ein ganz entschiedenes „Nein". Wo gibt es ein einigermassen unbestreitbares Kriterium, dass wir richtig raten, und dass wir erfolgreich fürs Verstehen der Sache den inneren Zustand eines Tieres — mag es ein so hochentwickeltes Tier sein wie der Hund — mit uns selbst vergleichen. Und weiter. Besteht denn der ewige Kummer des Lebens nicht gerade darin, dass zwei Menschen sich meistenteils gegenseitig nicht verstehen können, dass ein Mensch sich nicht in den inneren Zustand eines anderen versetzen kann. Ja wo bleibt denn dann das Wissen, wo ist die Macht des Wissens, die uns befähigen könnte, den Zustand eines anderen, wenn auch nur richtig mitzufühlen? In unseren psychischen Versuchen an den Speicheldrüsen (vorläufig wollen wir das Wort „psychisch" gebrauchen), haben wir zuerst ganz gewissenhaft versucht, die erhaltenen Resultate zu erklären, indem wir über den subjektiven Zustand des Tieres phantasierten, — ausser erfolglosem Streiten und einzelnen persönlichen, untereinander unvereinbaren Meinungen ist dabei nichts herausgekommen. So blieb denn nichts weiter übrig, als die Forschung auf rein objektiver Grundlage weiterzuführen. Man musste es sich zur ersten und wichtigsten Aufgabe machen von der sonst so natürlichen Übertragung der eigenen subjektiven Zustände auf den Mechanismus der Reaktion des Tieres ganz und gar abzukommen und statt dessen seine ganze Aufmerksamkeit darauf zu konzentrieren, den Zusammenhang zwischen den äusseren Erscheinungen und der Reaktion des Organismus, in unserem Falle der Speichelabsonderung, zu erforschen. Die Realität musste darüber entscheiden, ob es möglich wäre, die neuen Erscheinungen in dieser Richtung zu bearbeiten, oder nicht. Ich wage es zu denken, dass meine weiteren Ausführungen für Sie ebenso überzeugend sein werden, wie sie es für mich sind, dass sich nämlich im gegebenen Falle ein unendliches Gebiet erfolgreicher Forschung vor uns eröffnet, als ein zweiter kolossaler Teil der Physiologie des Nervensystems, als eines Systems, welches hauptsächlich die Beziehungen zwischen den Organismus und der umgebenden Aussenwelt — und nicht die Beziehungen der einzelnen Teile des Organismus zueinander — feststellt. Gerade letzteres war ja aber bis jetzt der beständige Gegenstand unserer Untersuchungen. Leider ist bis zur Gegenwart der Einfluss der Umgebung aufs Nervensystem hauptsächlich in bezug auf die subjektiven Reaktionen untersucht worden, was ja auch den Inhalt der gegenwärtigen Physiologie der Sinnesorgane bildet.

In unseren psychischen Versuchen haben wir bestimmte äussere Objekte vor uns, welche das Tier reizen und in ihm eine bestimmte Reaktion, in unserem Falle die Arbeit der Speicheldrüsen, hervorrufen. Wie soeben gezeigt worden ist, ist ja die Wirkung dieser Objekte im wesentlichen genau dieselbe, wie in den physiologischen Versuchen, wo sie mit der Mundhöhle in Berührung kommen. Wir sehen also nur eine weitere Anpassung, das Objekt wirkt nämlich schon dann auf die Speicheldrüsen ein, wenn es sich noch nur dem Munde nähert.

Was gibt es denn besonders charakteristisches in diesen neuen Erscheinungen, wenn man sie mit den früheren physiologischen vergleicht? Zuallererst möchte es wohl scheinen, der Unterschied liege darin, dass der Stoff in der physiologischen Versuchsform den Organismus direkt berührt, in der psychischen Form dagegen aus einiger Entfernung wirkt. Wenn man sich aber in diesen Gegenstand genauer hineindenkt, so liegt hierin an und für sich gar kein wesentlicher Unterschied zwischen diesen gewissermassen eigenartigen und den rein physiologischen Versuchen. Der Unterschied beschränkt sich darauf, dass die Stoffe in diesem Falle auf andere speziell erregbare Körperoberflächen einwirken: auf die Nase, aufs Auge, aufs Ohr; dank dem umgebenden Medium (Luft, Äther), in welchem sich der Organismus und die reizenden Substanzen befinden, wird diese Wirkung möglich. Aber gibt es denn nicht auch viel einfache physiologische Reflexe, welche von der Nase, dem Auge und vom Ohr ausgelöst werden können? Der wesentliche Unterschied zwischen diesen neuen Erscheinungen und den rein physiologischen ist also nicht hier zu suchen.

Er muss tiefer, und wie es mir scheinen will, in folgender Gegenüberstellung der Tatsachen gesucht werden. Im physiologischen Falle sehen wir, dass die Tätigkeit der Speicheldrüsen mit denjenigen Eigenschaften des Gegenstandes eng verbunden ist, auf welche die Wirkung des Speichels gerichtet wird. Der Speichel benetzt das trockene, er dient den Massen, welche verschluckt werden sollen, als Schmiermaterial, er neutralisiert die Wirkung chemisch wirkender Stoffe. Und gerade diese Eigenschaften bilden ja spezielle Reize der spezifischen Mundoberfläche. Folglich sind es wesentliche unbedingte Eigenschaften des Gegenstandes in bezug auf die physiologische Rolle des Speichels, welche im physiologischen Versuch das Tier erregen.

In den psychischen Versuchen sind es, für die Arbeit der Speicheldrüsen unwesentliche, ja sogar ganz zufällige Eigenschaften der äusseren Gegenstände, die auf das Tier als Reize wirken. Die Licht-, Schall-, ja sogar die reinen Geruchseigenschaften unserer Gegenstände bleiben, wenn sie anderen Gegenständen angehören, an und für sich ohne irgendwelche Wirkung auf die Speicheldrüsen, welche ja ihrerseits absolut in keinen geschäftlichen Beziehungen zu diesen Eigenschaften stehen. Als Erreger der Speicheldrüsen erscheinen vor uns in den psychischen Versuchen nicht nur solche Eigenschaften verschiedener Dinge, welche für die Arbeit der Speicheldrüsen unwesentlich sind, sondern absolut die ganze Umgebung, in welcher sich diese Gegenstände dem Tier bieten, oder diejenigen Dinge und Erscheinungen, mit welchen sie sich in Wirklichkeit so oder anders verbinden, wie z. B. das Geschirr, in welchem sich diese Gegenstände befinden, die Möbel, auf welchen sie stehen, das Zimmer, in welchem das alles vor sich geht, die Menschen, welche alle diese Gegenstände bringen, ja sogar die Laute, welche von diesen Menschen ausgehen, selbst wenn die Menschen nicht zu sehen sind, z. B. ihre Stimme und der Schall ihrer Schritte. Auf diese Weise wird in den psychischen Versuchen die Verbindung der Gegenstände, welche die Speicheldrüsen reizen, immer entfernter und feiner. Es unterliegt keinem Zweifel, dass wir hier das Faktum einer weiteren Anpassung vor uns haben. Es mag schon sein, dass im gegebenen Falle die Verbindung der charakteristischen

Schritte eines bestimmten Menschen, der dem Tier gewöhnlich das Futter bringt, eine so entfernte und feine Verbindung mit der Tätigkeit der Speicheldrüsen darstellt, dass wohl die Feinheit der Reaktion in die Augen fällt, ihre besondere physiologische Wichtigkeit aber kaum bemerkt wird. Doch braucht man sich nur den Fall vorzustellen, wenn der Speichel eines Tieres Gift zum Schutz gegen andere Tiere enthält, um sich ein Bild davon zu machen, welch eine grosse Bedeutung fürs Leben dieses Vorarbeiten der Giftdrüsen im Falle des Nahens eines Feindes haben kann. Diese Bedeutung der entfernten Anzeichen von Gegenständen wird, wenn wir die Bewegungsreaktionen des Organismus betrachten, gewiss sofort einem jeden in die Augen fallen. Mit Hilfe entfernter, ja sogar zufälliger Anzeichen der Gegenstände sucht sich das Tier sein Futter, vermeidet es seine Feinde usw.

Wenn dem wirklich so ist, so bilden folgende Fragen den Schwerpunkt unseres Gegenstandes: sollte es möglich sein, dieses scheinbare Chaos von Beziehungen in gewisse Grenzen einzuschliessen? Sollte es möglich sein, die Erscheinungen beständig zu machen, die Regeln, welche ihren Mechanismus beherrschen, zu erschliessen? Wie es mir scheint, geben mir einige Beispiele, die ich gleich anführen will, das Recht, diese Fragen mit einem kategorischen „Ja" zu beantworten, und im Grunde aller psychischer Versuche immer denselben speziellen Reflex als ganz allgemeinen Grundmechanismus zu finden. In der physiologischen Form gibt ja unser Versuch wirklich stets dasselbe Resultat, wenn wir natürlich ganz aussergewöhnliche Versuchsbedingungen ausschliessen — dieser Reflex kommt bedingungslos zustande, es ist ein **unbedingter Reflex**; dagegen sehen wir als Grundcharakter des psychischen Versuches die Unbeständigkeit der Versuchsergebnisse, das Experiment scheint uns höchst kapriziös zu sein. Indessen lässt sich aber zweifellos das Resultat des psychischen Versuches ebenfalls wiederholen, sonst könnten wir ja von ihm gar nicht als von einem wissenschaftlichen Versuch sprechen. Es liegt folglich im Vergleich zum physiologischen Versuch die ganze Schwierigkeit des physiologischen Versuches nur in der grossen Anzahl wichtiger Bedingungen, welche eingehalten werden müssen, um ein Resultat im psychischen Versuch zu erhalten. Der hierbei erhaltene Reflex ist also ein **bedingter Reflex**. Hier lasse ich einige Tatsachen folgen, welche zeigen sollen, dass auch für unser psychisches Material gewisse Grenzen und Gesetze existieren; diese Tatsachen sind in meinem Laboratorium von Dr. J. F. Tolotschinow gefunden worden.

Es macht keine grosse Mühe, schon in den ersten psychischen Versuchen diejenigen Bedingungen zu vermerken, welche hauptsächlich den Erfolg des Versuches, d. h. seine Beständigkeit garantieren. Sie machen den Versuch, in welchem Sie das Tier (d. h. seine Speicheldrüsen) aus einiger Entfernung mit Nahrungsstoffen reizen — das Resultat des Versuches hängt ganz genau davon ab, ob Sie das Tier durch ein gewisses Hungerstadium zum Versuch vorbereitet haben oder nicht. An einem hungrigen Tier sehen Sie ein positives Resultat, umgekehrt hört das allergierigste, das allerleichtsinnigste Tier auf, auf das Futter aus der Entfernung zu reagieren, nachdem es gut gefüttert worden ist. Wenn wir physiologisch denken, so können wir sagen, dass wir es mit einer verschiedenen Erregbarkeit des Speicheldrüsenzentrums zu tun haben — in einem Falle ist die Erregbarkeit stark gesteigert, im andern sehr herabgesetzt. Man kann mit Recht annehmen, dass, gleich wie die Menge der Kohlensäure im Blut die Energie des Atemzentrums bestimmt, so auch die erwähnten Schwankungen der Erregbarkeit, der Reaktionsfähigkeit der Speichelzentren, durch die verschiedene Zusammensetzung des Blutes beim hungrigen und beim satten Hunde bestimmt werden. Vom subjektiven Standpunkt würde das dem entsprechen, was als Aufmerksamkeit bezeichnet wird. Bei leerem Magen läuft einem beim Anblick von Speisen „das Wasser im Munde zusammen, beim satten ist diese Reaktion sehr schwach, oder sie fehlt auch gänzlich.

Gehen wir weiter. Wenn Sie dem Hunde Futter, oder irgendwelche anwidernde Stoffe zeigen, und das mehreremal nacheinander wiederholen, so gibt Ihr Versuch bei jeder Wiederholung ein immer schwächeres und schwächeres Resultat — schliesslich bleibt jegliche Reaktion von Seiten des Versuchstieres aus. Ein sicheres Mittel, die Wirkung wieder herzustellen, besteht darin, dass Sie dem Tiere zu fressen geben, oder ihm die nun wirkungslosen Stoffe in den Mund einführen. Dabei findet natürlich der gewöhnliche starke Reflex statt — nun fängt aber unser Objekt wieder an auch aus der Entfernung zu wirken. Es erweist sich aber, dass es dabei fürs Endresultat gleichgültig ist, was in den Mund eingeführt worden ist — ob es Speise war, oder irgendein ungeniessbarer Stoff. Wenn z. B. Fleischpulver, dank wiederholtem Zeigen, aufgehört hat, aus der Entfernung zu wirken, so kann man, um seine Reizwirkung wieder herzustellen, es entweder dem Tier zu essen geben, oder ihm auch nicht essbare unangenehme Substanzen, z. B. Säure, ins Maul giessen. Wir können sagen, dass dank dem direkten Reflex die Erregbarkeit des Speicheldrüsenzentrums grösser geworden ist, und nun ein schwächerer Erreger — das Objekt in der Entfernung — schon genügend ist, um den Reflex auszulösen. Ist es denn nicht dasselbe, was auch bei uns passiert, wenn wir erst beim Essen Appetit bekommen, oder wenn nach unangenehmen starken Erregungen der Appetit zum Essen kommt, wo er früher vermisst wurde.

Hier noch eine Reihe konstanter Tatsachen. Das Objekt wirkt aus der Entfernung in erregender Weise auf die Arbeit der Speicheldrüsen nur nicht als vollzähliger Komplex seiner Eigenschaften, sondern auch durch die einzelnen Eigenschaften allein genommen. Sie können dem Hunde Ihre Hand, welche nach Fleisch oder Fleischpulver riecht, vorhalten und dieses wird oft dazu genügen, eine Speichelreaktion auszulösen. Genau in derselben Weise kann auch der Anblick des Futters aus grösserer Entfernung, also nur die vom Objekt ausgehenden Lichtwirkungen die Arbeit der Speicheldrüsen erregen. Aber die vereinigte Wirkung, wenn alle diese Eigenschaften des Objektes gleichzeitig wirken, gibt stets einen viel bedeutenderen Effekt, d. h. die Summe der Reize wirkt stärker, als die einzelnen Reize.

Das Objekt wirkt aus der Entfernung auf die Speicheldrüsen nicht nur durch seine beständigen Eigenschaften, sondern auch durch solche, die diesem Objekt absichtlich angefügt worden sind. Wenn wir z. B. unsere Säure schwarz färben, so wird auch Wasser, welches schwarz gefärbt ist, aus der Entfernung auf die Speicheldrüsen wirken. Indessen erlangen alle diese zufälligen Eigenschaften des Gegenstandes, welche ihm absichtlich angefügt worden sind, erst dann die Wirkung eines Reizes der Speicheldrüsen aus der Entfernung, wenn das mit der neuen Eigenschaft versehene Objekt, wenigstens schon einmal mit der Mundhöhle in Berührung gekommen ist. Erst nachdem man schwarzgefärbte Säure dem Hunde in den Mund eingegossen hatte, fing schwarzes Wasser an, aus der Entfernung die Speicheldrüsen zu erregen. Zu ebensolchen bedingten Eigenschaften sind auch diejenigen zu rechnen, welche die Geruchsnerven reizen. In unserem Laboratorium haben die Versuche von Dr. Snarsky gezeigt, dass einfache physiologische Reflexe aus der Nasenhöhle auf die Speicheldrüsen nur in der Bahn der sensorischen Nasenhöhlennerven, welche im Trigeminus verlaufen, existieren. Ammoniak, Senföl u. dgl. äussern stets eine prompte Wirkung am curaresierten Tier. Diese Wirkung verschwindet aber, sobald die NN. trigemini durchschnitten werden. Bei Gerüchen ohne lokale Reizwirkung bleiben die Speicheldrüsen in Ruhe. Wenn Sie vor einem Hunde mit chronischen Speicheldrüsenfisteln zum ersten Mal z. B. den Geruch von Anisöl verbreiten, so findet keine Speichelabsonderung statt. Wenn Sie aber gleichzeitig mit der Verbreitung des Geruchs die Mundhöhle mit Anisöl berühren (starkes lokales Reizmittel), so beginnt schon weiterhin die Speichelsekretion auch nur bei der Verbreitung des Geruchs.

Wenn Sie ein Nahrungsobjekt mit einem unangenehmen Objekt vereinigen, oder dem Nahrungsobjekt die Eigenschaften eines unangenehmen Objektes anfügen, wenn Sie z. B. einem Hunde Fleisch zeigen, welches mit Säure begossen ist, so erhalten Sie, ungeachtet dessen, dass der Hund sich zum Fleisch hinzieht, Sekretion aus der Ohrspeicheldrüsse, d. h. eine Reaktion auf unangenehme Objekte (diese Drüse sezerniert auf reines Fleisch nicht). Und noch mehr, wenn die Wirkung des unangenehmen Objekts aus der Entfernung dank häufigeren Wiederholungen ganz unbedeutend geworden ist, so wird die Vereinigung des unangenehmen Objekts mit Nahrungsstoffen, welche die Aufmerksamkeit des Tieres erregen, stets die Reaktion verstärken.

Wie oben erwähnt, bewirken trockne Nahrungsstoffe eine starke Speichelsekretion, feuchte hingegen bloss eine schwache, oder sogar überhaupt keine. Wenn Sie auf einen Hund mit zwei solchen entgegengesetzten Objekten wirken, z. B. mit trockenem Brot und feuchtem Fleisch, so wird das Resultat davon abhängen, was den Hund, nach seiner Bewegungsreaktion geurteilt, stärker reizt. Wenn der Hund, wie es gewöhnlich passiert, durchs Fleisch stärker gezeizt wird, so sehen sie nur die Reaktion auf Fleisch, d. h. es wird kein Speichel fliessen. Auf diese Weise bleibt das Brot, welches vor den Augen des Hundes liegt, ohne Wirkung. Es kann trockenes Brot mit Wurst- oder Fleischgeruch versehen werden, so dass vom Fleisch oder von der Wurst allein nur der Geruch nachbleibt, aufs Auge aber nur das trockene Brot wirkt — und dennoch bleibt beim Tier nur die Reaktion auf Wurst oder Fleisch.

Man kann die Wirkung der Objekte aus der Entfernung auch noch auf eine andere Weise aufhören lassen. Wenn man in der Nachbarschaft eines gierigen, höchst erregbaren Hundes einen anderen Hund z. B. mit trockenem Brot füttert, so büssen jetzt die Speicheldrüsen, welche vorhin sehr rege aufs Vorzeigen von Brot reagierten, ihre Reizbarkeit ein.

Wenn Sie einen Hund zum erstenmal ins Gestell bringen, so bleibt das Zeigen von trockenem Brot, welches soeben auf dem Boden eine sehr rege Reaktion der Speicheldrüsen hervorrief, ohne die geringste Wirkung.

Ich habe einige leicht und genau wiederholbare Tatsachen angeführt. Augenscheinlich gehören viele von den frappantesten Stücken der Tierdressur in ein und dieselbe Kategorie mit einigen unserer Tatsachen, und sind so ebenfalls und schon seit langer Zeit zum Zeugnis einer gründlichen Gesetz- mässigkeit einiger psychischer Erscheinungen bei den Tieren geworden. Es ist nur zu bedauern, dass die Wissenschaft so lange an diesen Tatsachen vorübergeht, ohne sie speziell ins Auge zu fassen.

Bis jetzt habe ich noch keines einzigen Faktums erwähnt, welches in der subjektiven Welt dem entsprechen könnte, was wir als Wunsch bezeichnen. Und wir haben tatsächlich nicht einen einzigen solchen Fall gehabt. Im Gegenteil es wiederholte sich fortwährend vor uns die fundamentale Tatsache, dass trocknes Brot, nach welchem der Hund sich kaum umkehrt, aus der Entfernung stets sehr starke Speichelsekretion hervorrief, wogegen Fleisch, auf welches sich der Hund gierig warf, sich dabei vom Gestell loszureissen suchte und es mit den Zähnen zu packen suchte, aus der Entfernung die Speicheldrüsen nicht beeinflusst. Auf diese Weise muss man sagen, dass das, was wir uns in der subjektiven Welt als Wunsch vorstellen, in unseren Ver- suchen seine Äusserung nur in den Bewegungen des Tieres fand, an der Tätigkeit der Speicheldrüsen war es im positiven Sinn gar nicht wahrnehmbar. So entspricht denn die Phrase, dass der leidenschaftliche Wunsch die Speichel- drüsen und die Magendrüsen erregt, absolut nicht der Wirklichkeit. Dieses Vergehen, sicherlich verschiedene Sachen miteinander verwechselt zu haben, kann auch mir in meinen früheren Artikeln vorgeworfen werden. Daher müssen wir auch in unseren Versuchen die sekretorische und die motorische Reaktion des Organismus scharf auseinander halten, und in dem Falle, wenn wir unsere Resultate mit den Erscheinungen der subjektiven Welt vergleichen wollen, müssen wir, wenn wir es mit der Drüsenarbeit zu tun haben, nicht das Wollen des Hundes, sondern das Vorhandensein reger Aufmerksamkeit als Hauptbedingung für den Erfolg unserer Versuche hervorheben. So könnte man diejenigen Prozesse im Zentralnervensystem, die das Zustandekommen der bedingten Speichelreaktion ermöglichen, als Substrat der elementaren reinsten Vorstellung, des Gedankens betrachten.

Alle eben angeführten Tatsachen berechtigen einerseits zu einigen, wie mir scheint, nicht uninteressanten Schlussfolgerungen über die Prozesse, welche im Zentralnervensystem vor sich gehen, andererseits geben sie die Möglichkeit einer höchst detaillierten und erfolgreichen Analyse. Wollen wir es versuchen einige unserer Ergebnisse physiologisch zu besprechen und zu beurteilen. Beginnen wir zunächst mit unserer fundamentalen Tatsache: Wenn ein gegebenes Objekt — irgendwelcher Art Futter oder ein chemisch wirkender Stoff — mit der speziellen Mundoberfläche in Berührung kommt und sie mit solchen seiner Eigenschaften reizt, auf welche die Arbeit der Speicheldrüsen direkt gerichtet ist, so kommen andere Eigenschaften desselben Objekts, welche an sich, für die Tätigkeit der Speicheldrüsen belanglos sind, oder auch das ganze Milieu, in welchem das Objekt erscheint, und welche gleichzeitig andere rezeptierende Körperoberflächen reizen, in Verbindung mit demselben Nervenzentrum der Speicheldrüsen, in welches auch der Reiz von den wesentlichen Eigenschaften des Objekts auf einer beständigen zentripetalen Nervenbahn gelangt. Man könnte annehmen, dass in solchen Fällen das Speichelzentrum im Zentralnervensystem gewissermassen zu einem Anziehungspunkt wird für Reize, welche von anderen erregbaren Körperoberflächen im Zentralnervensystem eintreffen. So wird von den anderen erregten Körperregionen ein gewisser Weg zum Speichelzentrum angebahnt. Aber diese Verbindung des Zentrums mit den zufälligen Bahnen erweist sich als sehr locker und kann sich von selbst wieder lösen. Damit diese Verbindung an Stärke zunehme, ist es erforderlich, dass die Reizung durch die wesentlichen Eigenschaften des Objekts immer wieder und wieder mit der Reizung durch die unwesentlichen Merkmale desselben zeitlich zusammenfalle. Auf diese Weise kommt es zu einer temporären Beziehung zwischen der Tätigkeit eines bestimmten Organs und den äusseren Gegenständen. Diese temporären Beziehungen und ihre Regel, dass sie sich bei steter Wiederholung verstärken, ohne Wiederholung aber wieder verschwinden — spielen für die Wohlfahrt und die Integrität des Organismus eine kolossale Rolle; dank ihnen wird die Feinheit der Anpassung als sehr verfeinertes Entsprechen der Tätigkeit des Organismus den umgebenden äusseren Bedingungen noch weiter zugespitzt. Und beide Teile dieser Regel, sind von gleicher Wichtigkeit. Wenn die temporären Beziehungen zu irgendeinem Objekt für den Organismus von grossem Nutzen sind, so ist es für ihn auch von höchster Wichtigkeit, diese Beziehungen zu lösen, sobald sie nur aufhören realen Forderungen zu entsprechen. Anders würden sich alle Beziehungen des Tieres, anstatt fein angepasst zu sein, in ein Chaos verwandeln.

Wollen wir noch auf einem andern Faktum stehen bleiben. Wie könnte man sichs physiologisch vorstellen, dass der Anblick von Fleisch die Reaktion der Parotis auf den Anblick von Brot aufhebt, d. h., dass die Speichelsekretion, welche früher durch Brot hervorgerufen wurde, bei gleichzeitiger Reizung durch Fleisch nicht stattfindet. Man könnte sich denken, dass der starken Bewegungsreaktion aufs Fleisch eine starke Erregung eines bestimmten motorischen Zentrums entspräche, und dass infolgedessen nach der obenerwähnten Regel die Erregung von den anderen Teilen des Zentralvervensystems, und im gegebenen Falle von den Zentren der Speicheldrüsen, abgelenkt werde, d. h. dass ihre Erregbarkeit herabgesetzt werde. Für diese Erklärung spricht auch noch der andere Versuch, in welchem die Speichelsekretion aufs Brot durch den Anblick eines anderen Hundes gehemmt wurde. In diesem Falle ist wirklich die motorische Reaktion aufs Brot sehr verstärkt. Noch viel überzeugender wäre aber folgender Versuch, wenn man nämlich einen Hund bekommen könnte, welcher die trockenen Futterarten den feuchten vorziehen würde und auf erstere eine stärkere motorische Reaktion zeigen würde. Wenn bei einem solchen Hunde unter den erwähnten Bedingungen auf trockenes Futter die Speichelsekretion ganz fehlen oder wenigstens viel geringer sein würde, als bei gewöhnlichen Hunden, so wären wir ganz im Recht den Sinn unseres Versuches auf diese Art zu erklären. Es ist ja eine allgemein bekannte Tatsache, dass oft zu starkes Wollen gewisse spezielle Reflexe aufhalten kann.

Aber es finden sich unter den angeführten Tatsachen auch solche, welche vorläufig einer physiologischen Erklärung sehr viel Schwierigkeiten bieten, so z. B. die Tatsache, dass der bedingte Reflex bei mehrmaligem Wiederholen durchaus zuletzt seine Wirkung verliert. Es wäre ganz natürlich hier an Ermüdung zu denken, aber diese dürfte hier wohl kaum am Platze sein, da es sich ja im gegebenen Falle gerade um einen schwachen Reiz handelt. Wiederholen des starken Reizes, wie das beim unbedingten Reflex statthat, gibt gerade kein so rasches Eintreten der Ermüdung. Wahrscheinlich haben wir es in diesem Falle mit einem ganz eigenartigem Verhalten desjenigen Reizes, welcher durch die zufälligen zentripetalen Bahnen geleitet wird, zu tun.

Aus allem Gesagten ist es ersichtlich, dass unser neuer Gegenstand einer vollständig objektiven Untersuchung unterzogen werden kann, und dass er also seinem Wesen nach absolut physiologisches Material darstellt. Man kann wohl kaum daran zweifeln, dass die Analyse dieser Gruppe von Reizen, welche ins Zentralnervensystem aus der Aussenwelt gelangen, uns solche Regeln der Nerventätigkeit zeigen, und uns solche Seiten im Mechanismus der Nerventätigkeit eröffnen wird, welche beim jetzigen Studium der Nervenerscheinungen im Organismus entweder gar nicht berührt, oder nur leicht angedeutet werden.

Ungeachtet der vielen Verwicklungen, welche die neuen Erscheinungen charakterisieren, bieten sie aber der Forschung auch grosse Vorteile. Erstens experimentiert man bei den jetzt üblichen Untersuchungen über den Mechanismus des Nervensystems an Tieren, die erst eben alle traumatischen Schädigungen der Operation erlitten haben, zweitens, und das ist die Hauptsache: man reizt in den Versuchen Nervenstämme, d. h. es wird gleichzeitig und auf eben dieselbe Art eine Menge von verschiedensten Nervenfasern gereizt — eine Kombination, wie sie in Wirklichkeit niemals vorkommt. Es ist natürlich, dass wir nun auf grosse Schwierigkeiten stossen, um die Gesetze der normalen Tätigkeit des Nervensystems zu finden, denn durch unsere künstliche Reizung haben wir sie ja in ein Chaos verwandelt. Unter normalen Bedingungen, wie sie in unseren Versuchen bestehen, werden die Erregungen isoliert geleitet und dabei gewisse Verhältnisse zwischen den Intensitäten eingehalten.

Dieses bezieht sich überhaupt auf alle psychischen Versuche, aber die psychischen Erscheinungen, welche uns beschäftigen, welche wir an den Speicheldrüsen beobachten, die haben noch einen besonderen Vorzug. In einem Gebiet, das seiner Natur nach so sehr kompliziert ist, ist es für den Erfolg der Forschung von grösster Wichtigkeit, den Gegenstand, wenn auch nur in irgendeiner Hinsicht, einigermassen zu vereinfachen. Im gegebenen Falle findet das auch statt. Die Rolle der Speicheldrüsen ist so einfach, dass ihre Beziehungen zu den äusseren Bedingungen, in welchem sich der Organismus befindet, ebenso einfach sein müssen, — und folglich müssen diese Erscheinungen der Untersuchung und unserem Verständnis sehr zugänglich sein. Man muss aber nicht denken, dass durch die angedeuteten Funktionen die physiologische Rolle der Speicheldrüsen erschöpft sei. Natürlich ist sie es lange nicht. So z. B. gebrauchen die Tiere, wie wir das oft sehen können ihren Speichel dazu, um ihre Wunden zu lecken und deren Heilung so zu fördern. Dieses ist, wie man wohl denken kann, der Grund, weswegen wir von vielen sensibeln Nerven Speichelsekretion erhalten können. Und dennoch bleibt die Kompliziertheit der physiologischen Beziehungen der Speicheldrüsen weit hinter dem zurück, was die physiologische Arbeit der Skelettmuskulatur aufweist, denn gerade durch letztere ist ja der Organismus mit der Aussenwelt in unendlicher Mannigfaltigkeit verbunden. Ausserdem wird uns noch die Gegenüberstellung der Drüsenreaktionen speziell der Speichelsekretion mit der gleichzeitigen motorischen Reaktion einerseits die Möglichkeit geben das Spezielle vom Allgemeinen zu unterscheiden, andererseits aber uns dazu verhelfen, von den schablonenmässigen antropomorphen Vorstellungen und Erklärungen loszukommen, welche sich bei uns in bezug auf die Bewegungsreaktionen der Tiere eingebürgert haben.

So war es also festgestellt, dass es wirklich möglich ist, unsere Erscheinungen zu analysieren und zu systematisieren. Die nächste Phase der Arbeit — und wir haben sie schon betreten — besteht nun darin, das Zentralnervensystem systematisch zu zergliedern und zu beschädigen, um zu sehen, wie sich dabei die oben konstatierten Beziehungen verändern werden. Auf diese Weise wird eine anatomische Analyse des Mechanismus dieser Beziehungen zustande kommen. Dieses wird die zukünftige, und ich glaube nicht mehr sehr entfernte Psychopathologie bilden.

Auch in diesem Punkte werden sich die Speicheldrüsen als Untersuchungsobjekt von einer sehr vorteilhaften Seite zeigen. Das Nervensystem, welches zur Bewegung in Konnektion steht, ist so ungemein verwickelt, die Gehirnmasse ist so überwiegend, dass oft schon geringe in ihr vorgenommene Zerstörungen unerwünschte und höchst komplizierte Resultate ergeben. Das Nervensystem der Speicheldrüsen bildet wegen der physiologischen Minderwertigkeit des Organs, wie man wohl denken kann, bloss einen minimalen Prozent der Gehirnmasse und ist infolgedessen so lose im Gehirn verteilt, dass partielle, isolierte Zerstörungen bei weitem nicht solche Schwierigkeiten bieten, wie sie im Innervationsapparat der Bewegungen in dieser Hinsicht vorgefunden werden. Natürlich haben die psychopathologischen Versuche seit der Zeit begonnen, als die Physiologen zum erstenmal diese oder jene Teile des Zentralnervensystems entfernten um die Tiere, welche danach am Leben blieben, zu beobachten. Die letzten 20—30 Jahre haben uns in dieser Hinsicht einige kapitale Tatsachen gebracht. Wir kennen schon die Beschränkungen der Anpassungsfähigkeit bei Tieren, bei denen die Grosshirnhemisphären ganz oder bloss in gewissen Teilen entfernt worden sind. Aber die Untersuchungen dieses Gegenstands haben sich noch nicht zu einem speziellen Kapitel geformt, dessen Forschung sich planmässig und unaufhaltsam weiterentwickeln könnte. Der Grund hierzu ist, wie es mir scheint, darin zu suchen, dass die Forscher bis jetzt kein einigermassen bedeutendes oder detailliertes System des normalen Verhaltens der Tiere zur umgebenden Aussenwelt besitzen, mit dessen Hilfe ein objektiver und genauer Vergleich des Zustands der Tiere vor und nach der Operation möglich wäre.

Nur wenn wir Schritt vor Schritt auf dem Wege der objektiven Forschung vorrücken, so werden wir allmählich zu einer vollständigen Analyse derjenigen unendlichen und unbegrenzten Anpassung in ihrem ganzen Umfang gelangen, welche ja das Leben auf der Erde vorstellt. Sind denn die Bewegung der Pflanze zum Licht und das Suchen der Wahrheit vermittels mathematischer Analyse nicht Erscheinungen, die in ein und dieselbe Reihe gehören? Bilden sie nicht die äussersten Glieder der beinahe unendlichen Kette von Anpassungen, wie sie in der ganzen lebenden Welt vor sich gehen?

Wir können die Anpassungserscheinungen in ihrer einfachsten Form analysieren, indem wir uns auf objektive Tatsachen stützen. Gibt es irgendwelchen Grund dazu beim Untersuchen von Anpassungen höherer Art diese Methode zu verlassen?

In dieser Richtung ist die Arbeit an verschiedenen Lebensstufen begonnen und glänzend schreitet sie vorwärts ohne irgendwo auf Hindernisse zu stossen. Die objektive Untersuchung der lebenden Substanz, die mit der Lehre von den Tropismen der elementaren Lebewesen beginnt, kann und soll auch dann die gleiche bleiben, wenn sie an die höchsten Lebensäusserungen des tierischen Organismus, an die sog. psychischen Erscheinungen bei den höheren Tieren herantritt. Durch Ähnlichkeit oder Identität der verschiedenartigen Äusserungen geleitet, wird die Wissenschaft früh oder spät die erhaltenen objektiven Forschungsergebnisse auch auf unsere subjektive Welt übertragen und wird dadurch ganz plötzlich unsere in tiefes Dunkel gehüllte Natur ins hellste Licht stellen, sie wird den Mechanismus und den Lebenswert davon klar legen, was den Menschen am meisten beschäftigt und fesselt, den Mechanismus seines Geisteslebens und seiner Geistesqualen. Dieses ist der Grund, weswegen ich in meiner Rede einen gewissen Wortwiderspruch zugelassen habe. Im Titel meines Vortrags und während meiner ganzen Rede habe ich mich des Ausdrucks „psychisch" bedient, zugleich habe ich aber die ganze Zeit immer nur die objektiven Forschungen hervorgehoben und alles Subjektive ganz weggelassen. Es lassen sich aber diejenigen Lebensäusserungen, welche als psychisch bezeichnet werden, sogar bei objektiven Beobachtungen an Tieren, wenn auch nur durch den Grad ihrer Kompliziertheit, dennoch von den rein physiologischen Erscheinungen unterscheiden. Aber ist es denn von Belang, wie man sie zum Unterschied von den einfachen physiologischen Erscheinungen nennen will, ob man sie als „psychische" oder „kompliziert nervöse" bezeichnet! Möge man nur dessen gewahr sein und es anerkennen, dass der Naturforscher an sie nur vom objektiven Standpunkt heranzutreten hat und sich um die Fragen nach dem Wesen dieser Erscheinungen gar nicht zu kümmern braucht.

Ist es denn nicht klar, dass der moderne Vitalismus, der mit Anismismus identisch ist, zwei verschiedene Standpunkte verwechselt — den Standpunkt des Naturforschers und den des Philosophen. Ersterer hat all seine grossartigen Fortschritte bis jetzt darauf gegründet, dass er objektive Tatsachen erforschte und sie miteinander verglich und dabei die Fragen über das Wesen und die äussersten Gründe prinzipiell ignorierte; der Philosoph dagegen sucht, ob das auch gegenwärtig in gewisser Hinsicht phantastisch erscheinen mag, in sich das höchste menschliche Streben, das Streben zur Synthese zu verwirklichen; er strebt danach, auf alles, was dem Menschen nahe geht, eine Antwort zu geben und muss schon jetzt aus Objektivem und Subjektivem etwas Ganzes schaffen. Für den Naturforscher liegt alles in der Methode, in den Aussichten Neues unumstürzbar und gründlich Wahres zu erwerben und von diesem, ja nur von diesem für ihn obligatorischen Standpunkt ist für ihn die Seele als naturalistisches Prinzip nicht nur nicht nötig, sondern sie hätte auf seine Arbeit sogar einen schädigenden Einfluss. Ohne zu nützen würde sie der Kühnheit und der Tiefe seiner Analyse eine Grenze setzen.

III.

Über die psychische Sekretion der Speicheldrüsen (Komplizierte Nervenerscheinungen in der Arbeit der Speicheldrüsen).

In der allerletzten Zeit hat die Physiologie der Speicheldrüsen in der Tätigkeit dieser Organe ganz speziell solche Erscheinungen in den Vordergrund gerückt, welche gewöhnlich als „psychische" Erscheinungen bezeichnet werden.

Schon Claud Bernard ahnte und vermutete eine höchst vollkommene Anpassungsfähigkeit der Speicheldrüsen an äussere Reize, und dieses ist dann auch wirklich durch die neuesten Untersuchungen von Glinsky[1], Wulfson[2], Henri et Malloizel[3] und Borissow[4] ganz deutlich gezeigt worden.

Unter dem Einfluss von harter und trockener Nahrung, wenn sie in den Mund gelangt ist, lassen die Speicheldrüsen in grosser Menge Speichel fliessen — und das gibt solcher Nahrung die Möglichkeit in Lösung zu gehen und so ihre chemischen Eigenschaften zu zeigen, auch hilft das bei der mechanischen Bearbeitung der Nahrung und trägt auf diese Weise dazu bei, dass die Nahrung durch die enge Speiseröhre unbehindert in den Magen gleiten kann. Im Gegensatz dazu wird der Speichel in viel kleineren Mengen ausgearbeitet, wenn es sich um eine feuchte, wasserhaltige Nahrung handelt, und die Speichelsekretion ist um so geringer, je mehr Wasser die entsprechende Nahrung enthält. Es ist ja wahr, dass Milch eine ziemlich ergiebige Speichelsekretion hervorruft, aber dabei muss man den Umstand im Auge behalten, dass der Zusatz von schleimigem Speichel zur Milch das Entstehen eines grossen und kompakten Koagulums im Magen verhindert. Dieses wird dadurch erreicht, dass Schleimflocken in allen Richtungen das Koagulum durchsetzen

---

[1] Glinsky, Verh. der Ges. Russ. Ärzte St. Petersburg 1895.

[2] Wulfson, Die Arbeit der Speicheldrüsen. Inaug.-Diss. Med. Akad. St. Petersburg 1898.

[3] Henri et Malloizel, Comptes rendus de la soc. de biol. Paris 1902.

[4] P. J. Borissow, Die Bedeutung der Geschmacksnerven für die Verdauung. Russkij Wratsch 1903, Seite 869.

und so den Zutritt und die Verdauungswirkung des Magensaftes erleichtern. Auf Wasser, oder auf physiologische Kochsalzlösung erhält man gar keine Speichelsekretion — hier ist sie ja auch gar nicht nötig. Unter dem Einfluss aller stark chemisch wirkender Stoffe, wenn sie in den Mund eingeführt werden, fliesst der Speichel in solchen Mengen, welche der Wirkungsstärke dieser Stoffe genau entsprechen. In diesem Falle verdünnt der Speichel diese Stoffe und spült den Mund von ihnen rein. Die Schleimspeicheldrüsen geben auf Nahrungsstoffe einen Speichel, der viel Schleim und Amylase enthält. Im Gegensatz dazu fliesst auf nicht essbare, anwidernde chemische Stoffe ein dünnflüssiger, wässeriger Speichel, der beinahe gar kein Mucin enthält. Im ersten Falle dient der Speichel als Schmiermasse zum besseren Durchgleiten der Speise in den Magen und auch dazu die Nahrungsmasse in gewissen Hinsichten zu verändern, im letzteren Falle erfüllt er nur die Rolle eines Spülwassers. Reiner Fluss- oder Seesand ruft, wenn er in die Mundhöhle eingeführt wird, Speichelsekretion hervor, er kann ja von dort nur entfernt werden, wenn er von einem Flüssigkeitsstrom erfasst und weggetragen wird. Reingewaschene Steinchen werden ganz einfach aus dem Munde herausgeworfen, und rufen gar keine Speichelsekretion hervor; um sie herauszubefördern, ist ja auch gar keine Flüssigkeit nötig, sie wäre nutzlos.

In allen angeführten Fällen handelt es sich um spezielle Reflexe, welche dank der spezifischen Erregbarkeit der peripheren Endigungen der verschiedenen zentripetalen Nerven der Mundhöhle (durch die verschiedensten mechanischen und chemischen Erreger) die Mannigfaltigkeit in der Tätigkeit der Speicheldrüsen als Antwort auf diese Reize bedingen.

Genau dieselben Beziehungen kann man zwischen den oben angeführten Erregern und der Tätigkeit der Speicheldrüsen auch dann beobachten, wenn diese Erreger nicht mit der Mundhöhle des Hundes in Berührung kommen, sondern sich in einer gewissen Entfernung vom Hunde befinden. Es ist nur nötig, dass sie die Aufmerksamkeit des Hundes auf sich lenken.

Es entsteht nun eine kolossal wichtige Frage: in welcher Weise wäre es für uns möglich, diese letzteren Beziehungen zu erforschen. Nachdem wir es auf einige verschiedene Arten versucht hatten, beschlossen wir, auch diesen Gegenstand in objektiver Weise zu untersuchen. Dieses bedeutet, dass dabei der Experimentierende den denkbaren subjektiven Zustand des Experimentierobjekts vollkommen ignoriert, und seine ganze Aufmerksamkeit darauf konzentriert, nach Möglichkeit fein und genau diejenigen äusseren Bedingungen zu konstatieren, welche auf die Tätigkeit der Speicheldrüsen irgendeine Wirkung haben. Den Ausgangspunkt für derartige Untersuchungen bildete die Idee, dass die sog. psychische Speichelsekretion, im Grunde genommen ebenso ein spezifischer Reflex, wie der von der Mundhöhle ausgelöste Reflex sei, nur mit dem Unterschied, dass dieser psychische Reflex durch Reize von anderen rezeptorischen Oberflächen ausgelöst werde, und dass er ein temporärer, ein von bestimmten Bedingungen abhängiger Reflex sei. Auf diese Weise war das Ziel der weiteren Untersuchungen klar, es bestand in der Bestimmung und Untersuchung derjenigen Bedingungen, unter welchen diese besonderen Reflexe erschienen. Die ersten Untersuchungen in dieser Richtung sind in unserem Laboratorium von Dr. J. F. Tolotschinow[1] vorgenommen werden.

Seine Versuche haben, wie mir scheint, in einer ganz überzeugenden Art und Weise gezeigt, dass unser Gegenstand wirklich mit vollstem Erfolg in der angegebenen Richtung durchforscht werden kann. Es wurden folgende ganz beständige Beziehungen festgestellt. Wenn man die Versuche mit den Reflexen, bei denen Nahrungsstoffe oder anwidernde Substanzen nur aus der Entfernung auf die Speicheldrüsen wirken, mit kurzen Pausen mehreremal hintereinander wiederholt, so verschwinden diese Reflexe vollständig. Aber ihre Wirkung kann unter folgenden Bedingungen wieder hergestellt werden. Wenn sie z. B. dem Hunde Fleischpulver vorhalten und das so einigemal wiederholen, so wird die Wirkung des Fleischpulvers aus der Entfernung allmählich abnehmen und schliesslich ganz aufhören. Aber jetzt brauchen Sie dem Hunde nur etwas von diesem Pulver zu fressen zu geben, und die Wirkung aus der Entfernung erscheint sofort wieder. Dasselbe Resultat erlangt man, wenn man dem Hunde Säure in den Mund giesst, anstatt ihn mit dem Pulver zu füttern.

Wenn die Säure bei ihrer Fernwirkung nach einigen Wiederholungen ihren Effekt verliert, aufhört Speichelfluss hervorzurufen, so kann man ausser denjenigen Verfahren, welches dem eben beschriebenen analog ist (d. h. Eingiessen von Säure ins Maul des Tieres oder Füttern mit Fleischpulver), den Fernreflex auch noch dadurch wiederherstellen, dass man dem Hunde Fleisch zeigt, welches mit Säure benetzt ist. Es muss bemerkt werden, dass Fleisch allein, als sehr wasserreiche Nahrung, nur eine schwache Speichelsekretion hervorruft, und dass dabei aus der Parotis in vielen Fällen überhaupt kein Speichel sezerniert wird.

Im Falle mit den Nahrungsreflexen wird ihre Fernwirkung sehr deutlich vom Hunger- oder Sättigungsgrade des Tieres beeinflusst. Im letzten Falle ist die Reaktion viel geringer, und beim Wiederholen des Fernreizes durch Nahrungssubstanzen verschwindet deren Wirkung viel rascher als im ersten Falle.

Die einzelnen Eigenschaften des den Fernreiz ausübenden Gegenstandes wirken, wenn sie allein genommen werden, viel schwächer, als der ganze Gegenstand mit all seinen Eigenschaften und Attributen, so z. B. ruft der Fleischpulvergeruch allein eine viel geringere Speichelsekretion hervor, als in dem Falle, wenn das Fleischpulver nicht nur die Nase, sondern auch das Auge des Hundes reizt. Dasselbe sieht man auch, wenn man die Fernwirkungsversuche wiederholt — im ersten Falle, d. h. bei der isolierten

---

[1] Comptes rendus du Congrès des naturalistes et médécins du Nord à Helsingfors. 1902.

Wirkung irgendeiner Eigenschaft, verschwindet die Wirkung beim Wiederholen viel rascher.

Der bedingte Reflex (der Fernwirkungsreflex) kann durch gewisse Eingriffe sehr rasch aufgehoben werden. Wenn man durch die Fernwirkung von trocknem Brot eine starke Speichelsekretion hervorruft, und solange diese noch intensiv anhält, dem Hunde rohes Fleisch zeigt, so bricht die Speichelsekretion sofort ab, sie stockt. Wenn man einem hungrigen Hunde trocknes Brot zeigt und dann einem anderen nebenstehenden Hunde ebensolches Brot zu fressen gibt, so kann es vorkommen, dass die Speichelsekretion, die beim ersten Hunde schon begonnen hatte, jetzt plötzlich aufhört. Ein Hund, der noch niemals für solche Experimente benutzt worden ist, wird, wenn er auf dem Boden steht, die Reaktion auf Brot geben, aber Sie brauchen ihn nur ins Gestell auf den Tisch zu stellen und die Reaktion ist schon verschwunden. Dasselbe Faktum kann auch mit allen anderen aus der Entfernung wirkenden Gegenständen wiederholt werden.

Wenn Sie einem Hunde einigemal durch Tusche schwarzgefärbte Säure ins Maul eingegossen haben, so wird auch das Vorhalten von schwarzgefärbtem Wasser genau dieselbe Reizwirkung haben. Jetzt ist es möglich, diese Verbindung zwischen gefärbter Flüssigkeit und Speichelsekretion bald verschwinden zu lassen, bald wiederherzustellen, indem man dem Hunde mehreremal der Reihe nach zuerst gefärbtes Wasser und dann wieder gefärbte Säure eingiesst.

Wenn man auf einen Hund mit einem Geruch einwirkt, der keine lokalreizende (ätzende) Wirkung (auf die Nasenschleimhaut) hat, und der von irgendeinem Stoff ausgeht, dem der Hund noch nie in seinem Leben begegnet ist, so hat dieser Geruch gar keinen Effekt auf die Speicheldrüsen. Aber wenn dieser Stoff beim ersten Einführen in den Mund des Hundes sich als Speichelsekretionserreger erwiesen hat, so wird jetzt schon sein Geruch allein genommen die Speichelsekretion hervorrufen.

In meiner Rede, die ich in Madrid gehalten habe, habe ich es versucht, die allgemeinen Schlüsse wissenschaftlicher Art aus allen Arbeiten zu ziehen, welche bis dahin über die neuen Erscheinungen bei Untersuchung der Arbeit der Speicheldrüsen erschienen waren, und ich versuchte es überall diese Erscheinungen vom rein physiologischen Standpunkt aus eine einheitliche Übersicht zu geben.

Um von diesem Standpunkt aus den fundamentalen, grundlegenden Punkt dieser für die physiologische Forschung neuen Seiten der Tätigkeit der Speicheldrüsen zu verstehen, muss man in den Objekten der Aussenwelt, die da auf den lebenden Organismus einwirken, folgende zwei Arten von Eigenschaften unterscheiden. Wesentliche Eigenschaften, die da die Reaktion irgendeines Organes absolut bestimmen und unwesentliche Eigenschaften, die da nur eine zeitweilige, eine bedingte Wirkung haben. Nehmen wir z. B.

eine Säurelösung. Ihre Wirkung, als die eines bestimmten chemischen Agens auf die Mundhöhle, äussert sich unter anderem immer und durchaus im Speichelfluss, dieser ist im Interesse der Integrität des Organismus nötig, um die Säure zu neutralisieren, sie zu verdünnen und sie zu entfernen. Die anderen Eigenschaften dieser Säurelösung — ihre Farbe, ihr Geruch — haben an und für sich gar keine Beziehung zum Speichel, ebenso wie auch der Speichel zu ihnen in keiner Beziehung steht. Dabei muss man aber doch eine Tatsache bemerken, die in den Lebenserscheinungen von kolossaler Wichtigkeit ist, dass nämlich die unwesentlichen Eigenschaften des Objektes nur in dem Falle als Erreger eines Organs (in unserem Falle der Speicheldrüsen) figurieren, wenn die Wirkung dieser Eigenschaften auf die entsprechende rezeptorische Körperoberfläche des Organismus mit der Einwirkung der wesentlichen Eigenschaften zusammengefallen ist. Wenn dagegen die unwesentlichen Eigenschaften längere Zeit oder auch immer allein einwirken (ohne dass die wesentlichen mitwirken), so werden sie entweder ihre Bedeutung fürs gegebene Erfolgsorgan verlieren, oder sie werden niemals eine solche erlangen. Den physiologischen Mechanismus dieser Beziehungen kann man sich folgendermassen vorstellen: nehmen wir an, dass die Wirkung der für die Speichelsekretion wesentlichen Eigenschaften des Objekts in der Mundhöhle, d. h. die Erregung des niedriger gelegenen Speichelreflexzentrums, mit der Einwirkung der unwesentlichen Eigenschaften des Objekts auf andere Gefühlsoberflächen des Organismus, oder überhaupt mit einer Masse von Erscheinungen der Aussenwelt (Reize des Auges, Ohres, der Nase usw.) zusammenfällt; in diesem Falle wird die Erregung der entsprechenden Zentren der höheren Gehirnteile zwischen verschiedenen und zahlreichen Bahnen, welche sich vor ihr öffnen, d. h. solchen, die da zum tätigen reflektorischen Speichelzentrum führen, wählen müssen. Man muss wohl annehmen, dass das letztgenannte Zentrum, wenn es sich in starker Erregung befindet, die Erregung aus anderen, weniger stark erregten Zentren auf irgendeine Weise zu sich heranzieht. Das könnte der allgemeine Mechanismus aller Erscheinungen von psychischer Erregung der Speicheldrüsen sein.

Die Tatsache, dass die Speichelreaktion auf den Anblick von Brot bei Hunden an Intensität einbüsst, wenn man vor ihren Augen einem anderen Hunde Brot zu fressen gibt, könnte durch den Übergang der Erregung in ein anderes Zentrum erklärt werden, ins Bewegungszentrum, welches dann, wie man wenigstens in solch einem Falle von äusserst reger Bewegungsreaktion schliessen muss, sehr stark erregt ist.

Der Einfluss des Hunger- oder Sättigungszustandes aufs Resultat der Fernwirkung der Nahrung könnte darin seine Erklärung finden, dass das Speichelzentrum von der chemischen Beschaffenheit des Blutes, die ja in diesen beiden Zuständen verschieden ist, abhängig sei und daher entsprechende Erregbarkeitsschwankungen erleide.

Wenn der Physiologe auf diese Art vorgeht, wenn er von diesem Standpunkt aus alle Erscheinungen betrachtet, so wird er wohl kaum geneigt sein, diese Erscheinungen als „psychische" zu bezeichnen; um aber dennoch zwischen ihnen und denjenigen Nervenerscheinungen, die bis jetzt Gegenstand physiologischer Analyse gewesen sind, einen Unterschied zu machen, könnte man sie wohl als „komplizierte Nervenerscheinungen" bezeichnen.

Wenn der Leser die Angaben und Tatsachen, von denen bis jetzt die Rede war, überblickt, so könnte er wohl sagen, dass alles, was hier als „komplizierte Nervenerscheinungen" beschrieben ist, vom subjektiven Standpunkt aus ganz selbstverständlich, und die physiologische Beschreibung dieses Gegenstandes nichts Neues sei. Etwas Wahres ist ja auch in so einer Behauptung enthalten. Aber das physiologische Schema ist bestrebt, eine Grundlage fürs Zusammenbringen und die Beschreibung weiterer neuer Tatsachen in dieser neuen Forschungsrichtung zu geben.

In der oben erwähnten Rede habe ich hinsichtlich der dort erwähnten Tatsachen die Hoffnung geäussert, dass sie weiter mit vollem Erfolg untersucht werden könnten. Diese Hoffnung hat sich nun auch dank den weiteren in meinem Laboratorium vorgenommenen Untersuchungen in vollem Masse bestätigt.

Dr. Babkin hat sehr vieles zu unserem Wissen über das Verschwinden und die Wiederherstellung der neuen Reflexe hinzugefügt.

Hier gebe ich ein diesbezügliches Experiment, so wie es gewöhnlich ausfällt.

Zeit	Art des Reizes	Dauer des Reizes	Speichelmenge in ccm
2 Uhr 04′ Nm.	Anblick von Fleischpulver	1 Minute	0,4
2 „ 49′ „	„ „ „	1 „	0,3
2 „ 52′ „	„ „ „	1 „	0,2
2 „ 55′ „	„ „ „	1 „	0,1
2 „ 58′ „	„ „ „	1 „	0,05
3 „ 01′ „	„ „ „	1 „	0,05
3 „ 04′ „	„ „ „	1 „	0,0

Das Verschwinden des Reflexes, welches als Folge seines vielmaligen Wiederholens eintritt, geht nur dann ganz regelmässig vor sich, wenn die Bedingungen absolut dieselben bleiben, d. h. wenn die Reizung auf ein und dieselbe Art und von ein und derselben Person ausgeführt wird, und wenn diese Person dabei immer genau dieselben Bewegungen ausführt und stets die gleichen Gegenstände benutzt (letzteres bezieht sich sowohl aufs Geschirr, als auch auf dessen Inhalt). Die strenge Gleichartigkeit der Bedingungen bezieht sich also speziell auf all das, was so oder anders mit dem Essakt, oder mit dem Einführen von anwidernden Substanzen in den Mund des

Hundes in Verbindung steht. Die Schwankungen der übrigen Bedingungen haben keine Bedeutung, wenn sie nicht irgendwelche andere Reaktionen von seiten des Tieres hervorrufen.

Die Geschwindigkeit, mit welcher das Verschwinden des Reflexes, infolge seiner Wiederholungen, vor sich geht, ist ganz deutlich mit der Grösse des Zeitintervalls, welches die einzelnen Reize voneinander trennt, verbunden. Je kürzer dieses Zeitintervall ist, um so rascher geht das Verschwinden des Reflexes vor sich, und umgekehrt.

Hier ein Beispiel dazu.

Der Reiz wird durch den Anblick von Fleischpulver hervorgerufen und dauert jedesmal genau 1 Minute. Wenn dieser Reiz nach je 2 Minuten vorgenommen wird, so verschwindet der Reflex nach 15 Minuten. Wenn zwischen je zwei Reizen 4 Minuten vergehen, so verschwindet er nach 20 Minuten. Bei einem Zeitintervall von 8 Minuten dauert es 54 Minuten bis er verschwindet, und wenn man zwischen den einzelnen Reizen Pausen von 16 Minuten verstreichen lässt, so ist der Reflex nach 2 Stunden noch immer nicht verschwunden. Wenn der Reiz jetzt wieder mit Zeitintervallen von 2 Minuten vorgenommen wird, so verschwindet der Reflex wieder nach 18 Minuten.

Der einmal verschwundene Reflex erscheint von selbst, d. h. ohne Zuhilfenahme spezieller Eingriffe nicht vor 2 Stunden wieder.

Eine jegliche Veränderung in den feinsten Details der bedingten Reizung wird sofort die Speichelreaktion verstärken oder wieder herstellen. Wenn man den Hund durch auf die Hand gelegtes Fleischpulver reizt, und die Hand dabei die ganze Zeit gehoben und gesenkt wird, so braucht man nur die Bewegung der Hand aufzuhalten, und die Speichelsekretion, die dank den Wiederholungen dieses Verfahrens schon beträchtlich herabgesetzt, oder sogar ganz ausgeblieben war, wird jetzt merklich grösser werden. Wenn eine gegebene Reizprozedur von einer bestimmten Person wiederholt worden ist und dabei ihre Wirkung eingebüsst hat, so wird sie ihre Wirkung sofort wieder erlangen, wenn sie von einer anderen Person vorgenommen wird.

Auf Grund dieser Tatsachen konnte man schon voraussehen, dass, wenn ein bestimmter bedingter Reflex dank öfteren Wiederholungen seine Wirkung verloren hatte, dieses kein Hindernis für die Entfaltung der Wirkung eines anderen bedingten Reflexes sein würde.

Folgendes Experiment (siehe S. 30) kann dafür als Beispiel dienen.

Wie es sich aber schon in den Versuchen von Dr. J. F. Tolotschinow herausgestellt hat, kann ein bedingter Reflex, der dank mehrmaligem Wiederholen seine Wirkung eingebüsst hat, zu jeder Zeit sofort wiederhergestellt werden. Wenn ein bedingter Speichelreflex z. B. die Fernwirkung des Fleischpulvers, dank häufigen Wiederholungen wirkungslos geworden ist, so genügt es nur, den unbedingten Reflex mit demselben Fleischpulver, oder mit irgend-

Zeit	Art des Reizes	Dauer des Reizes	Speichelmenge in ccm
1 Uhr 10′ Nm.	Anblick eines Glases mit Quassialösung	1 Minute	0,8
1 „ 13′ „	„ „ „ „ „	1 „	0,3
1 „ 16′ „	„ „ „ „ „	1 „	0,15
1 „ 19′ „	„ „ „ „ „	1 „	0,0
1 „ 22′ „	„ „ „ „ „	1 „	0,05
1 „ 25′ „	„ „ „ „ „	1 „	0,0
1 „ 28′ „	Anblick von Fleischpulver	1 „	0,7
1 „ 31′ „	„ „ „	1 „	0,3
1 „ 34′ „	„ „ „	1 „	0,1
1 „ 37′ „	„ „ „	1 „	0,05
1 „ 40′ „	„ „ „	1 „	0,0

einer anderen Nahrung, oder sogar mit irgendwelchen den Hund anwidernden Stoffen vorzunehmen, um den verschwundenen bedingten Reflex auf Fleischpulver, die Fernwirkung des Fleischpulvers, wiederherzustellen. Und noch viel mehr. Sogar andere bedingte Reflexe, wenn sie sofort nach dem, dank Wiederholungen wirkungslos gewordenen bedingten Reflex angewandt werden, sind auch imstande dessen Wirkung wieder herzustellen, es muss nur der neue angewandte bedingte Reflex selbst eine beträchtliche Wirkung haben.

Die wiederherstellende Wirkung dieser anderen, eingeschalteten Reflexe — es können ja, wie gesagt, sowohl unbedingte als auch bedingte Reflexe sein — ist um so grösser und um so sicherer, je grösser die Speichelsekretion ist, welche sie hervorrufen.

Hier gebe ich einen Versuch, der das erläutert.

Zeit	Art des Reizes	Dauer des Reizes	Speichelmenge in ccm
11 Uhr 34 Min.	Vorhalten von Fleischpulver	1 Minute	0,7
11 „ 37 „	„ „ „	1 „	0,4
11 „ 40 „	„ „ „	1 „	0,2
11 „ 43 „	„ „ „	1 „	0,05
11 „ 46 „	„ „ „	1 „	0,0
			im ganzen 1,35 ccm Speichel.

Um 11 Uhr 49 Minuten wird der Fernreiz mit Säure im Verlauf einer Minute vorgenommen, und dabei werden im ganzen 1,2 ccm Speichel erhalten. Darauf wird sofort der Versuch mit Fleischpulver fortgesetzt.

Zeit	Art des Reizes	Dauer des Reizes	Speichelmenge in ccm
11 Uhr 52 Min.	Vorhalten von Fleischpulver	1 Minute	0,1
11 „ 55 „	„ „ „	1 „	0,0
			im ganzen 0,1 ccm Speichel.

Um 11 Uhr 58 Minuten wird dem Hunde die Säure ins Maul eingegossen (unbedingter Reflex) und dabei 3,5 ccm Speichel erhalten. Der Versuch mit Fleischpulver wird weiter fortgesetzt.

Zeit	Art des Reizes	Dauer des Reizes	Speichelmenge in ccm
12 Uhr 02 Min.	Vorhalten von Fleischpulver	1 Minute	0,4
12 ,, 05 ,,	,, ,, ,,	1 ,,	0,3
12 ,, 08 ,,	,, ,, ,,	1 ,,	0,1
12 ,, 11 ,,	,, ,, ,,	1 ,,	0,0
			im ganzen 0,8 ccm Speichel.

Um 12 Uhr 14 Minuten wird dem Hunde eine Säurelösung eingegossen, die stärker ist als die vorhergehende. Man erhält 8,0 ccm Speichel und fährt mit dem Fleischpulverversuch fort.

Zeit	Art des Reizes	Dauer des Reizes	Speichelmenge in ccm
12 Uhr 20 Min.	Vorhalten von Fleischpulver	1 Minute	0,7
12 ,, 23 ,,	,, ,, ,,	1 ,,	0,4
12 ,, 26 ,,	,, ,, ,,	1 ,,	0,2
12 ,, 29 ,,	,, ,, ,,	1 ,,	0,15
12 ,, 32 ,,	,, ,, ,,	1 ,,	0,05
12 ,, 35 ,,	,, ,, ,,	1 ,,	0,0
12 ,, 38 ,,	,, ,, ,,	1 ,,	0,0
			im ganzen 1,5 ccm Speichel.

Die wiederherstellende Wirkung der eingeschalteten Reflexe war unmittelbar nach ihrer Anwendung am stärksten. Je mehr Zeit zwischen diesem eingeschalteten Reflex und der ersten Probe des bedingten Reflexes verging, um so schwächer war diese wiederherstellende Wirkung.

Wenn man sich zur Wiederherstellung des bedingten Reflexes eines und desselben unbedingten Reflexes mehreremal bediente, so wurde die wiederherstellende Wirkung dieses unbedingten Reflexes mit jedem Male immer kleiner und kleiner und verschwand zuletzt ganz. Wenn man nun jetzt diesen wirkungslos gewordenen unbedingten Reflex durch einen anderen unbedingten Reflex ersetzte, so wurde durch den neuen unbedingten Reflex der wirkungslose bedingte Reflex prompt wieder hergestellt.

Durch folgendes Beispiel will ich das belegen:

Man gibt dem Hunde Fleischpulver zu fressen und erhält dabei 4,0 ccm Speichel.

Zeit	Art des Reizes	Dauer des Reizes	Speichelmenge in ccm
11 Uhr 48 Min.	Anblick von Fleischpulver	1 Minute	0,8
11 „ 51 „	„ „ „	1 „	0,7
11 „ 54 „	„ „ „	1 „	0,5
11 „ 57 „	„ „ „	1 „	0,3
12 „ 00 „	„ „ „	1 „	0,2
12 „ 03 „	„ „ „	1 „	0,1
12 „ 06 „	„ „ „	1 „	0,0
12 „ 09 „	„ „ „	1 „	0,0
			im ganzen 2,6 ccm Speichel.

Um 12 Uhr 10 Min. wird dem Hunde Fleischpulver zu fressen gegeben, dabei erhält man 3,4 ccm Speichel.

Darauf weiter

Zeit	Art des Reizes	Dauer des Reizes	Speichelmenge in ccm
12 Uhr 14 Min.	Anblick von Fleischpulver	1 Minute	0,6
12 „ 17 „	„ „ „	1 „	0,4
12 „ 20 „	„ „ „	1 „	0,1
12 „ 23 „	„ „ „	1 „	0,0
12 „ 26 „	„ „ „	1 „	0,05
12 „ 29 „	„ „ „	1 „	0,0
			im ganzen 1,15 ccm Speichel.

Um 12 Uhr 30 Min. wird wieder Fleischpulver zu fressen gegeben. Man erhält 3,6 ccm Speichel.

Darauf weiter

Zeit	Art des Reizes	Dauer des Reizes	Speichelmenge in ccm
12 Uhr 34 Min.	Anblick von Fleischpulver	1 Minute	0,3
12 „ 37 „	„ „ „	1 „	0,2
12 „ 40 „	„ „ „	1 „	0,0
12 „ 43 „	„ „ „	1 „	0,0
			im ganzen 0,5 ccm Speichel.

Um 12 Uhr 44 Min. wird abermals Fleischpulver zu fressen gegeben. Man erhält 4,0 ccm Speichel.

Darauf weiter

Wiederherstellung durch verschiedene unbedingte Reflexe.

Zeit	Art des Reizes	Dauer des Reizes	Speichelmenge in ccm
12 Uhr 48 Min.	Anblick von Fleischpulver	1 Minute	0,0
12 „ 51 „	„ „ „	1 „	0,0
			im ganzen 0,0 ccm Speichel.

Um 12 Uhr 52 Min. wird dem Hunde Säure ins Maul eingegossen. Man erhält 4,9 ccm.

Der Versuch wird weiter fortgesetzt.

Zeit	Art des Reizes	Dauer des Reizes	Speichelmenge in ccm
12 Uhr 56 Min.	Anblick von Fleischpulver	1 Minute	0,7
12 „ 59 „	„ „ „	1 „	0,4
1 „ 02 „	„ „ „	1 „	0,2
1 „ 05 „	„ „ „	1 „	0,1
1 „ 08 „	„ „ „	1 „	0,05
1 „ 11 „	„ „ „	1 „	0,0
			im ganzen 1,45 ccm Speichel.

Aber dieses Verfahren, immer wieder einen neuen unbedingten Reflex als Mittel zur Wiederherstellung eines verschwundenen bedingten Reflexes, zwischen die Wiederholungen des letzteren einzuschalten, hat auch seine Grenze, d. h. es tritt ein Augenblick ein, wo keine weiteren neuen Veränderungen der verschiedenen eingeschalteten Reflexe den wirkungslosen bedingten Reflex wieder herstellen.

Alles bisher mitgeteilte bildet nur einen Teil der Tatsachen, welche von Dr. B. P. Babkin zusammengebracht sind. Aber wir verdanken ihm auch noch solche Versuche, welche ein sehr rasches Verschwinden der bedingten Reflexe zeigen.

Schon in den Versuchen von Dr. J. F. Tolotschinow blickte die Tatsache durch, dass bei einer einigermassen beträchtlichen Bewegungsreaktion des Hundes der bedingte Speichelreflex schwächer wird und sogar ganz verschwindet.

In den Versuchen von Dr. Babkin wurde der Hund durch starke Reize des Auges oder des Ohres, oder durch ganz unerwartete, ganz neue, dem Hunde unbekannte Reize in eine allgemeine motorische Erregung versetzt (ersteres wurde durch starkes Klopfen an die Tür des Experimentierzimmers, in welchem der Hund stand, oder durch momentanes sehr helles Erleuchten des vorher halbdunkeln Zimmers erreicht, letzteres durch die Töne eines Grammophons). Man versucht z. B. den bedingten Reflex auf Fleischpulver. Er zeigt seine volle Wirkung. Jetzt lässt man die eben beschriebenen Reize auf den Hund einwirken. Sofort nach diesen Reizen ist der bedingte Reflex ohne Wirkung. Es ist selbstverständlich, dass sowohl bei den früheren Proben, als auch jetzt, der bedingte Reflex immer vom unbedingten gefolgt wird, d. h. dass man nach dem Verhalten des Fleischpulvers, dem Hunde immer etwas davon zu fressen gibt, damit der bedingte Reflex nicht abnehme. Bei der zweiten Probe, welche nach jenen starken Einwirkungen vorgenommen wird, sieht man schon während des bedingten Reizes eine gewisse Speichelsekretion, aber sie ist noch gering und erst bei den weiteren Proben wächst sie allmählich zu ihrer normalen Höhe an.

In dieselbe Kategorie von Tatsachen muss auch folgendes kuriose Faktum gerechnet werden. Bei besonders gierigen Hunden, bei denen die Bewegungsreaktion besonders stark ist, erscheint oft beim Anblick von Fleischpulver gar kein Speichel aus der Parotis, während bei anderen, weniger gierigen Hunden, die sich ruhiger verhalten, stets Speichelsekretion vorhanden ist. Bei ersteren kann sogar beim Beginn des bedingten Reizes mit Fleischpulver, beim Vorsetzen des Fleischpulvers die Speichelsekretion beginnen, aber mit dem Einsetzen und Zunehmen der motorischen Reaktion sistiert dann die sekretorische Tätigkeit.

Alles oben mitgeteilte ist kein zusammenhangloses Material, es bildet eine Einleitung zur systematischen Erforschung des Gegenstandes und zur Untersuchung und Erklärung der neuen, komplizierten Erscheinungen, die uns beschäftigen. Das neue Gebiet ist natürlich höchst kompliziert, und die Fragen häufen sich und türmen sich aufeinander; aber solch eine Kompliziertheit ist doch gar kein Hindernis für eine genaue, stets tiefer greifende Untersuchung des Gegenstandes. Die Versuche lassen sich ganz bequem systematisieren. Die Resultate, welche von einem Mitarbeiter im Laboratorium festgestellt werden, lassen sich mit Leichtigkeit von anderen Kollegen an neuen Hunden wiederholen. Es war klar, dass der Weg, denn wir für die Erforschung der komplizierten Nervenvorgänge eingeschlagen hatten, glücklich gewählt war. Jeden Augenblick überzeugten wir uns wieder von den guten Seiten der objektiven Methode. Die Geschwindigkeit mit der sich genaue Tatsachen sammeln liessen, und die Leichtigkeit, mit welcher man sie verstehen konnte, bildeten einen erstaunlichen Kontrast mit den unbestimmten und streitigen Resultaten der subjektiven Methode. Um sich von diesem Unterschied besser Rechenschaft geben zu können, wollen wir einmal ein paar Beispiele vornehmen.

Bei mehrmaligem Wiederholen der Fernreize mit Fleischpulver (ohne Nachfütterung) bringt man es leicht zum Verschwinden des Reflexes. Woher kommt das? Bei subjektiver Behandlung dieser Frage könnte man sich die Sache auf folgende Weise vorstellen. Allmählich überzeugt sich der Hund von der Erfolglosigkeit seiner Bemühungen das Fleischpulver zu erhalten und hört daher auf ihm weitere Aufmerksamkeit zu zollen. Aber wollen wir einmal folgenden Versuch von Dr. Babkin näher betrachten. Wenn das Fleischpulver, infolge mehrerer Wiederholungen seine Fernwirkung verloren hat, lässt man den Hund Wasser trinken. Er trinkt, aber wie schon oben erwähnt wurde, findet dabei keine Speichelsekretion statt. Was könnte man in bezug auf unseren verschwundenen bedingten Fleischpulverreflex jetzt erwarten, wenn man den Gegenstand vom subjektiven Standpunkt aus behandeln wollte? Es mochte scheinen, dass der Hund, da er soeben vom experimentierenden Wasser bekommen hatte, jetzt geneigt sein müsste zu glauben, dass er von ihm auch das Fleischpulver erhalten wird, und dass er deshalb letzterem seine Aufmerksamkeit wieder zuwenden würde. In Wirklichkeit bleibt aber die Reaktion aufs Fleischpulver gleich Null. Aber zeigen Sie jetzt dem Hunde Säure. Die Säure wird Speichelsekretion hervorrufen, und danach wird auch das Fleischpulver sofort seine Fernwirkung wiedererlangen. Wie kann man diese Tatsachen erklären? Vom subjektiven Standpunkt aus wäre das wohl eine schwere Aufgabe.

Es mochte scheinen, dass das Zeigen der Säure allein eigentlich keine Chancen haben sollte, beim Hunde eine Hoffnung darauf zu erwecken, dass er jetzt wirklich Fleischpulver bekommen wird. Der objektive Beobachter aber begnügt sich damit, dass er die tatsächlichen, realen Beziehungen, welche zwischen den beobachteten Erscheinungen bestehen, konstatiert. Und da merkt er, ohne besondere Mühe, dass alles, was mehr oder weniger starke Speichelsekretion hervorruft, immer eine wichtige Bedingung für die Wiederherstellung des verschwundenen Reflexes bildet.

Ein anderes Beispiel. Der bedingte Reflex ist dank mehrmaligem Wiederholen verschwunden, und wir wissen, dass er von selbst erst nach einer ziemlich langen Zeitdauer wieder aufkommen kann. Wie ist das zu verstehen? Vom subjektiven Standpunkt aus wäre es ja möglich zu sagen, dass der Hund, dank der grossen Zahl der verschiedenen Reize, die auf ihn während dieser Zeit gewirkt haben, den Betrug vergessen habe. Man kann aber den Hund während dieser Zeit mit Absicht einer ganzen Menge verschiedener Einwirkungen und Reize unterwerfen und die Zeitperiode, welche zur Wiederherstellung des Reflexes nötig ist, wird dadurch doch nicht verkürzt. Aber dabei brauchen Sie nur irgendeine Einwirkung vorzunehmen, die da Speichelsekretion hervorruft, und Ihr Betrug ist sofort vom Hunde vergessen.

Auf diese Art wird also die objektive Untersuchung derjenigen Erscheinungen, die man sogar bei Tieren als psychische Erscheinungen bezeichnet, zu einer direkten Fortsetzung und zu einer Erweiterung des physiologischen Experimentierens am lebenden Organismus und das Tatsachenmaterial, welches auf diese Weise zusammengebracht und systematisiert wird, muss ausschliesslich nur vom physiologischen Standpunkt aus behandelt werden, um die Grundlage für unsere Anschauungen über die Eigenschaften und gegenseitigen Beziehungen der verschiedenen Teile des Nervensystems zu bilden. Und wenn wir unsere Versuche variieren werden und sie bei Ausschliessung eines oder des anderen Teiles des Nervensystems — bald des zentralen und dann wieder des peripheren — wiederholen werden, so wird unsere Vorstellung über diesen Gegenstand immer mehr und mehr der Wahrheit entsprechen.

Ich will hier ein Beispiel anführen, welches diese letzte Untersuchungsmethode betrifft. Auf Grund der eben mitgeteilten Tatsachen muss man annehmen, dass jeder bedingte Reflex dank dem Vorhandensein eines unbedingten Reflexes entsteht. Ein bedingter Reflex kommt dadurch zustande, wenn ein auch nur einmaliges zeitliches Zusammenfallen der Wirkung des bedingten und unbedingten Reizes stattgefunden hat, und er verschwindet, wenn dieses zeitliche Zusammenfallen der Reize für sehr lange Zeit ausbleibt. Die Rechtfertigung eines solchen Verhaltens für schon lange existierende bedingte Reflexe ist von hohem Interesse und ist in meinem Laboratorium zum Gegenstande der Untersuchung geworden. Diese Versuche verdanken wir Dr. A. Sellheim, sie sind schon früher von Dr. Snarsky ausgeführt, aber damals nicht genügend analysiert worden. In den Versuchen von Dr. Sellheim wurde zuerst eine ganze Reihe von Reflexen auf Nahrungssubstanzen und auf anwidernde Stoffe an einem normalen Hunde festgestellt. Darauf wurden die Nn. linguales und glossopharyngei beiderseitig durchschnitten. Als sich das Tier von der Operation vollständig erholt hatte, wiederholte man an ihm alle früheren Reflexe. Bei den ersten Proben schien es, als ob überhaupt gar kein Unterschied gegen den normalen Zustand bestehe: die Speichelsekretion hatte beinahe ihre frühere Stärke und das sowohl bei der Fernwirkung der verschiedenen Gegenstände, als auch bei ihrem Einführen in den Mund. Aber beim Wiederholen der Versuche konnte man bemerken, dass die Reflexe auf bestimmte Reizsubstanzen, wie z. B. auf Lösungen von Extr. quassiae und von Saccharin und auch auf schwache Salzsäure- und Kochsalzlösungen allmählich immer schwächer wurden. Da ja der unbedingte Reflex durch seine Beständigkeit beim Wiederholen charakterisiert ist, so könnte man daraus den Schluss ziehen, dass jetzt für bestimmte Erreger der unbedingte Reflex verschwunden sei, und dass die nach der Operation bestehende Wirkung nur auf Kosten des bedingten Reflexes zustande komme, um so mehr, als jetzt die Wirkungsstärke dieser einzelnen Reize beinahe die gleiche war, einerlei ob man den betreffenden Reiz als Fernreiz wirken liess, oder ihn mit der Mundhöhle in Berührung brachte. Beim Wiederholen der Versuche nach Verlauf von zwei Wochen verschwand der Reflex auf Bitterstoffe vollständig und in beiden Formen (auf Fernwirkung und auf Mundhöhlenreiz), aber für Saccharin, Säure und Salz blieb er, wenn auch in geringem Masse bestehen. In den angewandten Konzentrationen erregten augenscheinlich diese letzteren Stoffe ausser den speziellen chemischen Fasern, welche ja jetzt durchschnitten waren, auch noch andere zentripetale Nerven, durch welche dann auch der übriggebliebene unbedingte Reflex zustande kommen konnte.

Ein grosses Interesse liegt in der Frage, worin den eigentlich der unbedingte Reiz der Nahrungsstoffe besteht? Das bisher zusammengebrachte Tatsachenmaterial kann für die Lösung dieser Frage noch nicht als genügend angesehen werden. In den akuten Versuchen, welche Dr. Heimann in meinem Laboratorium ausgeführt hat, d. h. in Versuchen an vergifteten und soeben operierten Tieren, haben die chemischen Eigenschaften der Nahrungssubstanzen, wenn sie mit der Mundhöhle in Berührung gebracht wurden, gar keine Wirkung auf die Speichelsekretion gezeigt. In diesen Versuchen haben sich noch viel mehr, als in allen anderen Versuchen, die zahlreichen Nachteile des akuten Versuches als einer Experimentiermethode herausgestellt, und daher müssen die Versuche von Dr. Heimann noch wiederholt und nachgeprüft werden. Dr. Sellheim konnte in der schon erwähnten Arbeit an Hunden mit chronischen Speicheldrüsenfisteln vor und nach der Operation gar keinen Unterschied in der Speichelsekretion, beim Füttern des Tieres bemerken.

Nachdem ich dieses neue Material, welches sich auf die Physiologie der Speicheldrüsen bezieht, auseinandergesetzt habe, wird es vielleicht nicht überflüssig sein, wenn ich noch einmal auf die wichtigsten Punkte, welche dem physiologischen Schematisieren dieser Erscheinungen dienen, zurückkomme. Sicher sind diese Erscheinungen viel komplizierter, als wie wir sie uns gegenwärtig vorstellen. Aber dank diesem Schema sind wir imstande in der objektiven Erforschung unseres Gegenstandes weiter vorzurücken, und hierdurch lässt sich dieses Schematisieren rechtfertigen, hierin liegt sein Sinn.

Die Bezeichnung „Reflexe", die wir den „komplizierten Nervenerscheinungen" geben ist ja ganz berechtigt. Diese Erscheinungen sind immer das Resultat des Reizes der peripheren Endigungen verschiedener zentripetalen Nerven und diese Erregung pflanzt sich durch die zentrifugalen Nerven weiter zu den Speicheldrüsen fort.

Diese Reflexe sind, wie alle natürlichen Reflexe streng spezifisch (nicht wie die künstlichen Reflexe, die oft im Laboratorium durch künstliche Reizung hervorgerufen werden), und sie sind der Ausdruck einer bestimmten Reaktion des Organismus, oder eines bestimmten Organs auf einen bestimmten Reiz.

Diese neuen Reflexe sind die Funktion der höchsten Strukturen des Nervensystems der Tiere, und aus folgenden Gründen muss das gerade so verstanden werden. Vor allem bilden sie ja die kompliziertesten Erscheinungen unter den Nervenfunktionen und müssen naturgemäss mit den allerhöchsten Teilen des Nervensystems verbunden sein. Weiterhin kann man sich ja auch auf Tierversuche, entweder mit verschiedenen Vergiftungen, oder mit totalen und partiellen Extirpationen der Grosshirnhemisphären stützen und direkt behaupten, dass der bedingte Reflex für sein Zustandekommen der Tätigkeit der Grosshirnhemisphären bedarf.

Diese Reflexe hängen von ganz speziellen Bedingungen ab, und sie sind in dieser Hinsicht als bedingte zu bezeichnen; es sind bloss zeitweise bestehende, temporäre Reflexe. Das sind die wichtigsten Punkte ihrer Charakteristik und dadurch unterscheiden sie sich von den alten einfachen Reflexen, welch letztere schon längst Gegenstand physiologischer Forschung geworden sind. Der temporäre Charakter dieser Reflexe äussert sich in zwei Richtungen: sie können da gebildet werden, wo sie früher nicht existierten und können dann wieder für immer verschwinden, — ausserdem aber werden sie, wo sie existieren, oft in ihrer Grösse beträchtliche Schwankungen aufweisen, die sogar bis zum vollständigen Verschwinden des Reflexes führen können — und letzteres kann wiederum nur für kurze Zeit eintreten, oder unter bestimmten Bedingungen stets gelten. Wie wir gesehen haben, wird ihr Entstehen und Vergehen durch (ein- oder mehrmaliges) zeitliches Zusammenfallen der Erregung eines niedriger gelegenen Reflexzentrums, das irgendein bestimmtes Erfolgsorgan beherrscht, mit der Erregung verschiedener Punkte der Grosshirnhemisphären durch die entsprechenden zentripetalen Nerven bestimmt. Wenn die Erregung dieser beiden Zentren oftmals zeitlich zusammenfällt, so werden die Bahnen, welche vom höheren zum niedriger gelegenen Zentrum führen, immer mehr und mehr durchgängig und die Leitung der Erregung in diesen Bahnen geht immer leichter und leichter vor sich. Wenn das Vorkommen dieser zeitlichen Koinzidenzen sehr selten wird, oder sogar völlig aufhört, so werden diese Bahnen wieder schwer gangbar und schliesslich überhaupt geschlossen.

Was für eine Erklärung kann man dem unfehlbar und rasch eintretenden Verschwinden des bedingten Reflexes geben, welches für eine gewisse Zeit eintritt, wenn dieser bedingte Reflex mit kurzen Pausen mehreremal hintereinander allein angewandt wird, ohne dass er von dem unbedingten Reflex, mit dessen Hilfe er gebildet worden ist, begleitet wird? Es scheint, dass gewisse Tatsachen darauf hinweisen, dass diese Erscheinung zu den Erschöpfungserscheinungen zu rechnen sei. Erstens kommt der verschwundene bedingte Reflex, wenn er sich selbst überlassen wird, ohne irgendwelche weitere Eingriffe von seiten des Experimentierenden, nach einer gewissen Zeit von selbst wieder, er hat sich wiederhergestellt. Zweitens geht das Verschwinden des bedingten Reflexes, wenn sie ihn wiederholen, um so schneller vor sich, je kleiner die Pause zwischen den einzelnen Wiederholungen des Reflexes ist, und umgekehrt. Eine solche Erklärung würde ja auch mit der allgemein angenommenen Ansicht übereinstimmen, nach welcher die höheren Nervenzentren durch monoton sich wiederholende Reize rasch ermüdet werden.

Die Tatsache, dass ein bedingter Reflex, der dank stattgehabter Wiederholungen verschwunden ist, durch das Anwenden des entsprechenden unbedingten Reflexes oder sogar eines bedingten, aber nur genügend starken

Reflexes wieder hergestellt werden kann, kann in der Weise erklärt werden, dass ungeachtet eines gewissen Ermüdungszustandes des höheren Nervenzentrums seine Erregung doch wieder bis zum niedriger gelegenen Speichelzentrum durchdringen kann, — und dieses von dem Augenblick an, wo die Bahnen zu diesem Zentrum durch eine soeben in ihnen abgelaufene starke Erregung besonders leicht passierbar geworden sind.

Für diese Erklärung sprechen auch die oben angeführten Versuche, in welchen die Wiederherstellung eines verschwundenen bedingten Reflexes durch Füttern erreicht wurde, wobei aber dieses Füttern mehrmals wiederholt, doch auch seine wiederherstellende Wirkung einbüsste.

Schon am Ende dieses Versuches hatten wir aber ein Faktum, welches den Mechanismus dieses Prozesses als einen sehr komplizierten erscheinen liess. Als das wiederholte Füttern seine Fähigkeit den Reflex wieder herzustellen schon eingebüsst hatte, so zeigte das Eingiessen von Säure ins Maul des Hundes als Massnahme zur Wiederherstellung des verschwundenen Reflexes einen positiven Effekt. Man muss also in unsere Erklärung einige neue Elemente einbringen. Und dennoch, wenn Sie diese Versuche weiter fortsetzen, so kommen Sie, ob Sie auch die unbedingten Reflexe noch so sehr variieren, doch schliesslich zu so einer Sachlage, wo kein einziger von diesen Reizen mehr wirksam ist, und wo der bedingte Reflex von selbst nur auf Kosten einer langdauernden Pause wieder hergestellt werden kann.

Um eine genügende Lösung der gestellten Aufgabe zu finden, bedarf es wohl augenscheinlich weiterer Untersuchungen.

Zum Schluss müssen wir es als unstreitbar betrachten, dass die Physiologie der höchsten Teile des Zentralnervensystems der höheren Tiere in keiner anderen Weise vollkommen und erfolgreich untersucht werden kann, als nur, wenn man auf rein objektivem Grunde steht und sich von den unbestimmten Vorstellungen der Psychologie absolut lossagt. Welches Interesse kann es z. B. für die physiologische Analyse bieten, wenn verschiedentliche Autoren behaupten, dass die Tiere nach Extirpation bestimmter Teile der Grosshirnhemisphären bald sehr reizbar böse, bald sehr zärtlich oder weniger intelligent werden u. dgl. Sind doch diese Definitionen an und für sich sehr komplizierte Begriffe, die noch selbst einer genauen wissenschaftlichen Analyse unterzogen werden müssen.

IV.
Die ersten sicheren Schritte auf einem neuen Forschungswege.

Schon bei Studium der Magendrüsenarbeit mussten wir uns davon überzeugen, dass der Appetit nicht nur überhaupt als Reiz auf die Drüsen einwirkt, sondern dass er sie auch noch in verschiedenem Grade anregt, je nachdem, worauf er gerichtet ist. Für die Speicheldrüsen besteht die Regel, dass sämtliche Variationen ihrer Tätigkeit, welche in physiologischen Versuchen beobachtet werden können, sich auch in Versuchen mit psychischer Erregung genau wiederholen, d. h. in solchen Versuchen, wo ein bestimmtes Objekt nicht mit der Mundschleimhaut direkt in Berührung kommt, sondern aus einiger Entfernung die Aufmerksamkeit des Tieres auf sich lenkt. Hier einige Beispiele. Der Anblick von trocknem Brot ruft stärkere Speichelsekretion hervor als der Anblick von Fleisch, obgleich letzteres, nach den Bewegungen des Tieres geurteilt, ein bedeutend regeres Interesse erweckt als ersteres. Beim Necken des Hundes mit Fleisch oder irgendeinem anderen essbaren Stoff ergiesst sich aus den Schleimspeicheldrüsen ein sehr konzentrierter Speichel mit reichem Schleimgehalt (Schmierspeichel); dagegen bedingt der Anblick von anwidernden Stoffen aus denselben Drüsen eine Sekretion von sehr flüssigem Speichel, welcher beinahe gar keinen Schleim enthält (Spülspeichel). Kurz gesagt, die Versuche mit psychischer Erregung stellen ein genaues, wenn auch verkleinertes Ebenbild der Versuche mit physiologischer Erregung der Drüsen durch dieselben Substanzen dar. Auf diese Weise nimmt also die Psychologie in der Arbeit der Speicheldrüsen ihren Platz neben der Physiologie ein. Ja sogar mehr! Das Psychologische in dieser Arbeit scheint auf den ersten Blick sogar unbestreitbarer zu sein, als das Physiologische. Wenn irgendein Gegenstand, der die Aufmerksamkeit des Hundes auf sich gelenkt hat, aus der Entfernung Speichelsekretion hervorruft, so kann natürlich ein jeder mit vollem Recht annehmen, dass dieses eine psychische und nicht eine physiologische Erscheinung ist.

Wenn aber der Hund etwas verzehrt hat, oder wenn man ihm irgendwelche Substanzen gewaltsam in den Mund eingeführt hat, und wenn sich hiernach Speichel ergiesst, so muss erst nachgewiesen werden, dass in dieser Erscheinung wirklich etwas Physiologisches enthalten ist und nicht nur etwas rein Psychisches, das dank besonderen begleitenden Bedingungen in seinen Dimensionen verstärkt ist. Diese Auffassung würde um so mehr der Wirklichkeit entsprechen, als merkwürdiger Weise die meisten Stoffe, welche beim Essen oder durch gewaltsames Einführen in den Mund gelangen, nach Durchschneidung sämtlicher sensibler Nerven der Zunge ganz dieselbe Arbeit der Speicheldrüsen auslösen wie vor der Durchschneidung. Man musste zu radikaleren Massnahmen greifen, zum Vergiften der Tiere oder zum Abtragen der höheren Abschnitte des Zentralnervensystems, um sich davon zu überzeugen, dass zwischen Stoffen, welche die Mundhöhle reizen und den Speicheldrüsen nicht nur ein psychischer, sondern auch ein rein physiologischer Zusammenhang besteht. Auf diese Weise haben wir also zwei Reihen von scheinbar ganz verschiedenen Erscheinungen vor uns. Was soll nun der Physiologe mit den psychischen Erscheinungen anfangen? Es ist unmöglich sie unbeachtet zu lassen, da sie ja mit den rein physiologischen Erscheinungen aufs engste verbunden sind. Will der Physiologe sie dennoch studieren, so steht er vor der Frage: Wie?

Da wir uns auf das Beispiel des Studiums der niedrigsten Repräsentanten des Tierreiches stützen konnten und natürlich keine Lust hatten, uns aus Physiologen in Psychologen zu verwandeln, um so mehr als wir soeben einen ganz erfolglos gebliebenen Versuch in dieser Richtung gemacht hatten, beschlossen wir auch in unseren Tierversuchen den sog. psychischen Erscheinungen gegenüber einen durchaus objektiven Standpunkt zu behaupten. Wir waren vor allem bestrebt, unsere Denkweise und unsere Redensart in der Richtung streng zu disziplinieren, damit sie den vermeintlichen Seelenzustand des Tieres durchaus nicht berührten, und wir beschränkten uns darauf, dass wir die aus der Entfernung ausgeübte Wirkung der Objekte auf die Arbeit der Speicheldrüsen aufmerksam beobachteten und genau formulierten. Das Resultat entsprach unseren Erwartungen: Die Beziehungen, welche zwischen den äusseren Erscheinungen und den Variationen der Drüsenarbeit beobachtet werden konnten, zeigten sich als gesetzmässig, da sie wie die gewöhnlichen physiologischen Erscheinungen nach unserem Wunsch beliebig oft wiederholt werden konnten und sich auch gleich in bestimmter Weise systematisieren liessen. Wir konnten uns zu unserer grossen Freude überzeugen, dass wir den rechten Pfad betreten hatten, der uns zu neuen Erfolgen zu führen versprach. Ich will einige Beispiele anführen, aus denen die gesetzmässigen Beziehungen ersichtlich werden sollen, welche mit Hilfe dieser neuen Forschungsmethode festgestellt worden sind.

Reizt man einen Hund mehreremal der Reihe nach nur durch den Anblick von Gegenständen, welche aus der Entfernung Speichelsekretion hervorrufen, so wird die Reaktion der Speicheldrüsen immer schwächer und schwächer und geht schliesslich auf Null herab. Je kürzer die Zwischenzeiten sind, nach denen die Reizung wiederholt wird, desto rascher wird der

Nullpunkt erreicht, und umgekehrt. Diese Regeln treten nur dann in voller Klarheit hervor, wenn die Versuchsbedingungen genau dieselben bleiben. Die Identität der Bedingungen braucht jedoch nur eine relative zu sein; sie kann sich auf diejenigen Erscheinungen der Aussenwelt beschränken, welche mit dem Essakt, oder mit der gewaltsamen Einführung entsprechender Substanzen in den Mund des Tieres im Zusammenhange gestanden haben; die Veränderungen der übrigen Erscheinungen können ohne Bedeutung bleiben. Die erwähnte relative Identität kann von dem Experimentator sehr leicht erreicht werden, so dass der Versuch, bei welchem ein wiederholter, aus einiger Entfernung ausgeübter Reiz allmählich seine Wirkung einbüsst, sogar während einer Vorlesung leicht demonstriert werden kann. Hört eine Substanz bei wiederholter Reizung auf, aus der Entfernung zu wirken, so wird damit die Wirkung einer anderen Substanz durchaus nicht aufgehoben. Hört z. B. Milch auf zu wirken, so ist die Wirkung von Brot eine durchaus eklatante. Hat auch dieses bei Wiederholung des Reizungsversuches seine Wirkung eingebüsst, so entfaltet Säure, wenn sie vor dem Tier erscheint, noch ihre volle Wirkung. Diese Verhältnisse erklären auch den wahren Sinn der oben erwähnten Identität der Versuchsbedingungen; ein jedes Detail der umgebenden Gegenstände erscheint als ein neuer Reiz. Hat der betreffende Reiz nach wiederholter Anwendung seine Wirkung eingebüsst, so wird er dieselbe nach einer gewissen Pause, welche Minuten oder Stunden dauern kann, durchaus wiedererlangen. Jedoch kann die verschwundene Wirkung auch in jedem beliebigen Augenblick durch besondere Eingriffe sicher wiederhergestellt werden.

Wenn wiederholtes Vorzeigen von Brot die Speicheldrüsen des Hundes nicht mehr reizt, so braucht man dem Tiere nur Brot zu essen zu geben, damit die Wirkung, welche das Brot aus der Entfernung ausübt, wieder voll in Kraft tritt. Dasselbe Resultat erhält man auch dann, wenn man dem Tiere irgend was anderes zu essen gibt. Ja noch mehr! Wenn man dem Tier in den Mund gewaltsam irgend etwas einführt, das Speichelsekretion hervorruft, z. B. Säure, so tritt auch hiernach die ursprüngliche Wirkung des Brotes aus der Entfernung in vollem Masse wieder auf. Überhaupt stellt alles, was die Speicheldrüsen reizt, die erlöschte Reaktion wieder her, und zwar in um so grösserem Masse, je bedeutender ihre Arbeit gewesen ist.

Ebenso gesetzmässig kann jedoch unsere Reaktion auch durch bestimmte Eingriffe gehemmt werden; wenn man z. B. auf den Hund, auf sein Auge oder auf sein Ohr, durch irgendwelche Reize wirkt, die bei dem Tiere eine bestimmte motorische Reaktion hervorrufen.

Da meine Zeit begrenzt ist, so muss ich mich auf das angeführte Tatsachenmaterial beschränken und gehe nun zur theoretischen Betrachtung der soeben erwähnten Versuche über. Die angegebenen Tatsachen passen bequem in den Rahmen physiologischer Denkart. Unsere aus der Entfernung auf die Speicheldrüse ausgeübten Wirkungen können mit vollem Recht als Reflexe bezeichnet und erörtert werden. Bei entsprechender Aufmerksamkeit kann man es nicht übersehen, dass die Arbeit der Speicheldrüsen stets durch irgend welche äusseren Erscheinungen angeregt wird, d. h. dass sie, wie auch der gewöhnliche physiologische Speichelreflex, durch äussere Reize ausgelöst wird. Der Unterschied liegt vor allem darin, dass der gewöhnliche Reflex durch Reize der Mundhöhle bedingt wird, wogegen die neuen Reflexe durch Reize des Auges, des Ohres u. s. w. hervorgebracht werden. Ein weiterer wesentlicher Unterschied zwischen den alten und neuen Reflexen besteht vor allem darin, dass unser alter physiologischer Reflex ein konstanter, unbedingter ist, während der neue Reflex in Abhängigkeit von vielen Bedingungen grossen Schwankungen unterliegt, und er es daher wohl verdient, als „bedingter" Reflex bezeichnet zu werden. Fasst man die Erscheinungen schärfer ins Auge, so kann man zwischen den beiden Reflexen folgenden wesentlichen Unterschied wahrnehmen: Beim unbedingten Reflex wirken diejenigen Eigenschaften des Objektes als Reiz, auf welche der Speichel physiologisch eingestellt ist, z. B. die Härte, die Trockenheit, bestimmte chemische Eigenschaften u. s. w.; beim bedingten Reflex, dagegen, sehen wir solche Eigenschaften der Objekte als Reiz wirken, welche an und für sich zu der physiologischen Rolle des Speichels durchaus in keiner direkten Beziehung stehen, z. B. die Farbe, die Form und dergl. Diese letzteren Eigenschaften erlangen, wie es scheint, ihre physiologische Bedeutung als Signale für die ersteren. Man kann nicht umhin in ihrer Reizwirkung eine weitere, feinere Anpassung der Speicheldrüsen an die Erscheinungen der äusseren Welt zu sehen. Dieses wird z. B. aus folgendem Falle ersichtlich. Wir machen Anstalten dem Hunde Säure in den Mund zu giessen — der Hund sieht es. Im Interesse der Integrität der Mundschleimhaut ist es augenscheinlich sehr wünschenswert, dass noch ehe die Säure in den Mund gerät, sich Speichel in demselben ansammle; er wird einerseits die direkte Berührung der Säure mit der Mundschleimhaut behindern und wird andererseits die Säure sofort verdünnen, wodurch deren schädliche Wirkung überhaupt abgeschwächt wird. Die Signale haben aber ihrem Wesen nach nur eine bedingte Bedeutung: bald wechseln sie leicht, bald kann die Berührung des signalisierten Gegenstandes mit der Mundschleimhaut ausbleiben; so müsste denn die feinere Anpassung darin bestehen, dass die als Signal dienenden Eigenschaften der Objekte die Speicheldrüsen bald reizen, d. h. den Reflex hervorrufen, bald ihre Reizwirkung wieder verlieren. Dieses können wir auch in Wirklichkeit beobachten. Man kann eine beliebige Erscheinung der äusseren Welt zu einem temporären Signal eines die Speicheldrüsen reizenden Objektes machen, wenn man die Reizung der Mundschleimhaut durch dieses Objekt mit der Wirkung der betreffenden äusseren Erscheinung auf andere rezeptierende Körperoberflächen zeitlich ein oder mehrere Male verbindet. Wir versuchen gegenwärtig in unserem Laboratorium viele derartige höchst paradoxe Kombinationen anzuwenden und sehen dabei stets einen guten Erfolg. Andererseits kann man sehr nahe, beständig wirkende Signale ihrer Wirkung berauben, wenn man sie lange Zeit wiederholt, ohne dabei die Mundschleimhaut mit dem betreffenden Objekte in Berührung zu bringen. Zeigt man einem Hunde tage- und wochenlang irgendein Futter, ohne es ihm zu fressen zu geben, so wird es schliesslich seine Erregungsfähigkeit auf die Speicheldrüsen bei Fernwirkung vollständig verlieren. Den Mechanismus der Reizung der Speicheldrüsen durch Signaleigenschaften der Objekte, d. h. den Mechanismus der „bedingten Reizung", kann man sich physiologisch, als Funktion des Nervensystems, leicht vorstellen. Wie wir soeben sahen, liegt einem jeden bedingten Reflex, d. h. der Reizung durch Signalmerkmale der Objekte, ein unbedingter Reflex, d. h. eine Reizung durch die wesentlichen Merkmale des Objekts zugrunde. Dann muss man annehmen, dass derjenige Punkt des zentralen Nervensystems, welcher während des unbedingten Reflexes stark gereizt wird, die auf anderen Punkten des Zentralnervensystems aus der Aussen- und Innenwelt gleichzeitig mit ihm eintreffenden schwächeren Reize auf sich lenkt, d. h. dank dem unbedingten Reflex wird für alle diese Reize ein temporärer Weg zu seinem Punkte gebahnt. Die Bedingungen, welche das Öffnen und Schliessen dieser Bahn beeinflussen, stellen den inneren Mechanismus der Wirksamkeit oder Unwirksamkeit der Signaleigenschaften der Objekte dar, d. h. die physiologische Grundlage der feinsten Reaktionsfähigkeit der lebenden Substanz, der Fähigkeit des tierischen Organismus zur allerfeinsten Anpassung.

Ich will hier meiner tiefen Überzeugung Ausdruck geben, dass die physiologische Forschung in der Richtung, wie ich sie hier in allgemeinen Zügen angedeutet habe, von höchstem Erfolg begleitet sein wird, und uns gestatten wird sehr weit vorzudringen.

Im wesentlichen interessiert uns im Leben nur eins: unser psychischer Inhalt. Sein Mechanismus aber war und ist für uns in tiefes Dunkel gehüllt. Alle Ressourcen des Menschen, die Kunst, die Religion, die Literatur, die Philosophie und die historischen Wissenschaften, alle vereinigen sie sich, um einen Lichtstrahl in dieses Dunkel zu werfen. Aber der Mensch verfügt noch über ein machtvolles Hilfsmittel: die naturwissenschaftliche Forschung mit ihren streng objektiven Methoden. Diese Forschung macht, wie es alle sehen und wissen, mit jedem Tage grossartige Fortschritte. Die Tatsachen und Erwägungen, welche ich am Ende meines Vortrages angeführt habe, stellen einen von den vielen Versuchen dar, beim Studium des Mechanismus der höchsten Lebensäusserungen des Hundes, dieses dem Menschen so nahen und seit jeher befreundeten Repräsentanten der Tierwelt von einer konsequent durchgeführten, rein naturwissenschaftlichen Denkart Gebrauch zu machen.

V.
Naturwissenschaftliche Forschung über die sogenannte Seelentätigkeit der höheren Tiere.

Unsere heutige Vorlesung wird dem Andenken Thomas Huxleys gewidmet, dem Andenken dieses grossen Naturforschers und höchst energischen Verfechters der kühnsten biologischen Idee — der Lehre von der Entwicklung. Als speziellen Gegenstand dieser Vorlesung wollen wir die sogenannte psychische Tätigkeit der höheren Tiere behandeln.

Gestatten Sie mir, mit einem aus dem Leben gegriffenen Falle zu beginnen, der vor einigen Jahren in meinem Laboratorium passierte. Unter meinen Mitarbeitern im Laboratorium tat sich ein junger Arzt hervor. Man sah in ihm einen regen Geist, der an den Freuden und am Triumphe des forschenden Menschenverstandes teilnahm. Aber wie gross war mein Erstaunen, als dieser treue Freund unseres Laboratoriums einen aufrichtigen heftigen Unwillen äusserte, als er zum erstenmal von unseren Plänen hörte, die seelische Tätigkeit des Hundes in demselben Laboratorium und mit denselben Mitteln zu untersuchen, deren wir uns bis jetzt zur Lösung verschiedener physiologischer Fragen bedient hatten. Keine Überredungen waren imstande ihn zu beeinflussen, in der Zukunft sah und wünschte er uns nur die verschiedensten Misserfolge. Wie war das zu verstehen? Kam es nicht daher, weil in seinen Augen das Hohe und Eigentümliche, was er sich unter der geistigen Welt des Menschen und der höheren Tiere dachte, nicht nur unmöglich einer erfolgreichen Analyse unterzogen werden konnte, sondern gewissermassen durch die groben Arbeitsmethoden in unserem physiologischen Laboratorium direkt entweiht zu werden schien? Mag das immerhin individuell übertrieben sein, aber ich glaube doch, dass es typisch und charakteristisch ist. Man konnte es nicht unbeachtet lassen, dass die Berührung der wahren und konsequenten Naturwissenschaft mit der äussersten Grenze der Lebenserscheinungen nicht ohne grössere Missverständnisse und nicht ohne Gegenwirkung von seiten derer ablaufen wird, die seit jeher gewohnt waren, dieses Gebiet der Naturerscheinungen von einem anderen Standpunkt zu betrachten, und nur diesen Standpunkt als einzigen gesetzlichen in diesem Falle anerkennen.

Deswegen erwächst mir auch sofort die Pflicht, erstens genau, klar und deutlich den Standpunkt festzustellen, von dem aus ich die sogenannte „seelische Tätigkeit" der höheren Tiere betrachte, und zweitens möglichst bald vom Wort zur Tat überzugehen. Ich habe mit Absicht den Worten „seelische Tätigkeit" die Worte „sogenannte" hinzugefügt. Wenn die vollständige Analyse der Tätigkeit der höheren Tiere dem Naturforscher zur Aufgabe gestellt wird, so ist es ihm unmöglich, und er hat nicht das Recht, ohne dem naturwissenschaftlichen Prinzip untreu zu werden, von einer seelischen Tätigkeit dieser Tiere zu sprechen. Naturwissenschaft ist ja die Arbeit des auf die Natur gerichteten menschlichen Verstandes. Er erforscht sie ohne jegliche Erklärungen und Begriffe aus anderen Quellen, ausser der uns umgebenden Natur, zu schöpfen. Wenn er von einer psychischen Tätigkeit der höheren Tiere spräche, würde er Ideen aus seiner eigenen Innenwelt auf die Natur übertragen, d. h. es würde sich jetzt dasselbe wiederholen, was der Mensch tat, als er zum erstenmal seinen Verstand auf die Natur richtete, und als er den toten Naturerscheinungen seine eigenen Gedanken, Wünsche und Gefühle zuschrieb. Für einen konsequenten Naturforscher ist auch bei den höheren Tieren nur eins vorhanden, nämlich diese oder jene äussere Reaktion des Tiers auf die Erscheinungen der Aussenwelt.

Mag diese Reaktion im Vergleich mit der Reaktion der niederen Tiere ungemein kompliziert, und im Vergleich zur Gegenwirkung eines jeden toten Gegenstandes unendlich verwickelt sein, der Sinn der Sache bleibt doch derselbe. Und gleichwie es im Falle mit dem unbelebten Gegenstand die Grundaufgabe der Naturwissenschaft ist, das permanente und präzise Verhältnis zwischen den gegebenen Naturerscheinungen und der auf sie folgenden Wirkung aufzusuchen, genau so ist es auch im Falle mit den höheren Tieren die Pflicht der Naturwissenschaft nur eine präzise Abhängigkeit zwischen den gegebenen Naturerscheinungen und den auf sie antwortenden Tätigkeiten des gegebenen Organismus festzustellen, anders gesagt — festzustellen, wie sich das gegebene Objekt mit der umgebenden Natur im Gleichgewicht erhält. Diese Behauptung kann wohl kaum bestritten werden, um so mehr, als sie beim Behandeln der Erscheinungen der Tierwelt auf mittleren und niederen zoologischen Stufen mit jedem Tage immer mehr und mehr Anerkennung findet. Die Frage besteht gegenwärtig nur darin, ob wohl dieser Satz schon jetzt auf die Untersuchungen der höchsten Funktionen höherer Tiere anwendbar sei. Ein ernster Versuch in solcher Forschungsrichtung ist, wie mir scheint, die einzige vernünftige Antwort auf diese Frage. Ich und meine teuren, jetzt schon sehr zahlreichen Mitarbeiter auf diesem Gebiet haben diesen Versuch schon seit einigen Jahren begonnen, und wir haben uns in letzter Zeit besonders eifrig dieser Arbeit hingegeben. Ich möchte nun um Erlaubnis bitten Ihre werte Aufmerksamkeit in Anspruch nehmen zu dürfen, um Ihnen die wichtigsten Resultate dieses, wie ich glaube, recht belehrenden Versuchs und die aus ihm sich ergebenden Folgerungen vorzulegen.

Als Versuchsobjekt dienten uns ausschliesslich Hunde. Die einzige Reaktion des Organismus auf die Aussenwelt, die wir beobachteten, war eine physiologisch unbedeutende Tätigkeit — die Speichelabsonderung. Der Experimentator hatte immer vollkommen normale Tiere vor sich, d. h. solche, die während der Experimente keiner abnormen Einwirkung ausgesetzt waren. Mit Hilfe eines leicht ausführbaren methodischen Handgriffs erlangten wir die Möglichkeit die Arbeit der Speicheldrüsen genau zu beobachten. Wie schon bekannt, fliesst beim Hunde Speichel jedesmal, wenn man ihm etwas zu fressen gibt, oder ihm gewaltsam irgend etwas in den Mund einführt. Dabei variiert der ausgeflossene Speichel qualitativ und quantitativ in sehr genauer Abhängigkeit von den Stoffen, die dem Hunde ins Maul gelangen. Auf Zwieback und harte Speise fliesst viel Speichel — auf wässerige Speise — wenig. Auf essbare Substanzen fliesst ein seiner Beschaffenheit nach ganz anderer Speichel, als auf nicht essbare. Hier haben wir eine gut bekannte physiologische Erscheinung vor uns — einen Reflex. Der Begriff vom Reflex — als von einer eigentümlichen, elementaren Arbeit des Nervensystems, ist eine alte und bewährte Errungenschaft der Physiologie. Es ist das die Reaktion des Organismus auf die Aussenwelt, welche mit Hilfe des Nervensystems zustande kommt. Das von aussen wirkende Agens gelangt nach Transformierung in einen Nervenprozess auf einem langen Wege — die periphere Endigung der zentripetalen Nerven, dieser Nerv selbst, die Apparate des Zentralnervensystems und der zentrifugale Nerv zu diesem oder jenem Erfolgsorgan und ruft so dessen Tätigkeit hervor. Diese Reaktion ist spezifisch und permanent. Die Spezifität stellt einen feineren und spezielleren Zusammenhang der Naturerscheinungen mit den entsprechenden physiologischen Wirkungen dar und entsteht auf Grund der spezifischen Empfänglichkeit der pheripheren Nervenendigungen in der gegebenen Nervenkette. Solche spezifische Reflexverhältnisse sind bei normalem Verlauf des Lebens, oder besser gesagt, bei Ausschluss exeptioneller Lebensverhältnissen beständige und unveränderliche Erscheinungen.

Aber durch die angeführten Reflexe sind die Fälle, in welchen die Speicheldrüsen auf die Aussenwelt reagieren noch nicht erschöpft. Wir wissen alle, dass die Speicheldrüsen nicht nur dann zu arbeiten anfangen, wenn der Reiz vom entsprechenden Gegenstande auf die spezifisch rezeptorische Mundoberfläche fällt, sondern oft auch dann in Aktion treten, wenn durch diesen Gegenstand andere rezeptorische Körperoberflächen betroffen werden, z. B. die des Auges, des Ohres usw. Letztere Wirkungen werden aber gewöhnlich aus dem Gebiete der Physiologie ausgeschlossen, wobei sie dann als „psychische Reize" bezeichnet werden. Wir werden einen anderen Weg einschlagen und werden versuchen der Physiologie das zurückzuerstatten, was ihr von Rechts wegen zukommt. Diese besonderen Erscheinungen psychischer Reize haben unstreitig vieles mit den gewöhnlichen Reflexerscheinungen gemeinsam. Jedesmal, wenn so ein Speichelfluss stattfindet, kann das Auftauchen dieses oder jenen Reizes in der Aussenwelt konstatiert werden. Bei scharfer Anspannung und Übung seiner Aufmerksamkeit merkt der Beobachter, dass die Anzahl der spontanen Speichelabsonderungen sehr rasch abnimmt, und scheint es nun im höchsten Grade wahrscheinlich, dass die jetzt wenn auch höchst selten stattfindende, auf den ersten Blick unbegründete Speichelabsonderung in Wirklichkeit als Folge eines ,dem Auge des Beobachters entgehenden Reizes auftritt. Hieraus folgt, dass immer zuerst die zentripetalen und erst dann die zentrifugalen Bahnen natürlich unter Mitwirkung des zentralen Nervensystems gereizt werden. Aber das sind ja alle Elemente eines Reflexes. Es fehlen uns nur noch die Details darüber, wie die Bewegung des Reizes im zentralen Nervensystem vor sich geht. Sind wir aber über diese im Falle der einfachen Reflexe genau und gut unterrichtet? — Es können also allgemein genommen diese Erscheinungen als Reflexe angesprochen werden. Der Unterschied zwischen diesen neuen und den alten Reflexen muss aber natürlich sehr gross sein, da sie ja sogar zu verschiedenen Gebieten der Wissenschaft gerechnet werden. Hieraus ist die Aufgabe der Physiologie leicht zu ersehen, auf experimentellem Wege muss dieser Unterschied charakterisiert und die Grundeigenschaften dieser neuen Reflexe festgestellt werden.

Erstens sind das Reflexe von allen äusseren reizempfänglichen Körperoberflächen, sogar von solchen, wie das Auge, das Ohr u. a., von denen niemals ein einfacher Reflex auf die Speicheldrüsen beobachtet werden konnte. Es muss bemerkt werden, dass die gewöhnlichen Speichelreflexe ausser von der Mundhöhle, auch von der Haut und der Nasenhöhle herrühren können, aber von der Haut nur in dem Falle, wenn sie einer zerstörenden Wirkung z. B. des Brennens, Schneidens u. dergl. ausgesetzt wird; von der Nasenhöhle, nur wenn auf sie lokal stark reizende Dämpfe oder Gase fallen (Ammoniak usw.), nicht aber wenn echte Gerüche sie berühren. Zweitens — und das fällt an den neuen Reflexen stark auf — sind es im höchsten Grade unbeständige Reflexe. Während alle Reizmittel, wenn sie ins Maul des Hundes eingeführt werden, unfehlbar ein positives Resultat ergeben, können diese selben Gegenstände, wenn sie aufs Auge, aufs Ohr u. dergl. wirken, bald wirksam sein, bald auch nicht. Zuerst nannten wir diese Reflexe, vorläufig nur auf Grund der letztgenannten Tatsache, „bedingte Reflexe" und stellten sie den früher bekannten als „unbedingten Reflexen" gegenüber. Eine weitere natürliche Frage bestand darin: ob die Bedingungen, welche das Bestehen der bedingten Reflexe bestimmen, sich erforschen liessen, und ob es bei genauer Kenntnis dieser Bedingungen möglich wäre, die Reflexe beständig zu machen. Wie mir scheint, muss man diese Frage als im bejahenden Sinne gelöst betrachten. Ich will einige von unserem Laboratorium schon veröffentlichte Regeln erwähnen. Ein jeder bedingte Reflex wird bei Wiederholung durchaus unwirksam; d. h. der bedingte Reflex erlischt; das Erlöschen des bedingten Reflexes tritt desto schneller ein, je kleiner der Zeitraum zwischen den einzelnen Wiederholungen dieses Reflexes ist; durch das Erlöschen eines bedingten Reflexes wird die Wirkung der anderen Reflexe nicht gestört. Selbständige Wiederherstellung der Reflexe tritt erst nach längerer Zeit, nach 1 oder mehreren Stunden ein. Aber unser Reflex kann auch sofort wiederhergestellt werden. Man braucht nur den entsprechenden unbedingten Reflex zu wiederholen, indem man dem Hunde z. B. Säure in den Mund giesst, und dann sie ihm wieder zeigt, oder zu riechen gibt. Die vollkommen erloschene Wirkung der letzten Reize ist dann in vollem Umfange wiederhergestellt. Man kann auch das Entgegengesetzte des oben angeführten Faktums beobachten. Wenn man längere Zeit, Tage und Wochen, hindurch dem Tiere eine gewisse Speise nur zeigt, ohne ihm davon zu fressen zu geben, so verliert diese Speise ihre Wirkungskraft aus der Entfernung d. h. aufs Auge, auf die Nase, usw. (Versuche von Dr. J. F. Tolotschinow, B. P. Babkin). Aus dieser Tatsache ist der enge Zusammenhang klar ersichtlich, welcher zwischen den verschiedenen Wirkungsarten der reizerregenden Eigenschaften des gegebenen Gegenstandes herrscht. Zwischen der Wirkung derjenigen Eigenschaften dieses Gegenstandes, welche von der Mundhöhle aus Speichelsekretion hervorrufen und der Wirkung der übrigen Eigenschaften dieses selben Gegenstandes, welche auf andere rezeptorische Körperoberflächen wirken. So haben wir denn das Recht vorauszusetzen, dass der bedingte Reflex dank dem unbedingten zustande kommt. Zugleich sehen wir auch den Hauptmechanismus, der zur Entstehung unseres bedingten Reflexes nötig ist. Dazu muss die Wirkung, welche gewisse Eigenschaften des Gegenstandes von der Mundhöhle aus auf den einfachen Reflexapparat der Speicheldrüsen ausüben, mit derjenigen Wirkung zeitlich zusammenfallen, welche von anderen Eigenschaften desselben Gegenstandes durch andere Gefühlsoberflächen auf andere Teile des zentralen Nervensystems ausgeübt werden. Aber mit dem Reize, welchen die Eigenschaften des Gegenstandes von der Mundhöhle aus bewirken, kann eine Menge anderer Reize genau zusammenfallen, die ganz unabhängig von den Eigenschaften des Gegenstandes entstehen. Solche, vom Gegenstande unabhängige, Reize können vom Menschen herrühren, der den Hund füttert, oder ihm anwidernde Substanzen in den Mund einführt, oder können sie der ganzen Umgebung, in der dieses geschieht, ihr Entstehen verdanken. So können alle diese mannigfaltigen Reize bei häufigerer Wiederholung zu Reizmitteln der Speicheldrüsen werden. Aus diesem Grunde verlangt die Ausführung der oben erwähnten Versuche, durch welche die Regeln der bedingten Reflexe festgestellt werden sollen, einen gut geschulten Experimentator, der imstande ist genau nur die Wirkung des gegebenen bedingten Reizes oder einer bestimmten Summe von Reizen zu untersuchen, ohne bei jeder neuen Wiederholung, unbemerkt für sich selbst immer neue Reize einzuführen. Natürlich werden im letzten Falle die erwähnten Gesetzmässigkeiten vertuscht und sind nicht deutlich zu erkennen. Man muss sich dessen bewusst sein, dass jede einzelne Bewegung, jede Variation der Bewegung beim Füttern oder beim gewaltsamen Einführen anwidernder Stoffe an und für sich zu einem gesonderten bedingten Reiz werden kann.

Wenn dem so ist, wenn unsere Vorstellung von der Entstehung des bedingten Reflexes richtig ist, muss nach Wunsch jede beliebige Naturerscheinung zum bedingten Reiz gemacht werden können. Dieses hat sich auch tatsächlich bewährt. Jegliche Reizung des Auges, jeder gewünschte Ton, ein beliebiger Geruch, mechanische Reizung der Haut an dieser oder jener Stelle, ihre Erwärmung oder Abkühlung — alle diese vorher unwirksamen Mittel wurden in unseren Händen ausnahmslos zu Reizmitteln der Speicheldrüsen. Letzteres wurde dadurch erzielt, dass diese Reize mit der Arbeit der Speicheldrüsen zeitlich zusammenfielen. Durch diese oder jene Speise, oder durch gewaltsame Einführung von anwidernden Substanzen ins Maul des Hundes konnte das immer erreicht werden.

Diese künstlichen, d. h. von uns gebildeten, bedingten Reflexe, wiesen genau dieselben Eigenschaften auf wie die natürlichen. Was ihr Erlöschen und ihre Wiederherstellung anbelangt, folgten sie im wesentlichen denselben Regeln, wie auch die natürlichen bedingten Reflexe (Versuche von Boldyreff, Kascherinenowa, Granström). Daran glaubten wir mit Recht erkennen zu dürfen, dass unsere Analyse der Entstehung des bedingten Reflexes sich durch Tatsachen bestätigte.

Nach allem Gesagten können wir im Verstehen des bedingten Reflexes weiter gehen, als das von Anfang an möglich war. Während wir in den Nervenapparaten, die bis jetzt streng naturwissenschaftlich untersucht wurden, es nur mit beständigen und verhältnismässig wenigen Reizmittel zu tun hatten, bei denen ein konstanter Zusammenhang bestimmter äusserer Erscheinungen mit einer bestimmten physiologischen Tätigkeit zu Tage trat (unser alter spezifischer Reflex), so treffen wir jetzt in einem anderen komplizierten Teil des Nervensystems mit einem neuen Verhältnis, mit dem „bedingten Reflex" zusammen. Einerseits ist der Apparat im höchsten Grade empfindlich geworden, er reagiert auf die verschiedensten Reize der umgebenden Aussenwelt, andererseits sind diese Reaktionen sehr unbeständig, denn obgleich jeder Reiz auf die ihm nötigen Bedingungen stossen kann, so finden doch verhältnismässig nur wenige von ihnen passende Umstände, um im Organismus für kurze, oder lange Zeit als Reizmittel tätig zu werden, d. h. diese oder jene physiologischen Tätigkeiten hervorzurufen, ohne mit einer von ihnen durch ein beständiges Band verknüpft zu sein. Das Einführen des Begriffs von bedingten Reflexen in die Physiologie lässt sich, wie mir scheint, von den verschiedensten Standpunkten aus rechtfertigen. Erstens entspricht dieser Begriff den vorgeführten Tatsachen, indem er eine direkte Schlussfolgerung aus ihnen darstellt. Zweitens fällt er mit den allgemeinen mechanischen Vorstellungen der Naturwissenschaft zusammen. In einer Menge, sogar einfacher Apparate haben gewisse Kraftspannungen nur dann die Möglichkeit sich zu entfalten, wenn der entsprechende Moment eintritt, und die entsprechenden Bedingungen gegeben sind. Drittens wird er durch die am Material der modernen Physiologie des Nervensystems schon genügend ausgearbeiteten Begriffe von Bahnung und Hemmung vollkommen gedeckt. Endlich eröffnet sich uns in diesen bedingten Reizmitteln vom allgemeinen biologischen Standpunkt nichts, als ein höchst vollkommener Mechanismus der Anpassung und ein sehr feiner Apparat zur Gleichgewichtseinstellung mit der umgebenden Natur. Der Organismus reagiert auf die für ihn wesentlichen Naturerscheinungen auf eine höchst feine und vorbeugende Art und Weise, denn verschiedene unbedeutende Naturerscheinungen werden, wenn sie mit den wesentlichen Erscheinungen auch nur zeitlich zusammenfallen, zu Signalen der letzteren — zu signalisierenden Reizen. Die Feinheit der Arbeit zeigt sich sowohl im Entstehen eines bedingten Reizes, als auch im Verschwinden desselben, sobald er nur aufhört ein richtiges Signal zu sein. Hierin muss man sich den Hauptmechanismus des Fortschrittes zur weiteren Differenzierung des Nervensystems vorstellen. Infolgedessen scheint es mir erlaubt, den Begriff von bedingten Reizen als das Resultat der vorausgegangenen Arbeit der Biologen zu betrachten, und das von mir hier vorgeschlagene als eine Illustration der Endsumme dieser Arbeiten anzusehen.

Es wäre unvernünftig, wenn man schon gleich die Grenzen des sich eben eröffnenden enormen Gebietes feststellen und die dieses Gebiet zerteilenden Grenzen ziehen wollte. Das Folgende soll nur als eine für die Auslegung unumgängliche und ganz provisorische Systematisierung des vorhandenen Materials betrachtet werden.

Es ist Grund vorhanden, den Prozess des bedingten Reizes als einen elementaren Prozess anzusehen, d. h. als einen solchen, der nur durch das Zusammenfallen der unzähligen äusseren Reize mit dem gereizten Zustande irgendeines Punktes in einem gewissen Abschnitt des zentralen Nervensystems entsteht, wobei von diesem Reiz ein zeitweiliger Weg zum gegebenen Punkt gebahnt wird. Hierfür spricht vor allem die Allgemeinheit des Faktums. Bei allen Hunden lässt sich der bedingte Reflex bilden, ebenso wie er durch alle denkbaren Reize erhalten werden kann. Zweitens weist sein fataler Charakter auch darauf hin. Unter gewissen Umständen kommt er durchaus immer wieder zum Vorschein. Man muss also denken, dass nichts weiteres diesen Prozess verwickelt. Dabei ist es nicht überflüssig zu erwähnen, dass verschiedene aus der Entfernung wirksam gewordene bedingte Reizmittel aus anderen Zimmern angewandt wurden. Der Experimentierende, der gewöhnlich, um den bedingten Reflex zu bilden, dem Hunde Reizstoffe ins Maul einführt, oder ihm zu fressen gibt, befand sich dabei nicht vor dem Tier — das Resultat solcher Reizversuche war dasselbe.

Wie schon gesagt, lassen sich bedingte Reize aus allen denkbaren Erscheinungen der Aussenwelt, welche auf alle reizaufnehmenden spezifischen Oberflächen des Körpers wirken, bilden. Nachdem man vom Auge und vom Ohr, von der Nase und von der Haut aus bedingte Reize erhalten hatte, war es interessant zu erfahren, wie sich die Mundhöhle dazu verhält, ob auch von hier aus bedingte Reflexe existieren. Die Antwort hierauf konnte nicht einfach sein, denn in diesem Falle fielen sowohl die rezeptierende Oberfläche des bedingten und unbedingten Reflexes, als auch die Reizmittel selbst zusammen. Aufmerksame Beobachtungen haben aber, wie es scheint, auch hier ermöglicht, den bedingten Reiz vom unbedingten zu trennen. Wenn nicht essbare Stoffe dem Hunde ins Maul eingeführt werden, tritt konsequent folgende auffallende Erscheinung ein. Wenn man vielmal nacheinander eine gewisse Portion Säure dem Hunde ins Maul hineingiesst. so fliesst die ersten Tage immer mehr und mehr Speichel; dasselbe wiederholte sich an einer ganzen Reihe folgender Tage, bis ein gewisses Maximum erreicht wurde, auf welches dann ein längerer Stillstand erfolgte. Wenn man mit den Versuchen eine Pause von einigen Tagen machte, so wurde die Menge des sezernierten Speichels viel kleiner (Versuche von Dr. Sellheim und von Dr. Boldyreff). Am einfachsten schien es uns dieses Faktum folgendermassen zu erklären: beim ersten Eingiessen beruhte der Speichelfluss hauptsächlich, oder auch ausschliesslich nur auf dem unbedingten Reflexe, den die Säure hervorrief, der später eintretende Zuwachs der Speichelsekretion wies auf ein allmähliches Entstehen eines bedingten Reflexes von derselben Säure hin.

Jetzt wollen wir zu den Bedingungen übergehen, unter denen sich der bedingte Reflex bildet. Dieses ist natürlich eine ihrem Inhalte nach enorme Frage. Das was weiter besprochen werden wird, soll uns nur eine geringe Andeutung davon geben, was den ganzen Umfang dieses Gegenstandes bildet. So verschieden die Grösse der Zeitabschnitte auch ist, in denen sich die bedingten Reflexe bilden lassen, so sind doch auch jetzt schon einige Verhältnisse ersichtlich. Aus unseren Versuchen tritt deutlich hervor, dass die Stärke des Reizes von wesentlicher Bedeutung ist. Wir haben einige Hunde, bei denen Abkühlung oder Erwärmung eines gewissen Hautbezirks zum Reizmittel der Speicheldrüsen gemacht wurde. Während eine Temperatur von 0 oder 1 Grad den Speichel immer schon nach 20—30 wiederholten Versuchen fliessen liess, war bei einer Temperatur von 4—5 Grad nach 100 Malen keine Wirkung zu bemerken. Genau dasselbe findet auch bei höheren Temperaturen statt. Eine Temperatur von 45°C, welche als bedingtes Reizmittel angewandt wurde, zeigte ebenfalls sogar nach 100 Malen keine Wirkung; eine Temperatur von 50° hingegen rief nach 20—30maliger Anwendung auch schon selbst Speichelsekretion hervor (Versuche von Dr. Kascherininowa und Dr. Granström). Ausserdem wurde unsere Aufmerksamkeit durch das Faktum erregt, dass besonders unter den akustischen Erscheinungen sehr starke Reize, z. B. starkes Schellen, nicht bald zu bedingten Erregern der Speicheldrüsen, im Vergleich mit schwächeren Reizen, wurden. Man muss denken, dass starke Tonreize an und für sich eine bedeutende Reaktion im Organismus hervorrufen (Bewegungsreaktion), und diese Reaktion die Bildung der Speichelreaktion aufhält.

Aus einer anderen Gruppe von Beziehungen ist es interessant, auf folgendem stehen zu bleiben. Wenn man einen indifferenten Geruch, z. B. Kampfergeruch, nimmt, und ihn mit Hilfe eines besonderen Apparates verbreitet, so muss er mit dem unbedingten Reizmittel, z. B. mit der in den Mund gegossenen Säure 10—20 mal zusammenfallen. Wenn man aber den Stoff, welcher den Geruch verbreitet, zur Säure hinzufügt, so kann der neue Geruch sich nach einer oder ein paar Eingiessungen in ein bedingtes Reizmittel verwandeln. Natürlich muss aufgeklärt werden, was hier von Bedeutung ist, das genauere zeitliche Zusammenfallen des bedingten und unbedingten Reflexes, oder irgend etwas anderes (Versuche von Prof. Wartanoff).

Da meine Zeit knapp ist, so will ich mehr oder weniger technische Fragen ganz unberührt lassen, wie z. B. die — womit denn der bedingte Reflex sich besser bilden lässt, mit essbaren, oder nicht essbaren Erregern, wieviel mal man an einem Tage den Versuch wiederholen kann, wie lang die Pausen zwischen den einzelnen Reizen sein sollen usw.

Eine weitere wichtige Frage lautet: was unterscheidet das Nervensystem des Hundes als Einzelheiten der Aussenwelt, und woraus setzen sich sozusagen die Elemente der Reize zusammen? Hierüber ist schon viel Material vorhanden. Wenn die Abkühlung eines gewissen Hauptbezirkes (ein Kreis mit Durchmesser von 5—6 cm) zum bedingten Reiz der Speicheldrüsen gemacht wird, so gibt die Abkühlung einer anderen Hautstelle sogleich vom erstenmal an Speichelsekretion, d. h. der Kältereiz ist auf einen grösseren Teil der Haut, vielleicht auch auf die ganze Hautoberfläche des Tieres verbreitet, verallgemeinert. Aber das Abkühlen der Haut wird vom Erwärmen und vom mechanischen Reize vollkommen unterschieden. Jeder von diesen Reizen muss einzeln zum bedingten Reiz gemacht werden. Wie das Abkühlen, verallgemeinert sich auch das Erwärmen der Haut, wenn es als bedingtes Reizmittel figuriert, d. h. wenn es von einer Stelle aus zum Erreger gemacht worden ist, so ruft es auch von anderen Stellen der Haut Speichelsekretion hervor. Ganz anders verhält sich der mechanische Reiz. Wenn man den gegebenen Reiz (Kratzen mit einem groben Pinsel, mit Hilfe eines besonderen Apparates) auf einer Stelle der Haut zum bedingten Reizagens gemacht hatte, so blieb er auf jeder anderen Stelle doch absolut unwirksam. Andere Formen von mechanischen Reizen (Drücken mit einem stumpfen oder scharfen Gegenstand), erwiesen sich als weniger wirksam. Augenscheinlich bildete der erste mechanische Reiz nur einen kleineren Teil derselben (Versuche von Dr. Boldyreff, Kascherininowa, Granström).

Zur Untersuchung der Unterscheidungsfähigkeit des Zentralnervensystems der Hunde sind aber die Tonreize ganz besonders geeignet. Die Genauigkeit unserer Reaktion geht hier sehr weit. Wenn man einen bestimmten Ton eines bestimmten Instrumentes zum Reizmittel macht, so bleiben oft nicht nur die benachbarten ganzen, sondern sogar die nur um einen Viertelton abstehenden Töne ohne Wirkung. Ebenso, oder sogar noch vollkommener wird der Timbre und andere Eigenschaften von Lauten unterschieden (Versuche von Dr. Zeliony). Als bedingtes Reizmittel wirkt nicht nur das Erscheinen eines äusseren Agens, sondern auch das Verschwinden dieser oder jener Erscheinung (Versuche von Dr. Zeliony). Natürlich muss eine speziell angestellte Analyse die Natur solche Reize aufklären.

Bis jetzt sprachen wir von der analytischen Fähigkeit des Nervensystems, wie sie sich uns sozusagen in fertigem Zustande offenbart. Aber bei uns sammelt sich schon Material an, welches von einer enormen und fortwährenden Zunahme dieser Fähigkeit zeugt, wofern nur der Experimentierende den bedingten Reiz in seine geringsten Bestandteile zerlegt und ihn immer mehr und mehr variiert. Wieder ein apartes und enormes Gebiet!

Im vorhandenen Material über die bedingten Reizmittel, gibt es nicht wenig Fälle, aus denen eine deutliche Abhängigkeit des Reizerfolgs von der Reizstärke ersichtlich ist. Sobald nur eine Temperatur von 50° C als bedingter Reiz angefangen hatte Speichelsekretion hervorzurufen, so erregt auch eine Temperatur von 30° C Speichelabsonderung, aber in viel geringerem Masse (Versuche von Dr. Woskoboinikowa-Granström). Ein ähnliches kann man auch in den Fällen mit mechanischem Reize beobachten. Selteneres Kratzen (5 mal statt 25—30 mal in der Minute) gibt weniger Speichel als das gewöhnliche Kratzen, und sehr häufiges Kratzen (bis 60 Kratzbewegungen pro Minute) gibt mehr Speichel (als 25 maliges) (Versuche von Dr. Kascherininowa). Weiter wurden zusammengesetzte Reize, gewissermassen Summen von Reizen ausprobiert, sie wurden sowohl aus gleichartigen, wie auch aus verschiedenartigen Reizen gebildet. Der einfachste Fall ist eine Kombination von verschiedenen Tönen, z. B. ein harmonischer Akkord aus drei Tönen. Wenn dieser zum bedingten Reiz geworden ist, so ist auch der Reiz von zwei Tönen und auch der von einem einzigen Ton wirksam, aber der von zwei Tönen wirkt schwächer als der ganze Akkord, die einzelnen Töne schwächer als paarweise genommene (Versuche von Dr. Zeliony).

Komplizierter ist der Fall, wenn der bedingte Reiz aus einer Summe von verschiedenartigen Reizen zusammengesetzt wird, d. h. aus solchen Reizen, die verschiedenen rezeptierenden Körperoberflächen angehören. Vorläufig sind nur einige Kombinationen ausprobiert worden. In diesen Fällen wurde meistenteils einer der Reize zum bedingten Erreger, z. B. bei kombinierter Wirkung von Kratzen und Abkühlen der Haut wurde das Kratzen zum hauptsächlichen bedingten Reiz, das Abkühlen allein genommen gab eine kaum merkbare Wirkung. Wenn man aber dann den schwächeren Reiz allein zum bedingten Reiz zu machen sucht, so wird er bald zu einem starken bedingten Reiz. Und wenn wir nun beide Reize zusammen anwenden, so haben wir einen deutlichen Fall von Summation der Reize vor uns (Versuche von stud. A. Palladin).

Die folgende Aufgabe bestand darin, aufzustellen, was mit dem schon zum bedingten Reiz gewordenen Erreger geschieht, wenn ihm ein neuer Reiz hinzugefügt wird. In den erprobten Fällen, wurde, wenn man einen gleichartigen neuen Reiz hinzufügte, die Wirkung des alten bedingten Reizes gehemmt. Ein neuer gleichgültiger Geruch hemmte die Wirkung eines anderen schon zum bedingten Reiz gewordenen Geruchs, ebenso hemmte ein neuer Ton die Wirkung des alten Tons, unseres bedingten Reizmittels. Ich halte es nicht für uninteressant zu erwähnen, dass diese Versuche zum Teil mit einer anderen Absicht ausgeführt wurden. Wir hatten die Absicht zu versuchen, einen neuen bedingten Reflex mit Hilfe eines anderen schon früher gebildeten bedingten Reflexes zu bilden.

Vom Hinzufügen gleichartiger neuer Reize sind wir weiter gegangen und haben das Hinzufügen verschiedenartiger Reize erprobt. In dieser Hinsicht sind die Untersuchungen weiter geführt worden. Es müssen einige spezielle Fälle unterschieden werden.

Mag das Kratzen ein schon gebildeter gut wirkender Reiz sein. Wenn wir ihm das Ticken eines Metronoms hinzufügen, so verliert das Kratzen sofort seine Reizwirkung (erste Phase). Einige Tage bleibt es unwirksam, dann erlangt das Kratzen trotz hinzugefügtem Metronom seine Wirkung wieder (zweite Phase). Endlich verliert das Kratzen, wenn es gleichzeitig mit dem Metronom wirkt, seine Reizwirkung und jetzt für immer (dritte Phase). Wenn man dem Kratzen als bedingten Reiz das plötzliche Aufleuchten einer gewöhnlichen elektrischen Lampe hinzufügt, so wirkt das Kratzen zu Anfang ganz wie auch vorher, aber darauf wird Kratzen plus Lichtreiz unwirksam (Versuche von stud. med. Wassiljew). Augenscheinlich waren es gleichartige Erscheinungen, welche in den Versuchen, bei welchen andere mechanische Reize statt des Kratzens angewandt wurden, zur Beobachtung kamen. Zuerst verursachte das Drücken sowohl mit einem stumpfen, als auch mit einem scharfen Gegenstande, wenn auch schwächer als das Kratzen doch Speichelsekretion, aber beim Wiederholen wurde die Wirkung erstgenannter Reize immer schwächer, bis sie endlich ganz verschwand (Versuche von Dr. Kascherininowa). Man kann denken, dass ein Teil des durchs Drücken mit scharfen oder stumpfen Gegenständen hervorgerufenen

Reizes mit dem Kratzreize identisch ist, und dass dieses der Grund war, weswegen sich die anderen Reize in den ersten Versuchen als wirkungsfähig erwiesen. Aber es war auch ein anderer spezieller Teil des Reizes vorhanden, und dieser führte mit der Zeit zur Aufhebung der Wirkung dieses Reizes.

Bei diesen Hemmungserscheinungen lenkt folgende in allen derartigen Versuchen wiederkehrende Erscheinung die Aufmerksamkeit auf sich. Wenn man den bedingten Reiz zusammen mit einem anderen Reiz anwendet, der die Wirkung dieses ersten Reizes hemmt, wird die Wirkung des ersteren, sonst gut wirkenden, Reizes sehr geschwächt, zuweilen sogar ganz aufgehoben. Dieses ist entweder eine Fortsetzung der hemmenden Wirkung des hinzugefügten Reizes, oder man hat es hier mit dem Erlöschen des bedingten Reflexes zu tun, da ja die Kombination der beiden bedingten Reize nicht durch den unbedingten Reflex bekräftigt worden ist.

Das Herabsetzen eines bedingten Reflexes kann auch in einem ganz anderen entgegengesetzten Falle beobachtet werden. Wenn Sie einen bedingten Summarreiz haben, wobei, wie schon oben erwähnt, einer von den Reizen an und für sich beinahe gar nicht wirkt, so führt das Wiederholen des stark wirkenden Reizes allein, ohne den anderen zu einer starken Herabsetzung der Summarwirkung beinahe bis zur Null (Versuche von stud. A. Palladin).

Alle dieser Erscheinungen von Erregung und Hemmung lassen sich in Abhängigkeit von den Bedingungen, unter denen sie sich entwickeln, sehr genau taxieren.

Hier ein schlagendes Beispiel aus der Zahl dieser höchst interessanten Erscheinungen.

Nehmen wir an, Sie hätten das Kratzen auf folgende Art zu einem bedingten Reize gemacht: die ersten 15 Sekunden findet Kratzen allein statt; weiter setzen Sie es dann bis zum Ende der Minute fort, giessen aber gleichzeitig dem Hunde Säure ins Maul. Endlich hat sich der bedingte Reflex eingestellt. Wenn Sie nun versuchen eine volle Minute zu kratzen, so bekommen Sie eine beträchtliche Speichelsekretion. Versuchen Sie diesen Reflex durch Eingiessen von Säure zu erhärten, indem Sie aber fortfahren während einer zweiten Minute zu kratzen, und erst dann dem Hunde Säure ins Maul eingiessen. Wenn Sie nun den Versuch auf letztere Art einige mal wiederholen werden, so wird die Wirkung des Kratzens während der ersten Minute rasch abnehmen und schliesslich ganz verschwinden, und es ist eine ganze Reihe von Wiederholungen nötig, damit das Kratzen während der ersten Minute seine Wirkung wiedergewinnt. Jetzt aber ist diese Wirkung viel beträchtlicher, als in der früheren Versuchsform.

Ähnliches konnten wir auch zuweilen in bezug aufs genaue Abmessen der Stärke der Hemmwirkungen beobachten.

Endlich verfügen wir über Experimente, wo der Versuch gemacht ist, einen bedingten Reflex nur mit Hilfe von Spuren, von latenten Resten, den latenten Nachwirkungen des bedingten oder unbedingten Reizes zu bilden. Entweder liess man den bedingten Reiz eine Minute lang direkt vor dem unbedingten wirken, oder wurde er sogar zwei Minuten früher angewandt. Auch umgekehrt, setzte der bedingte Reiz erst dann ein, wenn der unbedingte Reflex eben zu Ende war. Der bedingte Reflex liess sich in allen Fällen bilden. Aber in den Fällen, wo der bedingte Reiz drei Minuten vor dem unbedingten stattfand, und zwischen diesen Reizen eine Pause von 2 Minuten lag, trat ein ganz unerwartetes und höchst eigenartiges, sich aber stets regelmässig wiederholendes Verhalten ein. In diesen Fällen war es nicht nur das in den Versuchen angewandte Agens, welches sich als Reiz erwies. Wenn man das gewöhnliche Kratzen irgendeiner bestimmten Stelle angewandt hatte, so erwies sich nachdem dieses wirksam geworden war, auch das Kratzen einer anderen Stelle wirksam, ebenso wie auch die Abkühlung und das Erwärmen der Haut, wie auch jeder neue Ton, jeder optischen Reize und jeder Geruch. Es lenkten noch der aussergewöhnliche Sekretionseffekt aller dieser Reizmittel und die höchst ausdrucksvolle Bewegungsreaktion des Tieres unsere Aufmerksamkeit auf sich. Der Hund benahm sich während des Wirkens des bedingten Reizes genau so, als wenn die Säure (welche als unbedingter Reiz diente), ihm schon wirklich ins Maul eingegossen wäre (Versuche von Dr. Pimenow).

Es kann den Eindruck machen, dass diese Erscheinung ganz anderer Art sei, als diejenigen, mit denen wir uns bis jetzt beschäftigt haben. In der Tat: früher war wenigstens einmaliges Zusammenfallen des bedingten Reizes mit dem unbedingten nötig; jetzt aber wirken als bedingte Reize solche Erscheinungen, die noch niemals mit dem unbedingten Reiz gleichzeitig gewirkt hatten. Von diesem Standpunkte aus besteht unstreitig ein Unterschied. Aber sofort sieht man auch einen wesentlichen gemeinsamen Teil beider Erscheinungen. Das ist das Vorhandensein eines leicht reizbaren Punktes im zentralen Nervensystem, zu welchem sich infolge dieses seines Zustandes alle bedeutenden Reize richten, welche nun aus der Aussenwelt auf die rezeptorischen Zellen der höheren Hirnteile fallen.

Ich habe die flüchtige und sehr unvollständige Übersicht der Resultate, welche auf dem neuen Forschungsgebiet erhalten sind, beendigt. Es sind drei Eigenschaften dieses Materials, die denjenigen, der es sammelt, in Erstaunen versetzen. Das sind: erstens, der vollkommene und leichte Zutritt, welchen diese Erscheinungen einer genauen Forschung gewähren, sie stehen darin kaum hinter den gewöhnlichen physiologischen Erscheinungen zurück; ich meine darunter die Leichtigkeit, mit der sie sich wiederholen lassen, und ihre Allgemeinheit unter gleichen Bedingungen der Umgebung, so wie auch die Möglichkeit sie weiter experimentell zu zergliedern. Dieses konnte man früher scheinbar garnicht erwarten. Zweitens die Möglichkeit, an diesem Material nur die objektive Denkart anzuwenden. Einige subjektive Erwägungen, die wir auch bis jetzt noch zuweilen zum Vergleich heranziehen, scheinen uns schon jetzt eine direkte Vergewaltigung, ja man könnte sagen geradezu eine Beleidigung einer ernsten Gedankenarbeit zu sein. Ist das nicht ein lehrreiches Resultat? Das dritte, das ist die Fülle von Fragen, die einen überströmen, und der ungemeine Erfolg der Gedankenarbeit, was ja den Forscher auf diesem Gebiet kolossal anregt.

Wo soll man nun dieses Material unterbringen? Welchen Abschnitten der Physiologie entspricht es? Die Antwort hierauf bietet keine Schwierigkeiten. Teils ist es das, was früher die sogenannte Physiologie der Sinnesorgane darstellte, teils — die Physiologie des zentralen Nervensystems. Bis jetzt bestand die Physiologie der wichtigsten rezeptierenden Oberflächen (Auge, Ohr usw.) beinahe ausschliesslich aus subjektivem Material, das bot vielleicht Vorteile, aber führte zu einer natürlichen Einschränkung der Macht des Experiments. Beim Erforschen der bedingten Reize an höheren Tieren fällt diese Einschränkung ganz weg, und eine Menge wichtiger Fragen kann auf diesem Gebiet sogleich mit Hilfe aller enormen Quellen, welche das Tierexperiment dem Physiologen an die Hand gibt, bearbeitet werden. Wegen Zeitmangel muss ich es mir versagen, beispielsweise ein Projekt solcher Fragen anzuführen.

Ein noch viel innigeres Interesse bietet die Erforschung der bedingten Reflexe für die Physiologie des zentralen Nervensystems. Bis jetzt bediente sich dieser Abschnitt in seinem grössten Teile fremder psychologischer Begriffe. Jetzt bietet sich die Möglichkeit, sich von dieser höchst schädlichen Abhängigkeit zu befreien. In Gestalt der bedingten Reize steht ein grosses, objektiv konstatierbares Gebiet des Orientierens der Tiere in der umgebenden Welt vor uns, und der Physiologe kann und muss diese Orientierungserscheinungen in Verbindung mit fortschreitendem und systematischem Zerstören des zentralen Nervensystems analysieren, um schliesslich doch die Gesetze dieses Orientierens zu erfassen. Und auch hier drängen sich einem sofort massenhaft gründliche und unabweisbare Fragen auf.

Es bleibt nun noch ein Punkt übrig: in was für einem Verhältnis stehen denn die schon zahlreichen oben angeführten Tatsachen zum psychologischen Tatsachenmaterial? Gibt es auf diesen beiden Gebieten Tatsachen, die einander entsprechen? Wann und wem liegt es ob, sich mit dem gegenseitigen Verhältnis der Tatsachen dieser beiden Gebiete zu beschäftigen? So interessant die gegenseitigen Beziehungen dieser beiden Gebiete auch jetzt schon sein mögen, muss man doch zugestehen, dass die Physiologie vorläufig keinen ernsten Grund dazu hat, sich mit ihnen zu beschäftigen. Ihre nächste Aufgabe ist es, das sich bietende unendliche Material zu sammeln, zu systematisieren und zu analysieren. Aber es ist klar, dass gerade dieses Zukunftsgebiet der Physiologie zum grössten Teil die wahre Lösung jener quälenden Fragen enthält, welche von jeher den menschlichen Geist beschäftigen und peinigen. Unabsehbare Vorteile und eine ganz ausschliessliche Macht wird der Mensch über sich selbst erlangen, wenn er seine ganze Tätigkeit im wahren Sinne des Wortes von aussen vollkommen objektiv betrachten wird, wenn der Naturforscher im anderen Menschen, als in einem Untersuchungsobjekt, das was der Mensch unmittelbar als seine Logik, sein Gefühl und seinen Willen aufnimmt, in einzelne Elemente zerlegen wird, wenn er für all dieses strenge Regeln finden wird und ein objektives sachliches Endurteil darüber sprechen wird.

Ich bin sehr froh, dass ich die Möglichkeit hatte, die Gedanken und die Tatsachen, welche von diesem einzig erfolgreichen Standpunkte aus den höchsten und kompliziertesten Abschnitt des lebenden Mechanismus beleuchten, dem Andenken des grossen Naturforschers widmen kann, welcher die Physiologie als „die Maschinenlehre des lebenden Mechanismus"[1] betrachtete. Um so kühner spreche ich meine Überzeugung über den Triumph des neuen Forschungsweges aus, als wir ja in Thomas Huxley das Beispiel eines selten kühnen Kämpfers für das Recht des naturwissenschaftlichen Denkens haben.

Soll ich noch speziell davon sprechen, dass zwischen allem Gesagten und der Medizin bestimmte Beziehungen bestehen? Im weiteren Sinne verstanden, sind die Physiologie und die Medizin unzertrennbar. Wenn der Arzt in Wirklichkeit, und noch viel mehr im Ideal, der Mechaniker des menschlichen Organismus ist, so vergrössert jede neue physiologische Errungenschaft früher oder später seine Macht über diesen ganz ausschliesslichen Mechanismus — seine Macht diesen Mechanismus zu bewahren und zu reparieren.

---

[1] Diese Bezeichnung ist der Autobiographie Th. Huxleys entnommen.

VI.
Bedingte Reflexe bei Hunden nach Zerstörung verschiedener Teile der Grosshirnhemisphären.

Eine ganze Serie von speziell angestellten Versuchen mit Exstirpationen verschiedener Teile der Grosshirnrinde hat gezeigt, dass es in den Grosshirnhemisphären keinen Teil gibt an den die Funktion der Bildung von bedingten Reflexen als solche gebunden wäre. In jedem einzelnen Falle sind nur die entsprechenden kortikalen Verbindungen mit den spezifischen rezeptorischen Körperoberflächen (Auge, Ohr usw.) nötig, denn bei Entfernung der motorischen Region verschwanden für immer nur die bedingten Hautreflexe, bei Entfernung der Occipitallappen nur die bedingten Reflexe vom Auge. So wird denn der Satz aufgestellt: „Die Grosshirnhemisphären sind das Organ der bedingten Reflexe."

Es wurden spezielle Versuche angestellt um die Angaben von Dr. Gerwer über ein spezielles kortikales Zentrum der Magendrüsen nachzuprüfen. Der exstirpierte Bezirk der Gehirnrinde wurde viermal so gross genommen als ihn Dr. Gerwer angibt. Die bedingten Reflexe der Magendrüsen blieben aber bestehen. So ist denn die Angabe Gerwers als falsch zu betrachten.

VII.
Über die kortikalen Geschmackszentren von Dr. Gorschkow.

Auf Grund speziell angestellter Versuche wird bewiesen, dass die Lokalisation der von Dr. Gorschkow behaupteten Geschmackszentren nicht der Wirklichkeit entspricht.

VIII.
Die allgemeinsten Punkte der Mechanik der höchsten Teile des Zentralnervensystems, wie sie sich uns beim Studium der bedingten Reflexe zeigen.

Vor etwa 6—7 Jahren habe ich mit meinen Mitarbeitern den ersten Versuch gemacht, die ganze Nerventätigkeit der höheren Tiere (und zwar des Hundes) ohne jeglichen Rest einer objektiven Untersuchung zu unterziehen. Dabei wurden jegliche Schlüsse und Vermutungen über die Tätigkeit des Versuchstieres, welche von Analogien mit unserer Innenwelt ausgingen, absolut abgewiesen. Von unserem Standpunkt aus betrachteten wir die ganze Nerventätigkeit des Tieres als eine Reflextätigkeit und unterschieden dabei zwei Formen von Reflexen: den gewöhnlichen Reflex, der ja schon lange untersucht und studiert wird, den wir den unbedingten Reflex nannten, und einen neuen Reflex, welcher die ganze übrige Nerventätigkeit umfassen sollte, und den wir als bedingten bezeichneten.

Gegenwärtig können wir mit voller Überzeugung behaupten, dass unser Versuch sich in vollem Masse durch die gewonnenen Tatsachen bewährt hat, denn das wissenschaftliche Material, welches nach unserer Methode gesammelt wird, wächst unaufhaltsam und lässt sich ganz ungezwungen und ohne Schwierigkeiten zu einem bestimmten System zusammenfügen. Die von uns erhaltenen Tatsachen gestatten es einerseits die Prozesse der höchsten Nerventätigkeit bis zu einem gewissen Grade in eine einheitliche Übersicht zu bringen, zu schematisieren, — andererseits tragen sie dazu bei, einige ganz allgemeine, aber absolut reelle Punkte der Mechanik dieser Funktion aufzuklären.

Dasjenige Organ, auf dessen Tätigkeit sich in unseren Experimenten die verschiedenen zu untersuchenden Einwirkungen der Aussenwelt abspiegeln, ist die Speicheldrüse. Eine Gruppe bestimmter äusserer Reizagentien, welche von der Mund-, der Nasenhöhle und von der Haut aus wirken, können direkt die gewöhnliche Reflextätigkeit der Speicheldrüse — nach unserer Bezeichnung den unbedingten Reflex hervorrufen. Alle äusseren, auf diese selben rezeptorischen Körperoberflächen wirkenden Agentien und ebenso auch die Reize des Auges und des Ohres, welche zuerst zu den rezeptorischen Zentren der Grosshirnrinde gelangen, und erst von hier aus ins verlängerte Mark geleitet werden, sind die Ursachen anderer Reflexe — der bedingten Reflexe. Die Bahnen, in welchen die Erregung im ersten Fall verläuft, bestehen immer als fertige, sie sind ein für allemal gegeben und sind unter normalen Verhältnissen des Lebensablaufs immer gebahnt, offen. Die Bahnen für die Erregungen der zweiten Gruppe sind Bahnen, welche unter bestimmten Bedingungen des Ablaufs der Lebensprozesse neu eröffnet, angebahnt werden, unter anderen Bedingungen dagegen geschlossen, undurchgängig werden; so sind denn diese letzteren Bahnen bald frei, bald wieder verlegt. Für die Reflexe der zweiten Gruppe haben wir es folglich mit einer nur temporären, zeitweise bestehenden Vereinigung oder Verbindung verschiedener Leistungsbahnen zu tun — und gerade dieses müssen wir als eine Grundeigenschaft der Tätigkeit der höchsten Teile des Zentralnervensystems, als den ersten kapitalen Punkt ihrer Mechanik betrachten.

Da jedes äussere Agens, wenn es nur durch die rezeptorischen Körperoberflächen des Hundes aufgenommen und in den Nervenprozess transformiert werden kann, nach unseren Versuchen dann auch durch Vermittlung des höchsten Abschnittes des Zentralnervensystems zu den Speicheldrüsen geleitet werden kann, so besteht in dieser Tatsache der zweite Hauptpunkt dieser Mechanik, nämlich die weite Allgemeinheit der im höchsten Teil des Zentralnervensystems möglichen Verbindungen. Die einzige Tatsache, welche scheinbar der Aufstellung dieser Behauptung widerspricht, dass es nämlich bis jetzt nicht gelungen ist, aus verschieden gebrochenen Strahlen (Farbenreizen) bedingte Reize zu machen, muss ganz begründeter Weise folgendermassen gedeutet werden. Da diese Tatsache von uns genau konstatiert worden ist, so bedeutet sie nur, dass die allgemeinverbreitete Meinung, der Hund reagiere auf verschiedene Brechung der Lichtstrahlen, d. h. subjektiv geurteilt, dass er die Farben unterscheide, nicht zutrifft, sondern ein Vorurteil ist, welches dank einer oberflächlichen, nicht durch Versuche nachgeprüften Analogie mit dem Menschen existieren konnte.

Der dritte Punkt der Mechanik, die wir analysieren, zeigt sich uns im Faktum der Methodik selbst, mit deren Hilfe wir die bedingten Reflexe bilden. Um eine beliebige Naturerscheinung, welche auf die rezeptorischen Körperoberflächen des Hundes wirkt, zum bedingten Erreger der Speicheldrüsen zu machen, muss man die Einwirkung dieser Erscheinung auf den Hund mehreremal mit dem unbedingten Reflex auf die Speicheldrüsen genau in der Zeit kombinieren, dazu werden im entsprechenden Augenblick Nahrungssubstanzen oder nicht essbare Reizstoffe dem Hunde ins Maul eingeführt. Aus dieser Tatsache ist folgendes ersichtlich: wenn im Nervensystem sehr stark erregte Herde entstehen (im gegebenen Falle im Zentrum des Speichelreflexes), so werden die früher indifferenten Reize, welche aus der Umwelt auf die rezeptorischen Körperoberflächen einfallen und zu den rezeptorischen Zentren der Grosshirnrinde gelangen, in der Richtung dieses stark erregten Herdes weitergeleitet; auf diese Weise konzentrieren sich denn diese Reize und bahnen sich einen Weg zum entsprechenden Punkte. Diese Tatsache könnte man als den Mechanismus des Konzentrierens der Richtung der indifferenten Reize bezeichnen.

Schliesslich der vierte Punkt dieser Mechanik. Wir finden ihn in den Tatsachen, welche eine ganz spezielle Gruppe von bedingten Reflexen betreffen, diese sind in unserem Laboratorium von Dr. P. Pimenow untersucht worden. Wenn das äussere Agens, welches wir zum bedingten Reiz der Speicheldrüsen machen wollen, mit dem unbedingten Speichelreflex zeitlich nicht genau zusammenfällt, sondern ihm immer vorausgeht und vom Beginn des unbedingten Reflexes durch eine bestimmte Pause (in den Versuchen von Dr. Pimenow dauerte diese Pause stets 2 Minuten) getrennt ist, so stellt sich folgender Sachverhalt ein. Wenn Sie schliesslich auf so eine Weise den bedingten Reflex ausgearbeitet haben, so erweist es sich, dass neben dem von ihnen stets angewandten Agens auch verschiedene andere äussere Erscheinungen als Reize wirken, wobei diese Reizwirkung der anderen Erscheinungen sich nur allmählich in einer ganz bestimmten Reihenfolge entwickelt. Wenn Sie unter solchen Bedingungen ursprünglich den mechanischen Reiz irgendeiner Hautstelle zum Erreger der Speicheldrüsen gemacht haben, so wird zuerst im Gegensatz der Spezifität der gewöhnlichen bedingten Reflexe auf mechanische Hautreize auch die mechanische Reizung anderer Hautstellen den bedingten Speichelreflex hervorrufen; weiter äussern dann auch thermische Hautreize dieselbe Wirkung, und schliesslich fangen auch die Reize anderer Körperoberflächen, der Nase, des Auges und des Ohres an zu wirken. Den inneren Mechanismus dieser Tatsache muss man folgendermassen verstehen. Wenn eine Erregung in die Rinde der Grosshirnhemisphären gelangt und nicht sofort auf einen bestimmten erregten Nervenpunkt gelenkt wird, so fängt sie an in verschiedenen Richtungen zu zerfliessen, sie zerstreut sich im Gehirn. Wenn nun ein stark erregter Punkt etwas später auftaucht, so wird die Erregung auf diesen Punkt abgelenkt, und zwar strömt jetzt zu dieser stark erregten Stelle die Erregung nicht nur vom primär erregten Punkte, sondern aus allen Punkten, auf welche sie sich unterdessen verbreitet hatte. Dieses ist die Regel der Zerstreuung, des Zerfliessens der Erregung in der Gehirnrinde.

Natürlich muss diese Abfassung der vier Hauptpunkte der Mechanik der höchsten Teile des Zentralnervensystems in vielen Hinsichten als eine provisorische betrachtet werden.

IX.
Einige weitere Schritte der objektiven Analyse der komplizierten Nervenerscheinungen und ihr Vergleich mit der subjektiven Auffassung dieser Erscheinungen.
(Nach Versuchen von Dr. N. P. Nikolajew).

Mein heutiger Vortrag betrifft das Gebiet der sog. bedingten Reflexe, das Gebiet der objektiven Forschung über die Tätigkeit des Zentralnervensystems. Ich erlaube mir auf die Grundlinien dieser Lehre zurückzugreifen. Vom Standpunkt der objektiven Forschung betrachten wir die gesamte Nerventätigkeit des Tieres, ohne irgendeinen Rest als eine Reflextätigkeit, d. h. als eine Reaktion, welche das Tier auf die Aussenwelt mit Hilfe seines Nervensystems zustande bringt. Dabei unterscheiden wir zweierlei Reflexe, den einfachen, schon lang bekannten Reflex, dem wir die Benennung „unbedingter Reflex" geben, — das ist solch eine Reaktion, bei welcher bestimmte Erscheinungen der Aussenwelt mit gewissen Reaktionen des Organismus durch eine stets bestehende Verbindung im Zentralnervensystem verknüpft sind. So z. B. wenn ein mechanisch reizender Körper ins Auge eines Tieres kommt, so folgt sofort darauf jedesmal unbedingt eine Schutzbewegung des Auges, jedesmal wenn ein Fremdkörper in den Hals eines Tieres gelangt und ihn mechanisch reizt, so folgt durchaus eine Hustenbewegung. Von diesen alten Reflexen unterscheiden wir eine neue Gruppe von Reflexen, wo die Verknüpfung der äusseren Erscheinung mit der Antwortreaktion des Organismus einen nur zweitweise bestehenden, temporären Charakter hat. Diese Verknüpfung entsteht unter ganz bestimmten Bedingungen, dauert nur unter ganz bestimmten Bedingungen fort und verschwindet ebenfalls in Abhängigkeit von uns bekannten Bedingungen. Wir unterscheiden also beständige und veränderliche Reflexe. Und gerade in Form solcher temporärer Reflexe können wir gegenwärtig viele komplizierte Beziehungen des Hundes zur Aussenwelt auffassen und verstehen.

Gegenwärtig besteht die Lehre von den bedingten Reflexen, wie man schon aus den zahlreichen Berichten, die hier vorgetragen worden sind, urteilen kann, aus einer grossen Menge von Tatsachen. Ohne zu übertreiben, kann man behaupten, dass unser Tatsachenmaterial mit jedem Tage immer grösser wird, und was noch viel mehr ist, gleichzeitig damit lassen sich auch stets verschiedene Bedingungen, Regeln und Gesetze aufstellen, welche grosse Gruppen von Tatsachen umfassen und verbinden, und so drängt denn unsere Forschung unaufhaltsam vorwärts.

Soeben wollen wir ihnen hier einen Fall aus der komplizierten Nerventätigkeit des Hundes vorführen, einen Fall, in welchem, wie es uns scheint, die Analyse recht weit vorgedrungen ist, und besonders interessant ist es, dass dabei die Analyse doch den Charakter ihrer kolossalen Genauigkeit nicht verloren hat. Um alles, was ich zu sagen habe, nach Möglichkeit klar und deutlich zu gestalten, will ich ganz von Anfang beginnen. Ich will einen ganz konkreten Fall beschreiben, wie er an einem Hunde, an dem wir unsere Versuche anstellten, abgelaufen ist. Ich muss ihnen mitteilen, dass ein Teil der Tatsachen, die an diesem Hunde erhalten worden sind, und von denen ich heute reden will, sich auch schon an verschiedenen anderen Hunden wiederholt hat; diejenigen Tatsachen aber, von denen ich zuletzt reden werde, und die das neue Material meines Berichtes bilden, haben wir noch an einem zweiten Hunde wiederholt und in genau derselben Weise angetroffen. Von einem Zufall kann also hier nicht die Rede sein.

Ich muss Ihnen sagen, dass bei diesem Hunde ein Lichtreiz (L) zum bedingten Erreger der Speicheldrüse als Nahrungsreiz gemacht worden ist. Dieses wird in folgender Weise erreicht. Der Hund wird in einem dunklen Zimmer ins Experimentiergestell gebracht, und in einem bestimmten Moment leuchtet vor dem Hunde eine helle elektrische Lampe auf. Eine halbe Minute warten wir noch ab und darauf reichen wir dem Hunde das Futter und lassen ihn eine halbe Minute lang fressen. So wird es mehrmals wiederholt. Zu guterletzt erlangt das elektrische Licht, welches zuerst eine fürs Tier ganz neutrale Erscheinung war und absolut keine Beziehungen zur Funktion der Speicheldrüse hatte, dank wiederholtem zeitlichen Zusammenfallen mit der Speicheldrüsentätigkeit, den Charakter eines speziellen Erregers der Speichelsekretion. Jedesmal, wenn die elektrische Lampe aufleuchtet, haben wir auch Speichelsekretion. In so einem Falle sagen wir, dass das elektrische Licht zu einem bedingten Erreger der Speicheldrüsen geworden ist. Die Tätigkeit der Speicheldrüse ist also in unserem Fall zu einem einfachen Zeichen der Reaktion des Tieres auf die Aussenwelt geworden. Dieser Reflex nimmt jetzt allmählich zu und erreicht schliesslich einen bestimmten Grenzwert — in unserem Fall sind es 10 Tropfen Speichel in einer halben Minute. Jetzt wollen wir gleichzeitig mit dem Licht einen bestimmten Ton (von ungefähr 426 Schwingungen in der Sekunde) anwenden. Auf den Tabellen sehen Sie L + T, das bedeutet die gleichzeitige Wirkung von Licht und Ton im Verlauf einer halben Minute. Diese zwei Reize werden, wenn sie zusammen wirken, nicht vom Füttern gefolgt. Mehreremal, 3—4—5. mal wenden wir diese Kombination an, und dabei tritt in der Wirkung keine Veränderung ein,

d. h. wie das Licht allein, so gibt auch die gleichzeitige Anwendung von Licht und Ton eine Speichelsekretion von 10 Tropfen in einer halben Minute. Ich bemerke noch einmal ausdrücklich, dass die gleichzeitige Wirkung von Licht und Ton, L + T, niemals vom Füttern gefolgt wird. Wir stellen uns aber jetzt folgende Frage: wenn sich auch scheinbar nichts verändert hat, sollte es nicht doch möglich sein irgendwelche Veränderungen in diesem Prozess zu konstatieren? Hat nicht vielleicht der Ton, den wir zum Licht hinzufügen, und der ja früher gar keine Beziehungen zur Speicheldrüse hatte, in dieser Hinsicht doch irgendwelche Veränderungen erfahren? Und da erweist es sich, dass nach 4—5 maliger Anwendung dieser Kombination (ohne darauffolgendes Füttern) der Ton die Eigenschaft erlangt hat, eine Reizwirkung auf die Speicheldrüse zu äussern. Diese Wirkung ist allerdings nicht gross, sie beträgt im ganzen 1—2 Tropfen. Aber was bedeutet denn das? Wie ist der Ton zu dieser Reizwirkung gekommen? Er ist ja niemals vom Füttern gefolgt worden, wie kommt es dann, dass er zu einem Erreger geworden ist? Man muss annehmen, dass dieser Ton während seiner gleichzeitigen Wirkungen mit dem Licht von letzterem seine Reizwirkung erlangt hat, und doch eigentlich nur denselben Werdegang durchgemacht hat, den vorhin das Licht gegangen ist, als es seine Reizwirkung dadurch erlangte, dass es mit dem Füttern zusammenfiel, welch letzteres eine ergiebige Speichelsekretion hervorrief. In der Wirkung des Tons sehen wir die Wirkung eines neuen bedingten Reizes, und da nun im gegebenen Fall die Wirkung des Tons durch das Zusammenfallen mit der sekretorischen Wirkung eines bedingten Reizes, des Lichtes entstanden ist und nicht vom Zusammenfallen mit einem unbedingten Reflex, (dem Füttern) herrührt, so können wir diesen neuen Erreger als einen Erreger zweiter Ordnung und den neuen Reflex als einen bedingten Reflex zweiter Ordnung bezeichnen.

Es muss gesagt werden, dass diese Wirkung in den meisten Fällen eine nur sehr schwache ist. In der überwiegenden Zahl der Fälle haben wir bloss 1—2 Tropfen. Diese Wirkung ist eine sehr rasch vorübergehende, und sie kann nicht festgehalten werden. Wenn man die Versuche eine Zeitlang fortsetzt, so verliert der Ton wieder seine Wirkung. Diese Periode bildet die erste Phase der verschiedenen Veränderungen, welche die Tonwirkung in der gegebenen Kombination durchmacht. Die sekretorische Wirkung selbst ist dabei so gering, und um wirklich konstatiert zu werden, macht sie derartige Ansprüche an die Genauigkeit der Versuchsordnung, dass sich sogar Zweifel hinsichtlich einer tatsächlichen Existenz dieser Wirkung einschleichen könnten. Aber es gibt auch einen Umstand, welcher die Kontrolle dieses Versuches bedeutend erleichtert. Unter den Versuchshunden kann man auf besondere Typen von Nervensystemen, oder, einfach gesagt, auf nervenschwache Hunde stossen, und an solchen tritt dann diese Erscheinung sehr deutlich hervor. Sie bleibt hartnäckig bestehen, so dass sich bei ihnen der bedingte Reflex zweiter Ordnung wochenlang hält, und dass es bei solchen Hunden sogar sehr schwer fällt ihn loszuwerden.

So sehen wir denn, dass das allererste Resultat dieser neuen Kombination — des Lichtes mit dem Ton, die dabei niemals vom Füttern begleitet wird —, darin besteht, dass der Ton ebenfalls zu einem bedingten Reiz wird. Wenn wir nun diesen Doppelreiz 10—20 mal wiederholen, wobei er natürlich auch weiter niemals vom Füttern gefolgt wird, so kommen wir schliesslich zur nächsten Phase, und während die ersten 4—5 Anwendungen genau dieselbe Wirkung hatten, wie auch das Licht allein, so sehen wir jetzt, wie die Wirkung dieser Kombination immer schwächer und schwächer wird, jetzt gibt sie anstatt der gewöhnlichen 10 bloss 8, 5, 4, 3 Tropfen und fällt schliesslich bis auf 0. So sehen wir, dass das Licht allein (L) — 10 Tropfen gibt, Licht und Ton gleichzeitig (L + T) geben gar keine Wirkung, die Sekretion = 0. Dieser Tatbestand ist nun ein bleibender; wir können diesen Doppelreiz wiederholen, so viel wir wollen, wir sehen keine weiteren Veränderungen. Was mag das wohl bedeuten? Besteht hier irgendein spezieller, verborgener, innerer Mechanismus, oder nicht? Und sollte hier ein solcher wirklich vorhanden sein, was für Wege und Mittel haben wir dann um ihm beizukommen? Augenscheinlich muss man die einzelnen Elemente, aus denen sich dieser Doppelreiz zusammensetzt, ausprobieren. Für das Licht sind solche spezielle Proben nicht nötig, wir wissen ja, dass es immer 10 Tropfen gibt. Es bleibt uns also übrig, den Ton allein (T) auszuprobieren und zu untersuchen. Wir haben soeben gesehen, dass der Ton während der ersten Phase stets eine Wirkung von 2—3 Tropfen ergab, und können uns jetzt davon überzeugen, dass seine Wirkung = 0 ist. Aber wie ist diese Null zu verstehen? Sie kann ja zwei Bedeutungen haben, einmal kann sie eine echte Null, ein Ausbleiben jeglicher Wirkung bedeuten, aber sie kann auch ein Minus sein, eine negative Wirkung haben, d. h. nicht nur auf ein indifferentes, sondern auf ein aktiv hemmendes Agens hinweisen. Diese Frage müssen wir jetzt entscheiden. Wie kann das aber aufgeklärt werden? Wir verfügen über eine ganze Reihe von Versuchen, welche diese Frage endgültig entscheiden: der Ton im Doppelreiz ist nicht als Null, er ist als Minus, als ein hemmendes Agens zu betrachten.

Dieses kann auf folgende Art bewiesen werden. Nehmen wir an, wir hätten ausser dem bedingten Lichtreiz noch irgendeinen anderen bedingten Nahrungsreflex zu unserer Verfügung z. B. den mechanischen Reiz irgendeines Hautbezirkes, der da auch Speichelsekretion hervorruft. Wollen wir jetzt einmal den Ton gleichzeitig mit diesem mechanischen Hautreiz wirken lassen. Es erweist sich dann, dass auch die Wirkung des mechanischen Hautreizes ebenfalls durch den Ton anulliert wird. Hieraus können wir ersehen, dass der Ton keine Null, sondern ein Minus ist. Er ist zu einem hemmenden Agens geworden. So sehen wir denn auch, dass die Wirkung eines jeden anderen bedingten Erregers sofort aufgehoben wird, wenn wir zum entsprechenden Reiz noch unseren Ton hinzufügen.

Auf Grund dieser Tatsachen können wir uns nun davon überzeugen, dass wirklich ein ganz bestimmter innerer Mechanismus unseren komplizierten bedingten Reflexen zugrunde liegt. Dieser Mechanismus besteht in folgendem. Wenn wir zu einem bedingten Reiz einen anderen, indifferenten Reiz hinzufügen und auf diesen Doppelreiz keinen unbedingten Reflex (in unserem Fall das Füttern) folgen lassen, so hat das neu hinzugefügte Agens zwei Wirkungsphasen durchzumachen. Zuerst sehen wir dieses neue Agens eine kurze Zeit als einen aktiv wirkenden Reiz bestehen, und später, in der zweiten Phase, erhält es eine andere Rolle — die eines hemmenden Agens.

Alles bis hierher angegebene ist von uns schon seit langer Zeit konstatiert worden. Weiter will ich aber nun zu ganz neuen Tatsachen übergehen. Mein Mitarbeiter, Dr. N. P. Nikolaew ist soeben mit seiner Arbeit über diese Frage fertig, und ihm gehören diese weiteren Tatsachen. Ich will Ihnen sofort diese Tatsachen mitteilen und dieselben einer Analyse unterziehen.

Zum Doppelreiz, Licht und Ton (L + T) können wir nun einen dritten Reiz, das Metronom (M) hinzufügen. Auf diesen dreifachen Reiz, dieses Trio: Licht, Ton und Metronom (L + T + M) lassen wir nun wieder das Füttern folgen, und dabei halten wir genau dieselben Zeitbedingungen wie früher ein, d. h. eine halbe Minute dauert der dreifache Reiz (L + T + M der Tabelle) allein und dann eine weitere halbe Minute mit vor sich gehender Fütterung. Dabei entwickelt sich nun eine lange, aber sehr interessante Reihe von Erscheinungen. Der ganze Sinn unseres heutigen Berichtes besteht gerade in der Analyse dieser Folge der Erscheinungen, welche in nachstehender Tabelle I zusammengestellt ist.

Tabelle I.
Wirkung des Dreireizes L + T + M.

Speicheleffekt in Tropfen	Wievielmal der Reihe nach sich dasselbe Resultat wiederholt
0 } 0 }	2 mal
2	1 mal
4	16 mal
6—9	5 mal
10	16 mal
10	22 mal

In dieser Tabelle ist die Wirkung des dreifachen Reizes Licht, Ton Metronom (L + T + M) dargestellt. Weiter unten sind dann die einzelnen Perioden und die Speichelmenge in Tropfen angegeben. In der zweiten Zeile sehen Sie $^0_0\}2$. Das bedeutet, dass die Wirkung des dreifachen Reizes

L + T + M zuerst mit der Wirkung des Doppelreizes identisch, d. h. dass sie = 0 war. Dieses fand aber nur in den beiden ersten Versuchen statt. Vom dritten Versuch an trat schon eine gewisse Veränderung auf. Anstatt der üblichen Nullwirkung gibt uns jetzt der L + T + M Reiz zwei Tropfen, und das bloss einmal, darauf gibt er vier Tropfen, und so wiederholt sich der Versuch 16 mal der Reihe nach. Diese erste Periode dauerte 16 Tage. Wir sehen also, dass der dreifache Reiz bei seiner fünften Probe einen bestimmten Sekretionseffekt hatte, nämlich stets 4 Tropfen Speichel hervorrief. Nun fragen wir danach, was das wohl zu bedeuten habe? Wie wohl der innere Mechanismus dieses Reizeffektes zu verstehen sei, und woher wir gerade 4 Tropfen Speichel und nicht mehr erhalten haben? Unsere Aufgabe ist jetzt dadurch komplizierter geworden, dass wir jetzt drei Agentien haben, denen ganz verschiedene Bedeutungen zukommen. Um sich über die Wirkung der Summe dieser 3 Agentien klar zu werden, müssen wir augenscheinlich alle diese Agentien einzeln und dann auch in verschiedenen Kombinationen zu zweien ausprobieren.

Als Resultat so angestellter Versuche erhalten wir ein gewisses Tatsachenmaterial, welches uns nun auch zu bestimmten Schlussfolgerungen führt. Wir haben 3 Agentien zur Verfügung. Aus ihnen können 7 Kombinationen zusammengestellt werden. Licht, Ton und Metronom, jedes einzeln genommen Licht + Ton; Licht + Metronom, Ton + Metronom und schliesslich Licht + Ton + Metronom

Tabelle II.

$$
\begin{aligned}
L &= 10 \text{ Tropfen} \\
L + T &= 0 \text{ „} \\
L + T + M &= 4 \text{ „} \\
T &= 0 \text{ „} \\
M &= 0 \text{ „} \\
T + M &= 0 \text{ „} \\
L + M &= 6 \text{ „}
\end{aligned}
$$

Nun bleibt es uns übrig, all diese Kombinationen auszuprobieren und die Resultate, die wir dabei erhalten werden, müssen uns der Antwort näher bringen.

3 von diesen 7 Kombinationen sind uns schon bekannt. Das Licht allein gibt 10 Tropfen; bei Licht und Ton ist die Wirkung gleich 0; Licht + Ton + Metronom gibt 4 Tropfen. Es muss noch ausdrücklich gesagt werden, dass alle diese Kombinationen täglich wiederholt und dabei jedesmal in ihrer speziellen Wirkung bekräftigt wurden. Jetzt müssen wir aber noch die übrigen 4 Kombinationen ausprobieren, diese werden ja gewöhnlich nicht angewandt, und wir versuchen sie nur hin und wieder, um mit unserer Analyse vorwärts zu kommen.

Das Metronom allein ist wirkungslos, desgleichen auch der Ton allein; versuchen wir nun Ton + Metronom, so bleibt wiederum jegliche Wirkung aus. Das einzigemal, wo wir eine Wirkung konstatieren können, ist die Anwendung der Kombination Licht + Ton. Aber hier ist auch von Anfang an eine Eigenheit zu bemerken. Licht + Metronom hat eine Wirkung von 6 Tropfen, während das Licht allein angewandt 10 Tropfen gibt. Dieses kann nur in folgender Weise verständlich gemacht werden: das Metronom hat die Eigenschaften eines Hemmungsagens erlangt, denn beim Zusammenwirken von Metronom und Licht wird die Wirkung kleiner, als sie das Licht allein besitzt. Hieraus ziehen wir nun den Schluss, dass während der ersten Periode der Anwendung unseres dreifachen Reizes (L + T + M) das Metronom mit einer Hemmwirkung belastet worden ist, denn das Licht allein genommen hat eine stärkere Wirkung, als wenn es in Gemeinschaft mit dem Metronom angewandt wird.

Es entstehen nun zwei Fragen: erstens, auf welche Weise ist das Metronom durch sein Mitwirken im dreifachen Reize zu seiner Hemmwirkung gekommen, und zweitens, wie konnte das Metronom, das doch jetzt selbst ein Hemmungsreiz ist, eine Speichelsekretion von 4 Tropfen hervorrufen? Als Antwort auf die erste Frage können wir vorläufig nur einige Vermutungen aussprechen, denn wir verfügen noch nicht über entsprechende Versuche. Unsere Vermutungen sind wie folgt. Wenn wir zu Licht und Ton noch das Metronom hinzufügen, so lassen wir diesen dreifachen Reiz zuerst eine halbe Minute wirken, und erst danach, in der nächsten halben Minute, wird dieser dreifache Reiz vom Füttern gefolgt. Es fällt nun zu Anfang während dieser Zeit die Wirkung des Metronoms mit derjenigen von Licht und Ton in der Zeitperiode zusammen, während welcher in der Nervenzelle ein durch letztere Reize hervorgerufener Hemmungsprozess besteht. Wir lassen also in diesem Falle die Wirkung des Metronoms mit dem Hemmungszustand der Zelle zusammenfallen, und daher ist es ganz natürlich, wenn das Metronom jetzt den Charakter eines hemmenden Agens erhält, d. h. mit dem Schimmer desjenigen Prozesses befallen wird, in welchem wir es stets mitwirken lassen.

In diesem Fall wiederholt sich eine Erscheinung, welche der oben beschriebenen ganz analog ist, dort hatten wir den Mechanismus des Doppelreizes (L + T) zu erklären, wo der Ton, den wir zum Licht hinzufügten, vom letzteren eine Reizwirkung erhielt; auch in dem Falle hat also der in der Nervenzelle herrschende Prozess auf dasjenige Agens abgefärbt, welches mit ihm zusammenfiel. So müssen wir denn auch die Hemmwirkung des Metronoms vorläufig dadurch erklären, dass das Metronom, dank seinem Zusammenfallen mit dem Hemmungsprozess, selbst zu einem Hemmungsagens geworden ist. Eine andere Erklärung können wir uns nicht gut denken.

Ich wiederhole es noch einmal, dass dieses bloss eine Erklärung ist, die uns höchst wahrscheinlich scheint, aber sogar die höchste Wahrscheinlichkeit ist eins — Tatsachen etwas ganz anderes. Daher haben wir beschlossen eine ganze Reihe von neuen Untersuchungen anzustellen um diese unsere Voraussetzung durch Tatsachen zu unterstützen. Nun gehen wir zur zweiten Frage über: wie konnte das Metronom, das ja im dreifachen Reiz (L+T+M) zu einem Hemmungsagens geworden war, es dazu bringen, dass dieser dreifache Reiz (L+T+M) nun 4 Tropfen Speichel hervorrief, d. h. dass er zu einem Reizagens geworden war?

Diese Wirkung würde uns wohl ganz und gar unverständlich scheinen, wenn wir nicht über einen bestimmten Nervenprozess, den wir nun schon seit einigen Jahren analysieren, einige Angaben hätten. Das ist der sogenannte Enthemmungsprozess. Er besteht in folgendem: Wenn Sie irgendeinen bedingten Reiz haben, und wenn Sie nun zu diesem Reize irgendein beliebiges anderes Agens hinzufügen — wofern nur letzteres irgendwelche Wirkung auf den Hund ausübt (z. B. wenn sich der Hund umsieht), so wird ein solches Agens stets den bedingten Reiz hemmen. Dieser Hemmungsprozess ist eine sich oft wiederholende und gut bekannte Erscheinung im Nervensystem. Es kann aber ausserdem auch folgendes beobachtet werden: wenn Sie es im Nervensystem mit einem Hemmungsprozess zu tun haben, und dabei auch so ein neues Extraagens zu ihrem gehemmten Reiz hinzufügen, so können Sie sehen, dass jetzt der gehemmte Reiz seine gewöhnliche Wirkung äussert. Dieses Faktum können wir so verstehen, dass nämlich in diesem Fall das Extraagens als Hemmer den Hemmungsprozess hemmt, und hieraus ergibt sich dann eine Befreiung der vorhin gehemmten Wirkung, d. h. ein positiver Effekt. Wenn wir also unser bedingt wirkendes Agens, die Lichtwirkung, nehmen und zu ihm ein Extraagens hinzufügen, so wird die Lichtwirkung gehemmt. Wenn wir nun aber zuerst die Wirkung desselben Lichtes, dadurch, dass wir es öfters ohne Nachfütterung wiederholen, zum Erlöschen bringen, eine Nullwirkung haben, also seine Wirkung auf diese Weise gehemmt haben, und jetzt zu dem nicht wirkenden Lichte ein Extraagens hinzufügen, so wird das Licht im Gegenteil durch diese Einwirkung seine frühere Reizwirkung sofort wiedererlangen, d. h. wir sehen die Erscheinung einer Enthemmung. Dieser Enthemmungsprozess lässt sich in der Tätigkeit des Zentralnervensystems ebenso oft antreffen, wie auch der einfache Erregungs- und Hemmungsprozess.

Wenn dem aber wirklich so ist, so muss das Vorhandensein einer bestimmten Wirkung unseres dreifachen Reizes (L+T+M = 4 Tropfen) folgendermassen aufgefasst werden: das Metronom hatte die Wirkung eines Hemmungsreizes erlangt, kam jetzt aber auf die Nervenzelle zu wirken, die sich gerade im Hemmungsprozess befand, d. h. das Metronom hemmte die Wirkung des Tones und befreite so einen Teil der Lichtwirkung von der Hemmwirkung des Tones — so trat die Wirkung des Lichtes teilweise wieder auf. So müssen wir uns diese Periode zu erklären suchen, in welcher unsere Kombination des dreifachen Reizes uns eine Wirkung von 4 Tropfen gibt, und das auf Grund des Tatsachenmaterials, welches bestimmte Prozesse im Nervensystem in

Betracht zieht und darauf hinweist, dass das Metronom in diesem Fall ein Hemmungsagens ist. So hemmt denn während dieser Periode unser neu hinzugefügtes Agens — das Metronom —, da es auf den Hemmungszustand zu wirken kommt nur den Hemmungsprozess und befreit so unseren bedingten Reiz — das Licht — von der Hemmung des Tons.

Wollen wir uns aber nun wieder der Tabelle I zuwenden. Sie haben gesehen, dass mit dem Dreireiz 16 solche Versuche gemacht worden sind. Weiter ums 20. Mal sehen wir aber, wie sich die Sache zu ändern beginnt, und der Prozess aus dieser ersten Phase in eine folgende übergeht. Die Wirkung des dreifachen Reizes wächst nun zu 6, 7, 8 und 9 Tropfen an, und im 24. Versuch gibt es schon 10 Tropfen. So ist denn die Wirkung des dreifachen Reizes der Wirkung des Lichtes allein gleich geworden.

Tabelle III.

$$\begin{aligned} L &= 10 \text{ Tropfen} \\ L + T &= 0 \quad \text{„} \\ L + T + M &= 10 \quad \text{„} \\ T &= 0 \quad \text{„} \\ M &= 4 \quad \text{„} \\ T + M &= 4 \quad \text{„} \\ L + M &= 10 \quad \text{„} \end{aligned}$$

Jetzt befinden wir uns in der zweiten Periode dieses Prozesses (vergl. Tab. III). Nun müssen wir uns aber wieder darüber klar werden, welchem Umstand wir diese Wirkung des dreifachen Reizes von 10 Tropfen anstatt der früheren 4 Tropfen zu verdanken haben und welche Bedeutung denn jetzt den einzelnen Reizagentien, die hierbei teilnehmen, zukommt.

Wir wollen uns nun wieder an eine eingehende Analyse machen, d. h. wir wollen wieder die Bedeutung aller möglicher Kombinationen ausprobieren. Drei Kombinationen sind uns bekannt: das Licht mit seiner Wirkung von 10 Tropfen, Licht + Ton mit seiner Nullwirkung und dann der Dreireiz Licht + Ton + Metronom ebenfalls mit einer 10 Tropfenwirkung. Weiter hat es sich dann erwiesen, dass dem Ton eine Nullwirkung zukommt, dass das Metronom jetzt eine Wirkung von 4 Tropfen besitzt, und Ton + Metronom ebenfalls 4 Tropfen geben; wenn man nun zum Licht die Metronomwirkung hinzufügte, so blieb die Lichtwirkung unverändert — das Metronom hatte also jetzt seine frühere Hemmwirkung verloren. So ist denn das Metronom während dieser zweiten Phase aus der Rolle eines Hemmungsreizes auf die Rolle eines mässigen Erregers übergegangen. An und für sich gibt das Metronom 4 Tropfen, wird es gleichzeitig mit dem Ton angewandt, so bekommt man ebenfalls 4 Tropfen, und wenn man es zusammen mit dem Licht versucht, so gibt es genau dieselbe Wirkung, wie das Licht allein.

Hier muss ich daran erinnern, dass man beim Zusammenwirken einiger Reize gewöhnlich keine Summierung beobachtet, d. h. wenn wir einige bedingte

Reize haben, die eine verschieden starke Wirkungskraft besitzen, und jetzt einige von diesen Reizen gleichzeitig anwenden, so geben diese Kombinationen eine solche Menge Speichel, die gerade der Wirkung des stärksten angewandten Erregers entspricht. In unserem Falle hat ja das Licht als bedingter Reiz die stärkste Wirkung und daher erhielten wir auch, als wir das Metronom zum Licht hinzufügten, genau dieselbe Speichelmenge, welche auch das Licht allein hervorrief.

So geht denn hier beim Dreireiz (L + T + M) ein Prozess vor sich, der demjenigen analog ist, den wir beim Doppelreiz beobachtet hatten, der Unterschied besteht nur darin, dass hier die Prozesse in umgekehrter Reihe aufeinander folgen. Dort konnten wir zwei aufeinander folgende Phasen beobachten; eine erste, während welcher sich der bedingte Erregungsprozess aufs neu hinzugefügte Agens übertrug, und eine zweite, wo dieser neue Reiz sich in ein Hemmungsagens verwandelte, denn dieser Doppelreiz wurde ja niemals vom Füttern begleitet. Im Falle unseres Dreireizes (L + T + M) hat der ganze Prozess einen ähnlichen Charakter. Hier sehen wir, dass der neue Reiz, das Metronom, während der ersten Periode der Anwendung des Dreireizes zu einem Hemmungsagens geworden ist — der Reiz hat die Farbe desjenigen Prozesses angenommen, den er zur gegebenen Zeit in der Nervenzelle vorgefunden hat. Bei fortgesetzter Anwendung des Dreireizes tritt jetzt eine neue Periode auf, das Metronom erlangt die Bedeutung eines bedingten Erregers, und das dank dem, dass der Dreireiz stets vom Füttern gefolgt wurde.

Es hat sich also auch hier derselbe gesetzmässige Gang der Erscheinungen gezeigt, das Metronom hat auch hier zwei verschiedene Wirkungsphasen durchgemacht.

Jetzt entsteht aber wieder die interessante Frage, welche Bedeutung denn eigentlich den anderen Kombinationen zukommt.

Sie sehen, dass der Ton allein bei seiner Nullwirkung geblieben ist. Es hat also der Ton, trotzdem er in unserem Dreireize stets vom Füttern gefolgt wurde, doch gar keine Erregungswirkung bekommen. Er ist also trotz seines Mitwirkens im Dreireize nicht zum bedingten Reiz geworden. Andererseits ist er aber im Dreireiz auch kein Hemmungsreiz, denn das Metronom mit ihm zusammen angewandt, gibt 4 Tropfen, also genau dieselbe Speichelmenge, die es auch allein hervorruft.

So sehen wir denn, dass die Rolle des Tons eine sehr interessante, und dabei eine sehr eigenartige ist. Unter verschiedenen Bedingungen hat er eine verschiedene Wirkung: im Doppelreiz hat er eine Hemmwirkung, im Dreireiz ist seine Wirkung gleich Null.

Wenn wir nun alles eben Erörterte in Betracht ziehen, so kommen wir zu dem Schluss, dass wir es hier mit einigen gesetzmässig verlaufenden Erscheinungen zu tun haben und diese stehen dabei in einer bestimmten

Abhängigkeit voneinander. Anders gesagt, wir sehen die summierte Wirkung einiger verschiedener Agentien, und diesen kommt in Abhängigkeit von verschiedenen Bedingungen eine ganz bestimmte Plus- oder Minuswirkung zu, und so halten sich denn diese Reize auf eine bestimmte Weise gegenseitig in Gleichgewicht. Wir haben es also mit einem gewissen, näher nicht bestimmbaren Gleichgewicht der Nervenprozesse zu tun. Sie können sehen, dass unsere Zahlen uns genaue und beständige Angaben liefern, und dass dabei einem jeden Agens seine besondere, ganz bestimmte Bedeutung zukommt. Hätten diese Erscheinungen einen zufälligen Charakter, so müssten ja die Zahlen stark schwankende Werte sein, ein buntes Durcheinander zeigen. Die Tatsachen, die wir beobachten, zeigen aber nichts derartiges.

Dieses ist die erste Erwägung, welche dafür spricht, dass wir es hier wirklich mit einem bestimmten Gleichgewicht zu tun haben.

Einen anderen, mehr direkten Beweis hierfür haben wir gefunden, als Dr. Nikolaew nach Beendigung seiner Versuche alle Zahlenangaben seiner Ergebnisse zusammenstellte und verglich. Er konnte jetzt bemerken, dass diese Zahlen in einem gewissen, ganz bestimmten Verhältnis zu einander stehen, dass zwischen ihnen ein mathematisches Verhältnis besteht. Auf vorliegender Tabelle IV können Sie folgende Sachlage sehen: der Doppelreiz (L + T) wurde niemals vom Füttern gefolgt und so stets in seiner Nullwirkung bekräftigt, der Dreireiz (L + T + M) im Gegenteil wurde stets vom Füttern gefolgt, und so seine Rolle als Erreger aufrecht erhalten. Und was hat sich denn erwiesen? Es stellte sich heraus, dass ein strenges, ganz bestimmtes Zahlenverhältnis zwischen den Wiederholungen dieser beiden Kombinationen bestehen muss, damit diese beiden Rollen nicht vertauscht oder verwirrt würden, damit der Doppelreiz stets Null und der Dreireiz stets eine Wirkung von 10 Tropfen gebe. Es muss nämlich der Doppelreiz, der vom Füttern nicht gefolgt wird, genau zweimal mehr angewandt werden, als der Dreireiz, denn sowie wir nur anfangen, den Dreireiz öfters zu wiederholen, so verliert der Doppelreiz seine Nullwirkung und wird zu einer positiven Grösse.

Bei Betrachtung der Tabelle IV können Sie sehen, dass die Wirkung unseres Doppelreizes nur dann jedesmal gleich Null war, wenn er im Vergleich zum Dreireiz mindestens zweimal so oft wiederholt wurde. Das Hemmungsagens konnte also nur unter solchen Bedingungen seine Wirkung ausüben. Sobald aber nur der Dreireiz öfter wiederholt wurde und das Verhältnis sich zugunsten des Dreireizes verschob, so wurde die Hemmwirknng des Tons schwächer und der Doppelreiz erlangte eine positive Wirkung. Die Versuche vom 3. II., 2. III. und 5. III. können als eklatante Beispiele hierfür dienen.

Sie sehen also, dass ein ganz bestimmtes Zahlenverhältnis zwischen den Wiederholungen dieser einzelnen Kombinationen bestehen muss, damit eine jede von ihnen ihre bestimmte Bedeutung beibehalte, es muss nämlich der Doppelreiz genau zweimal mehr wiederholt werden als der Dreireiz.

Tabelle IV.

Tag des Versuches	Zum wievielten mal der Reiz angewandt		Verhältniszahlen $\frac{L+T}{L+T+M}$	Speicheleffekt
	L + T	L + T + M		
24. I.	28	14	= 2 : 1	0
31. I.	32	16	= 2 : 1	0
3. II.	35	18	< 2 : 1	2
5. II.	45	19	> 2 : 1	0
12. II.	63	26	> 2 : 1	0
16. II.	74	32	> 2 : 1	0
26. II.	85	40	> 2 : 1	0
2. III.	92	47	< 2 : 1	2
4. III.	100	50	= 2 : 1	0
5. III.	103	52	< 2 : 1	5
10. III.	112	56	= 2 : 1	0
13. III.	120	60	= 2 : 1	0
17. III.	126	63	= 2 : 1	0

Das ist das ganze Tatsachenmaterial, welches wir heute mitteilen wollten. Wir unternahmen eine Analyse dreier Agentien und sahen, dass sich die Wirkung dieser Agentien ganz gesetzmässig entwickelt. Es offenbart sich uns ein Gesetz, welches die Wirkung des neu hinzugefügten Agens beherrscht; wir sehen, dass dieses Agens zwei Phasen durchmachen muss und, dass schliesslich zweifellos ein bestimmtes Gleichgewicht im Nervensystem eintritt, ein streng bestimmter Einfluss dieser Agentien aufeinander, ein Zustand, dem eine Plus- oder eine Minusbedeutung zukommt.

Nachdem diese lehrreichen Tatsachen festgestellt worden waren, erschien es wünschenswert zu erfahren, ob wohl die Untersuchung der entsprechenden Nervenerscheinungen mit Hilfe der subjektiven Analyse eine gleiche Genauigkeit erreichen könnte. Zu diesem Zwecke suchte ich mich mit diesem Gegenstande bekannt zu machen. Das, wonach ich strebte, konnte ich in Büchern nicht finden, vielleicht aus dem Grunde, weil es unmöglich ist, sich in kurzer Zeit zu spezialisieren. Daher wandte ich mich mit folgender Frage direkt an Spezialisten. Welchen Tatsachen der subjektiven psychologischen Analyse entsprechen wohl unsere eben angeführten Tatsachen, und wie werden sie dort analysiert? In diesem, wie auch in vielen früheren Fällen, blieb aber mein Versuch erfolglos. Es trafen Mitteilungen ein, denen es schwer war, irgend etwas Positives zu entnehmen. Und das ist ja auch ganz verständlich. Der Vergleich von Resultaten, welche durch die objektive Analyse der komplizierten Nervenerscheinungen erhalten worden sind, mit den Resultaten subjektiver Forschung stösst auf ungemeine Schwierigkeiten. Diese Schwierigkeiten sind in der Hauptsache zweierlei. Alle unsere Erwägungen und unsere ganze Gedankenarbeit beziehen sich auf Tatsachen, die in streng objektiver Weise erhalten worden sind, und tragen daher einen ganz besonderen Charakter, wir stellen uns ja in unserem Falle alle unsere Tatsachen in Raum und Zeit vor. — Bei uns sind das vollständig naturwissenschaftliche Tatsachen. Die psychologischen Tatsachen werden dagegen nur in Form der Zeit gedacht, und es ist ganz verständlich, dass ein solcher Unterschied im Gedankengang eine gewisse Inkommensurabilität dieser beiden Denkarten schaffen muss. Dieses ist der eine Umstand, der Schwierigkeiten schafft.

Der zweite Umstand besteht in folgendem. Es ist unmöglich, die Kompliziertheit der Erscheinungen, welche wir behandeln, mit der Kompliziertheit derjenigen Erscheinungen zu vergleichen, mit denen es die Psychologen zu tun haben. Es ist ja ganz klar, dass die Tätigkeit des menschlichen Nervensystems in ihrer Kompliziertheit das Nervensystem des Hundes bei weitem übertrifft. Unter solchen Umständen wird es dem Psychologen sehr schwer zu beurteilen, was denn eigentlich in der experimentellen Psychologie, oder überhaupt in der psychologischen Forschung unserer Analyse der Erscheinungen entspricht. Von den Psychologen ist mir versichert worden, dass bei ihnen eine solche Analyse scheinbar noch nicht existiert, und ich glaube, dass die erwähnten Schwierigkeiten einen Grund dazu abgeben, dass unsere Analyse noch lange Zeit einen von der psychologischen Analyse ganz aparten Weg gehen wird. Was dieses Resultat anbetrifft, so ist es für uns Physiologen durchaus nicht entmutigend. Es stellt uns auch nicht einmal in eine schwierige Lage, denn unsere Sache ist ja einfacher, als die Sache des Psychologen: wir bauen das Fundament der Nerventätigkeit, sie bauen den höchsten Aufbau, und da das Einfache, Elementare ohne das Komplizierte verständlich ist, wogegen das Komplizierte ohne das Elementare nicht verstanden werden kann, so ist ja auch folglich unsere Position eine viel bessere, denn unsere Forschung, unsere Fortschritte stehen in gar keiner Abhängigkeit von der psychologischen Forschung. Es scheint mir, dass umgekehrt für die Psychologen unsere Untersuchungen eine sehr grosse Bedeutung haben müssen, da sie ja später das Fundament des psychologischen Wissens bilden werden. Das psychologische Wissen und die psychologische Untersuchung sind ja in einer sehr schweren Lage, man hat es mit einem ungemein komplizierten Material zu tun, und ausserdem werden die psychischen Erscheinungen von höchst undankbaren Bedingungen begleitet, die bei uns fehlen, und unter denen wir nicht zu leiden haben. Als solch eine höchst unvorteilhafte Bedingung der psychologischen Forschung ist der Umstand zu betrachten, dass nämlich die Untersuchung es nicht mit einer fortlaufenden, ununterbrochenen Reihe von Erscheinungen zu tun hat. Die Psychologie behandelt Bewusstseinserscheinungen, aber wir wissen ja ausgezeichnet, wie bunt sich das psychische Seelenleben aus Bewusstem und Unbewusstem spinnt. Es scheint mir, dass der Psychologe bei seiner Forschung in der Lage eines Menschen ist, der im Dunkeln wandert, und nur eine ganz winzige Laterne in Händen hat, die nur ganz kleine Strecken des Weges beleuchten kann. Sie werden zugeben, dass es schwer ist, mit einer solchen Laterne die ganze Gegend kennen zu lernen. Einem jeden, der in solcher Lage gewesen ist, wird es bekannt sein, dass diejenige Vorstellung, die man sich von der unbekannten Gegend an der Hand einer solchen Laterne macht, absolut nicht der Vorstellung entspricht, die man bei hellem Sonnenlicht erhält. In dieser Hinsicht sind wir Physiologen in einer bevorzugten Lage. Wenn Sie das alles in Betracht ziehen wollen, so werden Sie es verstehen, wie verschieden die Chancen der objektiven Untersuchung von den Chancen der psychologischen Forschung sind. Unsere Untersuchungen sind noch sehr beschränkt und werden nur in einigen, wenigen Laboratorien geführt, ja man könnte sagen, dass sie erst eben begonnen werden — indessen verfügen wir aber über eine ernste experimentelle Analyse, welche doch so sehr tief eindringt, und in allen ihren Etappen einen so sehr genauen Charakter trägt. Was aber die Gesetze der psychologischen Erscheinungen anbetrifft, so muss gesagt werden, dass man in Verlegenheit gerät, wenn man sie suchen will. Und wieviel Jahrtausende sind es, dass die Menschheit an den psychologischen Tatsachen — den Tatsachen, die das menschliche Seelenleben betreffen, arbeitet! Daran arbeiten ja nicht nur Spezialisten, Psychologen von Fach, nein, die ganze Kunst, die gesamte Literatur, welche den Mechanismus des Seelenlebens darzustellen sucht, haben diese Erscheinungen zu ihrem Inhalt. Millionen von Schriften sind voll davon, die Innenwelt des Menschen zu schildern, und wo ist das Resultat dieser Mühe — die Gesetze, welche das Seelenleben des Menschen beherrschen? Wir haben sie nicht! Auch bis jetzt bleibt das Sprichwort in Kraft: die Seele andrer ist uns ein Rätsel.

Unsere objektiven Untersuchungen der komplizierten Nervenerscheinungen an höheren Tieren erfüllen uns aber mit einer vollständig begründeten Hoffnung, dass die Fundamentalgesetze, welche dieser furchtbaren Kompliziertheit, in deren Form wir uns die Innenwelt des Menschen vorstellen, zugrunde liegen, von den Physiologen gefunden werden können und in nicht allzu ferner Zeit gefunden werden müssen.

X.
Allgemeines über die Zentren der Grosshirnhemisphären.

Meine Herren und hochverehrte Kollegen!

Das Gehirn ist natürlich ein kolossales Thema. Mit seiner Struktur und seinen Funktionen wird es noch viele Forschergenerationen beschäftigen, und von endgültigen Schlussfolgerungen über einen bestimmten Plan, oder ein bestimmtes Muster zu reden, wird es sowohl gegenwärtig, als auch noch in weiter Zukunft sehr verfrüht sein. Vorläufig muss man sich also darauf beschränken, das Tatsachenmaterial zu sammeln und zu mehren. Aber zu jeder gegebenen Zeit ist es doch nötig, sich eine bestimmte allgemeine Vorstellung über den zu bearbeitenden Gegenstand zu machen, damit man doch etwas hat, woran man mit den einzelnen Tatsachen anknüpft, damit doch etwas da ist, womit man weiter vorgehen kann, womit man Vermutungen und Voraussetzungen für die weiteren Untersuchungen aufstellen kann. Solche Voraussetzungen und Annahmen sind bei der wissenschaftlichen Arbeit gar nicht zu umgehen.

Schon einige Jahrzehnte beschäftige ich mich mit Forschungen über das Nervensystem und was speziell das Zentralnervensystem anbetrifft, so hat mir diese Arbeit auch schon ungefähr zehn Jahre genommen, verschiedenen Zerstörungen und Extirpationen des Gehirns zwecks Aufklärung seiner Funktionen habe ich die letzten fünf Jahre gewidmet. So sammelt sich denn bei mir ein grosses Material an, und ich habe das Bedürfnis, dasselbe auf gewisse allgemeine Vorstellungen zurückzuführen. Ich habe die Ehre, eine solche Vorstellung, wie sie sich bei mir zur gegebenen Zeit gestaltet hat, soeben Ihrer wohlwollenden Aufmerksamkeit vorzulegen und dadurch gewissermassen eine Einleitung zu den Mitteilungen über unser Tatsachenmaterial zu geben.

Den Grundgedanken unserer Vorstellung über die Tätigkeit des Zentralnervensystems bildet natürlich der Begriff des Reflexvorgangs. Wir stellen uns diesen als eine Nervenbahn vor, längs welcher die Erregung, die durch äussere Reize hervorgebracht wird, ins Nervensystem gelangt und dann zu einem bestimmten Erfolgsorgan geleitet wird. Diese Vorstellung über den Reflexvorgang ist ja die übliche alte Vorstellung, und sie ist dabei die einzige, streng naturwissenschaftliche Vorstellung auf diesem Gebiet. Aber es ist schon Zeit, diese Vorstellung aus ihrer alten ursprünglichen Form zu einer neuen, komplizierteren Form von Begriffen und Vorstellungen zu gestalten. Es ist ja klar, dass diese Vorstellung, wie sie eben besteht, nicht imstande ist, das gesamte Tatsachenmaterial, über welches wir gegenwärtig verfügen, zu umfassen. Ich will es versuchen, die nötigen Ergänzungen und Variationen hier in Kürze zu skizzieren.

Der wichtigste Punkt, welcher in dieser Vorstellung über den Reflexvorgang hervorgehoben und speziell geklärt werden muss, betrifft den zentralen Teil dieser Nervenbahn. Wie bekannt, besteht die Reflexbahn aus den zentripetalen Nerven, aus dem zentralen Apparat und aus den zentrifugalen Nerven. Wir wollen uns nun gegenwärtig speziell mit dem Zentralteil dieser Bahn eingehender beschäftigen. Es ist ja schon lange und oft von vielen Autoren darauf hingewiesen worden, dass man sich den Zentralapparat als einen doppelten vorzustellen habe, d. h. wenn wir die alten Ausdrücke benutzen wollen, dass er aus dem Gefühlsteil und aus dem Arbeitsteil (zentrifugaler Teil) bestehe. Man stellt sich also vor, dass die Erregung, welche durch den zentripetalen Nerven ins Zentralnervensystem gelangt, sich dann in der Gefühlszelle befindet und von hier aus auf die Zellen der zentrifugalen Nerven übergeht, also auf diese Weise das Erfolgsorgan, in welchem die Antworttätigkeit hervorgerufen wird, erreicht. Man kann vielmals über das Zentralnervensystem in speziellen Artikeln und auch in Lehrbüchern nachlesen, aber man wird keine Aufklärung darüber finden, was das eigentlich für eine Zentralbahn ist, und aus was für Zellen sie sich zusammensetzt, davon wird gar nichts erwähnt. Augenscheinlich bleibt also dieser Punkt ganz unklar. Wenn ich nun für mich das ganze Material durchsehe, welches ich zusammengebracht habe, so wird es mir ganz klar, dass gerade hier, gerade in diesem Punkt absolut keine Unklarheit zugelassen werden darf, und dass das Wesen der Sache es verlangt, dass gerade dieser Punkt besonders hervorgehoben werde, damit es klar und deutlich gesagt werde, dass im zentralen Abschnitt der Reflexbahn wirklich immer diese zwei Teile vorhanden sein müssen. Man muss sich also in allen Fällen vorstellen, dass die Erregung zuallererst durch die zentripetalen Fasern in die Zelle gelangt, die nach der alten Terminologie die Gefühlszelle genannt wurde, die es aber besser wäre als aufnehmende, rezeptierende Zelle zu bezeichnen; darauf folgt ein Verbindungsteil und schliesslich die Zellen des zentrifugalen Nerven, die Arbeitszellen oder die effektorischen Zellen. Ich wiederhole noch einmal, dass das alles nicht neu ist, im Schema der Grosshirnkonstruktion ist davon oft gesprochen worden, aber niemals ist diese Teilung streng und systematisch durchgeführt worden. Indessen ist das doch der allerwesentlichste Punkt, den man bei allen weiteren Untersuchungen über die verschiedensten Nervenerscheinungen stets im Auge behalten und benutzen sollte. Alle Errungenschaften und Vervollkommnungen, das ganze Wesen der Nervenarbeit, ist in der rezeptierenden Zelle zu suchen — in diesem beständig übersehenen, ja gewissermassen verschmähten Punkt. Augenscheinlich gehen gerade in diesem Teil des zentralen Apparats, und nicht im zentrifugalen Apparat, die ganz ausserordentlichen Verwicklungen der Funktionen und auch die komplizierten Vervollkommnungen des Apparats selbst vor sich. Der zentrifugale Apparat ist stets unendlich viel einfacher, mehr stationär, und viel weniger veränderlich als der zentripetale. Die ganze Reihe der heutigen Berichte wird es deutlich hervorheben, dass das Arbeitszentrum, das effektorische Zentrum ein einfaches Zentrum ist, und dass ein und dasselbe effektorische Zentrum in den verschiedensten Fällen zur Arbeit herangezogen wird. Dagegen sehen wir, dass das rezeptierende Zentrum, von welchem aus die Bahn zum effektorischen Zentrum führen muss, ein höchst kompliziertes Zentrum ist und sich territoriell weit verbreitet hat. Wenn man das Zentralnervensystem, von seinen unteren Teilen angefangen, nach oben hin verfolgt, so kann man sich davon überzeugen, dass in der Konstruktion gerade die Teile des rezeptierenden Zentrums immer mehr und mehr überwiegen. An dieses rezeptierende Zentrum wenden sich alle Reize, sowohl die inneren, als auch die äusseren, und dieses Zentrum ist sozusagen damit beschäftigt, die Analyse all dessen auszuführen, was ins Zentralnervensystem gelangt. Dieses ist der Grund, weshalb für mich die ganze Reflexbahn in drei Hauptteile zerfällt. Der erste Teil beginnt mit jedem natürlichen peripheren Ende des zentripetalen Nerven und endigt im Gehirn mit der rezeptorischen Zelle. Ich schlage vor, diesen Teil der Reflexbahn als einen Analysator zu betrachten und ihn auch so zu benennen, denn die Aufgabe dieses Teiles besteht ja gerade darin, die ganze Welt von Einwirkungen, welche auf den Organismus einfallen, und als Reize auf ihn wirken, zu zerlegen, und desto feiner zu zerlegen, und zu zerteilen, je höher organisiert das Tier ist. Das wäre also der erste Teil. Auf ihn folgt der nächste Teil, welcher das Gehirnende dieses Analysators mit dem effektorischen Arbeitsapparat verbinden muss. Es ist ganz natürlich, diesen Teil als Schliessungsapparat zu bezeichnen. Schliesslich kommt der dritte Teil, der als effektorischer, oder als Arbeitsapparat zu bezeichnen wäre. So stelle ich mir gegenwärtig diese Nervenbahn des alten Reflexes vor, sie ist also die Verknüpfung von drei Apparaten: vom Analysator, vom Verbindungs- oder Schliessungsteil und vom effektorischen oder Arbeitsapparat.

Von diesem Standpunkt aus wende ich mich zu den Zentren der Grosshirnhemisphären, auf welche sich all die Arbeiten beziehen, die in unserer heutigen Sitzung vorgebracht werden sollen. Ich bin geneigt zu glauben, dass die Grosshirnhemisphären hauptsächlich, ja vielleicht auch ausschliesslich (letzteres nur als Vermutung) das Gehirnende von Analysatoren darstellen. Und zu solchen Vermutungen ist auch schon Grund genug vorhanden. Dass ein bedeutender Teil der Grosshirnhemisphären durch Analysatoren eingenommen wird, das ist ja ganz klar: Hinterhaupt- und Schläfenlappen sind ja die Zentren von Auge und Ohr. Was aber wohl bestritten werden kann, das ist die Bedeutung der sog. motorischen Region, also der mehr vorderhalb liegenden Teile der Grosshirnhemisphären. Was diesen Teil der Grosshirnhemisphären anbetrifft, so bin ich auf Grund all dessen, was ich gesehen und durchdacht habe, geneigt zu glauben, dass auch er im allgemeinen Konstruktionsplan der Grosshirnhemisphären absolut keine Ausnahme macht. Auch in diesem Teil bieten sich uns wieder dieselben rezeptorischen Zentren. Und diese Vorstellung geht gar nicht von mir aus. Sie ist schon in den 70er Jahren entstanden, als Fritsch und Hitzig soeben ihre berühmten Tatsachen entdeckt hatten. Im Verlauf dieser 40 Jahre ist diese Ansicht von vielen Physiologen anerkannt und verteidigt worden, und ich meinerseits muss mich auch für sie erklären.

Das was gewöhnlich als motorische Region bezeichnet wird, ist von diesem Standpunkt aus ebenfalls als rezeptorisches Zentrum zu betrachten, geradeso wie die Okzipital- oder Temporalregion, aber nur als Zentrum einer anderen rezeptorischen Oberfläche, und zwar einer solchen, die eine ganz spezielle Beziehung zur Bewegungsfunktion hat. Nicht umsonst stimmen alle Physiologen darin überein, dass die Region der rezeptorischen Zentren der Haut und des Bewegungsapparates mit dieser motorischen Region übereinstimmen. Sie sind eng miteinander verflochten und gehen ineinander über. Natürlich gibt es über die Tatsachen, welche sich auf diesen Punkt beziehen, sehr viele Streitigkeiten. Es ist ja das der Gegenstand eines Streites, der soeben im Gang ist, und der auf dem Gebiet der klinischen Beobachtungen besonders kompliziert ist. Es will mir aber scheinen, dass bei strengem Verhalten zur Sache, wenn man alles Zweifelhafte weglässt und sich hauptsächlich auf die Tatsachen des physiologischen Experimentes stützt, dass es dann jedenfalls nicht dem Tatsachenmaterial widersprechen wird, wenn man annimmt, dass auch die motorische Region der Grosshirnhemisphären der Ort genau ebensolcher rezeptorischer Zentren sei, wie die Okzipitalregion fürs Auge und die Temporalregion fürs Ohr.

Niemals ist es jemanden gelungen, eine echte Paralyse durch Exstirpation der sog. motorischen Region der Grosshirnhemisphären hervorzurufen, wie man sie durch Zerstörungen im Rückenmark hervorrufen kann. An Versuchstieren, bei uns an Hunden, kommen jedenfalls solche Paralysen niemals vor; so wie sie nur die Operation beendigt haben, mag sie auch eine tiefgreifende gewesen sein, und sowie der Hund beginnt, sich von der Narkose zu erholen, so fängt er auch sofort an, alle seine Glieder zu bewegen — er versetzt also alle seine Muskeln in Tätigkeit, es gibt auch nicht einen einzigen paralysierten Muskel. Das einzige, was dabei auffällt, ist die Ungeordnetheit, die Unkoordiniertheit dieser Bewegungen. Bei höheren Tieren (beim Affen) können wir dabei paralytische Zustände bemerken, beim Menschen sind solche Zustände dank klinischer Beobachtungen ganz allgemein bekannt. Aber dieser Umstand ist noch nicht genügend beweiskräftig, um die Möglichkeit der Voraussetzung zu beseitigen, auf der ich stehe. Eine Paralyse, d. h. die Unmöglichkeit die Gliedmassen, Hände oder Füsse zu bewegen, bedeutet beim Affen oder beim Menschen noch gar nicht das Vorhandensein einer echten Paralyse. Man muss ja folgendes in Betracht ziehen: erstens, je höher die Art des Tieres ist, an dem wir experimentieren, desto komplizierter werden auch diese Bewegungen, und zweitens, bestehen diese Bewegungen nicht sofort als fertige, wenn das Tier zur Welt kommt, sondern müssen zuerst durch Praxis ausgearbeitet werden. Das was wir jetzt als bedingte Bewegungsreflexe bezeichnen, das sind Bewegungen, die sich allmählich ausgearbeitet haben, Bahnen, die im Verlauf der individuellen Existenz eines Tieres, oder eines Menschen entwickelt worden sind. Hieraus ist es klar, dass das plötzliche Wegfallen der kolossalen Masse äusserer Reize, dank denen eine bestimmte Bewegung zustande kommen konnte, dass dieses abrupte Ausbleiben all dieser Reize dazu führt, dass das entsprechende Tier, oder der Mensch keine absichtliche Bewegung ausführen werden. Wir werden immer wieder auf das Phänomen einer scheinbaren Unfähigkeit, über die Muskeln zu verfügen, stossen, d. h. es wird eine scheinbare Bewegungsparalyse bestehen, die aber in Wirklichkeit eine Paralyse des Analysators ist.

Mir will es scheinen, dass wenn man auf der Einförmigkeit des Konstruktionsplanes der Grosshirnhemisphären stehen will, und wenn man dabei die Tatsachen im Auge behält, welche wir nach Entfernung der sog. motorischen Region der Grosshirnhemisphären beobachten konnten, dass man dann wohl kaum unumstössliche Beweise dafür finden wird, dass in den Grosshirnhemisphären echte motorische Zentren vorhanden seien.

Diese Vermutungen sind für mich allgemeine Begriffe, die das ganze Tatsachenmaterial beherrschen, welches sofort in Form der einzelnen Berichte vorgetragen werden soll. In diesem Material werden viele Tatsachen gegeben werden, die meinen Standpunkt erhärten und stützen.

XI.
Naturwissenschaft und Gehirn.

Es kann mit Recht gesagt werden, dass der Gang der Naturwissenschaften, welcher seit Galilei unaufhaltsam vorwärts drängt, zum erstenmal vor dem höchsten Teil des Gehirns, oder, allgemeiner gesagt, vor dem Organ der kompliziertesten Beziehungen der lebenden Wesen zur Aussenwelt, merkbar ins Stocken gerät. Und es mag scheinen, dass dies nicht umsonst so ist, dass hier wirklich ein kritischer Moment für die Naturwissenschaft besteht, denn das Gehirn, welches in seiner höchsten Ausbildung — als Menschenhirn — die Naturwissenschaften schuf und schafft, wird nun selbst Gegenstand dieser Naturwissenschaft.

Schon seit langer Zeit untersucht der Physiologe unablenkbar und systematisch nach den exakten Regeln der naturwissenschaftlichen Denkart den lebenden Organismus. Er beobachtet die sich vor ihm in Raum und Zeit abspielenden Lebenserscheinungen und ist bestrebt, mittels des Experiments, ihre beständigen und elementaren Existenz- und Verlaufsbedingungen zu bestimmen. Sein Vorherwissen und seine Gewalt über die Lebenserscheinungen nehmen ebenso fortwährend zu, wie vor aller Augen die Macht der Naturwissenschaft über die tote Natur wächst. Wenn der Physiologe es mit den Grundfunktionen des Nervensystems, mit den Prozessen der Erregung und Fortleitung zu tun hat — mögen diese Erscheinungen auch bis jetzt ihrem Wesen nach unklar bleiben —, bleibt er doch Naturforscher, indem er folgegemäss die verschiedenen äusseren Einflüsse auf diese allgemeinen Nervenprozesse erforscht. Und noch viel mehr. Wenn der Physiologe mit den niederen Abschnitten des Zentralnervensystems beschäftigt ist, wenn er untersucht, auf welche Art der Organismus mittels dieses seines Apparats auf diese oder jene äussere Einwirkung antwortet, d. h. wenn er die gesetzmässigen Veränderungen der lebendigen Substanz unter dem Einfluss dieser oder jener äusseren Agentien untersucht, so bleibt er doch stets derselbe Naturforscher. Diese gesetzmässige Reaktion des tierischen Organismus auf die Aussenwelt, welche mit Hilfe dieses niederen Teils des Zentralnervensystems zustande kommt, nennt der Physiologe einen Reflex.

Aber nun tritt der Physiologe mit seiner Forschung an die höchsten Teile des Zentralnervensystems heran, und da erhält seine Tätigkeit plötzlich einen ganz anderen Charakter. Er gibt es auf, seine Aufmerksamkeit auf den Zusammenhang zu konzentrieren, welcher zwischen den äusseren Erscheinungen und den Reaktionen des Organismus auf dieselben besteht, und beginnt vage Vermutungen über die inneren Zustände der Tiere nach dem Muster seiner eigenen subjektiven Zustände aufzustellen. Bis zu diesem Moment bediente er sich nur allgemeiner naturwissenschaftlicher Begriffe. Jetzt hingegen hat er sich an Begriffe gewandt, die ihm ganz fremd sind und in keinerlei Beziehung zu seinen früheren Begriffen stehen — an psychologische Begriffe —, kürzer gesagt, er ist aus der räumlichen Welt in eine raumlose hinübergestiegen. Dieses ist augenscheinlich ein Schritt von grösster Tragweite. Wodurch mag er hervorgerufen sein? Welche schwerwiegende Gründe können den Physiologen hierzu gezwungen haben? Was für ein Kampf von Meinungen muss dem vorangegangen sein? Man ist gezwungen, auf alle diese Fragen eine ganz unerwartete Antwort zu geben: nichts Derartiges ist in der Wissenschaft diesem ausserordentlichen Schritt vorangegangen. Die Naturwissenschaft in Person des Physiologen, der die höchsten Teile des Nervensystems untersucht, hat sich, man kann sagen, unbewusst und ohne es selbst zu bemerken, einer allgemein üblichen Manier unterworfen. Der Physiologe hat sich dazu hergegeben sich seine Vorstellungen über die kompliziertesten Tätigkeiten der lebenden Wesen nach Analogie mit sich selbst zu bilden, indem er für die Tätigkeit anderer Lebewesen dieselben inneren Gründe annahm, welche wir in uns selbst fühlen und erkennen.

So verliess also in diesem Punkt der Naturforscher die feste naturwissenschaftliche Position. Und was hat er statt dessen erworben? Er entnahm nun die Begriffe demjenigen Interessengebiet des menschlichen Verstandes, von welchem die Bearbeiter dieses Gebietes selbst erklären, dass es, ungeachtet seines grössten Alters, bis jetzt noch nicht das Recht hat, sich eine Wissenschaft zu nennen. Die Psychologie ist als Erkenntnis der Innenwelt des Menschen bis jetzt noch auf der Suche nach ihren eigenen, wirklichen Methoden. Und der Physiologe hat die undankbare Aufgabe übernommen, über die Innenwelt der Tiere zu raten.

Hiernach ist es nicht schwer zu verstehen, dass die Erforschung des kompliziertesten Teils des Zentralnervensystems der höheren Tiere sich bis jetzt noch nicht in einem regulären und ununterbrochenen Fortschritt befindet. Diese Forschung ist aber ungefähr hundert Jahre alt. Seit dem Jahre 70 des vorigen Jahrhunderts erhielt zwar die Arbeit an den höchsten Teilen des Gehirns einen sehr starken Schub vorwärts; aber auch dieses hat die Forschung in keine weiten, gangbaren Bahnen geführt. Es wurden einige grundlegende Tatsachen im Verlauf einiger Jahre erhalten, und dann stockte die Forschung wieder. Der Gegenstand ist doch ersichtlich enorm umfangreich, und trotzdem wiederholen sich in den Arbeiten schon seit 20—30 Jahren meistens dieselben Themen; etwas der Idee nach Neues ist kaum vorhanden. So kann sich die Psychologie als Bundesgenossin vor der Physiologie nicht rechtfertigen.

Bei solch einer Sachlage verlangt es der gesunde Menschenverstand, dass die Physiologie auch hier auf den Weg der Naturwissenschaft zurückkehre. Was soll sie aber in diesem Falle tun? Es liegt ihr ob, bei der Untersuchung der höchsten Teile des Zentralnervensystems demselben Verfahren treu zu bleiben, welches sie zur Erforschung der niederen Teile benutzt hat, d. h. sie muss die Veränderungen in der Aussenwelt mit den ihnen entsprechenden Veränderungen im tierischen Organismus genau gegeneinander stellen und die Gesetze dieser gegenseitigen Beziehungen ausfindig machen. Aber diese Beziehungen sind, wie es ja scheint, so furchtbar kompliziert. Sollte es möglich sein, an ein objektives Registrieren derselben zu schreiten? Auf diese wirklich kapitale Frage gibt es nur eine einzige Antwort: einen Versuch beharrlicher und lange durchgeführter Forschung in dieser Richtung. So eine rein objektive Gegeneinanderstellung der Aussenwelt und des tierischen Organismus wird gerade gegenwärtig von vielen Forschern in Anwendung auf die ganze Ausdehnung der Tierwelt erprobt.

Ich habe die Ehre, diese Probe hinsichtlich der kompliziertesten Tätigkeit eines höheren Tieres, und zwar des Hundes, hier vorzulegen. Im weiteren werde ich mich auf die zehnjährige Tätigkeit der unter meiner Leitung stehenden Laboratorien stützen, in denen wir — eine grosse Zahl junger Arbeiter zusammen mit mir — auf dem neuen Forschungswege geradezu unser Glück versuchten. Diese zehnjährige Arbeit, welche bald durch die quälendsten Zweifel getrübt, bald — und zwar je weiter desto öfter — durch die aufmunternde Gewissheit beseelt wurde, dass unsere Anstrengungen nicht unnütz seien — diese Arbeit liefert, wie ich jetzt überzeugt bin, eine unstreitige Lösung der oben gestellten Frage im positiven Sinne.

Die ganze Tätigkeit der höchsten Teile des zentralen Nervensystems, wie sie sich von unserem Standpunkte aus vor uns enthüllte, stellte sich uns in Form von zwei Grundmechanismen dar: erstens, als Mechanismus einer zeitweisen Vereinigung, gleichsam einer zeitweisen Schliessung der Leitungsbahnen zwischen den Erscheinungen der Aussenwelt und den auf sie antwortenden Reaktionen des tierischen Organismus und zweitens, in Form eines Mechanismus von Analysatoren.

Lassen Sie uns diese Mechanismen, jeden einzeln, betrachten.

Ich habe oben erwähnt, dass die Physiologie im niederen Teil des Zentralnervensystems schon längst den Mechanismus des sog. Reflexes festgestellt hat, d. h. den Mechanismus einer ständigen Verbindung zwischen bestimmten Erscheinungen der Aussenwelt und den ihnen entsprechenden, ganz bestimmten Reaktionen des Organismus, — einer Verbindung, welche mit Hilfe des Nervensystems zustande kommt. Es war ganz natürlich, diesen

Reflex als eine einfache und ständige Verbindung mit dem Ausdruck „unbedingter Reflex" zu bezeichnen. Aus den von uns festgestellten Tatsachen zogen wir den Schluss, dass im höchsten Teile des Zentralnervensystems der Mechanismus einer zeitweiligen Verbindung verwirklicht ist. Bald spiegeln sich die Erscheinungen der Aussenwelt durch die Vermittlung dieses Teiles des Organismus in seiner Tätigkeit wieder, bald bleiben sie für den Organismus indifferent. Es war ebenso natürlich, diese zeitweilige Verbindung, diese neuen Reflexe als „bedingte Reflexe" zu bezeichnen. Was bietet der Mechanismus einer zeitweiligen Verbindung dem Organismus? Wann erscheint die zeitweilige Verbindung, der bedingte Reflex?

Wollen wir von einem lebendigen Beispiel ausgehen. Das wesentlichste Band zwischen dem lebenden Organismus und der ihn umgebenden Natur ist durch gewisse chemische Stoffe gegeben, welche fortwährend in den Bestand des gegebenen Organismus eintreten müssen, d. h. durch die Nahrung. Auf den niedersten Stufen der Tierwelt führt hauptsächlich nur eine unmittelbare Berührung zwischen dem tierischen Organismus und der entsprechenden Nahrung zum Stoffwechsel. Diese Beziehungen werden auf den höheren Stufen der Tierwelt viel zahlreicher und weitgehender. Jetzt richten Gerüche, Laute und Bilder das Tier in dem weitesten Kreise seiner Umgebung auf die Nahrungsstoffe. Und auf der höchsten Stufe zerstreuen die Laute der Sprache und die Schrift- und Druckzeichen die ganze Menschenmasse über die ganze Oberfläche der Erdkugel auf der Suche nach dem täglichen Brot.

Auf diese Weise erscheinen die unzähligen, mannigfaltigen äusseren Einwirkungen gleichsam als Signale der Nahrungsstoffe, indem sie die höheren Tiere darauf richten, dieselben zu ergreifen und sie so veranlassen eine Verbindung mit der Aussenwelt durch die Nahrung einzugehen. Mit dieser Mannigfaltigkeit und dieser Entfernung vom zu erlangenden Objekt geht die Veränderung Hand in Hand, welche eine Ersetzung der konstanten Verbindung der äusseren Agentien mit dem Organismus durch temporäre Verbindungen mit sich bringt, denn erstens sind die entfernteren Verbindungen ihrem Wesen nach zeitliche und veränderliche Verbindungen und zweitens würden sie auch dank ihrer kolossalen Menge als konstante Verbindungen in keinem von den umfangreichsten Apparaten Platz finden können.

Das gegebene Nahrungsobjekt kann sich bald an dem einen, bald an dem anderen Orte befinden, kann folglich einmal von irgendwelchen bestimmten Erscheinungen, ein anderes Mal von ganz anderen Erscheinungen begleitet sein und kann als gewisser Bestandteil in dem einen oder dem andern System der Aussenwelt enthalten sein. Und deswegen müssen bald diese, bald jene Erscheinungen der Aussenwelt ihre Wirkung als Reize geltend machen und im Organismus eine positive Bewegungsreaktion zu diesem Objekt im weitesten Sinne des Wortes hervorrufen.

Um die zweite Behauptung — dass die entfernteren Verbindungen unmöglich konstant sein können — recht greifbar zu machen, möchte ich einen Vergleich gebrauchen. Man stelle sich vor, dass anstatt der jetzt vorhandenen Telephonverbindung durch eine Zentralstation, die ja eine zeitweilige Verbindung ist, eine konstante Verbindung aller Abonnenten miteinander vorhanden wäre. Wie wäre das teuer und schwerfällig, ja es wäre geradezu undurchführbar. Was in diesem Falle durch eine gewisse Bedingtheit der Verbindung (man kann nicht jeden Augenblick vereinigt werden) verloren geht, wird überreich durch die Weite und Mannigfaltigkeit der Verbindungsmöglichkeiten ersetzt.

Wie wird diese temporäre Verbindung hergestellt, wie bildet sich der bedingte Reflex? Dazu ist es erforderlich, dass das neue indifferente äussere Agens in der Zeit ein- oder mehreremal mit der Wirkung eines anderen Agens zusammentreffe, welch letzteres schon mit dem Organismus in Verbindung steht, d. h. sich in irgendwelche Tätigkeit des Organismus umsetzt. Wenn die Bedingung dieses zeitlichen Zusammentreffens erfüllt ist, so geht das neue Agens dieselbe Verbindung ein, es äussert sich in derselben Tätigkeit. Auf diese Weise entsteht also der neue bedingte Reflex dank dem Vorhandensein des alten, unbedingten. Wenn man die Sache näher betrachtet, geht dabei im höheren Nervensystem, wo der Vorgang der Entstehung der bedingten Reflexe statthat, folgendes vor sich. Wenn ein neuer, früher gleichgültiger Reiz, nachdem er in die Grosshirnhemisphären gelangt ist, in diesem Augenblick im Nervensystem einen in starkem Erregungszustande befindlichen Herd antrifft, so fängt der hierher gelangte Reiz an, sich zu konzentrieren, sich gewissermassen einen Weg zu diesem erregten Herd und von ihm weiter zum entsprechenden Organ zu bahnen und wird auf diese Weise zum Erreger dieses Organs. Im entgegengesetzten Falle, wenn kein solcher Herd vorhanden ist, zerstreut sich der Herd ohne merkbaren Effekt in der Masse der Grosshirnhemisphären. So ist das Grundgesetz des höchsten Teiles des Nervensystems formuliert.

Ich möchte das eben über den Entstehungsmechanismus des bedingten Reflexes Gesagte in möglichster Kürze durch Tatsachen illustrieren.

Unsere ganze Arbeit ist bis jetzt ausschliesslich an einem kleinen, physiologisch wenig wichtigen Organ — an der Speicheldrüse — gemacht worden. Wenn diese Wahl zu Anfang auch zufällig getroffen war, erwies sie sich bei der weiteren Arbeit als eine sehr zutreffende, ja geradezu als eine glückliche. Erstens wurde sie einer Grundforderung des wissenschaftlichen Denkens gerecht: im Bereich komplizierter Erscheinungen mit dem möglichst einfachen Fall zu beginnen; zweitens konnten an unserem Organ die einfache und die komplizierte Nerventätigkeit scharf unterschieden werden, so dass sie leicht miteinander verglichen werden konnten. Und dieser Umstand hat auch zur Aufklärung der Sache geführt. Schon seit langer Zeit war es der Physiologie bekannt, dass die Speicheldrüse beim Einführen von Speise oder anderen

Reizstoffen in den Mund zu arbeiten beginnt, d. h. dem Munde ihre Flüssigkeit zustellt, und dass dieses durch Hilfe bestimmter Nerven zustande kommt. Diese Nerven empfangen den Reiz, welcher von den mechanischen und chemischen Eigenschaften des in den Mund gelangten Stoffes herrührt und leiten ihn zuerst ins Zentralnervensystem und von dort zur Drüse, in welcher sie dann die Speichelfabrikation hervorrufen. Dieses ist der alte Reflex, nach unserer Terminologie der „unbedingte" — eine konstante nervöse Verbindung, eine einfache Nerventätigkeit, welche vollkommen ebenso auch bei Tieren ohne höhere Teile des Gehirns zustande kommt. Aber zugleich ist es nicht nur den Physiologen, sondern jedem Menschen bekannt, dass die Speicheldrüse in kompliziertesten Beziehungen zur Aussenwelt steht, wie z. B. wenn bei einem hungrigen Menschen oder Tier der Anblick einer Speise oder auch nur der Gedanke an dieselbe den Speichel treibt. Nach der alten Terminologie sagte man, dass die Speichelabsonderung auch psychisch erregt werden kann. Für diese komplizierte Nerventätigkeit ist die höchste Abteilung des Gehirns nötig. Unsere Analyse hat gerade in diesem Punkte gezeigt, dass dieser komplizierten Nerventätigkeit der Speicheldrüse, diesen ihren kompliziertesten Beziehungen zur Aussenwelt der Mechanismus der zeitweiligen Verbindung, des bedingten Reflexes, den ich oben in allgemeinen Zügen beschrieben habe, zugrunde liegt. Die Sache erhielt in unseren Versuchen ein ganz deutliches und unstreitiges Aussehen. Alles in der Aussenwelt Vorhandene: alle Laute, Bilder, Gerüche usw. — alles konnte in zeitweilige Verbindung mit der Speicheldrüse gebracht werden, in ein speicheltreibendes Agens verwandelt werden, wenn es nur zeitlich mit dem unbedingten Reflex zusammentraf, mit der Speichelabsonderung auf Stoffe, die in den Mund gelangten, kurz, wir konnten für die Speicheldrüse bedingte Reflexe bilden, soviel wir wollten, und konnten, was wir nun wollten, zum bedingten Reflex machen.

Gegenwärtig stellt die Lehre von den bedingten Reflexen allein auf Grund der Arbeit unserer Laboratorien ein sehr umfangreiches Kapitel dar, das eine Menge Tatsachen und eine ganze Reihe genauer Regeln, welche dieselben ordnen, enthält. Das Folgende ist nur der allerallgemeinste Grundriss, oder, genauer gesagt, nur ein Verzeichnis der Hauptpunkte dieses Kapitels.

Vor allem kommen ziemlich zahlreiche Einzelheiten hinsichtlich der Bildungsgeschwindigkeit der bedingten Reflexe in Betracht. Darauf folgen die verschiedenen Arten der bedingten Reflexe und ihre allgemeinen Eigenschaften. Da die bedingten Reflexe ihren Sitz im höchsten Teile des Nervensystems haben, in dem ein fortwährendes Zusammentreffen von unzähligen Einwirkungen der Aussenwelt statthat, so ist es weiterhin verständlich, dass zwischen den verschiedenen bedingten Reflexen ein unaufhörlicher Kampf, oder eine Wahl in jedem gegebenen Augenblick vor sich geht. Daher die fortwährende Hemmung dieser Reflexe.

Gegenwärtig sind drei Hemmungsarten festgestellt worden: die einfache Hemmung, die erlöschende und die bedingte Hemmung. Sie bilden alle zusammen die Gruppe der äusseren Hemmungserscheinungen, denn sie beruhen alle auf dem Hinzufügen eines äusseren Agens zum bedingten Reize. Andererseits unterliegt ein schon gebildeter bedingter Reflex nur durch die Wirkung seiner inneren Beziehungen fortwährenden Schwankungen, sogar bis zum kurzdauernden, vollständigen Verschwinden — kurz gesagt — es findet auch eine innere Hemmung statt. Wenn z. B. ein sogar sehr alter bedingter Reflex mehreremal wiederholt wird, ohne dass er vom unbedingten Reflexe, mit dessen Hilfe er gebildet worden war, begleitet wurde, so fängt er sofort an, allmählich und unaufhaltsam seine Wirkungskraft zu verlieren und fällt rasch oder langsam bis zu 0, d. h., wenn der bedingte Reflex als Signal des unbedingten anfängt, falsch zu signalisieren, so beginnt er sofort seine Reizwirkung allmählich zu verlieren. Dieser Verlust der Wirkung der bedingten Reflexe kommt nicht durch Zerstörung des bedingten Reflexes zustande, sondern nur wegen zeitweiliger innerer Hemmung des Reflexes, denn der auf diese Weise erloschene bedingte Reflex stellt sich nach einiger Zeit von selbst wieder her. — Es gibt auch noch andere Fälle von innerer Hemmung. — Weiter wurde in den Versuchen eine neue wichtige Seite der Sache entdeckt. Es erwies sich, dass ausser der Erregung und der Hemmung ebenso oft eine Hemmung der Hemmung, kurz gesagt, eine Enthemmung existiert.

Man kann nicht sagen, welche von diesen drei Tätigkeiten die wichtigste ist. Man muss einfach konstatieren, dass die ganze höchste Nerventätigkeit, wie sie sich in den bedingten Reflexen offenbart, aus einem fortwährenden Wechsel, oder besser gesagt, aus einem Balancieren dieser drei Grundprozesse, der Erregung, der Hemmung und der Enthemmung besteht.

Ich gehe zum zweiten der früher genannten Grundmechanismen, zum Mechanismus der Analysatoren, über.

Wie oben angedeutet wurde, erweist sich die zeitweilige Verbindung als nötig, sobald die Beziehungen des Tieres zur Aussenwelt komplizierter werden. Aber diese grössere Kompliziertheit der Beziehungen setzt beim tierischen Organismus die Fähigkeit voraus, die Aussenwelt in Einzelheiten zu zerlegen. Und in Wirklichkeit besitzt auch jedes höhere Tier mannigfaltige und höchst feine Analysatoren. Es sind das diejenigen Organe, welche bis jetzt Sinnesorgane genannt wurden. Die physiologische Lehre von ihnen besteht, wie die Benennung der Organe es selbst anzeigt, in ihrem grössten Teil aus subjektivem Material, d. h. aus Beobachtungen und Versuchen an den Empfindungen und Wahrnehmungen der Menschen, und auf diese Weise entbehrt sie aller der aussergewöhnlichen Mittel und Vorteile, welche die objektive Forschung und das in seiner Anwendung beinahe unbegrenzte Tierexperiment bieten. Allerdings gehört dieses Gebiet der Physiologie dank dem

Interesse und der Beteiligung einiger genialer Forscher in einigen Hinsichten zu den am meisten bearbeiteten Teilen der Physiologie und enthält zahlreiche Angaben von hervorragendem wissenschaftlichem Wert. Aber diese Vollkommenheit der Forschung bezieht sich hauptsächlich auf die physikalische Seite der Sache in diesen Organen, wie z. B. im Auge, auf die Bedingungen, welche zum Erhalten eines klaren Bildes auf der Netzhaut erforderlich sind. Im rein physiologischen Teil, d. h. in der Forschung über die Bedingungen und Arten der Reizbarkeit der Nervenendigungen des gegebenen Sinnesorgans gibt es schon eine Menge ungelöster Fragen. Im psychologischen Teil, d. h. in der Lehre über Empfindungen und Vorstellungen, welche dem Reize dieser Organe entstammen, sind, ungeachtet alles Scharfsinnes und der feinen Beobachtungsgabe, welche die Arbeiter auf diesem Gebiet an den Tag gelegt haben, dem Wesen der Sache nach, nur ganz elementare Tatsachen festgestellt. Augenscheinlich entspricht das, was der geniale Helmholtz als „unbewusste Schlüsse" bezeichnet hat, dem Mechanismus des bedingten Reflexes. Wenn sich z. B. der Physiologe davon überzeugt, dass zum Ausarbeiten der Vorstellung über die tatsächliche Grösse eines Gegenstandes eine bestimmte Arbeit der inneren und der äusseren Augenmuskel erforderlich ist, so konstatiert er den Mechanismus des bedingten Reflexes. Wenn eine gewisse Kombination von Reizen, welche der Netzhaut und diesen Musken entstammen, mehreremal mit den Tastreizen eines Gegenstandes von bestimmter Grösse zeitlich zusammengetroffen ist, so wird sie zum bedingten Reize der tatsächlichen Grösse dieses Gegenstandes. Von diesem, kaum zu bestreitenden Standpunkte aus sind die grundlegenden Tatsachen des psychologischen Teiles der physiologischen Optik, wenn sie physiologisch verstanden werden, nichts als eine Reihe von bedingten Reflexen, d. h. eine Reihe von elementaren Tatsachen aus der komplizierten Tätigkeit des Augenanalysators. In Summa bleibt hier, wie auch überall in der Physiologie unendlich mehr zu wissen übrig, als bis jetzt bekannt ist.

Der Analysator ist ein komplizierter Nervenmechanismus, welcher mit dem äusseren rezeptierenden Apparat beginnt und im Gehirn endigt, und zwar bald in dessen niedrigsten, bald in dessen höchsten Abschnitten, im letzteren Falle auf eine unendlich komplizierte Weise. Ein grundlegendes Faktum der Physiologie der Analysatoren ist es, dass jeder periphere Apparat einen speziellen Transformator der gegebenen äusseren Energie in den Nervenprozess darstellt. Und darauf folgt eine lange Reihe entweder noch lange nicht gelöster oder auch überhaupt noch nicht gestellter Fragen: durch welchen Prozess geht in letzter Instanz diese Transformation vor sich? Worauf beruht die Analyse selbst? Welcher Teil der Leistungen des Analysators ist der konstruktiven Anlage und den Prozessen im peripheren Apparat, und welcher Teil denen im Gehirnende des Analysators zuzuschreiben? Was für aufeinanderfolgende Stufen bietet diese Analyse von ihrer einfachsten bis zu ihrer höchsten Entwicklung? Und schliesslich: nach welchen allgemeinen Gesetzen geht diese Analyse vor sich? Gegenwärtig unterliegen alle diese Fragen einer rein objektiven Untersuchung an Tieren, mit Hilfe der Methode der bedingten Reflexe.

Indem man diese oder jene Erscheinung der Natur mit dem Organismus in zeitweilige Verbindung setzt, ist es leicht zu bestimmen, bis zu welchem Grade der Zerlegung der Aussenwelt der gegebene Analysator des Tieres gehen kann. Z. B. kann beim Hunde ohne besondere Mühe vollkommen genau festgestellt werden, dass sein Ohranalysator die feinsten Klangfarben und die kleinsten Teile von ganzen Tönen unterscheidet und dieselben nicht nur überhaupt unterscheidet, sondern auch diesen Unterschied dauernd festhält (das, was man beim Menschen absolutes Gehör nennt) und in seiner Fähigkeit, durch hohe Töne gereizt zu werden, viel weiter geht, als das Ohr des Menschen, indem er bis zu 70—90 tausend Schwingungen in der Sekunde aufnimmt, wogegen die Grenze des menschlichen Gehörs bei 40—50 tausend Schwingungen in der Sekunde liegt.

Davon abgesehen treten bei der objektiven Untersuchung allgemeine Regeln hervor, nach denen die Analyse von statten geht. Die wichtigste Regel ist die, dass die Analyse stufenweise vor sich geht. In den bedingten Reflex, in die temporäre Verbindung tritt der gegebene Analysator mit seinem allgemeinen Teil, mit seiner gröberen Tätigkeit ein, und erst späterhin dank allmählichem Abdifferenzieren bleibt nur die Arbeit seiner feinsten und kleinsten Teile als bedingter Reiz bestehen. So z. B. wirkt, wenn vor dem Tier eine helle Figur erscheint, zuerst auch eine Verstärkung der Beleuchtung als Reiz und erst später kann aus der Figur selbst ein bedingter Reiz ausgearbeitet werden.

Weiterhin tritt aus solchen Versuchen mit bedingten Reflexen an Tieren das Faktum deutlich hervor, dass die Differenzierung durch einen Hemmungsprozess, sozusagen, durch eine Dämpfung aller übrigen Teile des Analysators mit Ausnahme eines bestimmten Teiles erreicht wird. Die allmähliche Entwicklung dieses Prozesses bildet den Grund der stufenweisen Analyse. Es kann durch viele Versuche nachgewiesen werden, dass dieses wirklich so ist. Ich will ein grelles Beispiel anführen. Wenn man das zwischen dem Erregungs- und dem Hemmungsprozess errungene Gleichgewicht schädigt, es zugunsten des Erregungsprozesses verschiebt dadurch, dass man dem Tier Erregungsmittel, z. B. Coffein einführt, so wird eine gut ausgearbeitete Differenzierung sofort stark geschädigt, ja in vielen Fällen bis zu gänzlichem, natürlich nur zeitweiligem Verschwinden gebracht.

Die objektive Untersuchung der Analysatoren hat ihre Vorzüge auch bei den Versuchen mit partiellen Exstirpationen der Grosshirnhemisphären gezeigt. Bei diesen Versuchen ist eine wichtige und genaue Tatsache entdeckt worden: je stärker das Gehirnende des gegebenen Analysators beschädigt ist, desto gröber wird seine Arbeit. Er fährt fort, wie früher, bedingte Verbindungen einzugehen, aber nur mittels seiner allgemeinen Tätigkeit. So z. B. lassen sich bei mehr oder weniger starker Schädigung des Gehirnendes des Ohranalysators Laute überhaupt leicht zum bedingten Reflex machen, aber je beträchtlicher die Zerstörung, desto enger begrenzt werden die komplizierten und feineren bedingten Reflexe auf Töne. Wenn man früher sogar aus Teilen eines Tones einzelne bedingte Reflexe machen konnte, so funktioniert jetzt nur eine ganze Oktave als einzelner bedingter Reiz.

Indem ich den Teil schliesse, welcher von den Tatsachen des neuen Gebietes handelt, kann ich es mir nicht versagen, noch eine kurze Charakteristik der Eigenheiten zu geben, welche die Arbeit auf diesem Gebiete mit sich bringt. Der Forscher fühlt die ganze Zeit unter seinen Füssen festen und ungemein fruchtreichen Boden. Von allen Seiten her stürmen auf ihn Fragen ein, und die Aufgabe besteht nur darin, unter ihnen die am meisten zweckentsprechende und die natürlichste Reihenfolge aufzustellen. Ungeachtet ihres so sehr raschen Ganges trägt die Forschung einen durchweg sicheren Charakter. Einer, der es nicht in der Tat selbst durchgemacht hat, wird kaum geneigt sein zu glauben, wie oft die ihrem Anscheine nach so furchtbar komplizierten, vom psychologischen Standpunkt aus geradezu rätselhaften Beziehungen einer klaren, fruchtbaren physiologischen Analyse unterzogen werden können, welche auf allen Stufen durch die entsprechenden Versuche leicht kontrolliert werden kann. Für den, der auf diesem Gebiet arbeitet, ist ein oft wiederkehrendes Gefühl — das Staunen vor der geradezu unglaublichen Gewalt der objektiven Forschung in diesem für sie neuen Gebiete der kompliziertesten Erscheinungen. Ich bin überzeugt, dass aussergewöhnliches Interesse und wahrhafter Forschungsdrang einen jeden ergreifen werden, der dieses neue Forschungsgebiet betreten wird.

So können also auf rein objektiver naturwissenschaftlicher Grundlage die Gesetze der komplizierten Nerventätigkeit bearbeitet und allmählich ihre geheimnisvollen Mechanismen aufgedeckt werden. Es wäre eine nicht zu rechtfertigende Anmassung, wenn man behaupten wollte, dass durch die zwei beschriebenen Mechanismen ein- für allemal die höhere Nerventätigkeit der höheren Tiere erschöpft sei. Aber das ist auch nicht wichtig. Im gegebenen Falle ist es wesentlich, dass auf rein naturwissenschaftlichem Boden, unter Leitung von rein naturwissenschaftlichen Begriffen ein kolossaler, augenblicklich nicht zu übersehender Forschungshorizont zugänglich wird.

Mit diesen Grundbegriffen über die komplizierte Tätigkeit des tierischen Organismus befindet sich die allgemeinste Vorstellung, welche man vom naturwissenschaftlichen Standpunkt aus über dieselbe haben kann, in vollstem Einklang. Als ein Teil der Natur stellt jeder tierische Organismus ein kompliziertes in sich abgeschlossenes System dar, dessen innere Kräfte jeden Augenblick, solange dieses System als solches existiert, mit den äusseren Kräften des umgebenden Milieu im Gleichgewicht gehalten werden. Je komplizierter der Organismus ist, desto feiner, zahlreicher und mannigfaltiger sind die Gleichgewichtselemente. Diesem Zwecke dienen die Analysatoren und die Mechanismen sowohl der beständigen, als auch der zeitweiligen Verbindungen, welche die präzisesten Beziehungen zwischen den geringsten Elementen der Aussenwelt und den feinsten Reaktionen des tierischen Organimus herstellen. Auf diese Art ist dann das ganze Leben, von den einfachsten bis zu den kompliziertesten Organismen, inkl. den Menschen, eine lange Reihe von stets (bis zum höchsten Punkte) komplizierter werdenden Fällen von Einstellung eines solchen Gleichgewichts mit der Aussenwelt. Es wird die Zeit kommen — mag sie noch weit entfernt sein —, wo die mathematische Analyse, auf die naturwissenschaftliche gestützt, in majestätischen Formeln alle diese Gleichgewichtseinstellungen umfassen und schliesslich auch sich selbst mit hineinschliessen wird.

Indem ich alle angeführten Behauptungen ausspreche, möchte ich doch nicht missverstanden sein. Ich stelle die Psychologie als Erkenntnis der Innenwelt des Menschen durchaus nicht in Abrede. Um so weniger bin ich geneigt, was es auch sei vom innigsten und tiefsten Streben des menschlichen Geistes abzusprechen. Hier und gegenwärtig verteidige und behaupte ich nur die absoluten und unantastbaren Rechte der naturwissenschaftlichen Denkart für alle Fälle und zu jeder Zeit, wo und wieweit sie nur imstande ist ihre Macht zu äussern. — Und wer kann sagen wo diese Möglichkeit ein Ende hat!

Zum Schlusse noch einige Worte über die technische Ausrüstung des neuen Forschungsgebietes.

Der Forscher, welcher sich daran wagt, alle Einwirkungen des umgebenden Milieu auf das Tier zu registrieren, hat ganz exzeptionelle Forschungsmittel nötig. Er muss alle äusseren Einflüsse in Händen halten. Das ist es, weshalb für diese Forschungen ein ganz besonderer, bis jetzt nicht vorhandener Typus von Laboratorien erforderlich ist, in denen erstens keine zufälligen Laute, keine plötzlichen Lichtschwankungen, keine schroff veränderlichen Luftzüge usw. stattfinden können, kurz, in denen nach Möglichkeit die Konstanz aller äusseren Umstände herrscht, und in denen zweitens der Forscher Zuleitungen von Erzeugern der verschiedensten Energien, die im weitesten Masse durch die entsprechenden Analysatoren und Messinstrumente variiert werden können, zu seiner Verfügung hat. Gegenwärtig ist die Arbeit, von welcher die Rede ist, unter den Bedingungen der jetzigen Laboratorien oft nicht nur wider unseren Willen beschränkt, eingeengt, sondern sie ist auch beinahe immer schwer für den Experimentator. Er hat sich wochenlang zum Versuch vorbereitet, und im letzten entscheidenden Augenblick, wenn er mit Aufregung die Antwort erwartet, zerstört eine unerwartete Erschütterung des Gebäudes, ein Lärm, der von der Strasse her hereinklingt, seine Hoffnung, und die gewünschte Antwort muss auf unbestimmte Zeiten hinausgeschoben werden.

Ein normales Laboratorium für eine solche Forschung ist an und für sich ein grosses wissenschaftliches Werk, und es wäre mein sehnlichster Wunsch, dass gerade bei uns, wo der Anfang zu solcher Art Forschungen gelegt worden ist, auch das erste entsprechende Laboratorium entstehen könnte, damit dieses ganze, wie es mir scheint, höchst wichtige wissenschaftliche Unternehmen ganz und gar zu unserem Eigentum und unserem Verdienst werde. Natürlich kann das nur Gegenstand der Gemeininteressen sein. Und zum Schluss muss ich gestehen, dass die Hoffnung auf dieses Gemeininteresse hier in Moskau, dieser Schatzkammer russischen Geistes und russischer Würde, meine Rede geleitet und beseelt hat[1].

---

[1] Mit grosser Genugtuung für mein Vaterland kann ich es erwähnen, dass sofort auf meinen Ruf hinsichtlich des neuen Typus von Laboratorien die „Gesellschaft zur Beförderung des Fortschrittes der experimentellen Wissenschaften usw. von Ch. S. Ledenzow" energisch und reell reagiert hat, so dass das Institut für experimentelle Medizin in St. Petersburg mit dem Bau eines solchen Laboratoriums beginnt.

XII.
Aufgaben und Einrichtung eines zeitgemässen Laboratoriums zur Erforschung der normalen Tätigkeit des höchsten Teiles des Zentralnervensystems bei höheren Tieren.

Vor allem empfinde ich es als meine Pflicht, meinen tiefgefühlten Dank dem Conseil der „Chr. S. Ledenzow-Gesellschaft zur Förderung der experimentellen Wissenschaften und derer praktischer Anwendungen" auszusprechen für die Ehre, die mir durch die Aufforderung zu teil geworden ist, an der heutigen, dem Andenken des Gründers der Gesellschaft, Christophor Semenowitsch Ledenzow, geweihten feierlichen Sitzung teilzunehmen.

Vor einem Jahr habe ich hier, in Moskau, in der ersten allgemeinen Versammlung des XII. Kongresses russischer Naturforscher und Ärzte die Ehre und die Gelegenheit gehabt, die Aufmerksamkeit meiner damaligen Zuhörer auf die Frage nach der Methode zur Untersuchung der höchsten kompliziertesten Tätigkeit der Tiere zu lenken, derjenigen Tätigkeit, welche bis vor kurzem gewöhnlich nach der subjektiven Forschungsmethode, d. h. analog dem inneren Zustande des Menschen behandelt wurde. Dabei strebte ich danach, mich im Tatsachenmaterial, auf meine und meiner zahlreichen Mitarbeiter zehnjährige Arbeit zu stützen, und so eine rein naturwissenschaftliche objektive Forschungsmethode über diese komplizierteste Tätigkeit zu begründen. Es hatte die Physiologie — als derjenige Teil der Naturwissenschaft, welcher den tierischen Organismus untersucht — noch unlängst sich nicht mit der ganzen Fülle der Lebenstätigkeit des Organismus zu beschäftigen, da sie sich von den kompliziertesten Äusserungen dieser Tätigkeit lossagte und diese in ein besonderes Wissensgebiet, in die Psychologie hinüberschob. Gegenwärtig, seit der Feststellung aller Rechte, welche der objektiven Forschungsmethode sozusagen über die ganze Ausdehnung des tierischen Lebens zukommen, steht endlich vor dem Physiologen die ganze Tätigkeit des tierischen Organismus ohne jeglichen Rest, und jeder Augenblick dieser Tätigkeit erscheint in den Augen des Physiologen als gesetzmässige Reaktion auf die unzähligen Erscheinungen der diesen Organismus umgebenden, stets in Bewegung begriffenen Aussenwelt. Bei den höheren Tieren kommt diese Reaktion, wie bekannt, mittels eines besonderen Teils des Organismus, des Nervensystems, zustande. Und zwar ist bei den Forschungen über die einfacheren Beziehungen des Organismus zur Aussenwelt in der Physiologie schon längst die sogenannte reflektorische Tätigkeit des Nervensystems formuliert worden; für die komplizierteren Beziehungen wurde die Vorstellung einer besonderen Variation der reflektorischen Tätigkeit aufgestellt. Neben dem beständigen einfachen, unbedingten Reflex sehen wir bei der kompliziertesten Tätigkeit des tierischen Organismus einen zeitweiligen, komplizierten, bedingten Reflex. Indem das Nervensystem zwischen dem tierischen Organismus und der Aussenwelt bald einfache, bald komplizierte Verbindungen herstellt, erweist es sich zugleich als feinster Analysator, der die kompliziertesten Erscheinungen der Aussenwelt in unzählige Einzelelemente zerlegt. Als Resultat der Tätigkeit dieser Mechanismen des Nervensystems ergibt sich eine feine und genaue Gleichgewichtseinstellung zwischen dem tierischen Organismus, als einem komplizierten in sich abgeschlossenen System, und der diesen Organismus umgebenden Aussenwelt. Mag dies auch nur zeitweise sein, aber bis jetzt ist es möglich ohne besondere Schwierigkeiten die komplizierteste Tätigkeit eines höheren Tieres — eines so hohen Tieres, wie es z. B. der Hund ist — in dieser erweiterten Formel der Nervenfunktionen, d. h. in einer Formel von rein naturwissenschaftlichem Charakter allmählich unterzubringen.

In der vorliegenden kurzen Abhandlung, die dazu noch das spezielle Ziel verfolgt, den Aufbau eines Laboratoriums von neuem Typus zu motivieren, ist es mir natürlich unmöglich, auch nur flüchtig den ganzen Inhalt des neuen, eben im Entstehen begriffenen Kapitels der Tierphysiologie wiederzugeben und an besonders hervorragenden Punkten den reichen Erfolg, den diese Analyse der kompliziertesten Lebenserscheinungen brachte, zu demonstrieren. Aber, wie mir scheint, werden sogar die einzelnen Tatsachengruppen, die ich heute berühren muss, in genügendem Masse bezeugen, bis zu welchem Grade dank diesen Untersuchungen die positive und genaue Kenntnis des tierischen Organismus erweitert wird.

Ein enormer Teil der äusseren sichtbaren Tätigkeit eines normalen höheren Tieres erscheint mir vor allen Dingen als eine Reihe unzähliger bedingter Reflexe, d. h. temporärer Verbindungen zwischen den verschiedensten und feinsten Elementen der Aussenwelt und der Tätigkeit der Skelettmuskulatur, die darauf gerichtet ist, Nahrung in den Organismus einzuführen, zerstörende Einflüsse von dem Organismus fernzuhalten und dergl. Aber bei diesem Teile der kompliziertesten Lebenstätigkeit, d. h. bei den Bedingungen, die zur Bildung bedingter Reflexe nötig sind, ebenso wie bei den Arten und Eigenschaften der bedingten Reflexe will ich nicht stehen bleiben, sondern will mich direkt dem andern Teile jener Tätigkeit zuwenden. Die Aussenwelt, welche das Tier umgibt, ruft einerseits unaufhaltsam bedingte Reflexe hervor, andererseits unterdrückt sie diese ebenso fortwährend und verdeckt sie durch andere Lebenserscheinungen, welche in dem jeweils gegebenen Moment mehr der Forderung des Grundgesetzes des Lebens entsprechen — der Gleichgewichtseinstellung mit der Aussenwelt. Dies werden die verschiedenartigen Hemmungen der bedingten Reflexe sein. Gerade sie sollen vor allem den Gegenstand der vorliegenden Abhandlung bilden.

Unser stetes Beobachtungsobjekt bei der Forschung war der bedingte Reflex, die zeitweilige Verbindung der verschiedensten äusseren Agentien mit der Tätigkeit der Speicheldrüse, d. h. eines Organs, welches sich im Anfangsteil des Verdauungsapparates im tierischen Organismus befindet und, wie der Skelettmuskel, in den kompliziertesten Beziehungen zur Aussenwelt stehen kann, während doch seine Rolle sowie seine Verbindungen im Organismus selbst unendlich einfacher sind. Daher haben wir gerade dieses Organ bevorzugt. Verschiedene äussere Agentien: die verschiedensten Laute, verschiedene Beleuchtungen und Bilder, verschiedene Gerüche und allerlei mechanische und thermische Reize, die die Haut des Tieres treffen und die früher für unsere Drüse indifferent waren, d. h. sie in Ruhe liessen, können von uns in temporäre Erreger dieses Organs verwandelt werden, d. h. in solche Agentien, welche die Drüse veranlassen, die ihr eigentümliche Flüssigkeit zu sezernieren. Wir erreichen dies dadurch, dass wir die Einwirkung der angeführten Agentien auf das Tier und die Einwirkung der gewöhnlichen physiologischen Erreger des Organs mehrere Male zu genau derselben Zeit vereinigen; solche physiologische Erreger sind entweder verschiedene Arten von Nahrung, welche beim Essen mit der Mundhöhle in Berührung kommen, oder verschiedenartige Reizmittel, die vom Hunde zurückgewiesen, von uns aber ihm gewaltsam in den Mund eingeführt werden. Und nun — unter welchen äusseren Bedingungen und unter welchen inneren Zuständen des Tiers verliert denn unser bedingter Reiz seine gewöhnliche ausgebildete Wirkung? Die Zahl der Bedingungen erweist sich schon jetzt als sehr gross, obgleich auch hier von einer eingehenden Kenntnis nicht die Rede sein kann. Selbstverständlich bleibe ich nur auf den Tatsachen stehen, welche mehr oder weniger genau festgestellt sind.

Schon nach Verlauf einiger Jahre beklagten sich bald der eine, bald der andere meiner jungen Mitarbeiter auf dem Gebiete der bedingten Reflexe über den schläfrigen Zustand ihrer Versuchstiere — einen Zustand, welcher die weitere Untersuchung der zu erforschenden Erscheinung aus dem einfachen Grunde ganz unmöglich machte, weil sie verschwand. Diese Schwierigkeit machte sich besonders bemerkbar wenn als bedingtes Agens zur Erregung unseres Organs Temperaturreize der Haut des Tieres — entweder Wärmetemperaturen um $45\,^{\circ}$ C, oder Kältetemperaturen um $6\,^{\circ}$ C — gewählt wurden. In diesen Fällen endigte der Versuch mit tiefem Schlaf und einem vollständigen Aussetzen der ganzen kompliziert-nervösen Tätigkeit des Tieres. Es bildete sich sogar im Laboratorium ein Vorurteil gegen die Arbeit mit Temperaturreizen. Aber die so entstandene Schwierigkeit konnte man ja nur für eine Zeitlang ausschalten, bildete sie doch dem Wesen der Sache nach geradezu einen Teil unserer Aufgabe. Als wir auf diese Erscheinung unsere Aufmerksamkeit konzentrierten, so entdeckten wir auch endlich deren Mechanismus. Als Resultat verschiedenartiger Versuchsformen ergab es sich, dass die Einwirkung eines und desselben Wärme- oder Kältegrades auf eine und dieselbe Stelle der Haut — wenn sie zwar von kurzer Dauer ist, aber oft wiederholt wird, oder noch besser, wenn sie ununterbrochen eine Zeitlang andauert — unbedingt früher oder später zu einem somnolenten Zustande des vorher lebhaften und beweglichen Tiers und weiterhin zu tiefem Schlaf führt. Es wurde klar, dass ein bestimmtes Agens der Aussenwelt ebenso die Ruhe des Tieres, die Unterdrückung seiner höheren Nerventätigkeit bedingen kann, wie andererseits andere Agentien diese oder jene kompliziertnervösen Funktionen hervorrufen. Anders gesagt: neben den verschiedenartigen aktiven Reflexen gibt es einen passiven Reflex.

Die Aussenwelt zwingt das Tier in dem einen Falle zur verschiedenartigsten Tätigkeit, welche notwendigerweise mit der Zerstörung lebendiger Substanz verbunden ist, in anderen Fällen hingegen — wenn solch eine Tätigkeit dank den Verhältnissen des Augenblicks überflüssig erscheint, — veranlasst dieselbe Aussenwelt das Tier ebenso gebieterisch zur Ruhe, die ja die Wiederherstellung der während der Tätigkeit zerstörten lebenden Substanz sichern soll. Und nur auf diese Weise bleibt das stets in Bewegung begriffene physikalisch-chemische System des tierischen Organismus ein einheitliches Ganzes, bleibt es das, was es war. Dass der Schlaf, als eine Hemmung der höheren Nerventätigkeit, nicht nur durch chemische Ursachen, die in der Anhäufung von Produkten der Tätigkeit bestehen, sondern auch noch durch einen eigenartigan reflektorischen Reiz bedingt werden kann, — dies wird auch durch unsere anderen Beobachtungen bekräftigt, bei denen andere Arten von zweifellos vorhandenen Hemmungen auf eine wahrhaft erstaunliche Weise Schläfrigkeit und Schlaf herbeiführten. Ich bin davon überzeugt, dass auf diesem Forschungswege — und nicht hinter Bergen von Schwierigkeiten — die Lösung für die bis jetzt noch unerklärten Erscheinungen des Hypnotismus und der ihm verwandten Zustände liegt. Wenn der gewöhnliche Schlaf eine Hemmung der ganzen Tätigkeit der höchsten Hirnteile ist, so muss man sich den Hypnotismus als eine partielle Hemmung verschiedener Bezirke dieser Abteilung vorstellen. Die Episode mit dem Schlafreflex ist eine von den zahlreichen Illustrationen dazu, dass die nach objektiver Methode vorgenommene Untersuchung, welche alle Einflüsse der Aussenwelt auf den Organismus ohne Ausnahme, — wie flüchtig und gering sie auch sein mögen — in Betracht zieht, dass eine solche Forschung allmählich die gesamte Tätigkeit des Organismus zu umfassen beginnt und sie zu guter letzt in ihrer ganzen Fülle begreifen wird.

Für uns ist der Schlafreflex vorläufig nur eine von den Hemmungsarten unseres bedingten Reflexes. Die Hemmung, welche durch den Schlafreflex veranlasst wird, nennen wir allgemeine Hemmung, denn sie hemmt auch andere kompliziert-nervöse Erscheinungen neben denen, die wir hier behandeln.

Jeden Augenblick gibt sich aber in unseren Versuchen eine andere Tatsache von gerade entgegengesetztem Charakter zu erkennen, nämlich die positive aktive Reaktion des Tiers auf jede Schwankung in dem das Tier umgebenden Milieu. Jeder Laut — er mag noch so schwach sein — der zwischen den gewöhnlichen Lauten und Geräuschen, die das Tier umgeben, auftritt, eine jede Verstärkung oder Abschwächung dieser gewöhnlichen Laute, jede Schwankung in der Intensität der Zimmerbeleuchtung —, es mag sich die Sonne rasch hinter den Wolken versteckt, oder ein Sonnenstrahl die Wolken durchbrochen haben —, jede plötzlich auftretende Zu- oder Abnahme des Lichtes der elektrischen Lampe, ein Schatten, der über das Fenster und das Zimmer läuft, oder irgendein neuer Geruch, der sich im Zimmer verbreitet, ein warmer oder kalter Luftstrom, der irgendwoher ins Zimmer eindringt, und jede leiseste Berührung der Haut (es mag ein noch so unbedeutender Gegenstand sein, wie z. B. eine Fliege, oder von der Decke fallender Stuckstaub) — alle diese und unzählige ähnliche Fälle führen dazu, dass sofort die Tätigkeit dieser oder jener Teile der Skelettmuskulatur unseres Tieres einsetzt: es werden mit den Augenlidern, den Augen, den Ohren, den Nüstern ganz spezielle Bewegungen ausgeführt, der Kopf, der Rumpf und die anderen einzelnen Körperteile bewegen sich und nehmen andere Stellungen an; und dabei können diese Bewegungsvorgänge sich entweder wiederholen und verstärken, oder aber das Tier kann regungslos in einer bestimmten Pose erstarren.

Wir haben wieder eine spezielle Reaktion des Organismus vor uns — einen Reflex, welchen wir Orientierungs- oder Einstellungsreflex nennen. Wenn in der Umgebung des Tieres neue Faktoren auftreten (hierunter verstehe ich auch eine Verstärkung, d. h. eine neue Intensität der alten Agentien), so werden vom Organismus die entsprechenden rezeptierenden Oberflächen in der Richtung dieser neuen Agentien eingestellt, damit es auf ihnen den Abdruck des äusseren Reizes möglichst gut empfange. Diese Einstellung geht natürlich mittels dieses oder jenes Punktes des Zentralnervensystems vor sich. Die erregten Punkte aber ihrerseits unterdrücken und hemmen — nach jenem allgemeinen Gesetz über die gegenseitige Beeinflussung der Nervenzentren, welches für die niedrigeren Teile des Zentralnervensystems schon aufgestellt ist — unseren bedingten Reflex. Vor so einer Extraforderung, der Umgebung, muss die andere gewöhnliche Tätigkeit des Zentralnervensystems zurücktreten.

Dieses ist die alleraufdringlichste und in unseren jetzigen Laboratorien geradezu eine unüberwindliche und nicht zu beseitigende Ursache der Störungen unserer Grunderscheinung, des bedingten Reflexes. Natürlich muss auch diese Erscheinung selbst genau und nach allen Richtungen hin studiert werden, und sie wird auch so untersucht, aber andererseits bildet sie auch für die Untersuchung anderer verschiedenartiger Seiten unserer Haupterscheinung ein kolossales Hindernis, indem sie die Forschung ungemein erschwert oder sie zuweilen geradezu unmöglich macht.

Nun wird aber jeder in der Umgebung auftretende neue Faktor, der sich in nicht allzu grossen Zwischenpausen wiederholt und von keinerlei weiteren unmittelbaren Einwirkungen auf das Tier begleitet wird, immer mehr und mehr indifferent. Der durch ihn hervorgerufene Orientierungsreflex wird immer schwächer und verschwindet schliesslich ganz, und mit ihm verschwindet auch die Hemmwirkung auf unseren bedingten Reflex. Deswegen haben wir diese Art von Hemmung „erlöschende Hemmung" genannt. Durch dieses Erlöschen ist auch augenscheinlich der Umstand begründet, dass der stete Bestand des gegebenen Milieus, welches das Tier umgibt, ohne bemerkbare Wirkung auf das Tier bleibt. Bei bestimmten Kategorien von Versuchen wenden wir oft mit Absicht die Wiederholung von Reizen, die eine erlöschende Hemmung herbeiführen an, um diese Agentien auf so eine Art ganz indifferent zu machen. Aber natürlich können sie nicht alle und nicht für immer auf diese Weise beseitigt werden, denn sie sind unzählig und ihre Hemmwirkung stellt sich, wenn sie nicht wiederholt werden, nach einem gewissen Zeitraum wieder her.

In dieselbe Art von erlöschenden Hemmungen muss auch noch die Wirkung derjenigen zahlreichen Faktoren der Aussenwelt eingereiht werden, welche schon eine spezielle Beziehung zum Organismus haben, d. h. entweder bestimmte angeborene Reflexe oder andere bedingte Reflexe vorstellen. Einerseits rufen alle aussergewöhnlich starken Reize, starke Laute, plötzliche starke Beleuchtung und dergl. spezielle Reaktionen hervor, wie z. B. allgemeines Zittern des Tieres, die Reaktion des Weglaufens, Versuche sich aus dem Gestell freizumachen, oder im Gegenteil — regungsloses Erstarren; andererseits bedingen der Anblick und die Laute von bekannten Tieren, oder der Anblick und die Laute von Menschen, welche zu unserem Versuchstier in einer bestimmten Beziehung stehen, und vieles derartige eine für jeden einzelnen Fall bestimmte, früher ausgearbeitete Antwortreaktion von seiten des Tieres. Diese einzelnen Reaktionen sind natürlich mit der Tätigkeit bestimmter Bezirke des Zentralnervensystems verbunden, und durch diese Tätigkeit wird nach dem schon erwähnten Gesetze diejenige Tätigkeit gehemmt, welche wir untersuchen.

Die eben aufgezählten Reaktionen sind oft stärker und beständiger, als der einfache Orientierungsreflex, obgleich auch sie durch Wiederholung ihre hemmende Wirkung verlieren: daher müssen auch sie dem Typus der erlöschenden Hemmung zugerechnet werden. Um aber durch diese Untergruppe der erlöschenden Hemmungen nicht gestört zu werden, müssen wir sie in der Regel beseitigen, denn die allmähliche Abschwächung ihrer Wirkung durch Wiederholung verlangt viel Zeit.

Hierbei ist aber ein noch viel wesentlicherer Punkt zu beachten: nicht immer kann man die wirkliche Bedeutung des gegebenen Reizes für das Tier sogleich beurteilen. Ist es denn möglich, alle diejenigen zufälligen Verbindungen mit der Aussenwelt zu erfahren, welche bei unserem Hunde vorkommen konnten, ehe er zu unserem Versuchsobjekt wurde?

Weiter folgt nun eine ganze Reihe von äusseren Einwirkungen, welche in geringerem oder in stärkerem Grade einen schädigenden Einfluss auf den Organismus ausüben. Wenn die Befestigung des Tieres im Gestell mit sehr starkem Druck auf irgendeinen Körperteil verbunden ist, wenn der Wärmeapparat oder der mechanische Apparat, welche an die Haut angelegt werden um den entsprechenden Reiz hervorzurufen, den normalen Zustand der Haut (z. B. durch leichte Verbrennung, Rhagaden, Exkoriationen usw.) geschädigt haben, wenn das Einführen von irgendeinem Reizmittel in den Mund, wenn auch in noch so geringem Masse, die Schleimhaut des Mundes verletzt hat, — in allen diesen und in ähnlichen Fällen wird unser bedingter Reflex mehr oder minder darunter leiden und schliesslich vollständig verschwinden. Augenscheinlich ruft die drohende Schädigung des Organismus eine Abwehrreaktion in Form verschiedener Bewegungen zur Beseitigung der Ursache des destruktiven Reizes bei dem Tiere hervor und hemmt wiederum auf diese Weise nach der allgemeinen Regel der Wechselwirkung der Nervenzentren unsere spezielle kompliziert-nervöse Tätigkeit, unseren bedingten Reflex. Diese Art von Hemmung nennen wir einfache Hemmung, denn sie entsteht plötzlich, sobald nur die Ursache für sie gegeben ist, bleibt bestehen und verschwindet zugleich mit ihrer Ursache. Zu den Hemmungen eben dieser Art müssen noch einige innere physiologische Erscheinungen gerechnet werden, welche für einen gegebenen Augenblick eine überwiegende Bedeutung im Organismus erhalten können, wie z. B. die Überfüllung der Harnblase, durch welche die Erregung des die Entleerung der Blase besorgenden Innervationsapparats hervorgerufen wird.

Als am meisten erforschtes Glied dieser Gruppe von Hemmungen treffen wir die physiologischen Faktoren, die auf dasjenige Organ wirken, welches in unsern Versuchen stets eine Rolle spielt — auf die Speicheldrüse. Diese Drüse dient sowohl zur physikalischen und chemischen Bearbeitung der aufgenommenen Nahrung, als auch zur Reinigung des Mundes von den mit der Speise in den Mund gelangenden untauglichen, schädlichen Stoffen. In diesen beiden Fällen ist die Tätigkeit der Drüse gewissermassen verschieden und wird von den speziellen Nervenzentren aus unter dem Einflusse der entsprechenden Reize erregt. Zwischen diesen beiden Zentren besteht, wie zwischen allen andern ein Antagonismus. Der unbedingte Reflex von nicht essbaren Stoffen hemmt den bedingten Reflex von essbaren Stoffen und umgekehrt. Diese Hemmung entsteht auf einmal und bleibt auch so lange bestehen, als die sie hervorrufende Ursache wirkt.

Wie man aus dieser flüchtigen Übersicht ersieht, kreuzt sich eine sehr lange Reihe von äusseren und inneren Einwirkungen mit der von uns untersuchten kompliziert-nervösen Tätigkeit, mit unserem bedingten Reflex. Aber um in vollem und wirklichen Masse die Bedeutung der aufgezählten Momente für diese Tätigkeit beurteilen zu können, ist es nötig, bei noch einer Reihe von Erscheinungen stehen zu bleiben, welche mit den bedingten Reflexen eng verbunden sind.

Wenn das Zustandekommen einer zeitweiligen Verbindung zwischen gewissen äusseren Erscheinungen und den entsprechenden Reaktionen des Organismus ein Ausdruck der Vollkommenheit der animalen Maschine, ein Zutagetreten der genaueren Gleichgewichtseinstellung des Organismus mit der Aussenwelt ist, so lässt sich diese Vollkommenheit noch mehr in denjenigen Schwankungen erkennen, welchen diese zeitweilige Verbindung, sozusagen, durch die innere Mechanik des Nervensystems unterzogen wird.

Wenn ein bestimmtes Agens, unser bedingter Erreger, der sozusagen die Nahrung vertritt und gewissermassen das Signal der Nahrung ist, der also die entsprechende Reaktion des Organismus (in unserem Falle die Speichelabsonderung) hervorruft, sich plötzlich im Widerspruch mit der Wirklichkeit erweist, d. h. einige Male nacheinander nicht mit der Nahrung zusammenfällt, dann büsst er allmählich seine Erregungswirkung ein. Dieses Resultat wird nicht durch das Zerstören des bedingten Reflexes, sondern durch eine zeitweilige Hemmung mittels eines speziellen inneren Prozesses erreicht. Ebenso, wenn ein bedingter Reiz mit dem unbedingten, von welchem er seine Reizwirkung erhält, nur in einem gewissen Augenblicke seiner Anwesenheit zusammenfällt, so wird seine Wirkung bis zu diesem Augenblicke auch gehemmt. Physiologisch ist der Sinn der Sache klar: wozu soll diese oder jene Tätigkeit stattfinden, wenn sie unter den gegebenen Umständen nicht am Platze ist? Diese Hemmung der zeitweiligen Verbindung, des bedingten Reflexes, haben wir **innere Hemmung** genannt im Gegensatze zu der Reihe von Hemmungen, von welchen oben die Rede war, und welche insgesamt **äussere Hemmungen** genannt worden sind.

Man muss noch bei einer besondern Bedingung stehen bleiben, bei welcher die innere Hemmung eintritt. Falls ein, im vollen Sinne des Wortes, indifferentes Agens einige Mal mit dem bedingten Reize zusammenfällt, und zwar nur dann, wenn dieses letztere nicht von dem unbedingten Reflexe, welcher ihn ins Leben gerufen hat, gefolgt wird, so entwickelt sich innere Hemmung, d. h. die gegebene Kombination verliert allmählich ihre Reizwirkung, welche dem bedingten Reize allein zukam. Dieses hinzugekommene indifferente Agens, dank dessen Nachbarschaft der bedingte Reiz in der Kombination seine Reizwirkung allmählich verloren hat, bezeichnen wir als bedingten Hemmungsreiz, oder als Hemmungsagens. Dieses Agens nun ist wirklich ein Hemmagens, denn zu jeglichem anderen, durch denselben unbedingten Reiz entstandenen bedingten Reflex hinzugefügt, hemmt es ihn vom ersten Male. Man könnte denken, dass das bedingt hemmende Agens gewissermassen ein Erreger des Prozesses der inneren Hemmung ist, und das der ganze Mechanismus der bedingten Hemmung gewissermassen der Mechanismus eines negativen bedingten Reflexes ist. Das dem auch wirklich so ist, dafür sprechen unsere neuesten Versuche, in welchen dank wiederholtem zeitlichem Zusammenfallen des indifferenten Agens mit dem Prozesse der inneren Hemmung, aus diesem indifferenten Agens ein bedingtes Hemmungsagens ausgearbeitet wurde.

Wie wir uns bei unserer Arbeit immerfort überzeugen müssen, spielt die innere Hemmung in der Äusserung der komplizierten Tätigkeit des Zentralnervensystems eine ganz kolossale Rolle. So z. B. begleitet sie stets die Tätigkeit des Differenzierens im Nervensystem.

Was diese innere Hemmung eigentlich ist, bleibt vorläufig dunkel; aber das ist noch kein ausreichender Grund, den Erfolg zu bezweifeln, den ihr detailliertes Studium bringen kann. Hier, wie überall in der Naturwissenschaft, beginnt das Studium damit, dass es das Faktum selbst konstatiert und seine verschiedentlichen Modifikationen unter verschiedenen Umständen systematisiert. Dies liefert dann später Material, um reale Vorstellungen über seinen Mechanismus zu bilden. So wissen wir gegenwärtig schon, dass der Prozess der inneren Hemmung viel lockerer, viel labiler ist, als der Erregungsprozess. Es gibt sogar schon Hinweise auf das quantitative Verhältnis zwischen den Intensitäten dieser beiden Prozesse.

Dieser Prozess der inneren Hemmung unterliegt seinerseits, wie auch der bedingte Erregungsprozess, wiederum der Hemmung. So haben wir denn eine Hemmung der Hemmung vor uns, anders gesagt, eine Enthemmung, d. h. eine Befreiung des gehemmten Prozesses, des bedingten Reflexes. Als solche Hemmungen des Prozesses der inneren Hemmung, als Enthemmungsagentien, erscheinen uns alle diejenigen Agentien, welche ich eben als Hemmagentien des bedingten Reizes beschrieben habe.

Doch fürchte ich, dass das ofte Wiederholen und viele deklinieren des Wortes „Hemmung", dass dieses Auftürmen von „Hemmungen" aufeinander einen unvorteilhaften Eindruck machen und das tatsächliche Wesen der Sache sehr verdunkeln kann.

In Anbetracht dessen will ich ein konkretes Beispiel beschreiben:

Ich nehme einen von unseren bedingten Reizen, z. B. den Ton einer Orgelpfeife mit 1000 Schwingungen in der Sekunde. Dank dem vielmaligen Zusammenfallen dieses Tones mit dem Füttern des Tieres wird er nun selbst an und für sich den Speichel treiben, d. h. er ist jetzt ein bedingter Reiz unserer Speicheldrüse. Nun wiederhole ich ihn einige Mal, aber ohne darauf folgende Fütterung. Wie schon oben gesagt wurde, verliert er allmählich seine Reizwirkung und wird für die Drüse indifferent. Ihn hat der Mechanismus der inneren Hemmung unwirksam gemacht, er ist innerlich gehemmt. Schliesslich füge ich zu dem Ton, welcher auf diese Art zeitweise unwirksam gemacht worden ist, irgendein neues Agens hinzu, z. B. das Aufleuchten einer elektrischen Lampe vor den Augen des Tieres. Dieser Lichtreiz hat niemals irgendwelche Beziehung zur Speicheldrüse gehabt und hat sie auch jetzt, wenn er allein genommen wird, nicht. Und doch sehe ich, dass mein erlöschter bedingter Reiz sofort seine Reizwirkung wieder erlangt hat: es fliesst Speichel, und der Hund, der eben während des Klingens des Tons teilnahmslos dastand, oder sich gar vom Experimentator abkehrte, dreht nun den Kopf zum Experimentator hin und beleckt sich, wie bei bevorstehender Fütterung. Die Sachlage kann nur so verstanden werden, dass das Aufleuchten der Lampe die innere Hemmung gehemmt, beseitigt hat und auf diese Weise den bedingten Reflex enthemmt, wieder hergestellt hat. Genau ebenso geht die Enthemmung auch in andern Fällen von Hemmung vor sich. So lässt sich auch die bedingte Hemmung als ein spezieller Fall der inneren Hemmung enthemmen.

Aber hier ist eine Frage möglich: es wird ja sowohl das eine, als auch das andere gehemmt, von wo kommt denn dann die Enthemmung, d. h. was kann frei werden, wenn unser Hemmungsreiz auch den Reflex selbst hemmt?

Eine einfache Lösung der Sache liegt in folgendem: wie soeben erwähnt worden, ist der Prozess der inneren Hemmung viel lockerer, als der Erregungsprozess und daher können immer solche Intensitäten der neuen äusseren Agentien, die ja die Rolle der Hemmungsagentien übernehmen, gefunden werden, oder auch von selbst vorkommen, welche zwar eben noch genügen, um die innere Hemmung zu hemmen, d. h. sie hinwegzuheben, die aber noch nicht stark genug sind, um den beständigen Prozess des bedingten Reizes zu unterdrücken. Gerade in diesem Falle tritt denn auch die Enthemmung ein. Anders gesagt: es existiert eine stufenweise Reihe der Hemmungsintensitäten: eine unwirksame, eine enthemmende und eine hemmende.

Ich kann hier nicht auf weitere Einzelheiten eingehen, aber es sei mir erlaubt, bei dieser Gelegenheit streng sachgemäss und wahrheitsgetreu zu bezeugen, dass das Verfolgen der komplizierten Nervenerscheinungen gerade in diesem Punkte, wo ihr ganz gesetzmässiger Wechsel in voller Abhängigkeit von der Reizstärke hervortritt, in mir Empfindungen wachgerufen hat, die zu den allerstärksten Empfindungen gehören, welche ich je während meiner wissenschaftlichen Tätigkeit empfunden habe. Und ich sah diesen

Versuchen nur zu; ausgeführt wurden sie von einem jungen und sehr tatkräftigen Mitarbeiter — von Dr. J. W. Zawadsky.

Da alle oben angeführten Hemmungsagentien bei einer gewissen Intensität auch zur Hemmung der inneren Hemmung führen, d. h. zu Enthemmungsagentien werden, so verdoppelt sich, sozusagen, ihre Wichtigkeit für die Untersuchung der kompliziert-nervösen Tätigkeit des Tieres. Um die Untersuchung vollkommen zu beherrschen, um nicht jede Minute von Zufälligkeiten abhängig zu sein, muss man alle diese Hemmungsagentien jeden Augenblick in seiner Gewalt haben.

Hier muss man hauptsächlich die Erscheinungen im Auge behalten, welche wir als „erlöschende Hemmung" bezeichnet haben, denn ihre Erreger können ja am leichtesten zufällig und von unserem Willen ganz unabhängig sein. — Sogar bei grosser Beobachtungsgabe und Aufmerksamkeit ist es schwer, in der Masse der Reize, welche auf das Tier fallen, stets das neue Agens herauszufinden, welches die hemmende Wirkung auf das Tier ausübt. Es unterliegt keinem Zweifel, dass die rezeptorischen Prozesse beim Tier viel feiner, genauer und umfangreicher sind, als beim Menschen, denn bei diesem letzteren unterdrücken die höheren Nerventätigkeiten, welche es mit der Verarbeitung des aufgenommenen Materials zu tun haben, die niedrigeren Nervenprozesse, die bloss bei der einfachen Aufnahme der äusseren Reize beteiligt sind.

Aber, wenn Sie auch das unerwartet aufgetauchte neue Agens bemerken, — es wird doch entweder auf den bedingten Reflex oder auf dessen innere Hemmung gewirkt haben und dadurch den Ablauf des Versuchs stören. Wenn das nur ein einzelnes isoliertes Faktum betrifft, so ist der Schaden nicht gross. Sie werden dies Faktum in der nächsten Zeit wiederholen in der Hoffnung, es ohne Störung durchführen zu können. Wenn Sie aber einen langen Versuch vorhaben, eine Reihe von aufeinander folgenden Stadien untersuchen, dann ist die Störung schon viel fühlbarer. Eine Reihe von Erscheinungen ist auf eine unbestimmte Weise gestört, und es ist schon eine grössere Frist zu deren Wiederholung nötig. Aber auch das ist noch nicht der schlimmste Fall! Oft muss man sich zu einem Versuch wochenlang vorbereiten und im kritischen Augenblick, in dem die gestellte Frage entschieden werden soll, wird das gesuchte Faktum durch ein zufällig entstandenes Hemmungsagens verzerrt. Dann kann nur eine Wiederholung des Versuchs nach einigen Wochen, mit neuen bedingten Reflexen, der Sache abhelfen.

Die Nervenerscheinungen, welche wir untersuchen, sind aber gerade durch ihre Veränderlichkeit charakterisiert; in jedem Augenblick, bei jeder Bedingung erhalten sie eine neue Richtung. Und daher kann es vorkommen, dass die versuchte neue Kombination, wenn sie beim ersten Male gestört worden ist, sich nicht zum zweiten Male in ihrem wahrhaften ursprünglichen Zustande wiederholen lässt.

Alle bis jetzt angeführten Tatsachen gehören in eine Gruppe zusammen.

Demgegenüber sei es mir aber gestattet, mich jetzt der Tätigkeit der Analysatoren zuzuwenden. Dies sind Nervenmechanismen, welche es zur Aufgabe haben, eine gewisse Kompliziertheit der Aussenwelt in ihre Elemente zu zerlegen und auf diese Art sowohl diese Elemente einzeln als auch in verschiedenen Kombinationen aufzunehmen. Ich wähle als Beispiel den Ohranalysator des Versuchstieres, als denjenigen, welcher in unseren Versuchen am meisten untersucht worden ist. In meinem vorigjährigen Vortrag habe ich schon erwähnt, dass dieser Analysator mit Leichtigkeit die kleinsten Teile von Tönen, die verschiedenartigsten Klangfarben unterscheidet und in seiner Fähigkeit, durch Töne erregt zu werden, 70—80000 Schwingungen in der Sekunde aufnehmen kann. Gegenwärtig haben sich die Kenntnisse über die Tätigkeit des Ohranalysators des Hundes bedeutend erweitert.

Ganz besonders fein ist die Unterscheidung der Intensität des Tons. Es kostet keine besondere Mühe, aus jeder gegebenen Intensität eines und desselben Tons einen einzelnen bedingten Reiz zu machen, z. B. so, dass die geringere Intensität des gegebenen Tones einen bestimmten bedingten Reiz darstellt, die grössere Intensität hingegen ohne die geringste Wirkung bleibt. In diesen beiden Fällen kann die Intensität eines und desselben Tons so wenig verschieden sein, dass das menschliche Ohr beim Vergleichen der beiden Töne innerhalb ganz kleiner Zwischenpausen die Töne kaum oder gar nicht von einander unterscheidet, während der Analysator des Hundes sie sogar nach Stunden ganz genau auseinander hält.

Leider wird durch die Unvollkommenheit der physikalischen Instrumente derartigen Untersuchungen eine gezwungene Grenze gesetzt. Bei den Mitteln, über welche wir verfügten war es nicht überzeugend klar, ob wirklich nur die Stärke des Tones verändert würde, ohne dass dabei die Höhe des Tones und der Bestand des Lautes sich veränderten; auch konnten wir nicht sicher sein, ob wir es beim Vergleich stets mit streng bestimmten, absoluten Intensitäten der Laute zu tun hatten. Indessen bin ich eben geneigt anzunehmen, dass dieser Punkt in der Tätigkeit der Analysatoren eine grosse Bedeutung hat.

Augenscheinlich ist die Analyse der Intensität, das Abmessen der Stärke des äusseren Agens eine höchst elementare Analyse und wie wir das aus der allgemeinen Nervenphysiologie wissen ist sie sogar dem einfachsten Element — der Nervenfaser eigen. Man könnte denken, dass beim Tiere die Analyse der Intensität, wenigstens zum Teil, die Grundlage zum Abmessen der Zeit bildet. Man könnte sich nämlich folgendes vorstellen: ob auf den gegebenen Analysator des Tieres ein äusseres Agens von einförmiger, gleichbleibender Intensität einwirkt, ob in den Nervenzellen allmählich die Spur, der Rest eines stattgefundenen realen Reizes abklingt, — jede Intensität des erregten Zustandes der Zelle bildet in jedem einzelnen Augenblick ein besonderes Element, welches sowohl von allen ihm vorhergehenden, als auch von allen darauffolgenden Stufen der Intensität streng unterschieden wird. Durch diese Elemente als Einheiten würde dann die Zeit gemessen werden, würde dann jeder einzelne Moment der Zeit im Nervensystem signalisiert werden. Die Zeit aber müsste von uns untersucht werden, da wir ihr fortwährend in unseren Versuchen als einem bedingten Reiz begegnen.

Nicht minder fein ist die Unterscheidung der Dauer von Pausen oder der Anzahl der in der Zeiteinheit wiederholten Laute. Aus dem Ticken des Metronoms — 100 Schläge in der Minute — wird ein bedingter Reiz gemacht. Von ihm werden nach langem Üben, durch das Ohr des Hundes, selbst nach einem Zeitraume von 24 Stunden sowohl 104 als auch 96 Metronomschläge in der Minute genau unterschieden, also wird ein Zeitraum von $1/43$ Sekunde unterschieden. Unser Ohr ist nicht imstande die eine Frequenz der Schläge von der anderen sogar nach einem Zeitraume von einer Minute, direkt zu unterscheiden, ohne dass wir uns durchs Zählen helfen.

Die Untersuchung des Ohranalysators des Hundes wurde noch weiter variiert; es wurde die Unterscheidung von verschiedenen Reihenfolgen eben derselben Töne, oder vom Einschalten verschieden langer Pausen zwischen dieselben Töne und zwischen verschiedene Töne usw. ausgearbeitet. Bei dem ersten Falle bleibe ich etwas länger stehen. Aus einer Reihe von vier aufsteigend aufeinanderfolgenden Tönen war bei einem Hunde ein bedingter Reiz gemacht worden. Ebenso war die Unterscheidung dieser Tonreihe von der absteigenden Reihe derselben Töne ausgearbeitet worden. Aus vier Tönen kann man, wie bekannt, 24 Permutationen bilden. Es entstand nun die interessante Frage: wie wird sich der Ohranalysator zu den übrigen 22 Permutationen verhalten, welche noch nicht angewandt worden sind? Es erwies sich, dass der Analysator des gegebenen Hundes sie genau in zwei gleiche Gruppen eingeteilt hat: auf die einen reagierte das Nervensystem wie auf Reize, zu den andern verhielt es sich indifferent, d. h. die einen wurden zu der Gruppe der aufsteigenden, die andern aber zu der Gruppe der absteigenden Tonreihen gezählt. Beim Durchsehen der Töne in diesen Permutationen erwies es sich, dass in der einen Gruppe die Anzahl der aufsteigenden Töne, in der andern die Zahl der absteigenden Töne vorherrschte.

Aber dies ist ja noch nur ein kleiner Anfang des Studiums der Analysatoren! Als Endideal muss die wahrhaft unendliche Mannigfaltigkeit der Schallwelt untersucht und systematisiert werden, jene zahllosen Reize, welche auf den Ohranalysator fallen und dem Organismus zu seinen feinsten Beziehungen zur Umgebung dienen.

Auch für die anderen Analysatoren unseres Tieres muss dasselbe vorgenommen und noch ausgeführt werden.

Hiermit habe ich das Aufzählen der Daten, welche ich zur Lösung meiner Aufgabe nötig habe, beendet. Vor mir stand die Frage: welche Mittel, welche Einrichtung muss die Forschung auf diesem neuen, von mir eben in einzelnen Episoden skizzierten Gebiete zu ihrer Verfügung haben, um ohne Störungen und mit der besten Aussicht auf Erfolg vorwärts zu gehen?

Ich habe meine Tatsachen so gewählt, dass bei ihrer Kenntnis für uns die Antwort auf die gestellte Frage keine Schwierigkeiten mehr bietet. Die erste Forderung, die Grundforderung, ist ein ganz eigenartiges Laboratoriumsgebäude. Vor allen Dingen — und das ist das allerwesentlichste — darf dieses Gebäude keinerlei Laute, weder von aussen, noch aus den benachbarten Abteilungen, durchdringen lassen. Und dies unter der Bedingung, dass alle einzelnen Räumlichkeiten des Gebäudes durch zahlreiche Leitungen miteinander verbunden sind. Ich weiss nicht, inwieweit das jetzt technisch ausführbar ist[1], aber die ideale Forderung an dieses Gebäude, oder wenigstens an seine einzelnen Zimmer würde im vollständigsten Ausschalten aller zufälligen Töne bestehen. Es wurde aber auch jede Annäherung an diese ideale Forderung in entsprechendem Masse die Schwierigkeiten der Forschung vermindern.

Die anderen Eigenschaften, welche für dieses Gebäude nötig sind, stellen schon nicht mehr so grosse Schwierigkeiten für ihre Ausführung dar. Das Gebäude muss absolut gleichmässig beleuchtet werden. Dieses kann durch stets gleiche künstliche Beleuchtung erzielt werden, oder es muss die Möglichkeit vorhanden sein die gleichmässige natürliche Beleuchtung, wenn ihre Schwankungen vorausgesehen werden, durch die künstliche Beleuchtung entsprechend zu ersetzen. Schliesslich sollen im Experimentierzimmer, während der Dauer des Versuchs keine Luftströme statthaben, welche irgendwelche Gerüche, kalte oder warme Luft mitbringen könnten.

Nur ein derartiges Gebäude wird das Gemüt des gegenwärtigen Forschers auf diesem Gebiete von der fortwährenden lästigen Unruhe, dass ein zufälliger Reiz die projektierte Genauigkeit eines wichtigen Versuchs beeinträchtigen könnte, befreien, nur so ein Gebäude kann es verhindern, dass eine Menge Mühe und Zeit verloren gehe, und nur so wird der Arbeit in ihrem Grundteile die Möglichkeit einer grösseren Genauigkeit verliehen werden.

Die zweite Forderung betrifft die Ausstattung des Laboratoriums mit einem ganz ausschliesslichen Instrumentar, welches die Möglichkeit geben soll, auf die rezeptierenden Körperoberflächen des Versuchstieres mit unzähligen, hinsichtlich ihrer Stärke, ihrer Dauer und ihrer Reihenfolge genau abgeschätzten Reizen einzuwirken.

---

[1] Die Aufgabe der Einrichtung eines solchen Laboratoriums wird indessen durch die Herstellung der berühmten Camera silenta von Zwaardemaker ausserordentlich erleichtert.

Dieses kann dadurch erreicht werden, dass die allgemeinen Apparate in einem Zentralmaschinenzimmer unseres Laboratoriums oder in einem einzelnen kleinen nahegelegenen Gebäude untergebracht werden. Das sind elektrische, mechanische, thermische Apparate usw. Andererseits müssen zum Teil auch unzählige spezielle Apparate, welche sich im Experimentierzimmer befinden und verschiedene Töne, Beleuchtungen, Bilder, Gerüche, thermische Einflüsse u. dgl. auf das Tier werfen können, diesem Zwecke dienen. Kurz gesagt sie werden vor dem Hunde gewissermassen die Aussenwelt reproduzieren müssen, aber nur eine Aussenwelt, welche in der Gewalt des Experimentators ist.

Auch dies ist wieder eine neue, kolossale Aufgabe für die Technik, wenn man eine ideale Befriedigung der Anforderungen im Auge hat.

Die vollständige Ausführung dieser zweiten Forderung muss wahrscheinlich in die weiteste Zukunft hinausgeschoben werden, aber hier wird jede, mit dem Fortschritt der Technik und den Mitteln des Laboratoriums zusammenhängende Vervollkommnung stets der zeitgemässen Forschung für lange Zeit genügendes Material liefern.

Die dritte Forderung ist an und für sich leicht zu erfüllen, aber sie ist deswegen durchaus nicht weniger notwendig. Wenn im Gebiete unserer Forschung jeder leiseste Laut, jede Schwankung der allgemeinen Beleuchtung in Betracht kommt, so ist es klar, dass die vollständige Gesundheit und das vollständige Wohlergehen unserer Versuchstiere für die ernste und erfolgreiche Forschung von wesentlichster Bedeutung sind. Indessen werden die Tiere, bei der jetzigen Art sie zu halten, leicht von diesen oder jenen chronischen Krankheiten befallen. Gegenwärtig empfindet man es oft als schreienden Widerspruch, dass wir einerseits unsere Aufmerksamkeit den geringsten Reizen, welche im Experimentierzimmer auf das Tier fallen, zuwenden, und dass andererseits beim Hunde, z. B. Jucken wegen irgendeiner Hautkrankheit oder Schmerzen wegen Rheumatismus bestehen. Jetzt befinden wir uns in der traurigen Notwendigkeit, ein Tier mit verschiedenartigen ausgearbeiteten Reflexen (und dieses verlangt zuweilen einen grossen Aufwand an Mühe und Zeit) als untauglich aufgeben zu müssen und zwar deshalb, weil sich bei ihm wegen des schlechten Raumes, in dem die Tiere gehalten werden, dieser oder jener krankhafte Zustand entwickelt hat. Für den unbehinderten Gang unserer Untersuchungen ist ein geräumiger, heller, warmer, trockener und reingehaltener Raum für unsere Tiere erforderlich, wie er in den jetzigen physiologischen Laboratorien noch nicht vorhanden ist.

Wenn man die wissenschaftlichen Rechte unseres neuen Gebietes anerkennen will — und mir scheint es, dass es durch seinen Inhalt an Tatsachen genug für sich selbst spricht — so bildet das eben beschriebene Laboratorium für den Fortschritt der experimentellen Naturwissenschaft — namentlich an deren höchster Grenze, eine dringende Forderung.

Dieses ist jedenfalls meine Überzeugung, die feste Überzeugung eines Menschen, der doch ununterbrochen und unaufhaltsam im Verlauf vieler Jahre über diesen Gegenstand gedacht und in ihn einzudringen versucht hat und ich war hochbeglückt und empfand es mit tiefer Dankbarkeit, dass meine Überzeugung, meine Wünsche und mein wissenschaftliches Streben in der Gesellschaft, in welcher ich eben zu reden die Ehre habe, einen so lebendigen Anklang gefunden haben.

Die Mittel, welche mir vom Conseil der Gesellschaft zur Verwirklichung meines wissenschaftlichen Planes zum Teil angewiesen sind, zum Teil noch angewiesen werden sollen, werden, nach meiner Berechnung dafür genügend sein um das Hauptgebäude eines solchen Laboratoriums aufzuführen. Wir gehen nicht darauf aus um auf die uns zur Verfügung gestellten Geldmittel eine im Voraus festgesetzte Zahl von Laboratoriumsräumen für unseren Versuchen zu bekommen, unsere Berechnung besteht im Gegenteil darin um uns mit den Räumlichkeiten zu begnügen, welche auf die gestiftete Summe derart hergestellt werden können um den oben mitgeteilten Grundforderungen zu genügen. Das scheint mir die einzige rationelle Lösung zu sein, denn die vollständige Neuheit der Forderungen, welche an den Bau gestellt werden, macht es einerseits bis zum letzten Augenblick unmöglich, den Kostenanschlag des Baues genau zu bestimmen, andererseits wird dieses Laboratorium dank derselben Neuheit unumgänglich zu einem Versuchsbau und es wäre riskiert einen solchen in grossem Massstabe anzulegen. Weiter bleibt dann noch die Ausstattung des Laboratoriums mit Instrumenten und das spezielle Gebäude für unsere Versuchstiere. In dieser Hinsicht kann ich nur die Hoffnung der Gesellschaft teilen, dass nämlich ihre Gabe fürs neue wissenschaftliche Unternehmen bloss ein glückliches Beginnen der allgemeinen Teilnahme an dieser Sache darstellt.

Zum Schlusse gestatten Sie mir meine Gedanken über die gegenwärtige und zukünftige Bedeutung, welche der „Ledenzow-Gesellschaft zur Förderung der experimentellen Wissenschaften und deren praktischen Anwendungen" beigemessen werden muss, auszusprechen.

Eine Gesellschaft die schon jetzt grosse jährliche Summen besitzt, die zur Aushilfe bei heranreifenden wissenschaftlichen Unternehmungen und Forderungen auf dem Gebiet der Naturwissenschaften und deren praktischen Anwendungen bestimmt sind, eine Gesellschaft die in bezug auf ein mögliches weiteres Wachsen ihrer Geldmittel hier ganz besonders günstige Aussichten hat, eine Gesellschaft mit einem weitgreifenden lebensfähigen Programm ihrer Tätigkeit und mit praktischen Methoden ihrer Arbeitsleistung, eine Gesellschaft deren Tätigkeit durch Kollegien aus akademischen Vertretern des theoretischen und des technischen Wissens geleitet wird, eine solche Gesellschaft scheint mir ein kolossaler, noch nie dagewesener Faktor im Leben Russlands sein zu müssen.

Das unermesslich ausgedehnte Russland mit seinen unübersehbaren Naturkräften und Naturschätzen liegt da und harrt einer begeisterten und allerseits unterstützten experimentellen Tätigkeit zur Bearbeitung der uns umgebenden Aussenwelt, und zur Verwertung des so erlangten Wissens zu verschiedenartigem Erfolg und zum weiteren Fortschritt im menschlichen Wohlergehen. Die Ledenzowsche Stiftung wird einen mächtigen Hebel für diese Arbeit abgeben.

Immer mehr und mehr wird die Menschheit von einem tatkräftigen Glauben durchdrungen an die Macht des menschlichen Geistes, der seine spezielle Waffe führt — das Experiment. Es hat eine neue Welle, die höchste von allen die sich bis jetzt erhoben, auf ihrem Kamme die Ledenzowsche Gesellschaft hergebracht. Es ist dies die höchste Welle unter den Wogen des allgemeinen menschlichen Interesses — und dabei nicht nur eines Platonischen — zu den experimentellen Wissenschaften und zu ihren Nutzanwendungen, eine Welle, die eben die ganze Kulturwelt durchläuft. Denken Sie nur an die grossartigen Äusserungen dieses Interesses, wie sie in Amerika, in Stockholm, Paris und erst ganz unlängst beim Jubiläum der Berliner Universität stattgehabt haben.

Und mir deucht, dass Moskau, welches jetzt seinen Stolz an seinen historischen Verdiensten und historischen Männern hat, dereinst nicht weniger stolz sein wird auf seine „Gesellschaft zur Förderung der experimentellen Wissenschaften und deren praktischen Anwendung" und auf den Gründer dieser Gesellschaft Christophor Semenowitsch Ledenzow.

XIII.
Ein Laboratorium zur Untersuchung der Tätigkeit des Zentralnervensystems bei höheren Tieren,
gebaut nach dem Entwurf von Professor J. P. Pawlow und E. A. Hanike auf Kosten der „Gesellschaft zum Andenken an Ch. S. Ledenzow".

Genanntes Laboratorium gehört zur Physiologischen Abteilung des Kaiserlichen Instituts für experimentelle Medizin. Die Fassade ist auf Abbildung 1 gegeben. Gegenwärtig ist der Bau unter Dach gebracht. Er ist dreistöckig; die drei Stockwerke sind im Durchschnitt auf Abbildung 2 dargestellt. Der erste und dritte Stock sind für die Experimente an Hunden

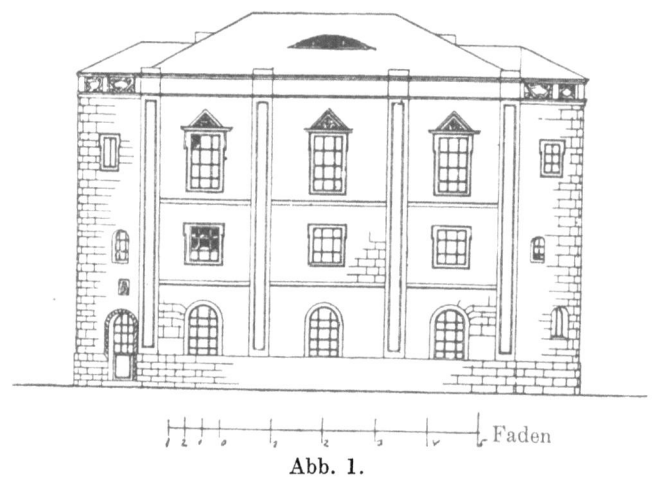

Abb. 1.

bestimmt und auf dem Plan, auf Abbildung 3 vollständig abgebildet. Im ganzen gibt es acht Arbeitszimmer. Auf dem Plan sind mit „a" die Zimmerräume für den Hund bezeichnet und mit „b" der Korridor, in dem sich die elektrischen und allerhand andere Vorrichtungen befinden. Der mittlere, oder zweite Stock ist niedriger, er hat denselben Plan, nur fehlt in ihm der abgeteilte Raum für die Hunde. Er wird dazu benutzt, um hydraulische und andere Apparate zu bergen.

Einrichtung des Laboratoriums.

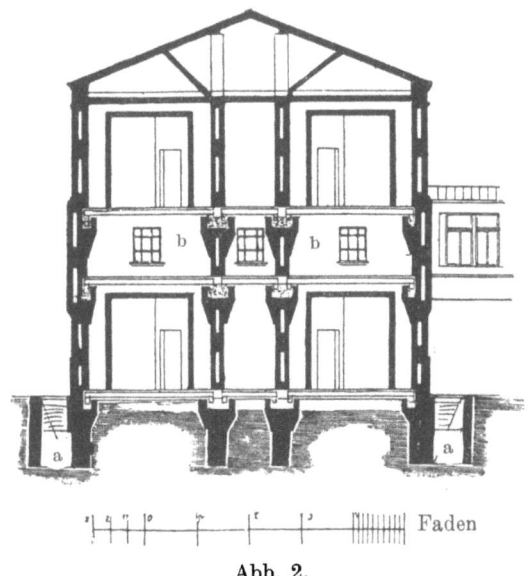

Abb. 2.

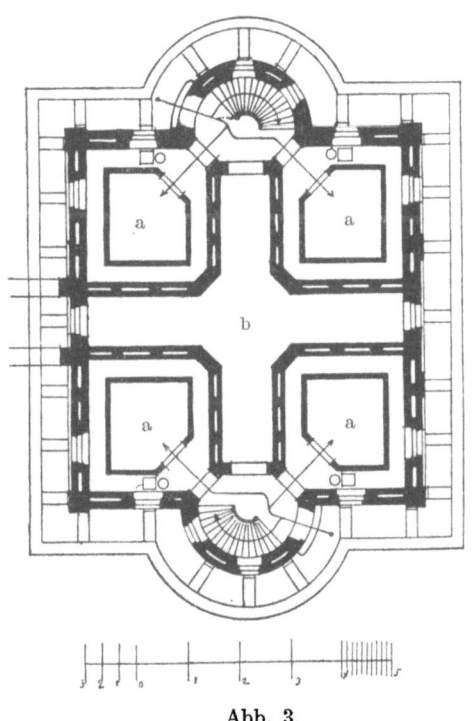

Abb. 3.

Beim Bau des Laboratoriums sind folgende Massnahmen zwecks Beseitigung von Erschütterungen und zur Verhinderung des Durchdringens von Lärm oder Tönen in den Zimmerraum des Hundes durchgeführt.

1. Ein Graben, der ums ganze Gebäude führt (vgl. Abb. 2a). Im oberen Teil ist der Graben mit Stroh verdeckt. Unter dem Fussboden der ersten Etage ist die aus dem Graben erhaltene Erde aufgeschüttet.

2. Die acht Arbeitszimmer im ersten und dritten Stock sind alle voneinander getrennt durch die Zwischenetage (Abb. 2b) und durch den kreuzförmigen Korridorraum (Abb. 3b).

3. Die Enden der eisernen Balken ruhen in mit Sand gefüllten Räumen (Nestern).

Die Fenster in den Arbeitszimmern sind klein und sollen aus einem ganzen Stück des allerdicksten Glases bestehen. Aus diesen Zimmern in den Turmraum (Treppenraum) sollen doppelte, eiserne, hermetisch schliessende Türen, welche mit schalldichtem Material beschlagen sind, führen.

XIV.
Über das Nahrungszentrum.

In diesen Räumen ist schon mehrmals von den bedingten Speichelreflexen die Rede gewesen. In der Lehre von den bedingten Reflexen gibt es einen wesentlichen Punkt, der bis jetzt ganz dunkel geblieben ist, mit dem aber die bedingten Reflexe stets untrennbar verbunden sind, und ohne den kein einziger bedingter Reflex zustande kommen kann. Dieser Punkt betrifft einen Teil des Zentralnervensystems, der gerade ebenso reell ist, wie das Atemzentrum, mit welchem er auch eine vollständige Analogie besitzt. Und doch wird man wohl kaum in einem Lehr- oder Handbuch der Physiologie irgend etwas hierüber finden. Sonderbar ist folgendes: Sollten Sie irgend etwas über die uns interessierende Frage finden, so wird es nicht in neuen, sondern in alten Lehrbüchern sein.

Was ist denn das für ein Punkt? Er betrifft die Lehre vom Nahrungszentrum. Auf Grund des Materials, welches gegenwärtig die Lehre von den bedingten Reflexen bietet, ist es zweifellos, dass dieses Nahrungszentrum ebenso vorhanden ist, wie ohne Zweifel das Atemzentrum existiert. Da ich soeben gesagt habe, dass es mit dem Atemzentrum vollständige Analogie besitzt, so muss ich damit beginnen, dass ich einiges über das Atemzentrum sage. Die Tätigkeit dieses letzteren äussert sich in der Arbeit gewisser Skelettmuskeln, welche den Brustkasten bewegen. Sie wissen es ja, dass der erste Anstoss zu seiner Tätigkeit durch die chemischen Eigenschaften des Blutes gegeben wird, welches mit Kohlensäure oder anderen Stoffwechselprodukten belastet ist; weiter wird die Tätigkeit dieses Zentrums durch reflektorische Reize bestimmt, welche von verschiedenen peripheren Organen ausgehen, aber hauptsächlich in demjenigen Organ, wo die Atmung vor sich geht, im Lungengewebe ihren Ursprung haben. Dasselbe finden wir auch im Nahrungszentrum.

Worin äussert sich die Tätigkeit des Nahrungszentrums? Doch wohl in der Arbeit der gesamten Skelettmuskulatur, wenn sie den Körper des Tieres zum Nahrungsobjekt hin bewegt, und in der Arbeit eines Teils der Skelettmuskulatur, wenn die Nahrung in den Organismus in seinen Verdauungskanal eingeführt wird. Zugleich mit der Erregung einer gewissen Tätigkeit der Skelettmuskulatur versetzt dieses selbe Nahrungszentrum auch den oberen sekretorischen Teil des Verdauungskanals, die Drüsen, in Tätigkeit. In erster Linie sind es die Speichel- und die Magendrüsen. Diese zwei verschiedene Funktionen, die der Skelettmuskulatur und die sekretorische werden durch das Nahrungszentrum parallel erregt, so dass man sowohl nach der Tätigkeit der einen, als auch der anderen urteilen kann. So ist denn die Arbeit der Speicheldrüsen, wie wir sie in unseren Versuchen mit den bedingten Reflexen kennen lernen mit den Äusserungen der Tätigkeit dieses Nahrungszentrums eng verbunden. Dadurch, dass wir uns bei den Untersuchungen über dieses Zentrum nur auf die sekretorische Tätigkeit beschränken, leidet unsere Sache keinen Schaden, im Gegenteil, was Deutlichkeit und Genauigkeit anbetrifft, gewinnt sie sogar, denn die Skelettmuskulatur dient ja ausser den Aufgaben des Nahrungszentrums auch anderen Zwecken, und deswegen werden an ihr die Erscheinungen sehr kompliziert. Was die Magendrüsen anbetrifft, so sind sie sehr tief gelegen und befinden sich daher nicht in gerader und ausschliesslicher Abhängigkeit von diesem Zentrum, sondern ihre Tätigkeit wird auch durch einige innere Reize mitbestimmt. Es erscheinen also nur die Speicheldrüsen als spezielle Vertreter der Tätigkeit dieses Nahrungszentrums.

Was wissen wir von dieser Tätigkeit? Wodurch wird sie erregt, variiert, angehalten usw.? Es ist ganz klar, dass der erste Anstoss zur Tätigkeit dieses Nahrungszentrums, durch welches das Tier in Bewegung versetzt wird, durch welches es dazu gebracht wird, die Nahrung einzunehmen, Speichel und Magensaft zu sezernieren, dass dieser Anstoss der chemischen Zusammensetzung des Bluts entstammt, des Bluts eines Tiers, das mehrere Stunden nichts gefressen hat. Bei solch einem Tier hat ja das Blut gewissermassen die Eigenschaften des „hungrigen" Blutes bekommen. Dass dem wirklich so ist, dafür spricht vor allem die Analogie mit dem Atemzentrum. Gleichwie das Atemzentrum fortwährend die Menge des Sauerstoffs im Organismus reguliert, ebenso reguliert auch das Nahrungszentrum die Zufuhr von flüssigen und festen Substanzen in den Organismus. Wenn man anerkennen will, dass der hauptsächliche Erreger des Atemzentrums ein innerer automatischer Erreger ist, so muss man dasselbe auch fürs Nahrungszentrum zugeben. Im gegebenen Fall gibt es aber ausser der Analogie auch noch Tatsachen, welche das speziell bezeugen. Überhaupt kann ja ein jedes Zentrum, bald durch automatische, bald durch äussere auf dem Wege der zentripetalen Nerven von verschiedenen peripheren Organen ins Zentrum gelangte Reize erregt werden. Bis jetzt gibt es (obgleich man sich damit viel beschäftigt hat), keinen einzigen Beweis dafür, dass zur Entwicklung der Tätigkeit des Nahrungszentrums durchaus ein reflektorischer Reiz nötig sei. Man hat die Durchschneidung verschiedener vom Verdauungskanal ausgehender Nerven vorgenommen und niemals merken können, dass dabei beim Tier die positive Bewegungsreaktion zu den Nahrungsstoffen verschwinde, oder, wenn man die gewöhnliche Redensart benutzen will, dass das Tier den Appetit verliere. Auch ich habe seinerzeit nicht wenig solcher Versuche vorgenommen; ich habe die Nn. splanchnici, die Nn. vagi und beide Paare der rezeptierenden Zungennerven durchschnitten, und dennoch fühlten sich die Tiere ausgezeichnet, lebten lange und verhielten sich zum Futter wie normale Tiere. Wir sehen also hier genau dasselbe im Falle des Atemzentrums, wo man alle zentripetalen Nerven durchschneiden kann, und die Tätigkeit des Zentrums doch fortbesteht.

Hieraus folgern wir, dass die chemische Zusammensetzung des Blutes eines hungernden Tiers den anfänglichen Erreger des Nahrungszentrums abgibt. Diese innere, automatische Erregung besteht zu Anfang in einer latenten Form, und erst später fängt sie an, sich in den auf die Nahrung gerichteten Bewegungen des Tieres, in der Speichelsekretion u. a. m. zu äussern. Ich will auf der latenten automatischen Erregung, wie sie sich oft in unseren Versuchen an den Speichelreflexen äussert, ein wenig stehen bleiben. Ich führe einen Versuch aus der Arbeit Dr. P. M. Nikiforowskys an. Bei einem Hunde war ein bedingter Speichelreflex auf einen Lichtreiz ausgearbeitet, d. h. wenn in einem Zimmer mit gedämpfter Beleuchtung plötzlich ein helles Licht aufleuchtete, so goss man dem Tier Salzsäure ins Maul. Nach vielmaligem Wiederholen dieser Kombination führte schliesslich jedes Aufleuchten zur Speichelsekretion. Nun führte man den Versuch in der Weise weiter, dass man das Eingiessen der Säure 3 Minuten nach Anfang des Aufleuchtens vornahm, d. h. nach dem Aufleuchten blieb das Licht im Verlauf von 3 Minuten leuchten, und erst dann wurde die Säure eingegossen. In solch einem Fall bildet sich ein sogenannter „verspätender" bedingter Speichelreflex, d. h. im Verlauf der ersten und zweiten Minute besteht noch keine Speichelsekretion, und erst während der dritten Minute, kurz vor Anfang des Eingiessens fängt der Speichel an zu tropfen.

Die Analyse dieser Erscheinung zeigte uns, dass solch ein „Verspäten" auf Kosten des sich in diesem Falle entwickelnden Prozesses der „inneren Hemmung" vor sich geht, dass für die Dauer dieser zwei ersten Minuten durch irgendwelche innere Bedingungen die Wirkung des hellen Lichtes gehemmt, aufgehalten wird.

Es kann leicht bewiesen werden, dass dem wirklich so ist. Diese innere Hemmung kann man leicht paralysieren, der Hemmungsprozess kann selbst gehemmt, oder anders gesagt, der Reflex enthemmt werden. Den Paralysator der Hemmung, d. h. das enthemmende Agens, kann jeder beliebige, für das gegebene Versuchstier ungewöhnliche Reiz der Aussenwelt abgeben. So wird z. B. jeder beliebige Reiz, wenn er in den Zeitraum zwischen dem Anfang des Aufleuchtens und der dritten Minute der Lichtdauer fällt, Speichelsekretion hervorrufen.

Jetzt, wo ich Sie an das Wesen dieses verspätenden Reflexes erinnert habe, will ich ein Faktum anführen, welches jedesmal an diesem Hunde beobachtet werden kann. Unsere Hunde werden gewöhnlich um 5 Uhr nachmittags gefüttert. Wenn man den Versuch mit dem Lichtreize um 10 Uhr morgens beginnt und den „verspätenden" Reflex versucht, so beginnt die Speichelsekretion immer erst während der dritten Minute nach Anfang des Aufleuchtens. Machen Sie jetzt denselben Versuch um 3—4 Uhr nachmittags, so können Sie beinahe niemals die Phase des Verspätens sehen — immer fängt der Speichel an zu fliessen, sobald nur die Lichtwirkung beginnt, dabei zeigt aber das Benehmen des Tieres nichts Aussergewöhnliches: das Tier verhält sich ganz ebenso wie in den Versuchen während der Morgenstunden. Für uns ist es klar, dass die latente Erregung des Nahrungszentrums auf dasjenige Zentrum wirkt, mit dessen Hilfe unser Säurereflex zustande kommt. Wir wissen aber, dass zwischen den einzelnen Zentren stets gewisse Beziehungen bestehen, und dass diese Zentren hemmend auf einander einwirken können. Da nun in unserem Fall für gewöhnlich im Verlauf der ersten und zweiten Minute im Säurezentrum ein Hemmungsprozess besteht, so muss man annehmen, dass es das Anwachsen der latenten Erregung des Nahrungszentrums ist, welches gleich jedem anderen neuen Reize diese Hemmung paralysiert; die zunehmende latente Erregung enthemmt den Säurereflex schon in den ersten zwei Minuten.

Ich will im weiteren noch viele Tatsachen anführen, die dafür sprechen, dass diese latente Erregung des Nahrungszentrums wirklich existiert. Die Mitteilung, die auf meinen Bericht folgt, behandelt speziell diesen Gegenstand. Es entsteht nun die Frage: worauf gründet sich denn eigentlich die Annahme einer solchen latenten Erregung? Folgende Beobachtungen und Erwägungen geben ein gewisses Material zur Antwort auf diese Frage.

Man könnte sich vorstellen, dass die Erregung noch nicht zu der Intensität angewachsen sei, welche erforderlich ist, damit sie durch einen sichtbaren Effekt bemerkbar werde. Natürlich kann und muss eine derartige Sachlage wirklich bestehen, aber es ist kaum anzunehmen, dass hiermit alles erledigt sei. Es besteht hier augenscheinlich auch noch eine innere Hemmung, welche bis zu einer bestimmten Zeit der Tätigkeit des Nahrungszentrums entgegenarbeitet, ihr kein freies Spiel lässt. Durch verschiedene Tatsachen kann das wirklich bewiesen werden.

Vor dem Experimentierenden steht ein Hund. Es sind an ihm keinerlei Äusserungen, die eine Tätigkeit des Nahrungszentrums verraten könnten wahrnehmbar, das Tier macht keine Bewegungen zum Futter, welches vor ihm steht, und es sezerniert keinen Speichel. Diesem Hunde giesse ich nun Säure in den Mund. Die Säure ist natürlich keine Nahrungssubstanz, und die motorischen Beziehungen des Hundes zu ihr sind ganz anderer Art. Sobald nun alle Reaktionen, die sich auf die eingegossene Säure beziehen, beendigt sind, so beginnt beim Hunde eine sehr rege motorische Reaktion, und zwar eine solche, die den speziellen Charakter der Nahrungsreaktion trägt, der Hund fängt an zu schnüffeln, er trampelt und kratzt ungeduldig mit den Pfoten auf dem Tisch herum, mit einem Worte, er wird sehr unruhig, und wenn sich vor ihm irgendein Erreger des bedingten Nahrungsreizes befindet, so zieht er sich zu ihm hin, sucht ihn zu belecken und dergl. In diesem Fall haben wir es mit einer positiven Äusserung der Tätigkeit des Nahrungszentrums zu tun.

Ich kann das nur auf folgende Art verstehen, dass nämlich das erregte Säurezentrum aufs Nahrungszentrum wirkt und es nach dem allgemeinen Gesetz der Beziehungen der Nervenzentren zueinander hemmt. Da aber nun das Nahrungszentrum sich in einem gewissen Hemmungsgrade befindet, fällt die Hemmwirkung der Säure gerade auf die schon vorhandene Hemmung des Nahrungszentrums, d. h. diese vorhandene Hemmung wird beseitigt, die Erregung von ihr befreit, und die Reaktion kann jetzt zustande kommen. Dieses ist ja gerade die Erscheinung der Enthemmung, eine Erscheinung, der wir fortwährend begegnen; sie ist eine eklatante Realität, von der wir uns täglich von neuem überzeugen können.

Hier ein anderes Beispiel aus der Arbeit Dr. Kudrins. Wir haben einen Hund, bei dem die hinteren Abschnitte der Grosshirnhemisphären entfernt sind. Die Abweichungen von der Norm äussern sich unter anderem darin, dass die Hemmungsprozesse geschwächt erscheinen — das ist das gewöhnliche Resultat einer einigermassen grösseren Operation an den Grosshirnhemisphären. Wenn Sie jetzt einen normalen Hund nehmen, der am Versuchstage noch kein Futter erhalten hat, und den Versuch beginnen, z. B. ihm etwas Fleischpulver vorsetzen, so bekommen Sie natürlich Speichelsekretion. Darauf tritt eine gewisse Erregung ein, von der weiter die Rede sein wird. Diese Erregung klingt in ungefähr fünf Minuten ab, der Hund wird ruhig, die Speichelsekretion hört ganz auf, und mancher Hund schläft dann sogar ein. Bei dem operierten Hunde aber, von dem ich eben spreche, ist das Hemmungssystem geschwächt, und wir konnten an ihm folgendes Bild beobachten. Solange der Hund ohne Essen blieb, war er ganz ruhig, sobald er aber nur irgend etwas zu fressen bekam, so geriet er in kolossale Erregung; dieser erregte Zustand, speziell der Speichelsekretion, dauert beim operierten Hunde ausserordentlich lange, bisweilen 1½ Stunden und sogar mehr und klingt nur sehr langsam und allmählich ab. Hierbei kann man eine wellenförmige Speichelsekretion beobachten, bald wird sie stärker, dann nimmt sie wieder ab. Aus der Physiologie wissen wir, dass es sich in den Fällen, wo wir es mit wellenartigen Schwankungen zu tun haben, stets um den Kampf zweier antagonistischer Prozesse handelt. Als Beispiel sei hier die gegenseitige Wirkung des pressorischen und des depressorischen Apparats angeführt. Wenn man diese Ansicht auf unseren Fall übertragen will, so wird man voraussetzen müssen, dass im Nahrungszentrum auch dann schon ein gewisses Element der Hemmung vorhanden ist, wenn dieses Zentrum sich noch im Stadium der latenten Erregung befindet.

Um eine Nutzanwendung auf die menschliche Praxis von allem, wovon hier die Rede ist, möglich zu machen, muss ich noch folgendes hinzufügen. Es ist klar, dass das Nahrungszentrum seine Tätigkeit nicht nur in der Arbeit der Skelettmuskulatur und in der Sekretionsarbeit des Anfangsteiles des Verdauungskanals äussert, sondern dass es seine Tätigkeit noch auf eine andere Art bezeugt, und wir, die wir ja der Selbstbeobachtung fähige tierische Organismen sind, kennen diese zweite Äusserung sehr gut — es ist das der Appetit und das Gefühl des Hungers. Natürlich ist dieses Gefühl, wenn wir von Menschen reden, ein unbestreitbares Faktum, wenn wir uns aber zur Tierwelt wenden, dann müssen wir unsere Beobachtungen nur darauf beschränken, die äusseren wahrnehmbaren Tatsachen zu registrieren und zu vergleichen. Tun wir das nicht, so fangen wir an zu phantasieren.

Auf diese Weise kommen wir also dazu, dass sich die Tätigkeit des Nahrungszentrums auch an unseren Gefühlen kund gibt. Die Tatsache, von der ich oben schon gesprochen habe, dass sich nämlich die Tätigkeit des Nahrungszentrums zeitweise dank seiner Enthemmung äussert, kann in der menschlichen Praxis ausgezeichnet beobachtet werden. Auf diesem Faktum ist sogar ein therapeutischer Eingriff begründet. Wenn der Appetit sehr herabgesetzt ist, so benutzt man oft um ihn zu wecken nicht Nahrungsstoffe, sondern nicht essbare sogar anwidernde Substanzen: man gibt dem Patienten Bitteres, Saueres oder dergl. und das Resultat ist dasselbe wie in unserem Versuche am Hunde: die Erregung durch Säure hebt die Hemmung des Nahrungszentrums auf, sie enthemmt also dieses Zentrum und gibt ihm einen Anstoss zu energischer Tätigkeit.

Im Falle des Atemzentrums tun sich neben der automatischen Erregung noch verschiedene reflektorische Reize kund. Durchschneidet man beide Nn. vagi, welche ja die Reize aus dem Lungengewebe dem Atemzentrum zuführen, so setzt eine jähe und bleibende Veränderung der Atemtätigkeit ein. In der Tätigkeit des Nahrungszentrums spielen die zentripetalen sensorischen Nerven, speziell die Geschmacksnerven, die chemischen rezeptorischen Nerven der Mundhöhle auch eine kolossale Rolle.

Hier entsprechende Versuche. Sie versuchen bei einem Hunde den natürlichen bedingten Nahrungsreflex, d. h. Sie lassen auf den Hund den Anblick, oder den Geruch einer Nahrung im Verlauf einer bestimmten Zeit, sagen wir im Verlauf einer halben Minute wirken. Sie erhalten dann eine bestimmte Wirkung z. B. 3—5 Tropfen Speichel. Für die gegebenen Versuchsbedingungen kann das als Mass der Erregbarkeit des Nahrungszentrums dienen. Darauf geben Sie dem Hunde zu fressen: Sobald der Hund etwas gefressen hat, so sehen Sie eine Erregung, die früher nicht bestand: der Hund beleckt sich, schnuppert, kratzt mit den Pfoten auf dem Tisch herum und fängt an zu winseln. Wenn Sie nun, sofort nachdem sich das alles beruhigt und die Speichelsekretion aufgehört hat, den Versuch mit dem Zeigen der Nahrung genau wie früher wiederholen, so erhalten Sie jetzt nicht 3—5 Tropfen Speichel wie beim ersten Reiz, sondern etwa 10—15. Mit der ersten Fütterung haben Sie ins Nahrungszentrum reflektorische Reize geschickt, und dieses Zentrum entfaltet nun eine viel energischere Tätigkeit auf denselben Reiz. Das äussert sich darin, dass dieselbe Reizintensität nun einen viel grösseren Effekt hervorruft.

In unserem alltäglichen Leben tritt diese Beziehung fortwährend hervor. Es passiert, dass man zur bestimmten Mittagstunde keinen Appetit hat, der Mensch verhält sich dann zum Essen gleichgültig, es genügt aber in so einem Fall bloss irgendwas zu geniessen, d. h. die Geschmacksnerven zu reizen, und der Appetit stellt sich sofort ein, man sagt ja: „L'appétit vient en mangeant", der Appetit kommt beim Essen. Es ist klar, dass dieses eine Erregung des Nahrungszentrums durch periphere reflektorische Reize ist.

Aber wie das Atemzentrum, so lässt sich auch das Nahrungszentrum durch diese peripheren Reize (von der Mundhöhle aus) nicht nur erregen, sondern es lässt sich reflektorisch nach beiden Seiten hin, im positiven und im negativen Sinn, regulieren. Eine Tatsache, die hierauf zu beziehen ist, können wir in unseren Versuchen täglich beobachten. Sie besteht in folgendem. Wie Sie soeben gehört haben, habe ich zu Anfang den natürlichen bedingten Reflex, d. h. bloss das Zeigen des Futters angewandt, habe dabei 3—5 Tropfen Speichel erhalten und habe dann das Tier gefüttert. Darauf erhielt ich zum zweitenmal von meinem bedingten Reiz eine verstärkte Wirkung (10—15 Tropfen Speichel); dieses kam daher, weil sich zum Reiz von der Mundhöhle aus noch der inneren Reize des Nahrungszentrums hinzugesellte. Wenn ich nun diese Fütterung zum drittenmal wiederhole, so erhalte ich nun nicht mehr 10—15, sondern bloss 8 Tropfen, zum viertenmal bekomme ich noch weniger, gegen 4 Tropfen und zum fünftenmal sind es nur noch 2—3 Tropfen. Der bedingte Reflex verschwindet zusehends. Jedesmal gebe ich nur wenig Futter, und dennoch entstehen in der Versuchsanordnung solche Bedingungen, durch welche das Nahrungszentrum gehemmt wird. Woher kommt das, und was hat es zu bedeuten? Dieses stammt sicherlich vom Magen, entweder von seiner Berührung mit der Nahrung, oder von den Anfangsstadien seiner Sekretionsarbeit, überhaupt also davon, dass die Nahrung in den Magen gelangt ist. Folglich habe ich also in diesem Fall eine reflektorische Hemmung des Nahrungszentrums vor mir.

Der Sinn der Sache ist ganz verständlich: wenn die Nahrung in den Magen gelangt ist, so muss das Nahrungszentrum zeitweilig seine Arbeit einstellen, die eingeführte Nahrung muss ja verdaut werden. Wie kann es aber bewiesen werden, dass dieses wirklich ein Reflex ist, der vom Magen seinen Anfang nimmt? Durch Versuche, die von Dr. Boldyreff gemacht sind, ist das festgestellt. Sein Hund hatte eine Ösophagusfistel, so dass die verschluckte Nahrung nicht in den Magen gelangte, und in diesem Fall entwickelte sich auch die eben beschriebene Hemmung der bedingten Reflexe nicht; man erhielt bei vielmaligem Wiederholen der bedingten Reflexe, wenn sie jedesmal vom Füttern des Hundes begleitet wurden, immer wieder dieselbe Menge Speichel.

Wer kennt nicht folgendes Faktum aus dem alltäglichen Leben? Zu einer gewissen Tageszeit erwacht bei Ihnen ein sehr reger Appetit, Sie brauchen jetzt nur irgend etwas ganz Unbedeutendes zu essen, und der Appetit wird sofort für einige Minuten verschärft, aber nach 5—10 Minuten verschwindet er vollständig. Diese Erscheinung ist jeder Mutter wohlbekannt, und sie macht ihr auch viele Sorgen. Für die Kinder ist es oft kein Leichtes die Mittagsstunde abzuwarten, und so bitten sie denn, ihnen schon früher, wenn auch nur ein bisschen zu essen zu geben; die Mutter bekämpft das und sagt dann: „Du verdirbst dir den Appetit." Und wirklich, wenn das Kind auch nur eine Kleinigkeit geniesst, so verweigert es später beim Mittag das Essen; bei ihm hat sich jetzt eine reflektorische Hemmung des Nahrungszentrums entwickelt.

Es mag wohl scheinen, dass in dieser Hinsicht im Organismus ein Missgriff vorhanden sei, aber solcher Fälle sind uns ja viele bekannt. Und es ist ja noch eine Frage, ob das denn wirklich ein Nachteil der tierischen Maschine sei? Das Einführen einer geringen Nahrungsmenge in den Magen, hebt zeitweilig die Wirkung des Nahrungszentrums auf, oder schwächt sie wenigstens. Was ist denn dabei? Wenn im Organismus ein grosser Mangel an Nahrungsstoffen besteht, so wird, nachdem die Verdauung der genossenen Nahrung von statten gegangen ist, der Appetit bald wiederkehren. Die Sache könnte eine schlimmere Wendung nehmen, wenn die Erregbarkeit des Nahrungszentrums nur dann zu fallen anfinge, wenn das Bedürfnis des Organismus an festen und flüssigen Stoffen vollständig gedeckt wäre; als stete Folge eines solchen Sachverhaltes würden wir fortwährend mit Überessen und unmässigem Überfüllen des Magens mit Nahrung zu tun haben.

Wir sehen also eine vollständige Analogie zwischen dem Atemzentrum und dem Nahrungszentrum. Als ich meine Tatsachen anführte, mochte es vielleicht scheinen, dass ihrer nicht gar viele seien, aber dafür konnten wir jeden Augenblick diese Tatsache sehen und konnten uns immer wieder davon überzeugen, dass das Nahrungszentrum eine ebenso ununterbrochen wirkende Maschine ist, wie auch das Atemzentrum.

Es entsteht nun die Frage, wie man sich denn das Nahrungszentrum vorzustellen hat; aus was für Abteilungen mag es bestehen, und welches mag wohl sein Wirkungsgebiet sein? Es ist ja klar, dass es im weitesten

Sinn des Wortes als ein Teil des Nervensystems aufgefasst werden muss, welcher das chemische Gleichgewicht des Organismus reguliert. So muss man denn auch die Nahrung im weitesten Sinn des Wortes verstehen, und wenn ein Kind mit Vergnügen ein Stück Kreide abbricht und isst, so ist dieses auch eine Äusserung der Funktion des Nahrungszentrums.

Man muss sich dieses Zentrum als ein höchst kompliziertes und aus vielen einzelnen Teilen bestehendes vorstellen. Sie werden es wohl verstehen, woher man das ohne jeden Zwang und ohne Übertreibung machen kann. Erst vor einigen Monaten hatte ich die Gelegenheit hierselbst den Gedanken zu entwickeln, dass man im Zentralteil einer Reflexbahn stets zwei Teile zu unterscheiden habe. Das wird aber oft vergessen. In physiologischen Büchern ist viel von Zentren die Rede, aber dabei wird gar nicht erläutert, aus welchen Teilen sie bestehen, ob die gegebenen Zellen den zentripetalen, oder den zentrifugalen Nerven angehören. In dieser Hinsicht ist ein sonderbarer Rückschritt bemerkbar. Als bei der Untersuchung des Rückenmarks die Lehre vom Reflexbogen geprägt wurde, so stellte man es sich ganz deutlich vor, dass man im Zentralabschnitt dieses Bogens den zentralen Teil des sensorischen und den Anfangsteil des motorischen Nerven zu unterscheiden habe, dieses war ja auch histologisch durch die Hinter- und Vorderhornzellen begründet. Je weiter aber die Untersuchung vorschritt, je tiefer man ins Zentralnervensystem eindrang, um so mehr wich man von dieser ursprünglichen richtigen Vorstellung ab, und schliesslich wurde auch nicht mehr genau darauf geachtet, was für Zellen dem Bestand des gegebenen Zentrums angehören. Ich werde nun diejenigen Zellen, welche früher als sensorische Zellen bezeichnet wurden, d. i. die zentralen Endzellen der zentripetalen Nerven, nach der gegenwärtig allgemein gebräuchlichen Terminologie als rezeptorische Zellen bezeichnen.

Ich glaube, dass der Zentralpunkt der Nerventätigkeit gerade im rezeptorischen Teil der zentralen Instanz zu suchen sei; gerade in diesem Punkt ist die Ursache der weiteren Vervollkommnung des Zentralnervensystems zu suchen, welche ja durchs Gehirn, durch die Grosshirnhemisphären realisiert wird, denn diese bilden ja das Grundorgan jener höchst vollkommenen Gleichgewichtseinstellungen gegen die Aussenwelt, welche durch die höheren Tierorganismen verwirklicht werden. Der zentrifugale Abschnitt der Reflexbahn ist dagegen, wie man es sich leicht vorstellen kann, bloss ein ausübender Teil, ein und dieselben Muskeln können zu tausend verschiedenen Zwecken angewandt werden, und das wird jedesmal durch die Tätigkeit des rezeptorischen Apparates entschieden; letzterer bestimmt es, welche Kombinationen die Zellen dieser oder jener motorischen Nerven einzugehen haben.

Ich will mich nun wieder dem Nahrungszentrum zuwenden. Aus welcher Art Zellen mag es denn bestehen?

Mit Bestimmtheit kann ich behaupten, dass wir es hier mit rezeptorischen Zellen zu tun haben, denn sie empfangen ja verschiedentliche sowohl innere, wie auch reflektorische Reize. Die Nervenzentren der Organe, an welchen sich die Tätigkeit des Nahrungszentrums äussert sind aber bis zum höchsten Grade vereinfachte Zentren. Im Fall der bedingten Reflexe konnten wir den Nahrungsreflex durch unendlich viele verschiedenartige Einwirkung hervorrufen, aber die Speichelabsonderung als solche hatte stets in denselben Zentren, in den Speichelzentren ihren Anfang.

Da das Nahrungszentrum ein rezeptorisches Zentrum ist, so ist es verständlich, dass es ungemein kompliziert sein muss; wie jedes rezeptorische Zentrum, so löst auch dieses verschiedene Reaktionen aus, das Muskelsystem muss sich bald zur Säure, bald zum Fleisch, zum Brot und dann wieder zu Kalkstoffen u. a. m. hinbewegen; das Zentrum empfängt den Reiz und schliesst ihn aufs Arbeitsorgan um, verwandelt ihn in einen Impuls. Kurz gesagt, dieses Zentrum ist ebenso kompliziert, wie das Rindenzentrum des Sehnerven, des Gehörnerven u. v. a.

Wo befindet sich denn dieses Zentrum? Man muss sagen, dass die Physiologen sich zur Frage über die Topographie viel gleichgültiger verhalten, als die Pathologen. Für den Physiologen erscheint die Frage über die Funktion, über die Arbeit dieses Zentrums von grösserer Wichtigkeit. Dass das genaue örtliche Bestimmen eines Zentrums keine gar leichte Aufgabe ist, das kann man sich am Beispiel des Atemzentrums vergegenwärtigen. Ganz zu Anfang meinte man, es sei ein Punkt im verlängerten Mark etwa von der Grösse eines Stecknadelknopfes. Gegenwärtig hat sich dieses Zentrum sehr verbreitet, es ist ins Gehirn hinaufgezogen und hat sich auch ins Rückenmark hinabgesenkt und eben wird wohl kaum jemand imstande sein, die Grenzen dieses Zentrums genau anzugeben. In gleicher Weise wird man wohl auch vom Nahrungszentrum annehmen müssen, dass es sich als recht geräumig, und überhaupt im Zentralnervensystem versprengt, erweisen wird. Genau zu bestimmen, wo es sich befindet ist gegenwärtig unmöglich. Nur wenige Tatsachen, die als Material zur Lösung dieser Frage dienen könnten, sind über jeden Zweifel erhaben.

Man muss zugeben, dass das Nahrungszentrum sich in verschiedenen Abschnitten des Zentralnervensystems befindet. Stellen Sie sich vor, Sie hätten eine Taube, bei der die Grosshirnhemisphären ausgeschnitten sind; stundenlang bleibt sie unbeweglich, und wenn sie sich auch zwischen ganzen Bergen von Korn befinden sollte, so ist sie doch nicht imstande, wenn auch nur ein Körnchen durch den Schnabel in ihren Organismus einzuführen. Und dennoch tritt auch bei einer solchen Taube die Tätigkeit des Nahrungszentrums ganz klar zu Tage. 5—7 Stunden, nachdem der Vogel durch Einlegen von Körnern in den Schnabel gefüttert worden ist, d. h. wenn das Bedürfnis nach neuer Nahrungsaufnahme im Organismus entsteht, kommt das Tier aus seinem unbeweglichen Zustand heraus, es fängt an umherzugehen, und das um so energischer, je mehr Zeit vergeht. Ohne Zweifel ist das die Tätigkeit des Nahrungszentrums, welches die Skelettmuskulatur in Tätigkeit versetzt. Dass diese Voraussetzung wirklich zutrifft, kann sehr leicht auf folgende Weise bewiesen werden. Man braucht nur den Vogel zu fangen und ihm den Schnabel mit Körnern vollzustopfen — er beruhigt sich und wird wieder für lange Zeit ganz unbeweglich. Daraus folgt, dass ein Teil des Nahrungszentrums niedriger liegen muss als die Grosshirnhemisphären. Andererseits ist es aber ebenso unbestreitbar, dass sich auch Teile des Nahrungszentrums in den Grosshirnhemisphären befinden, und da kann man sie sich als die Geschmackszentren vorstellen. Es ist ja klar, dass unser Geschmack, sei er angenehm oder unangenehm stets einen bestimmten Nervenreiz darstellt, dessen wir, da wir ja bewusste Wesen sind, gewahr werden können. Natürlich kann so eine Erscheinung nur für die Grosshirnhemisphären vorausgesetzt werden. Hieraus wird es ersichtlich, dass das Nahrungszentrum aus verschiedenen zerstreuten Zellgruppen besteht, und dass in den Grosshirnhemisphären eine besonders grosse Gruppe solcher Zellen angenommen werden muss. Zur Behandlung dieser Frage ist also schon ein gewisses Material vorhanden, aber natürlich kann es auch nicht annähernd als genügend gelten. Aber in dieser Hinsicht steht es ja auch mit dem Atemzentrum nicht besser.

Nach allem, was ich Ihnen mitgeteilt habe, wird es klar sein, dass das Nahrungszentrum einen Nervenapparat zur Regulierung der Aufnahme von flüssigen und festen Stoffen, welche für den Organismus des Lebensprozesses nötig sind, darstellt. Es ist ebenso reell und arbeitet ebenso unermüdlich wie das Atemzentrum.

XV.
Die Grundregeln der Arbeit der Grosshirnhemisphären
(auf Grund der Experimente von Dr. N. S. Krasnogorsky und
Dr. N. A. Roschanky).

Die Nerventätigkeit besteht im allgemeinen aus den Erscheinungen der Erregung und der Hemmung. Das sind sozusagen die beiden Hälften der Nerventätigkeit. Ich werde wohl keinen zu grossen Fehler begehen, wenn ich mir als Erläuterung zu sagen erlaube, dass diese beiden Erscheinungen ungefähr mit der positiven und negativen Elektrizität verglichen werden können.

Der erste Hinweis auf das Bestehen von Hemmungen im Nervensystem ging von den Brüdern Weber aus und bezog sich auf das periphersche Nervensystem. Auf die Hemmung, als auf eine beständige Erscheinung der Tätigkeit des zentralen Nervensystems, wurde im Jahre 1863, 24 Jahre nach der Entdeckung der peripherischen Hemmung, hingewiesen. Das war ein Verdienst russischen Geistes, welcher bis dahin keinen Anteil an der Physiologie genommen hatte, nämlich der Verdienst von J. M. Setchenow.

Iwan Michailowitch begann glänzend seine Teilnahme an der Behandlung dieser Frage, indem er die Hemmungszentren der reflektorischen Tätigkeit entdeckte. Seit der Zeit erweckte diese zentrale Hemmung ein sehr grosses Interesse und fesselt auch jetzt noch immer mehr und mehr die Aufmerksamkeit der Forscher. Diese Hemmung wurde bei einer Menge von Fällen der Nerventätigkeit festgestellt, und wir müssen sagen, dass der Hemmungsprozess in der Nerventätigkeit genau dieselben Rechte, dieselbe Bedeutung und dieselbe Frequenz hat, wie der Erregungsprozess.

Mein heutiger Vortrag bezieht sich eben auf die Hemmung, wie sie sich uns in einem so hohen Abschnitt, wie die Grosshirnhemisphären zeigt.

Wie wohl der Mehrzahl der Anwesenden schon bekannt ist, erforschen wir gegenwärtig die Tätigkeit der Grosshirnhemisphären auf objektivem Wege, d. h. indem wir bei der Analyse der zu erforschenden Erscheinungen uns keineswegs psychologischer Begriffe bedienen, sondern indem wir nur äussere Tatsachen, nämlich die Erscheinungen der Umwelt und die Gegenreaktion des Tieres einander gegenüberstellen. Bei uns dient als solch eine Gegenreaktion immer die Reaktion der Speicheldrüse, d. h. die Absonderung von Speichel in grösserer oder geringerer Quantität. Als zentraler Grundbegriff der objektiven Forschung über die Tätigkeit des Nervensystems erscheint der Begriff von dem bedingten Reflex. Während der gewöhnliche Reflex als ständige Verbindung der äusseren Erscheinungen mit irgendeiner organischen Tätigkeit besteht, stellt unser bedingter Reflex die temporäre Verbindung der äusseren Erscheinungen mit dieser Tätigkeit vor, in unserem Falle mit der Tätigkeit der Speicheldrüse. Diese temporäre Verbindung vollzieht sich nicht nur vor unseren Augen, sondern befindet sich als sehr empfindliche Reaktion in einem Zustande beständigen Schwankens, wird bald stärker, bald schwächer, verschwindet zeitweise vollkommen, so dass das Erforschen der Nerventätigkeit nach der objektiven Methode sich auf die Untersuchung der Bedingungen zurückführen lässt, die auf diesen bedingten Reflex einwirken. Der bedingte Reflex wird mit Hilfe eines Verfahrens gebildet, welches darin besteht, dass wir die neue von uns gewählte und für das Tier vollkommen indifferente Erscheinung der Aussenwelt zu wiederholten Malen in der Zeit mit einem beständigen Reflex zusammenfallen lassen. In unserem Falle bildet sich der Speichelreflex durch das Zusammentreffen der Tätigkeiten dieser indifferenten Erscheinungen mit dem Füttern oder dem Einführen von irgendwelchen Reizstoffen in den Mund des Tieres. Vorläufig will ich mit diesen Daten bezüglich des bedingten Reflexes meinen Vortrag fortsetzen, späterhin werde ich noch einige andere Tatsachen aus der Physiologie der bedingten Reflexe hinzufügen.

Wollen wir also heute die Hemmung so charakterisieren, wie sie sich in der Tätigkeit der Grosshirnhemisphären offenbart.

Was das Verhalten der Erregung in den Grosshirnhemisphären betrifft, so habe ich sie schon in einem vorhergehenden Vortrage beschrieben. Der wesentlichste Zug dieses Teils der Nerventätigkeit besteht in folgendem: sobald die Erregung in den Grosshirnhemisphären entsteht, so muss sie sich weiter verbreiten, über die Grosshirnhemisphären irradiieren. Das bezeichnen wir als das erste Gesetz der Erregung.

Dafür sprechen eine Menge Tatsachen. Wenn Sie z. B. einen bedingten Reiz der Speicheldrüse aus dem Ticken des Metronoms bilden und danach andere Laute prüfen, so sehen Sie, dass auch die anderen Laute anfangs Speichelabsonderung bewirken. Folglich zerfliesst die Erregung aus einer bestimmten Zelle über das ganze Gehirngebiet, und daher wirken alle anderen Lautreize auch speicheltreibend. Wenn Sie aus einem Ton von 1000 Schwingungen einen bedingten Reiz bilden und späterhin andere, an Zahl der Schwingungen weit von ihm entfernte Töne anwenden, so haben dieselben auch alle eine Wirkung. Genau ebenso steht es auch mit anderen Reizen. Sie wenden einen Stechapparat an ein und derselben Hautstelle an, und dieses Sticheln mittels der angegebenen Prozedur ruft schliesslich jedesmal Speichelabsonderung hervor. Wenn Sie jetzt andere Stellen der Haut prüfen, so rufen diese auch Speichelabsonderung hervor, folglich verbreitet sich die Erregung über die Grosshirnhemisphären so, dass alle Punkte der Hautregion des Gehirns genau ebenso wirken, wie derjenige Punkt, der an der Peripherie gereizt wurde. Es gibt eine Art von Experimenten, wo wir die Tätigkeit der Speicheldrüse nicht mit der vorhandenen Erregung verbinden, sondern nur mit ihrem Rest, ihrer Spur, d. h. wir lassen zuerst die vorhandene Erregung auf den Hund wirken, lassen dann einige Zeit vergehen und führen darauf Säure in den Mund des Hundes ein. Bei einem solchen Spurreflex geht das Zerfliessen der Erregung noch weiter. Nachdem Sie solch einen bedingten Spurreflex auf den betreffenden Reiz gebildet haben, erhalten Sie bei der Prüfung anderer Reize auch den Speichelfluss.

Gleichzeitig mit der Regel von der Irradiation der Erregung macht sich sofort auch eine andere Regel geltend — die Regel von der Konzentration der Erregung, d. h. dass die zerflossene Erregung sich gleichsam sammelt und sich in einen bestimmten Strom an bestimmten Linien und Hirnpunkten konzentriert. Das ist eine Tatsache, die sich im Laboratorium alle Tage wiederholt. Wenn Sie z. B. bei einem Hunde soeben einen bedingten Reflex auf das Metronom gebildet haben und dann diesen Reflex späterhin vielmals wiederholen, so fallen die übrigen Lautreize allmählich fort, und es geht so weit, dass schliesslich nur das Metronom die Erregung bewirkt. Und noch mehr: diese Konzentration der Erregung geht noch weiter und, wenn Sie das Metronom immer weiter und weiter wirken lassen, so wird es sich erweisen, dass nur eine bestimmte von Ihnen angewandte Anzahl von Schlägen als Reiz wirken kann; in dieser Hinsicht geht die Sache so weit, dass der Hund z. B. auf 100 Schläge des Metronoms reagiert, auf 96 aber nicht. Wenn Sie an einem andern Hunde immer an ein und derselben Stelle viele Male den Stechapparat anwenden, von Zeit zu Zeit aber andere Stellen auf ihre Wirkung hin prüfen, so werden Sie finden, dass diese Wirkung immer geringer wird und schliesslich ganz verschwindet, folglich geht auch der Hautreiz aus dem Zustande des Zerfliessens in den Zustand der Konzentration über. Wenn Ihr bedingter Reiz von einer bestimmten Tonstärke ist, so wirkt dieser Ton allein und dabei nur in der gegebenen Tonstärke; bei grösserer oder geringerer Tonstärke wirkt der Ton nicht. In diesen äussersten Fällen der Konzentration der Erregung ist ausser der Anwendung der Wiederholung des erwählten Reizes auch die Wiederholung anderer benachbarter und ihm verwandter Reize von Bedeutung, wobei aber letztere Reize vom entsprechenden unbedingten Reiz nicht begleitet werden, d. h. der gewählte Reiz wird vom Füttern begleitet, die benachbarten, ihm verwandten Reize aber nicht.

Ich gehe zur Untersuchung der anderen Hälfte der Nerventätigkeit, d. h. zum Hemmungsprozess über. Wie sie im Experiment sehen werden, sind genau dieselben Gesetze auch auf die Hemmung anzuwenden: die Hemmung zerfliesst und konzentriert sich gleich der Erregung. Vorläufig muss ich einen Augenblick bei der Frage vom Schlaf verweilen, da dieser Zustand eine grosse Rolle in den Hemmungsexperimenten spielt.

Wir sind schon längst darauf aufmerksam geworden, dass bei einigen Bedingungen unsere Hunde schläfrig werden und uns dadurch in unserer Arbeit hindern; dabei werden die bedingten Reflexe schwächer und verschwinden. Besonders fiel uns der Umstand auf, dass solch ein Eintreten von Schläfrigkeit bei Hunden stattfindet, die einem termischen Reiz unterworfen werden, wenn dieser termische Reiz der Haut mit dem Reiz der Speicheldrüsen verbunden wurde. Es erwies sich, dass der termische Reiz als Erreger des Schlafes wirkt, d. h. er bedingt und verursacht den Schlaf gleichermassen, wie andere Reize diese oder jene Tätigkeit des Tieres hervorrufen. Es ist interessant, dass zum Erscheinen der Schläfrigkeit ein Wärme- oder Kältereiz an einer bestimmten Stelle und bei ein und derselben Temperatur notwendig ist. Wenn Sie den Wärmegrad oder die Stelle der Reizanwendung verändern, so ist die einschläfernde Wirkung schwach und erreicht nicht ihren Höhepunkt. Auf Grund dieser Experimente mussten wir von einem einschläfernden Reflex reden, wobei uns vollkommen klar wurde, dass dieser Schläfrigkeitszustand eine Art von Hemmung der Tätigkeit der Grosshirnhemisphären darstellt. Warum gerade eine Hemmung? Weil dieser Schläfrigkeitszustand, dieser einschläfernde Reflex auf unsere übrigen bedingten Reflexe genau ebenso wirkte, wie echte uns wohlbekannte Hemmungsagentien mit all den Details und Eigenheiten, wie Hemmungen überhaupt wirken — es bestand eine vollkommene Ähnlichkeit zwischen diesen bei der Wirkung. Ich werde Ihnen weiterhin Tatsachen anführen, wo andere Formen von unbestreitbarer Hemmung augenscheinlich auf Grund ihrer Verwandtschaft allmählich in Schlaf übergehen.

Wenden wir uns andern Hemmungserscheinungen zu. Ich erhalte einen Spurreflex auf die Weise, dass ich im Verlaufe einer Minute an einer bestimmten Stelle mittels eines Kratzinstruments einen mechanischen Reiz ausübe, darauf eine Minute warte und dann erst Säure in den Mund giesse. Folglich mache ich es mir zur Aufgabe, aus der Spur des Kratzreizes, aus dem, was im Nervensystem von diesem Reiz übrig bleibt, einen bedingten Reflex zu bilden. Nach mehrmaliger Wiederholung erreiche ich es in der Tat, dass ich beim Kratzen keinen Effekt erhalte; wenn ich aber mit dem Kratzen aufhöre, und die Minute zwischen dem Kratzen und dem Eingiessen der Säure zu Ende geht, zeigt sich Speichelfluss; folglich habe ich einen Spurreflex aus dem Rest des mechanischen Hautreizes, der im Nervensystem vorhanden ist, gebildet. Wenn aber das Experiment länger dauert, so beobachten wir folgende interessante Erscheinung: der Hund wird während des Kratzens immer ruhiger und ruhiger, und es endet damit, dass es noch in derselben Minute, ich möchte sagen, demonstrativ einschläft. Wenn er bis zum Momente des Kratzens wach war, so erscheinen sofort, nachdem Sie mit dem Kratzen begonnen haben; Anzeichen von Schläfrigkeit. Darauf wird der Schlaf immer tiefer und umfasst einen immer grösseren Zeitraum. Schliesslich sind wir genötigt unser Experiment aufzugeben, weil der Hund im Gestell in tiefen dauernden Schlaf verfällt. Dem Anscheine nach ist dieses ein vollkommen unpassender, ungeeigneter Prozess: Sie giessen dem Hunde wiederholt Säure in den Mund, welche ihn stark reizen müsste, statt dessen aber endet die Sache mit Schlaf — die Säure ist zu einem einschläfernden Agens geworden. Derselbe Hund zeigt dagegen bei denselben Säurereflexen, wenn sie keine Spurreflexe sind, d. h. wenn der bedingte Reiz mit dem unbedingten gleichzeitig bestehen, nicht die geringste Schläfrigkeit.

Wie ist dieses zu verstehen? Während des Kratzens giessen wir bei den Spurreflexen niemals Säure ein, folglich muss sich in dieser Zeit der Hemmungsprozess entwickeln. Auf diese Weise entsteht eine ganz eigentümliche Lage für das Nervensystem. Während dem Vorhandensein des Reizes muss sich eine Hemmung entwickeln, aus den Spuren des Reizes aber muss sich ein Erreger der Säurereaktion bilden. Da die Hemmung mit einem starken Reiz die Erregung aber mit einem schwachen Reiz (Reizspuren) verbunden ist, so nimmt schliesslich die Hemmung überhand und wir erhalten eine verstärkte, weit verbreitete Wirkung dieser Hemmung, die in Schläfrigkeit und Schlaf übergeht, wobei mit diesen Erscheinungen der bedingte Reflex selbst ausgeschaltet wird.

Wenn Sie diese Experimente wiederholt beobachten und alle Versuchsbedingungen einander gegenüberstellen, so kommt Ihnen keine andere, natürlichere Erklärung dieser kuriosen Beziehungen in den Sinn. Anfangs, meine Herrn, mögen Ihnen diese Deutungen einigermassen gezwungen erscheinen, im Weiteren aber werden Sie noch mit andern Tatsachen bekannt werden, welche Sie für unsere Erklärungen gewinnen werden.

Ich gehe zu dem nächsten Fall über, wo das Verhältnis ein einfacheres ist. Sie haben es mit irgendeinem bedingten Reiz (wollen wir sagen mit dem Metronom) zu tun, der immer Speichelabsonderung hervorruft. Jetzt füge ich dem Metronom einen Geruch, beispielsweise den Kampfergeruch hinzu, wobei ich in dieser Zeit die Wirkung des Metronoms nicht bekräftige, d. h. wenn ausser dem Metronom noch der Geruch auf den Hund einwirkt, so gebe ich ihm nicht zu fressen. Zuerst verursacht das Metronom Speichelfluss trotz der Wirkung des Geruchs. Wenn wir aber unser Verfahren mehrere Mal wiederholen, so wird diese Kombination wirkungslos. Das Metronom mit dem Kampfergeruch zusammen verursachen keinen Speichelfluss. Solch eine Tatsache bezeichnen wir als eine bedingte Hemmung, und das Agens, das wir hinzufügen, nennen wir den bedingten Hemmungsreiz.

Ich führe einige interessante Details der bedingten Hemmung an. Vom Morgen an beginne ich mit dem Metronomreiz; er gibt nicht mehr als

10 Tropfen. Danach versuche ich die Kombination Metronom + Kampfergeruch und erhalte eine Nullwirkung. Wenn ich 1—2—3 Minuten, nachdem ich den bedingten Hemmungsreiz anwandte, das Metronom allein wirken lasse, so wird es jetzt sehr wenig ergeben —1—2 Tropfen. Was hat das zu bedeuten? Es bedeutet, dass die Hemmung, die sich im zentralen Nervensystem entwickelt hat, als ich den Kampfergeruch mit dem Metronom zusammen anwandte, in den Grosshirnhemisphären zerflossen und dort geblieben ist; es muss einige Zeit vergehen, ehe die Hemmung zurückgeht. Wenn ich daher das Metronom 10—30 Minuten nach der Kombination prüfe, so wirkt es wie gewöhnlich.

Diese Tatsache der bedingten Hemmung erklärte uns einen Punkt, mit dem wir lange Zeit nicht fertig werden konnten und der uns unsere Arbeit sehr erschwerte. Wenn wir unter unseren Versuchstieren höchst bewegliche und lebhafte Exemplare antrafen, mit denen, wie es sich denken liess, die Arbeit schnell, glatt und gut vonstatten gehen müsste, so erwies es sich, dass gerade diese Tiere, sobald sie im Gestell waren, uns zur Verzweiflung brachten: im Gestell schliefen sie unfehlbar ein, und wir konnten keinerlei Reflexe von ihnen erhalten. Was war die Ursache davon? Sie haben ein lebhaftes Tier vor sich, das an keinem Menschen oder Gegenstand vorübergeht, ohne nach ihm zu greifen, ihn zu lecken, anzufallen usw. Sie nehmen solch ein Tier und bringen es ins Gestell, indem Sie seine Beine mit Schlingen befestigen; anfangs benimmt es sich dort ebenso, wie vorher auf dem Boden, versucht loszukommen, sich an Sie heranzurecken usw. Sie suchen seine Bestrebungen zu bekämpfen, sie fesseln ihm die Pfoten, binden seinen Kopf höher an usw. und endlich erreichen Sie, was Sie wollten — der Hund wird stiller, aber zu gleicher Zeit fängt er an, schläfrig zu werden und verfällt schliesslich in tiefen Schlaf. Was hat das zu bedeuten? Durch verschiedene Gewaltmassregeln haben Sie die normale lebhafte Reaktion des Tieres auf die Aussenwelt unterdrückt, gehemmt. Im Nervensystem des Hundes ist eine Hemmung entstanden, die bei steter Verstärkung sich vom motorischen Gebiet aus auf die ganzen Grosshemisphären als Schlaf verbreitet hat. Auf diese Weise wurde die ganze Umgebung zum bedingten Hemmungsreiz.

Dieses kann auf folgende Weise bewiesen werden: Sie können die Elemente der Umgebung allmählich reduzieren, und Sie werden sehen, wie zu gleicher Zeit auch die Hemmung allmählich geringer wird. N. A. Roschansky, der diese Versuche durchführte, demonstriert auf beiliegender Tabelle das Ergebnis seiner Experimente.

Die erste vertikale Reihe gibt die Zeit des Experiments an.

Die zweite bezeichnet den angewandten bedingten Reiz.

Die dritte Reihe — die Zahl der Tropfen aus der Parotis — das Mass unseres Speichelreflexes.

Die vierte Reihe — die Zeit, in welcher diese Tropfen gesammelt werden.

Die letzte Reihe gibt an, in welchem Zustande der Hund sich befindet. Sie lassen den Hund auf den Boden herunter, wenden einen bedingten Reiz an und erhalten 7 Tropfen. Wenn Sie ihn auf den Tisch stellen, aber ohne Gestell und Schlingen, so gibt er 3 Tropfen. Im Gestell — 0 Tropfen.

Experiment 22. II. 1922 Kabill.

Zeitdauer	Reizerreger	Tropfenanzahl	Dauer der isolierten Wirkung	Anmerkungen
3 Uhr 50 Min.	Metronom	$1/2$	30 Sek.	Im Gestell mit Schlingen
4 " " "	"	2	30 "	Im Gestell ohne Schlingen
4 " 12 "	"	4	30 "	Auf einem andern Tisch
4 " 25 "	"	7	30 "	Auf dem Boden
4 " 35 "	"	3	30 "	Auf einem ungewohnten Tisch
4 " 47 "	"	0	30 "	Im Gestell ohne Schlingen
4 " 56 "	"	0	30 "	Im Gestell mit Schlingen

Also meine Herren, liegt in diesem Fall folgende Tatsache vor. Sie rufen durch die Gesamtwirkung der Umgebung, die als bedingter Hemmungsreiz wirkt, bei dem Tiere eine Hemmung der Muskelreaktion auf die gewohnte Aussenwelt hervor, aber, indem Sie die Reaktion hemmen, verlieren Sie den bedingten Speichelreflex. Hier liegt folglich eine Hemmung vor, die sich nicht auf die für Sie notwendigen Grenzen, nämlich das Muskelgebiet, beschränkt hat; die Hemmung ist weitergegangen und ist im allgemeinen Ruhezustand des Nervensystems zum Ausdruck gekommen. Gerade diese Fälle zeigen uns, dass eine Nervenhemmung, die an einer bestimmten Stelle hervorgerufen worden ist, nicht an dieser Stelle verbleibt, sondern zerfliesst — irradiiert.

Sollte dieses nicht überzeugend genug erscheinen, so gehen wir zum Schluss zu solchen Tatsachen über, die jeden Zweifel ausschliessen und die als beste Illustration des Gesetzes anerkannt werden müssen, von dem eben die Rede war. Das Experiment wird von Dr. Krasnogorsky demonstriert, der gerade die entsprechenden Untersuchungen ausgeführt hat. Wir haben im gegebenen Falle drei Stechapparate, die am Hunde angebracht sind — der eine am Ende des linken Hinterbeines, der zweite in einer Entfernung von 3 cm aufwärts, der dritte in einer Entfernung von 22 cm. Der unterste Apparat ist unwirksam, da wir das Sticheln dieser Stelle vom Füttern nicht begleitet haben, und sie ihre Wirkung als Reiz verloren hat. Die zwei anderen Apparate in der Entfernung von 3 und 22 cm sind beständig vom Füttern begleitet worden und haben daher eine positive Wirkung. Durch die vorhergehenden Experimente sind wir zur Überzeugung gekommen, dass solch eine Differenzierung der Stellen durch die Entwicklung der Hemmung an diesen Stellen begründet ist. Wenn der Apparat am Bein seine Wirkung verloren hat, so ist der Grund hierfür darin zu suchen, dass sich an dieser Stelle eine Hemmung entwickelt hat, die folglich der Erregung keinen Spielraum gibt. Jetzt können Sie hier vollkommen deutlich sehen wie der Hemmungsprozess auf eine bestimmte Entfernung irradiiert, ja Sie können sogar genau verfolgen, wie gross diese Entfernung ist. Wir haben den inaktiven Apparat angewandt und dabei 0 Tropfen erhalten; wenn Sie darauf das eine Mal den nächstliegenden Apparat, das andere Mal aber den weiter angebrachten prüfen, so erhalten Sie einen enormen Unterschied. Wenn Sie eine bestimmte Zeit nach Anwendung des inaktiven Apparates den ihm zunächst gelegenen prüfen, so erweist er sich als gehemmt. Folglich hat sich der Prozess der Hemmung auch auf ihn verbreitet. Wenn Sie aber bei genau gleichen Bedingungen den weitergelegenen Apparat prüfen, so finden Sie keine Hemmung vor.

Auf diese Weise können Sie tatsächlich mit dem Auge den Nervenprozess — die Fortbewegung der Hemmungswelle — verfolgen und dabei sehen, dass dieselbe, nachdem sie eine bestimmte Grenze erreicht hat, sich nicht weiterverbreitet.

Jetzt kann man noch erfahren, mit welch einer Geschwindigkeit diese Hemmungswelle sich über das Nervensystem verbreitet und wie weit sie vordringt. Wenn Sie $1^1/_2$ Minuten nach Anwendung des inaktiven Apparates, dessen Wirkungslosigkeit ja auf der Entwicklung der Hemmung an dieser Stelle begründet ist, die Wirkung der anderen Apparate prüfen, so können Sie die oben erwähnte Erscheinung beobachten, nämlich, dass in der Entfernung von 3 cm die Hemmung deutlich festzustellen ist, in der grösseren Entfernung von 22 cm aber nicht zu merken ist. Folglich verbreitet sich der Hemmungsprozess $1^1/_2$ Minuten nach Anwendung des inaktiven Apparates auf die weitere Entfernung nicht. Wenn Sie aber die Apparate nicht nach $1^1/_2$ Minuten, sondern nach einer halben Minute prüfen, so ist die Hemmung auch oben festzustellen, so dass Sie deutlich sehen, wie die Hemmungswelle sich über das Nervensystem verbreitet und wie sie zurückgeht. Diese Tatsache erscheint mir als eine vollkommen unbestreitbare Illustration des Gesetzes der Irradiation der Hemmung; diese Tatsache kann eben nicht anders gedeutet werden.

So müssen wir zum Schluss aller angegebenen Experimente sagen, dass die Hemmung sich ebenso in den Grosshirnhemisphären verbreitet, wie die Erregung.

Wir haben aber auch viele Tatsachen, die uns zeigen, dass die Hemmung sich auf dieselbe Weise wie die Erregung konzentriert.

Sie haben einen bedingten Reflex — das Metronom und dazu einen bedingten Hemmungsreiz — den Kampfergeruch. Wenn letzterer nur noch wenigemal als Hemmungsreiz angewandt worden ist und Sie kurze Zeit nach seiner Wirkung (5—10 Minuten) einen der Reize, nämlich das Metronom prüfen, so ist dieser Reiz wirkungslos. Wenn Sie aber das Experiment fortsetzen, d. h. das Metronom allein immer wieder durch den unbedingten Reiz bekräftigen, die Kombination mit dem Kampfergeruch aber nicht, so sehen Sie, wie der Prozess der Hemmung sich immer mehr und mehr konzentriert. Wenden wir jetzt nach dieser Kombination das Metronom allein während einer Zeitdauer von 5—10 Minuten an, so wird es genau wie vorher, d. h. in vollem Masse. Eine augenscheinlich gleiche Erscheinung beobachten wir bei folgenden Tatsachen. Wenn Sie einen Ton von 1000 Schwingungen haben und von ihm, wollen wir sagen, $^1/_8$ Ton abdifferenzieren, d. h. den Ton von 1000 Schwingungen durch Füttern begleiten, bei dem Ton aber der sich um ein achtel Ton von diesen unterscheidet das Füttern fortlassen, so werden schliesslich diese Reize voneinander unterschieden: der eine wirkt, der andere nicht. Dieser Differenzierung liegt der Hemmungsprozess zugrunde. Wenn Sie sehr bald nach dem differenzierten achtel Ton den Grundton prüfen, so wird er sich als gehemmt erweisen. Wenn aber längere Zeit nach der Differenzierung vergangen ist, so konzentriert sich auch die Hemmung selbst, d. h. die Probe des differenzierten Tones wird jetzt auch nach einem kurzen Zeitraum keine hemmende Wirkung auf den aktiven Ton ausüben.

Sehr ähnliche Tatsachen beobachten wir beiläufig an verschiedenen Hunden, an denen wir arbeiten. Diese Tatsachen haben wir aber noch nicht in der Hand, in bezug auf sie sind wir bloss Beobachter, aber der Sinn dieser Tatsachen ist augenscheinlich mit dem Gesetz der Irradiation und Konzentration der Hemmung verbunden.

Nehmen wir eine Reihe von Hunden. Sie haben einen Hund, bei dem sich unter unseren Versuchsbedingungen ein Schläfrigkeitszustand entwickelt hat, der die ganze Tätigkeit der Grosshirnhemisphären ergreift. Darauf ein anderer Typus. Dieser Hund schläft nicht im Gestell. Folglich hat die Hemmung ihren Höhepunkt nicht erreicht, sie verrät sich nicht in der allgemeinen Untätigkeit. Bei ihm kommt die Hemmung im Ruhezustand der Muskeln zum Ausdruck; er steht wie angemauert da. Diese Hemmung beschränkt sich aber nicht auf das Muskelsystem, sondern geht auch auf den Speichelreflex über. Schliesslich der letzte Hund. Das ist ein höchst lebhaftes Tier, solange es auf den Boden ist. Im Gestell schläft er nicht, es besteht bei ihm aber vollkommene Muskelruhe, er steht da, als wäre er von Holz geschnitten, dabei aber ist die Hemmung auf das Muskelsystem beschränkt und verbreitet sich nicht auf die Speichelreflexe, die sehr stark ausgeprägt sind. Bei verschiedenen Hunden haben wir verschiedene Grade von Hemmungsirradiation und eine gewisse bestimmte Konzentration dieser Hemmung infolge ein und derselben hemmenden Wirkung unserer Umgebung. Der letzte Hund hat ein ideal ausgebildetes Nervensystem; bei ihm blieb die Hemmung auf dem Punkte stehen, auf dem wir sie erhalten wollten. Sie gab dem Hunde den Ruhezustand der Muskeln, ging aber nicht weiter, und die Speichelreflexe blieben unberührt und unversehrt.

Ich gebe zu, dass alles zuletzt erwähnte bloss Beobachtungsmaterial ist, aber der Sinn der Sache ist vollkommen klar; bei ein und demselben Eingriff sehen Sie die Erscheinungen einer bedingten Hemmung und gleichzeitig auch eine bestimmte Einschränkung dieser Hemmung. Ich meine, alle oben erwähnten Tatsachen geben uns genügend Grund zu sagen, dass die Hemmung, was ihre Grundgesetze anbetrifft, sich zu denselben genau so verhält wie die Erregung. Sowie die Erregung zuerst irradiiert und sich dann konzentriert, so beginnt auch die Hemmung mit der Irradiation und geht späterhin in Konzentration über.

Diese Tatsachen bieten dabei einen wesentlichen Beweis dafür, dass die Erregung und die Hemmung zwei verschiedene Seiten, zwei verschiedene Äusserungen ein und desselben Prozesses sind.

Dieses, meine Herren, ist das, was wir Ihnen heute zeigen und mitteilen wollten. Zum Schluss halte ich es für nicht uninteressant, Ihnen einige intime Tatsachen mitzuteilen, die wir beim Studium dieser Erscheinungen erleben, wenn wir sie nach unserer Methode untersuchen.

Als wir vor 10—11 Jahren auf dem Gedanken stehen blieben, die höheren Äusserungen der Tätigkeit des Hundes nur auf objektivem Wege zu erforschen, war unsere Lage eine schwierige. Wie alle anderen waren wir auch gewöhnt uns vorzustellen, dass der Hund etwas „will", etwas „denkt" usw. Als wir uns soeben für den objektiven Standpunkt entschlossen hatten, schien es doch wenig wahrscheinlich, dass wir hier Erfolg haben könnten. Aber durch theoretische Betrachtungen ermutigt begannen wir denn doch die Arbeit nach der objektiven Methode. Da lag einerseits das Gebiet der zu erforschenden Erscheinungen in seiner Unermesslichkeit vor uns, andererseits waren beinahe keine allgemeinen Tatsachen aufzuweisen. Natürlich war unsere Lage geradezu beängstigend; es standen uns keine Tatsachen zur Verfügung, auf die wir uns stützen könnten, um die Richtigkeit unseres Entschlusses zu beweisen. Wir konnten nur hoffen etwas zu erreichen, dabei mussten aber gleich Zweifel entstehen, ob unsere Arbeit als genügend wissenschaftlich anerkannt würde. Momente des Erfolges ermutigten uns.

Nach Jahren brachten wir viel Tatsachenmaterial zusammen und gewannen festeren Boden. Doch ich muss gestehen, dass auch die Zweifel zunahmen, die mir noch bis vor kurzem keine Ruhe liessen, obgleich ich sie niemals äusserte. Manchmal stellte ich mir die Frage, ob unser Vorgehen auch richtig sei, dass wir nämlich die Tatsachen nur vom äusseren Standpunkt betrachten, und ob es nicht besser wäre, sie vom früheren Gesichtspunkt anzusehen? Solche Fälle wiederholten sich, lenkten natürlich die Aufmerksamkeit auf sich, und schliesslich wurde mir fogendes klar. Jedesmal, wenn eine neue Reihe von Tatsachen herantrat, und dabei eine schwierige, d. h. von unserem Standpunkte aus eine schwer begreifliche Reihe, so wurden gleich die Zweifel stärker. Was war der Grund? Das ist ziemlich einfach. In diesen neuen Tatsachen fanden wir noch keinen kausalen Zusammenhang ja wir sahen noch überhaupt keinen Zusammenhang zwischen ihnen; als uns dieses aber späterhin klar wurde, als wir sahen, dass bestimmte Ursachen bestimmte Folgen hatten, fühlten wir in solchen Augenblicken eine gewisse Genugtuung.

Warum hatten wir uns denn bis dahin furchtsam der früheren subjektiven Methode zugewandt? Das Geheimnis ist einfach, weil dieses eine Methode unbegründeten Denkens ist, weil die psychologische Denkart eine indeterministische Denkart ist, d. h. sie befasst sich mit Erscheinungen, deren Herkunft unklar und unbestimmt ist. Ich sage: der Hund „denkt", der Hund „will" und begnüge mich damit. Das ist aber eine Fiktion — der Grund der Erscheinung ist damit nicht erfasst. Folglich ist auch die Genugtuung bei der psychologischen Auffassung nur eine fiktive, auf nichts begründete. Unsere objektive Deutung ist eine echt wissenschaftliche, d. h. eine Deutung, die immer auf die Ursache zurückgeht, immer nach dem Grunde sucht.

XVI.
Ein Hund mit zerstörtem Hautanalysator in den Grosshirnhemisphären.
(Nach Versuchen von Dr. N. M. Saturnow.)

Unser heutiger Bericht soll vor allem aus einer Reihe von Versuchen bestehen.

Zuerst wollen wir folgende Erscheinung scharf ins Auge fassen: der Hund wird auf den Boden gestellt, und wie Sie sehen können, bleibt er lange Zeit auf demselben Platz stehen, als wenn seine Pfoten am Boden angewachsen wären. So können 1, 2, 5 und 20 Minuten vergehen. Der Hund bewegt seinen Kopf, er dreht ihn nach allen Seiten, aber die Lage seiner Füsse verändert er nicht, oder er tut es nur höchst selten. Es muss ein spezieller Grund vorhanden sein, um ihn zu veranlassen, sich von der Stelle zu rühren. Die nächste Erscheinung. Ich streichle den Hund sehr leise — er knurrt und bellt. Ganze Stunden hindurch kann man dieses Verfahren üben, und es wird immer eine Drohreaktion hervorrufen, der Hund wird jedesmal bellen. Und so geht es immer, monatelang. Als das Tier noch in normalem Zustande war, ist bei ihm eine ganze Reihe von bedingten Reflexen ausgearbeitet worden: Hautreflexe zweier Art, mechanische und thermische und weiterhin ein Schallreflex. Den ältesten von diesen bedingten Reflexen bildete der mechanische Hautreiz, und jedesmal, wenn man unseren Stechapparat auf die Haut wirken liess, so floss Speichel. Dann haben wir bei diesem Tier einige Teile der sog. motorischen Region der Grosshirnhemisphären exstirpiert. Und weiter hat sich dann allmählich dieser Zustand entwickelt, den wir eben demonstrieren.

Das Verhalten des Hundes haben wir jetzt gesehen, und nun wollen wir sehen, was denn mit unseren bedingten Reflexen geworden ist. Ganz zuerst wollen wir unseren bedingten mechanischen Hautreiz ausprobieren; dieser ist, wie gesagt, schon lange vor der Operation zum bedingten Erreger ausgearbeitet worden und ist ein genauer, jedesmal wirkender Reiz gewesen. Herr Dr. Saturnow, der gerade mit diesem Tier arbeitet, wird den Versuch vor Ihnen ausführen.

Der Stechapparat wird jetzt in Tätigkeit gesetzt, und Sie sehen, dass der Hund durch seine Bewegungen absolut keine Nahrungsreaktion verrät, es fliesst auch nicht ein einziger Tropfen Speichel. Das ist eine Folge unserer Operation — die bedingten Reflexe von der Haut sind vollständig verschwunden, und das waren doch unsere alerältesten Reflexe; ja selbst nach der Operation haben wir die Wirkung des Stechapparats schon mehr als 500 mal mit dem Füttern des Tieres kombiniert — es hat sich doch kein bedingter Reflex bilden lassen. Danach hatte es ja keinen Sinn mehr, diesen Versuch fortzusetzen. Die Bildung bedingter Reflexe von der Haut ist für dieses Tier unmöglich geworden, und diese Tatsache steht gewissermassen mit dem Verhalten, welches das Tier auf dem Boden äusserte, in vollem Einklang.

Nach allen Eigenheiten, welche wir bis jetzt an diesem Hunde gesehen haben, könnte man sagen, dass seine höhere Nerventätigkeit sich in vollständigem Verfall befindet, aber gleich sollen Sie ein anderes sehen, wir wollen Ihnen Tatsachen anderer Art vorführen.

Vor der Operation war der Klang einer elektrischen Schelle mit der Tätigkeit der Speicheldrüsen verbunden, er war für dieses Organ ein bedingter Reiz. Nach der Operation stellte sich diese Wirkung sehr bald, schon nach sechsmaligem Zusammenfallen des Schellens, mit dem Füttern wieder ein. Wir konnten nach der Operation auch noch einen neuen Reflex auf Ohrreize bilden, auf einen Ton von 300 Schwingungen; beim 20. Mal wurde die Wirkung zuerst bemerkbar und vom 50. Mal wurde sie schon ganz konstant. Folglich lassen sich neue bedingte Reflexe vom Gehörorgan aus sehr leicht bilden, und die alten haben sich auch wiederhergestellt. Hier ein entsprechender Versuch. Sie sehen, der Hund ist eben ganz ruhig, es fliesst gar kein Speichel. Das Schellen beginnt. Der Hund führt Bewegungen aus, er sucht nach dem Futter, und es fliessen 9 Tropfen Speichel. Sie sehen also eine vollkommen deutliche und normale Reaktion. Augenscheinlich ist das Schellen ein bedingter Reflex. Andere Schallreflexe brauchen wir nicht zu zeigen, denn die Sache ist ja auch so ganz klar.

Genau ebenso, d. h. ebenso leicht, liess sich bei diesem Hunde nach der Operation auch ein neuer bedingter Reflex auf Geruchreize bilden — und zwar auf den Kampfergeruch. Dieser Geruch ist an und für sich kein Erreger der Speichelsekretion, er ist kein unbedingter Reiz für die Speicheldrüsen. Er erlangt eine solche Wirkung nur in dem Falle, wenn er in eine bedingte Verbindung gebracht wird. Bei der 12. Kombination des Kampfergeruchs mit dem Füttern stellte sich schon eine ganz deutliche Bewegungsreaktion ein, und vom 22. Mal an konnte man auch die Reaktion der Speicheldrüsen vermerken. Dieses Faktum wollen wir auch sogleich demonstrieren. Hier im hermetisch verschlossenen Gläschen haben wir Kampfer. Die Öffnung, durch welche der Kampfergeruch entweichen wird, ist verlötet. Wir werden hier die Lötstelle abbrechen, mit Hilfe eines Gummiballons Luft durchlassen und so den Kampfergeruch vor der Nase des Hundes verbreiten. Sie sehen, dass der Hund eben ganz still dasteht. Jetzt verbreiten wir den Kampfergeruch. Es folgt eine positive Bewegungsreaktion und eine Speichelsekretion von 5 Tropfen. Es ist klar, dass ein bedingter Speichelreflex durch den Kampfergeruch hervorgerufen worden ist.

Das sind diejenigen Tatsachen, welche wir heute zeigen wollten. Wie Sie sehen können, sind es sehr genaue und sehr deutliche Erscheinungen.

Nun wollen wir aber zur Erörterung dieser Tatsache übergehen.

Einerseits konnten wir ein sehr merkwürdiges Betragen des Tieres beobachten. Der Hund bewegte sich nicht vom Fleck; wenn man ihn berührte, oder auch nur leicht streichelte, so bedrohte er einen sofort und fletschte die Zähne. Wenn wir also nur diesen Teil seines Verhaltens sehen könnten, so müssten wir sagen, dass dieses ein besonderes, ein ganz verstümmeltes Tier ist. — Wenn wir aber andererseits den Hund auf dem Tisch vor uns haben, und ihn mit Hilfe einer feinen Methode, die uns über die komplizierte Nerventätigkeit Aufschluss gibt, untersuchen, so erweist es sich, dass dieses Tier ganz normal ist. Wie ist das zu verstehen? Wie soll man sich den Zustand des Tieres vorstellen? Was ist aus ihm geworden?

Die Analyse dieser Tatsachen stellt uns die ganze Sache recht einfach dar.

Wenn wir alle Tatsachen, welche vor Ihren Augen vorübergezogen sind, miteinander vergleichen, so wird es auch nicht schwer sein, dieselben zu verstehen. Das eigenartige Verhalten des Tieres müssen wir als ein Ausbleiben der normalen Signale von der Haut verstehen. Wenn Sie das Tier weiter beobachten könnten, und wenn Sie es zwingen würden, sich zwischen festen Gegenständen fortzubewegen, so würden Sie bemerken, dass das Tier den Gegenständen der Umgebung absolut nicht angepasst ist. Beim Tier ist die normale Tätigkeit seines Hautanalysators geschädigt.

Allen Anwesenden ist es bekannt, dass wir uns vom Standpunkt der Lehre über die bedingten Reflexe, oder der objektiven Methode zur Erforschung der höheren Tätigkeit des Zentralnervensystems zwei Mechanismen vorstellen: erstens den Mechanismus der temporären Verbindung, und zweitens den Mechanismus der Analysatoren, d. h. solcher Nervenapparate, denen die Aufgabe zufällt, die ganze Kompliziertheit der Aussenwelt in ihre einzelnen Elemente zu zerlegen; so haben wir eine Reihe von Analysatoren: den Ohr-, den Augenanalysator u. a. Bei diesem Hunde ist der Hautanalysator zerstört, d. h. dessen Ende in den höchsten Teilen des Zentralnervensystems in den Grosshirnhemisphären ist exstirpiert, und daher fehlen diesem Tier speziell die genauen, angepassten Beziehungen zur Aussenwelt, welche durch die Haut zustande kommen. Das Streicheln, welches bei einem normalen Hunde eine Reaktion des Wohlwollens hervorgerufen hätte, tut das bei unserem Hunde, dem der höchste Teil des Hautanalysators fehlt, nicht, ja im Gegenteil, es kommt sogar ein Reflex zustande, der den niedriger gelegenen Hirnteilen entstammt und augenscheinlich als Verteidigungsreaktion des Hundes aufgefasst werden muss. Dass dem tatsächlich so ist, wird unstreitig dadurch bewiesen, dass, wie Sie selbst sehen konnten, der bedingte Reflex von der Haut nach der Operation verschwunden ist, dass also feine, temporäre Verbindungen mit der Aussenwelt durch die Haut bei diesem Hunde nicht zustande kommen können. Beim Hunde ist nur ein niederer Reflex von der Haut erhalten geblieben, und dieser ist ganz unbeeinflussbar geworden, d. h. die Veränderungen, welche die Zeit und die jeweiligen Bedingungen mit sich bringen, haben keinen Einfluss auf ihn, denn in so einer Form wiederholt sich dieser Versuch ohne Veränderung schon mehrere Monate. Wir wiederholen ihn hundert-, ja vielleicht tausendmal, und der Effekt ist immer derselbe.

Man ist gezwungen zu denken, dass auch das erste Symptom, auf welches ich Sie ganz im Anfang meines Berichtes aufmerksam gemacht habe, dass nämlich der Hund so lange auf demselben Fleck regungslos dasteht, mit derselben Ursache zusammenhängt. Es existieren Angaben darüber, dass die ganze lokomotorische Tätigkeit eine Verkettung von Reflexen darstellt, wobei das Ende einer Erscheinung den Anfang einer anderen Erscheinung bildet; diese ganze Kette beginnt mit dem normalen Reiz der Sohle durch die Berührung mit dem Fussboden. Es ist ganz natürlich vorauszusetzen, dass bei diesem Hunde diejenigen Reize weggefallen sind, welche in normalen Fällen die Anfangsreize fürs Gehen bilden, und daher bleibt das Tier bewegungslos.

So könnte denn das Benehmen dieses Hundes einfach dadurch erklärt werden, dass einer der Hauptreize und der Hauptregulatoren für die Bewegungen des Tieres, nämlich die Haut, eine nur sehr beschränkte, stark verminderte Arbeit zu leisten vermag — nur im Bereich ihres niedrigeren Nervenapparates funktioniert — die höheren Teile aber fehlen; daher sind auch die komplizierten Verbindungen weggefallen, die gröberen, niedrigeren Verbindungen dieser Tätigkeit sind dagegen unversehrt geblieben. Was die anderen, höheren Tätigkeiten betrifft, die durch andere Analysatoren zustande kommen, so bleiben diese ganz ungestört, denn die Analysatoren sind ja nicht lädiert. — Von der Nase und vom Ohr können Sie ganz normale Reaktionen erhalten, und auch die Differenzierung des Reizes bleibt ungestört, in ganz normalem Zustand. So z. B. wird in unserem Fall das Schellen wirken, das Metronom aber nicht. Was den Geruchs- und den Schallreiz anbetrifft, so muss noch hinzugefügt werden, dass sie nicht nur Speichelsekretion, sondern auch die entsprechende allgemeine motorische Reaktion hervorrufen. Wenn der Hund wie gewöhnlich auf dem Boden bewegungslos dasteht, und Sie nun anfangen, auf ihn von einem gewissen Punkt aus mit der Schelle oder mit einem Geruch zu wirken und dabei diese Reize von einem Ort zum anderen fortbewegen — so wird sich der Hund in Bewegung setzen und ganz wie ein normales Tier diesen Reizen nachgehen.

Ausser den mitgeteilten Tatsachen ist nun folgendes von grossem Interesse. Während dieser Hund sehr starke Defekte im Hautanalysator aufweist, da er ja dessen äusserstes Gehirnende verloren hat, zeigt er doch beinahe gar keine Erscheinungen von Ataxie: er kann gut gehen, er kann sich gut kratzen, wobei er sich sogar aus ganz schwierigen Situationen heraushelfen kann, er kratzt sich z. B. mit der Hinterpfote hinter dem Ohr. Wenn überhaupt von Ataxieerscheinungen die Rede sein kann, so sind sie jedenfalls sehr schwach.

Wenn dem wirklich so ist, so haben wir ja in diesem Beispiel einen glücklich getroffenen Fall, wo die Läsion des Haut- und des Bewegungsanalysators auseinander gehalten wird. Augenscheinlich muss man also zu den Analysatoren, die gewöhnlich genannt werden, zum Augen-, Ohr-, Haut-, Nasen- und Mundanalysator noch den Analysator der Bewegungen, den Bewegungsanalysator hinzurechnen — dieser hat es mit denjenigen zentripetalen Reizen zu tun, welche vom Bewegungsapparat selbst herkommen: von den Muskeln, Knochen, Gelenken usw. So muss man denn zu den 5 äusseren Analysatoren noch einen sechsten, höchst feinen inneren Analysator des Bewegungsapparates hinzurechnen, der im zentralen Nervensystem für jeden Augenblick der Bewegung die gegenseitige Lage und die Anspannung aller einzelnen, in der gegebenen Bewegung mitwirkenden Teile signalisiert. Für diesen Analysator gibt es auch einen speziellen Platz in den Grosshirnhemisphären — das ist die motorische Region der Hemisphären. Unser Hund ist dadurch ganz besonders interessant, dass er ein Beispiel eines ganz isolierten Defekts des Hautanalysators ohne Affektion des Bewegungsanalysators darstellt. Die weitere Forschung muss sich gerade in dieser Richtung fortbewegen — sie muss die separaten Fähigkeiten dieser beiden Analysatoren untersuchen. Ich glaube, dass solch eine Forschung ungemein viel Anhaltspunkte liefern wird, die da helfen werden, sich in all den eigenartigen Abweichungen von der Norm zu orientieren, welche Tiere mit geschädigten Vorderlappen der Grosshirnhemisphären aufweisen.

Wenn sich meine hochgeehrten Zuhörer des Berichtes erinnern können, den wir zusammen mit Dr. Demidow über den Hund „Mischonok" gemacht haben, so werden Sie bemerken, dass zwischen unserem heutigen und jenem früheren Beobachtungsobjekt sehr viel Ähnlichkeit besteht[1]).

Ohne weitere Einzelheiten zu berühren, will ich nur noch auf folgendes Ihre Aufmerksamkeit lenken. Jener Fall, wie auch das heutige Experiment, geben uns die Möglichkeit einer gewissen Prüfung, eines Vergleiches des psychologischen und des objektiven Standpunktes in betreff der von uns beobachteten Erscheinungen. Wenn Sie im gegebenen Falle unser Versuchstier

---

[1] Pawlow, J. P. (in Gemeinschaft mit Dr. Kryshanowsky, Dr. Burmakin und Dr. Demidow). Die Physiologie der Grosshirnhemisphären des Hundes im Lichte der objektiven Forschung. Vortrag in der Festsitzung der Gesellschaft russischer Ärzte zur Gedächtnisfeier an J. M. Setschenow, 19. März 1909.

psychologisch betrachten wollen, so kommen Sie in grosse Verlegenheit. Wenn Sie den Hund auf den Boden stehen sehen, so müssen Sie sagen, dass das ein willenloses und dummes Tier sei. Ich kann den Hund streicheln, so viel ich will, ich füge ihm ja dabei kein Leid zu (das einzige was wir tun, ist, dass wir ihn füttern), und dennoch reagiert er immer so, als wenn er mich beissen wollte.

Wenn Sie jetzt diesen selben Hund auf den Tisch stellen, so erweist er sich als ein kluges und verständiges Tier, denn er zeigt uns viele und sehr feine Tatsachen, die aufs Vorhandensein von Temporärverbindungen mit den Erscheinungen der Umwelt hinweisen. Das Schellen ist mehrmals mit dem Füttern zusammengefallen und ist zum Signal des Futters geworden, desgleichen auch der Kampfergeruch. — Das scheinen doch Widersprüche zu sein, einerseits ist der Hund klug, andererseits dumm!

Zu demselben Schluss kommen Sie, wenn Sie die Bewegungen des Kopfes mit den Bewegungen der Füsse vergleichen. Sehen Sie den Kopf an, so merken Sie, dass er fortwährend die gewöhnlichen Orientierungsbewegungen ausführt, die Füsse dagegen stehen ganz bewegungslos. Das ist wieder ein Widerspruch; nach dem Kopf geurteilt, ist der Hund normal, er äussert eine normale Tätigkeit, den Füssen nach, muss er seine Funktionsfähigkeit verloren haben.

Ganz anders stellen wir uns zu dieser Frage. Die Tätigkeit des Tieres wird für uns durch die entsprechenden Reize bestimmt. Da, wo das Tier über den ganzen, heilen Erregungsapparat verfügt, da sehen wir normale, sehr komplizierte Beziehungen, — wo diese erregenden Signale aber geschädigt sind, da wird auch immer ein Teil dieser normalen Tätigkeit fehlen. Von der Nase und vom Ohr sehen Sie komplizierte Reflexe entstehen, von der Haut wiederholt sich immer nur derselbe niedere Reflex. Das ist ja auch ganz verständlich, denn der Signalisierapparat der Haut ist in den Grosshirnhemisphären lädiert. Ebenso werden auch die eigentümlichen, entgegengesetzten Bewegungsphänomene des Kopfes und der Füsse verständlich. Den Füssen fehlt der Stoss zur lokomotorischen Tätigkeit, zu ihrer Bewegung; für den Hals sind solche erhalten geblieben, denn während der Operation ist bloss der obere Teil zerstört worden, die Bahnen von der Haut und vom Bewegungsapparat des Kopfes und des Halses befinden sich aber gerade im unteren Teil. Wahrscheinlich haben letztere bei der Operation bedeutend weniger gelitten.

Für mich ist es ganz klar, dass nach der physiologischen Analyse einiger solcher Fälle die Konfusion und Verwirrung, welche im Verhalten solcher Hunde zu bestehen scheinen, und vor welchen psychologische Erklärungen versagen, ganz und gar aufgeklärt sein wird. Schliesslich werden wir doch imstande sein, genau zu sagen, was das gegebene Tier eingebüsst hat, und was ihm geblieben ist.

XVII.
Der Prozess des Differenzierens von Reizen in den Grosshirnhemisphären.
(Nach Versuchen von Dr. Beljakow.)

Meine Herren und hochverehrte Kollegen!

Die objektive Erforschung der höheren Nerventätigkeit der Tiere, — die Lehre von den bedingten Reflexen, — steht gegenwärtig auf dem Standpunkt, dass man sich zwei Hauptmechanismen im Zentralnervensystem vorzustellen habe, nämlich den Mechanismus der temporären Verbindung und den Mechanismus des Analysators. Vorliegender Bericht bezieht sich auf die Physiologie und die Tätigkeit des analysatorischen Mechanismus.

Ich will nur noch einmal wiederholen, dass wir als Analysator einen Nervenapparat bezeichnen, welcher aus folgenden Teilen besteht: einem bestimmten peripheren Ende — Auge, Ohr usw., einem entsprechenden Nerven, und schliesslich dem Gehirnende dieses Nerven, also einer Gruppe von Zellen, in welcher dieser Nerv endigt. Wir haben es mit dem Teil dieses Nerven zu tun, welcher in den Grosshirnhemisphären endigt. Dieser Apparat wird mit vollem Recht als ein Analysator bezeichnet, denn seine Tätigkeit besteht ja darin, die komplizierte Aussenwelt in möglichst feine Elemente zu zerlegen. Seine Tätigkeit wird nach zwei verschiedenen Richtungen hin verfolgt: einerseits werden die Grenzen der Analyse bestimmt; andererseits wird der Mechanismus der Analyse untersucht.

Unsere heutige Mitteilung bezieht sich auf diesen zweiten Teil der Forschung, nämlich auf den Mechanismus.

Wie wir uns bis jetzt die Tätigkeit der Analysatoren vorgestellt haben, das muss ich Ihnen am Beispiel detaillierter Versuche vorführen. Wir nehmen irgendein Agens der Aussenwelt, welches auf diesen oder jenen Analysator einwirkt: irgendeinen Ton, einen Geruch, einen mechanischen Hautreiz usw. und bemühen uns, dieses Agens in eine temporäre Verbindung mit irgendeiner physiologischen Tätigkeit zu bringen, in unserem Falle mit der Arbeit der Speicheldrüsen. Wir bringen das von uns gewählte Agens dadurch in die nötige Verbindung, dass wir es immer wieder mit dem gewöhnlichen, physiologischen Erreger des gegebenen Organs kombinieren. Nach einigen Wiederholungen erreichen wir das Gewünschte, die Verbindung unseres Agens, welches früher gar keine Beziehung zu dem Organ hatte, mit der Tätigkeit dieses Organs ist nun gebildet, und nun wird dieses Agens allein schon zum Erreger. Jedesmal, wenn es einwirkt, erweckt es in unserem Falle die Tätigkeit der Speicheldrüsen, die Speichelsekretion. Wenn wir nun jetzt, wo sich diese Verbindung soeben gebildet hat, andere Reize derselben rezeptorischen Körperoberfläche anwenden, so erweisen sie sich auch als wirksam, obgleich sie niemals mit der Tätigkeit der Speicheldrüsen zusammengefallen sind. Wenn ich z. B. einen bestimmten Ton mit der Tätigkeit der Speicheldrüsen verbunden habe, und danach andere Töne oder Schallreize anwende, so erweisen sich auch diese letzteren als wirksam. Aber dieses ist bloss eine bestimmte Phase, ein bestimmtes Stadium. Wenn wir nun fortfahren, unser gewähltes Agens oftmals zu wiederholen, so bemerken wir, dass unser Erreger, welcher anfangs einen allgemeinen Charakter hatte, allmählich immer spezieller wird, sich spezialisiert. Wenn zu Anfang die verschiedensten Töne und Geräusche wirksam waren, so fallen allmählich zuerst die tonartigen Schallreize und dann die einzelnen Töne als solche weg, und die Zahl derjenigen Töne, welche als Erreger bestehen bleiben, schliesst sich immer enger um unseren bedingten Reiz. So kommt es denn schliesslich dazu, dass nur eine sehr geringe Zahl von Schallreizen, nur ein sehr naheliegender, um den Bruchteil eines Tons vom gewählten Erreger abstehender Ton von diesem nicht unterschieden wird.

Nun können wir uns aber davon überzeugen, dass dieser allmähliche Übergang eines diffusen, sich weitverbreitenden Reizes in einen speziellen, eng begrenzten Reiz, dieses Differenzieren dadurch zustande kommt, dass sich in einem bestimmten Punkte des Nervensystems ein Hemmungsprozess entwickelt.

Was bringt uns aber zu dieser Überzeugung? Es sind das die stets wiederkehrenden Tatsachen und sie bestehen in folgendem.

Ich wähle z. B. als Erreger einen Ton von 1000 Schwingungen; dieser Ton ist zum Erreger der Speicheldrüsen geworden, und durch vielfältige Wiederholungen habe ich es erreichen können, dass gerade nur 1000 Schwingungen als Erreger wirken, und dass schon 1012 Schwingungen keine erregende Wirkung besitzen. Es ist folglich der Wirkungskreis der erregenden Töne sehr eng geworden und Töne, welche nur um $1/8$ Ton vom Erregungston abstehen, wirken schon nicht mehr erregend. Eine solche Differenzierung der Erreger ist, wie gesagt, dank der Entwicklung des Hemmungsprozesses zustande gekommen, und das kann auf folgende Art bewiesen werden. Ich lasse den Ton von 1000 Schwingungen klingen, und er ruft Speichelsekretion hervor; wird danach der Ton mit 1012 Schwingungen angewandt, so hat er gar keine Wirkung auf die Speicheldrüse, es ist folglich dieser Ton, so nahe er auch zum Erregungston liegt, vom letzteren vollständig differenziert. Wenn ich nun sofort wieder zu meinem Erregungston mit 1000 Schwingungen zurückkehre und seine Wirkung probiere, so erweist er sich entweder als wirkungslos, oder ist seine Wirkung sehr gering, und ich muss eine gute Weile verstreichen lassen, damit mein Erregungston seine volle Wirkung auf die Speicheldrüse wiedererlangt.

Dieses kann nur auf folgende Art verstanden werden. Als der differenzierte Ton angewandt wurde, so entstand im Nervensystem der Hemmungsprozess, und wenn ich jetzt meinen Erregungston klingen lasse, so lange sich der Hemmungsprozess noch im Nervensystem befindet, so wird die Erregungswirkung durch diesen Prozess verdeckt. Man muss eine bestimmte Zeit verstreichen lassen, man muss diesem Hemmungsprozess Zeit geben aus dem Nervensystem zu verschwinden, damit der Erregungston seine volle Wirkung wiedererlangt. Die Tatsache, dass sich hier eine Hemmung entwickelt, ist ja augenfällig.

So muss man sich den Prozess der Differenzierung, den Prozess der Analyse der Reize, auf folgende Art vorstellen.

Wenn unser gewähltes, spezielles Agens zum erstenmal mit einer bestimmten physiologischen Funktion in Verbindung gebracht wird, so verschwimmt (irradiiert) die durch dieses Agens hervorgebrachte Erregung, nachdem sie an einen gewissen Punkt der Grosshirnhemisphären gekommen ist, über das entsprechende rezeptorische Zentrum, und auf diese Weise geht nicht nur ein bestimmter Punkt des Gehirnendes des gegebenen Analysators in die bestimmte Verbindung ein, sondern der ganze Analysator, oder wenigstens sein grösserer oder kleinerer Teil. Und erst später kommt es dank dem Entgegenarbeiten des Hemmungsprozesses zu einem allmählichen Engerwerden des Wirkungsgebietes dieser Erregung, und so erhält man denn zu guter Letzt eine isolierte Wirkung. Dieses ist eine grundlegende Tatsache, welche durch vorhergehende Versuche klargelegt ist.

Natürlich ist das nur der Anfang und hier setzen sofort viele mannigfaltige Fragen ein.

Ein Teil dieser Fragen ist von meinem Mitarbeiter, Dr. W. W. Beljakow gelöst. Die Protokolle hierhergehörender Versuche werden Ihnen sofort vorgelegt werden.

Unser erster Versuch geht von folgenden Vermutungen aus. Sollten wir darin recht haben, dass dem Differenzieren ein Hemmungsprozess zugrunde iegt, so muss es möglich sein diese Differenzierung in jedem gegebenen Augenblick zu vernichten. Woher das? Weil wir ja beim Erforschen der komplizierten Nerventätigkeit immerfort mit dem Prozess der Enthemmung zusammentreffen. Wenn die Differenzierung tatsächlich auf der Hemmung aller benachbarten Reize beruht, welch letztere früher wirksam waren, so muss es möglich sein diese Erreger zu enthemmen, d. h. ihre erregende Wirkung wieder manifest zu machen.

Im gegebenen Falle können wir ihnen dieses Faktum vorführen. Ein entsprechendes Versuchsprotokoll bringt Tabelle I.

Tabelle I. Hund „Dogonai", 9. V. 1911.

Zeit	Reiz	Speichelmenge in Tropfen ausgedrückt			
		Erste $1/2$ Minute	Zweite $1/2$ Minute	Dritte $1/2$ Minute	Allgemeine Speichelmenge
10 Uhr 58 Min.	Trompete[1]	Hund bellt	sehr erregt	zittert	
10 „ 58 „ 30 Sek.	$1/8$ Ton[2]	6	3	2	11
11 „ 03 „	$1/8$ „	3	1	1	5
11 „ 07 „	$1/8$ „	1	1	1	3
11 „ 11 „	$1/8$ „	$1 1/2$	$1 1/2$	—	3
11 „ 15 „	$1/8$ „	Spuren	—	—	Spuren
11 „ 20 „	$1/8$ „	$1/2$	—	—	$1/2$
11 „ 24 „	Gewöhnlicher Reizton	1	Fütterung mit Fleischpulver		

[1] Trompete als starker und ungewöhnlicher Reiz angewandt (Extrareiz).
[2] $1/8$ Ton bedeutet den Ton, welcher um $1/8$ Ton höher ist, als der gewöhnliche Reizton, auf welchen der bedingte Reflex ausgearbeitet worden ist. Er ist der differenzierte Ton

Dieses ist das Ergebnis eines Versuches an unserem Hunde „Dogonai", bei welchem wir im Verlauf vieler Monate die Differenzierung eines Achteltons ausgearbeitet und geübt hatten. Ein ganzer Ton wirkte erregend, er rief stets Speichelsekretion hervor, ein anderer Ton, der nur um $1/8$ Ton höher war, hatte gar keine Wirkung, er war absolut differenziert. Nun wirkten wir auf den Hund mit Tönen eines anderen Musikinstruments. Es war das eine Trompete, welche sehr schrille und sonderbar kombinierte Töne hervorbrachte. Als wir diese Trompete erschallen liessen, so hatte sie eine sehr starke Wirkung auf den Hund, er fing an zu bellen, versuchte sich aus dem Gestell loszureissen und zitterte. Als nun der Hund nach dem Abklingen der Trompetentöne sich beruhigt hatte, so versuchten wir nach einigen Sekunden den differenzierten Achtelton. Jetzt ist keine Spur von Differenzierung mehr vorhanden. Bei der ersten Probe erhielten wir 6 Tropfen in 30 Sekunden, genau dieselbe Menge, welche der gewöhnliche Ton gibt, in den 2 nächsten $1/2$ Minuten haben wir 3 und 2 Tropfen, im ganzen 11 Tropfen. Nach 5 Minuten wiederholen wir wieder den differenzierten Reiz. Jetzt wirkt er noch immer und gibt uns 4 Tropfen in der ersten Minute. Auch nach weiteren 4 Minuten hat seine Wirkung noch nicht ganz aufgehört. Wenn wir in der letzten Kolonne die ganze Tropfenzahl nachlesen, welche während 90 Sekunden bei den vielmaligen Anwendungen des differenzierten Tons sezerniert wurden, so gibt das eine ganz beträchtliche Menge. Es sah ganz so aus, als wenn das ein gewöhnlicher Erregungsreiz wäre, denn bei mehrmaligem Wiederholen erlosch er allmählich. Es hielt also die Enthemmung im Verlauf von 10 bis 15 Minuten an. Die Differenzierung war spurlos verschwunden.

Solche Versuche haben wir oft wiederholt. Wir haben hier aus der Reihe unserer Versuche einen der augenfälligsten wiedergegeben — der differenzierte Ton erlischt ja wirklich ganz wie ein ausgearbeiteter alter bedingter Reflex.

Und weiter. Liegt dem Differenzierungsprozess ein Hemmungsprozess zugrunde, so muss es möglich sein, diese Hemmung zu verstärken, anzusammeln, zu summieren. Wie? Dadurch, dass man den differenzierten Reiz mehreremal der Reihe nach wiederholt. Einen hierhergehörigen Versuch gibt Tabelle II.

Tabelle II. „Krassawetz". 1. VI. 1911.

Zeit		Reize	Speichelmenge in Tropfen ausgedrückt	
			Parotis	Submaxillaris
	1 Uhr 45 Min.	Reizton[1]	9	10
1 Min. {	1 " 53 "	Differenzierungston[2]	0	0
	1 " 54 "	Reizton	8	7
	2 " 10 "	"	8	7
	2 " 25 "	Differenzierungston	0	0
	2 " 28 "	"	0	0
1 Min. {	2 " 31 "	"	0	0
	2 " 32 "	Reizton	5	3
	2 " 55 "	"	10	8

[1] Reizton = Ton, auf welchen der bedingte Reflex ausgearbeitet worden ist.

[2] Differenzierungston = abdifferenzierter Ton, unterscheidet sich vom Reizton um einen ganzen Ton.

Dieser zweite Hund „Krassawez" hatte einen bestimmten Ton als Erreger. In der 1. Zeile der Tabelle sehen wir die gewöhnliche Grösse des bedingten Reflexes — 9 Tropfen für die Gl. parotis und 10 Tropfen für die Gl. submaxillaris. Jetzt versuchen wir den differenzierten Ton, er ist um einen halben Ton niedriger. Aus der 2. Zeile ersehen Sie, dass er absolut keine Wirkung hat. Wir haben ihn nur einmal angewandt und eine Minute darauf wiederholen wir wieder unseren gewöhnlichen Ton. Aus der 3. und 4. Zeile der Tabelle sehen wir, dass wenn hier auch einige Hemmung vorhanden ist, sie dennoch sehr gering ist — anstatt 9 und 10 Tropfen haben wir jetzt 8 und 7 Tropfen Speichel. Jetzt wiederholen wir aber den differenzierten Ton 3 mal der Reihe nach, d. h. wir sammeln die Hemmwirkung an und nun können wir sehen, dass der gewöhnliche Ton in demselben Zeitraum nach dem Differenzierungston eine sehr verminderte Wirkung äussert, — wir haben bloss 5 und 3 Tropfen. (Vgl. Zeile 8, Tab. II.) Wenn wir nun einige Zeit abwarten, dem Hemmungsprozess Zeit geben abzuklingen und darauf unseren gewöhnlichen Ton anwenden, so erweist es sich, dass seine Wirkungsstärke wieder zur Norm zurückgekehrt ist — wir erhalten 10 und 8 Tropfen.

So kann man also die Hemmung, welche der Differenzierung zugrunde liegt, summieren, kumulieren, indem man den Differenzierungsreiz wiederholt.

Hier ein weiteres Faktum. Wenn der Differenzierung ein Hemmungsprozess zugrunde liegt, so muss man erwarten, dass die Hemmung desto stärker sein wird, je bedeutender die Aufgabe ist, welche die Differenzierung verfolgt — je feiner die Differenzierung sein soll. Es ist selbstverständlich, dass es eine schwerere Aufgabe ist einen Achtelton von einem Ton zu unterscheiden, als einen um 2 Töne abstehenden Ton. Man könnte denken, dass auch die Intensität des Hemmungsprozesses eine verschiedene sein wird. Je feiner die Differenzierung ist, desto grösser muss auch die Hemmung sein. In Tabelle III ist ein diesbezüglicher Versuch verzeichnet.

Tabelle III. „Dogonai".

Versuchstag	Zeit		Reize	Speichel in Tropfen ausgedrückt
11. VI. 1911		11 Uhr 25 Min.	Reizton[1]	4
		11 „ 40 „	Differenzierungston I[2]	0
	10 Min.	11 „ 44 „	„	0
		11 „ 54 „	Reizton	1
		12 „ 15 „	„	3
6. VII. 1911		1 „ 20 „	Reizton	5
		1 „ 40 „	Differenzierungston II[3]	0
	10 Min.	1 „ 44 „	„	0
		1 „ 54 „	Reizton	4
		2 „ 10 „	„	4

[1] Reizton = Ton, auf welchen der bedingte Reflex ausgearbeitet ist.
[2] Differenzierungston I = abdifferenzierter Ton um $1/8$ Ton höher als der Reizton.
[3] Differenzierungston II = abdifferenzierter Ton um 2 ganze Töne höher als der Reizton.

Beim Hunde „Dogonai" gibt der gewöhnliche Ton unter normalen Versuchsbedingungen 4 Tropfen. Darauf versuchen wir den um $1/8$ Ton abstehenden Ton, dieser ist differenziert, er äussert also keine Wirkung. In zwei aufeinanderfolgenden Proben ist die Speichelsekretion gleich 0. Nach 10 Minuten versuchen wir den gewöhnlichen Ton, dieser erweist sich als gehemmt. Die Hemmung des differenzierten Tons hält sich noch im Nervensystem und äussert sich darin, dass die Wirkung des gewöhnlichen Tonreizes bedeutend herabgesetzt ist. Mit diesem Versuch vergleichen wir einen anderen Versuch (Versuch vom 6. VII. 1911, Tab. III). In der ersten Zeile dieses Versuchsprotokolls haben Sie die normale Grösse des bedingten Reflexes — 5 Tropfen. Darauf wenden wir wieder einen differenzierten Ton an, aber dieses Mal ist es eine grobe Differenzierung, er unterscheidet sich um 2 ganze Töne vom Reizton. Dieser grob differenzierte Ton wird ebenfalls zweimal wiederholt, genau wie im Versuch mit dem $1/8$ Ton und nach demselben Zeitraum, wie dort; nach 10 Minuten versuchen Sie Ihren Reizton. Jetzt ist seine Wirkung beinahe unverändert geblieben, sie beträgt 4—5 Tropfen. So sehen wir, dass die feine Differenzierung eines Achteltons eine sehr intensive Hemmung hervorgerufen hat, die Differenzierung des groben Intervalls von 2 Tönen dagegen beinahe gar keine Wirkung auf den Reflex ausübte.

Es entstand nun die interessante Frage, wo denn eigentlich dieses Hemmen, welches der Differenzierung verschiedener Reize zugrunde liegt, vor sich geht. Gewiss war es am natürlichsten zu denken, dass diese Hemmung sich im entsprechenden Analysator, d. h. dort wo die Reize analysiert werden, entwickelt. Natürlich musste dieses noch bewiesen werden. Hier will ich auch sofort einen Versuch geben, der in erster Linie zu dem Schluss neigte, dass die Hemmung gerade in dem Analysator vor sich gehen muss, welchem der gegebene Reiz angehört. Man versuchte die Differenzierung durch verschiedenartige Reize, welche zu verschiedenen Analysatoren gingen, zu enthemmen, und das dabei erhaltene Resultat ist in Tabelle IV gegeben. Ich will den Versuch genau besprechen.

Tabelle IV.

Versuchstag	Zeit	Reize	Speichelmenge in Tropfen während 30 Sek. der Reizdauer	
			Parotis	Submaxillaris
24. VI. 1911	1 Uhr 20 Min.	Reizton	9	11
	1 „ 40 „	Differenzierungston[1] und gleichzeitig Grammophonmusik	3+2	5+3
	1 „ 55 „	Reizton	10	12
	2 „ 05 „	„	12	14
25. VI. 1911	2 „ 35 „	Reizton	8	10
	2 „ 45 „	„	12	13
	3 „	Differenzierungston und gleichzeitig Lichtreiz	1/2	Spuren
	3 „ 20 „	Reizton	10	12
18. VI. 1911	3 „ 25 „	Reizton	12	13
	3 „ 45 „	Differenzierungston und gleichzeitig Kampfergeruch	Spuren	0
	4 „	Reizton	10	12

[1] Differenzierungston in allen Fällen um einen halben Ton niedriger, als der Reizton.

Die erste Zeile der Tabelle zeigt die gewöhnliche normale Speichelsekretion auf den gewöhnlichen Ton, wir erhalten 9—11 Tropfen. Darauf wird zugleich mit dem differenzierten Ton ein neuer Reiz angewandt, welcher die Orientierungsreaktion beim Tier hervorrufen soll, und zwar im gegebenen Falle die Musik eines Grammophons, als Folge sehen wir eine ganz beträchtliche Enthemmung. Anstatt der üblichen Null gibt der differenzierte halbe Ton mit dem Grammophon 3 und 2 Tropfen aus der Parotis und 5 und 3 Tropfen aus der Submaxillaris. Das Grammophon enthemmt also den differenzierten Ton. Im folgenden Versuch (Tabelle IV, 25. VI. 1911) haben wir als Enthemmer einen Lichtreiz angewandt; er hatte beinahe gar keine Wirkung. Die Differenzierung blieb bestehen. Der Lichtreiz hat die Differenzierung nicht enthemmt. Schliesslich in einem dritten

Versuche (Tabelle IV, 18. VI. 1911) haben wir als enthemmendes Agens den Kampfergeruch angewandt. Dieser hatte ebenfalls gar keine Wirkung. So hatten wir denn drei verschiedene Reize angewandt. Licht, Grammophonmusik und Kampfergeruch vom Augen-, Ohr- und Nasenanalysator. Unser differenzierter Reiz gehört dem Ohranalysator an, und als starkes enthemmendes Agens erwies sich das Grammophon, welches demselben Analysator angehört, wogegen die Reize, welche auf den Augen- und den Nasenanalysator einfielen, beinahe wirkungslos blieben. Mag das Licht auch einen nur schwachen Reiz darstellen, so kann man das doch von den Geruchsreizen nicht behaupten. Letztere sind starke Reize, und dennoch hat die Wirkung eines solchen Reizes, wie Sie sehen können, unseren Differenzierungston nicht enthemmt.

Wir haben aber auch noch andere Versuche, welche direkt beweisen, dass die Hemmung im Analysator des differenzierten Reizes vor sich geht. Ein solcher Versuch ist in Tabelle V dargestellt.

Tabelle V. „Dogonai".

Versuchstag	Zeit		Reize	Speichelmenge in Tropfen während $1/2$ Min.
2. VI. 1911	10 Min.	11 Uhr 5 Min. 11 „ 15 „ 11 „ 25 „	Differenzierungston[1] Drehscheibe[2] „	0 2 2
4. VI. 1911	10 Min.	11 „ 10 „ 11 „ 20 „ 11 „ 40 „	Differenzierungston Reizton „	0 $1 1/2$ 4

[1] Differenzierungston unterscheidet sich vom Reizton um $1/2$ Ton.
[2] Drehscheibe, Bewegung der Drehscheibe, auf welche beim Hunde ein bedingter Nahrungsreflex ausgearbeitet worden war.

Hier vergleichen wir zwei bedingte Reflexe, einen auf einen Ton und den anderen auf einen sich drehenden Gegenstand, wir wollen ihn einfach als Drehscheibe bezeichnen. Es wird die nach Anwendung des differenzierten Tons zurückbleibende Hemmung am Reizton (dem aktiven Ton) und an einem anderen Reflex (auf Bewegung der Drehscheibe) aus einem anderen Analysator, dem Augenanalysator, verglichen. Zuerst wurde eine schwache Hemmung ausprobiert, eine Differenzierung von $1/2$ Ton. Für den Hund „Dogonai", bei welchem eine Differenzierung auf $1/8$ Ton ausgearbeitet war, ist das eine schwache Hemmung. Wir versuchen nun die Nachwirkung der Hemmung von dieser Differenzierung auf einen Reflex, der vom Auge ausgelöst wird, nämlich auf den Reiz durch die Bewegung der Drehscheibe. Die angewandte Tondifferenzierung liess diesen Reflex absolut ungehemmt. Der Reflex zeigte dieselbe Grösse von 2 Tropfen, welche er auch vorher an demselben Tage hatte. Es hatte also unter den gegebenen Bedingungen eine schwache Differenzierung, d. h. ein unbedeutender Hemmungsprozess, auf einen anderen Analysator, auf den Augenanalysator, gar keine Wirkung. Und nun sehen Sie bitte weiter (Tabelle V, 4. VI. 1911). Dieselbe Differenzierung, derselbe Hemmungsprozess übte auf den bedingten Reflex, welcher demselben Analysator entstammt, d. h. auf den Ton, unter denselben Bedingungen eine ganz deutliche Hemmwirkung aus. An diesem Tage betrug die Speichelsekretion beim Hunde auf den gewöhnlichen Ton 4 Tropfen. Bei Anwendung der Differenzierung von $^1/_2$ Ton — das ist eine grobe Differenzierung — war die Speichelsekretion gleich Null. 10 Minuten nach letzterem Reiz wurde der gewöhnliche Ton versucht, und er gab $1^1/_2$ Tropfen anstatt 4. Es erweist sich also, dass eine und dieselbe Differenzierung, ein Hemmungsprozess von ein und derselben Intensität, in einem Fall, nämlich in demselben Analysator, eine hemmende Nachwirkung hinterlässt; in einem anderen Analysator aber keine Nachhemmung vorhanden ist. Es ist also der entsprechende Analysator derjenige Ort, an welchem sich dieser Hemmungsprozess befindet.

Aber wie Sie sich vielleicht aus unseren früheren Mitteilungen erinnern können, sind die Nervenprozesse im höchsten Teil des Zentralnervensystems in stetem Fliessen begriffen, sie verbreiten sich fortwährend um dann wieder zu einem Punkte zusammenzulaufen. Dieses ist der Grund, woher man erwarten musste, dass auch der Hemmungsprozess, von welchem eben die Rede ist, sich aus dem gegebenen Analysator ausgehend über die ganze Grosshirnrinde verbreiten, irradiieren könne. Um das zu beweisen, muss man anstatt einer einfachen Differenzierung eine höhere Differenzierung anwenden, oder auch die Differenzierungshemmung summieren, dann wird die Hemmungswelle sich nicht nur auf den einen gegebenen Analysator beschränken, sondern wird auch die benachbarten und entfernteren Analysatoren befallen.

Bei demselben Hunde „Dogonai" wenden wir nun eine höhere Differenzierung, die eines $^1/_8$ Tons an und ausserdem wiederholen wir sie. Und jetzt sehen Sie ganz deutlich, dass ihre Wirkung nicht nur auf den gegebenen Analysator beschränkt bleibt, sondern sich auch auf einen anderen Analysator verbreitet. In Tabelle VI, Versuch vom 14. Juni 1911, sehen Sie einen Versuch über die Wirkung der Differenzierungshemmung im Ohranalysator auf die Reflexe des Augenanalysators, in diesem Falle auf den Reflex, welcher durch die Bewegung der Drehscheibe ausgelöst wird.

Wie Sie sehen gibt die Drehscheibe nach doppelt angewandter Achteltondifferenzierung nur $^1/_2$ Tropfen. Ist sie aber ausser dem Bereich der Hemmungswelle (nach 25 Minuten), so beträgt ihre Wirkung 3 Tropfen. Natürlich ging auch genau dasselbe vor sich, wenn beide Reflexe von ein und demselben Analysator ausgelöst wurden, vom Ohranalysator. Als nach zweimaliger Anwendung der Achteltondifferenzierung der gewöhnliche Ton versucht wurde, so hatte er gar keine Wirkung. Hatte die Hemmwirkung schon in den entfernteren Regionen der Grosshirnhemisphären eine gewisse Stärke erreicht, so musste sie sich natürlich um so intensiver dort äussern, wo sie entstanden war.

Tabelle VI. „Dogonai".

Versuchstag	Zeit		Reize	Speichelmenge in Tropfen während 1 Min.
14. VI. 1911		10 Uhr 40 Min.	Differenzierungston [1]	0
	1 Min.	10 „ 44 „	„	0
		10 „ 45 „	Drehscheibe [2]	$1/2$
		11 „ 10 „	„	3
15. VI. 1911		10 „ 55 „	Differenzierungston	0
	1 Min.	10 „ 59 „	„	0
		11 „	Reizton	Spuren
		11 „ 40 „	„	4

[1] Differenzierungston unterscheidet sich vom Reizton bloss um $1/8$ Ton.
[2] Bewegung der Drehscheibe, bedingter Erreger des Speichelreflexes.

Solches sind die Tatsachen, welche wir mit Dr. Beljakow festgestellt haben. Aus ihnen können Sie deutlich sehen, dass man in der angegebenen Richtung weit vordringen kann, d. h. dass man sich sehr tiefgreifende und intime Fragen über diesen Mechanismus vorlegen und auf dieselben ganz bestimmte Antworten geben kann. Wir können nicht nur mit Leichtigkeit das Vorhandensein der Differenzierungshemmung konstatieren, wir können auch diese Hemmung in verschiedene Bahnen leiten, wir können sie vergrössern, oder sie schwächen, wir wissen von wo sie ausgeht usw. usw.

Meine Herren. Bei der Übersicht über alle diese Resultate ist es interessant, eine vergleichende Beurteilung unseres objektiven Standpunktes vorzunehmen, eines Standpunktes, der ohne Schwierigkeiten durchgeführt wird. Sie sehen ja, dass ich nicht phantasiere, dass ich die ganze Zeit auf festem Tatsachenboden fusse, dass ich alle meine Vermutungen durch Versuche prüfe und mich also immer nur auf die Entscheidung der Tatsachen stütze. Um sich einen Begriff von der Kraft zu machen, welche uns dieser physiologische, objektive Standpunkt verleiht, versuchen Sie es bitte, meine Herren, die oben angeführten Tatsachen vom psychologischen Standpunkt aus zu verstehen und zu erklären. Da werden Sie dann einen gewaltigen Unterschied sehen. Lassen Sie uns ein paar Beispiele näher betrachten. Ich mache einen bestimmten Ton zum bedingten Reiz. Wollen wir nun phantasieren und sagen, der Hund könne sich dessen gut erinnern, dass dieser Ton ein Signal des Futters sei, dass folglich nach ihm das Futter erscheinen muss, und in Erwartung dieses Futters lässt er nun den Speichel fliessen. Jetzt, wo ich neben diesem Ton zuerst einen anderen Ton, der um $1/8$ Ton vom ersten verschieden ist, anwende, kann der Hund diese Töne nicht sofort voneinander unterscheiden, daher verwechselt er sie und gibt auch auf den Achtelton Speichel. Er unterscheidet und behält sie nur schlecht. Darauf wiederhole ich vielmals den gewöhnlichen Reizton und den ungewöhnlichen Ton und ich kann es so dazu bringen, dass der Hund sich gut dessen erinnert, dass der gewöhnliche Ton dem Füttern entspricht, der andere um $1/8$ Ton abstehende aber das Ausbleiben des Futters bedeutet. Wenn ich den gewöhnlichen Ton anwende, so gibt der Hund Speichel, er präpariert sich zum Essen — beim anderen Ton bleibt er ruhig, er erwartet kein Essen. Jetzt aber lasse ich sofort nach dem ungewöhnlichen Ton den alten gewöhnlichen Ton klingen — und wie Sie gesehen haben, hat er keine Wirkung. Woher denn das? Der Hund konnte sich ja ausgezeichnet des Tones erinnern, welcher das Signal fürs Futter war, er konnte sich gleichfalls soeben ausgezeichnet dessen erinnern, dass der andere Ton dem Füttern nicht entspricht. Woher gibt er denn jetzt auf den gewöhnlichen Ton keinen Speichel? Wie kann man sich das erklären? Und dann weiter! Ich wiederhole den ungewöhnlichen $1/8$ Ton zum zweitenmal — es gibt keinen Speichel. Der Hund erinnert sich also dessen, dass auf diesen Ton kein Futter folgt. Ich wiederhole den $1/8$ Ton zum drittenmal — dasselbe Resultat, der Hund kann sich also ausgezeichnet dessen erinnern. Aber woher hat er denn jetzt den gewöhnlichen Ton vergessen — will man das psychologisch erklären, so ist es nicht zu verstehen. Noch unverständlicher ist es, woher denn der Hund nach 15 Minuten sich plötzlich wieder des gewöhnlichen Tones erinnert. Von unserem, physiologischen Standpunkt ist die Sache ganz einfach. Wenn die Differenzierung eine Hemmung ist, wenn ein Wiederholen der Differenzierung ein Summieren, ein Ansammeln der Hemmung ist, so muss man eine gewisse Zeit verstreichen lassen, damit sich diese Hemmung verzieht, und dann kehren die normalen Verhältnisse wieder zurück. Es ist eine grosse Aufgabe, zu der ich mich eben präpariere, alle psychologischen Begriffe durchzusehen und zu zeigen, in wie hohem Grade sie phantastisch sind, und was für einen groben empirischen Charakter sie haben, wenn man sie unserem objektiven Material gegenüberstellt — und diese ihre Eigenschaft bildet eine unüberwindliche Schwierigkeit für die Analyse der feinsten Erscheinungen der höheren Nerventätigkeit.

Ich kehre nun zu der Frage über die Analysatoren zurück. Bis jetzt haben wir die einzelnen Tatsachen über die Arbeit der Analysatoren gesammelt und systematisiert. Weiter haben wir Angaben darüber, wie sich die Arbeit der Analysatoren unter gewissen Bedingungen verändert. Wenn wir die Grosshirnhemisphären berühren, d. h. wenn wir sie, — die ja einen Komplex von Analysatoren darstellen, — einer mehr oder minder eingehenden Zerstörung unterziehen, so äussert sich diese Zerstörung gerade so, wie dieses auf Grund aller mitgeteilten Tatsachen, zu erwarten ist. Wenn wir einen entsprechenden Analysator mehr oder minder lädiert haben, so gibt sich das sofort in seiner analysatorischen Tätigkeit kund. Dabei wird der Grad der Funktionsstörung, durch die Grösse der Läsion und durch die vom Augenblick der Zerstörung bis zum Augenblick der Beobachtung verflossenen Zeit bestimmt. Wie bekannt, werden sich diese Störungen allmählich wieder ausgleichen, sie kehren aber niemals vollständig zur Norm zurück.

Weiter entsteht nun die Aufgabe, wie man sich diese Störungen der Analysefähigkeit vorzustellen habe, d. h. was eigentlich durch Verderben und was einfach durch Entfernen erklärt werden kann? Natürlich ist das eine umfangreiche Frage, und wann sie zu ihrer Lösung gelangen wird, das weiss ich nicht. aber eins muss ich sagen, in dem, was schon getan ist, haben wir gewisse, wenn auch geringe Anhaltspunkte dazu. Wir haben z. B. Hinweise darauf, dass die Störung der Differenzierung in einer gewissen Verzerrung des Hemmungsprozesses ihren Grund hat.

Sie sehen also, meine Herren, dass die höchste Tätigkeit des Nervensystems, die Funktion der Grosshirnhemisphären, die ja eine analysatorische Tätigkeit ist, einer streng objektiven Forschung unterliegt und dass dabei absolut gar keine psychologischen Begriffe benutzt werden. Und diese Analysefunktion bildet ja die Hauptaufgabe der Grosshirnhemisphären.

Mir will es scheinen, dass auch schon in den jetzigen Bruchstücken von Angaben und Tatsachen, welche ja auch nur unbedeutend sind, dennoch gewisse Hinweise zur Lösung höchst geheimnisvoller, sich auf die physiologische Tätigkeit der Analysatoren beziehender Fragen durchblicken. Eine von den Erscheinungen, vor welchen man in höchster Verblüfftheit dasteht, ist die Tatsache, dass nach Entfernung bedeutender Stücke der Grosshirnhemisphären zuweilen schon nach kurzer Zeit gar keine Funktionsstörungen oder Defekte im Nervensystem zu konstatieren sind. Es scheint ja, als wenn sie einen höchst wertvollen und äusserst wichtigen Mechanismus vor sich hätten, und ob Sie auch eine Menge darin zerstört und verdorben haben, so sehen Sie doch keine Folgen davon. Ich will nur sagen, dass die höchst entwickelte Vertretungsfähigkeit in der Gehirnmasse ganz besonders die Aufmerksamkeit fesselt. So sehen Sie denn, dass dasjenige, was zuerst vor vielleicht beinahe hundert Jahren über die Grosshirnhemisphären als Ganzes ausgesagt und dann als fehlerhaft verworfen worden ist, jetzt wieder als ein lebendiges Faktum für die einzelnen Regionen der Grosshirnhemisphären aufersteht. Die Physiologie der Grosshirnhemisphären hat ihren Anfang in den Beobachtungen der französischen Schule, welche kategorisch jegliche Lokalisation in den Grosshirnhemisphären verneinte und darauf bestand, dass sogar bei den umfangreichsten Zerstörungen in den Grosshirnhemisphären, wenn nur ein Teil von ihnen zurückgeblieben ist, alles wieder zum Alten zurückkehrt, alles ersetzt werden kann.

Im Jahre 1870, als Fritsch und Hitzig ihre berühmten Versuche, von denen die Lehre über die Lokalisation ihren Anfang nimmt, ausführten, ist diese Ansicht vollständig verworfen worden. Damals hatte es den Anschein, als wenn das ein grober Fehler wäre — jetzt aber, wo wir uns an eine detaillierte Untersuchung der Analysatoren machen — jetzt richtet sich diese einst verworfene Idee wieder auf. Wenn man grössere Stücke der Grosshirnhemisphären entfernt, so hat es zu Anfang den Anschein, als wenn der Analysator total vernichtet sei, er äussert nur kaum seine Wirkung. Aber es vergehen Wochen und Monate, und diese Schädigungen gleichen sich dermassen aus, dass Sie nur mit Mühe bemerken können, wodurch sich das Tier von einem normalen unterscheidet.

Die Tatsache der Existenz einer Lokalisation in den Grosshirnhemisphären unterliegt keinem Zweifel. Aber wie es mit einer Lokalisation innerhalb der einzelnen Regionen aussieht — das ist eine schwere und kolossale Aufgabe, deren Lösung in ihrem ganzen Umfange sich auf den Physiologen legt. Wie kann es erklärt werden, wenn man eine Konstruktion zerbrochen und nochmals gebrochen hat und dabei doch keine Folgen von diesen Zerstörungen sieht. Für die einzelnen Analysatoren muss man augenscheinlich die Vertretungsfähigkeit als ein unzweifelhaftes Faktum ansehen. Wie kann man sie sich aber vorstellen? Was für Vermutungen kann man in dieser Hinsicht aufstellen? Die Vorstellung, welche man sich hierüber macht, muss natürlich eine mechanistische sein.

Einige Hoffnung, einige Annäherung an diesen Gegenstand wird schon sichtbar. Es ist wahrscheinlich, dass gerade dasjenige Faktum, mit dem ich heute begonnen habe, hier von gewisser Bedeutung ist. Ich meine die Erscheinung, dass der bedingte Reflex, wenn er sich gerade eben bildet generalisiert, verallgemeinert ist. Hieraus wird es ersichtlich, dass das Gehirnende eines Analysators eine gemeinsame Masse darstellt, in welcher alle Teile in engster Verbindung miteinander stehen und sich gegenseitig vertreten können. Man kann sich vorstellen, dass, während am peripherischen Ende des Analysators eine strenge Differenzierung der Elemente besteht, jedes Element vom anderen streng getrennt und unterschieden ist, dass währenddessen im Gehirnende des Analysators alles das miteinander in Verbindung steht, so dass Sie von jedem peripheren Elemente eine Leitung zu jedem Punkte des Gehirnendes haben. So besteht denn die Möglichkeit, durch irgendeinen kleinen Teil Ersatz für einen grossen Teil zu bieten.

Das soeben Gesagte ist übrigens nicht so sehr eine Voraussetzung, als vielmehr eine Ahnung dessen, wie diese äusserst komplizierte und wichtige Frage gelöst werden kann. Durch diese letzte Phrase möchte ich dem Gedanken Ausdruck geben, wie furchtbar weit wir noch davon entfernt sind, uns irgendeine allen Tatsachen entsprechende Vorstellung über den Mechanismus der Grosshirnhemisphären machen zu können.

XVIII.

Die wichtigsten Gesetze der Tätigkeit des Zentralnervensystems, welche sich beim Studium der bedingten Reflexe eröffnen lassen.

Meine Herren! Unser Wissen über die zwei Hauptteile des Nervensystems, nämlich über die Nervenfasern einerseits und über das Zentralnervensystem, also hauptsächlich über die graue Substanz, über die Nervenzellen andererseits ist seinem Inhalt und seiner Bedeutung nach sehr verschieden. Wie es der Mehrzahl der Anwesenden wohl bekannt ist, sind in der Physiologie des peripheren Nervensystems sehr viel genaue Gesetze, welche die Erregbarkeit und die Leitungsfähigkeit beherrschen, festgestellt. Natürlich bleibt vorläufig der Nervenprozess als solcher noch immer unerforscht und geheimnisvoll; aber das betrifft in gleichem Masse auch das Zentralnervensystem, denn dieser Prozess ist ja in beiden Fällen der gleiche. Wie Sie aber wissen, wird ja dieser Prozess gegenwärtig von der naturwissenschaftlichen Forschung energisch in Angriff genommen, und diesmal wird dieser Angriff wohl nicht erfolglos sein.

Was nun speziell das Zentralnervensystem, die graue Substanz, die Gruppierung und Verbindung der Zellen untereinander anbetrifft, so muss gesagt werden, dass sich hier das wichtigte vorhandene Material auf topographische Angaben beschränkt. Es gibt sehr viele Untersuchungen und auch viele Behauptungen darüber, wo sich dieses oder jenes Zentrum befindet. Was aber die wesentliche Frage über deren Funktionen anbetrifft, so ist sie sehr karg bearbeitet. Wir wissen, dass die Hauptfunktion des Zentralnervensystems durch die sog. Reflextätigkeit gegeben ist, d. h. dass sie in der Übertragung, im Hinüberwerfen der Erregung von zentripetalen auf zentrifugale Nerven besteht. Dieses ist natürlich ein sehr elementares, sehr allgemeines Wissen, und es ist also selbstverständlich, dass auf diese allgemeinen Angaben sofort die wichtige Frage folgt, welche von den unzählig vorhandenen Bahnen es ist, auf welcher in jedem gegebenen Falle dieser Übergang stattfindet, und welche Gesetze diesen Übergang der Erregung beherrschen. Solches würde den Inhalt unseres Wissens über die Tätigkeit des Zentralnervensystems bilden. Gerade hierin ist aber unser

Wissensschatz sehr gering, ja man kann sagen, dass die Frage eben erst zur Bearbeitung kommt. Im Verlauf der letzten 10—20 Jahre stellt man ja systematisch solcherart Fragen hinsichtlich der niederen Teile des Zentralnervensystems, d. h. betreffend des Rückenmarks. Was aber die höchsten Teile des Zentralnervensystems anbetrifft, so sind diese Fragen hinsichtlich der normalen Tätigkeit dieses höchsten Abschnittes physiologisch und nicht psychologisch zuerst von mir zusammen mit meinen zahlreichen Mitarbeitern gestellt worden.

Zuerst mochte es wohl zweifelhaft geschienen haben, ob ein solcher Versuch irgendwelche Vorzüge oder günstigere Aussichten auf Erfolg bei der Lösung der gestellten Frage habe! Ist schon der niedrigere Teil des Zentralnervensystems kompliziert — wie unendlich kompliziert soll denn der höchste Teil sein!

Aber trotz dieser ungünstigen, negativen Umstände bietet der höchste Abschnitt des Zentralnervensystems der Forschung auch einige Vorteile. Unter diesen Vorzügen steht folgender an erster Stelle. Im Rückenmark treffen wir diese Reflextätigkeit in der ganzen ungemeinen Kompliziertheit, mit welcher sie vor sich geht, schon als eine fertige, vollendete an. Bei solchen feststehenden, ausgearbeiteten Beziehungen ist es uns unmöglich, deutlich zu sehen, wie eigentlich das alles zustande kommt.

Die Physiologie der höchsten Teile des Zentralnervensystems befindet sich aber in einer ganz anderen Lage. Hier können wir ja gerade den Prozess der Entstehung dieses Reflexaktes sehen, und so erhalten wir die Möglichkeit, diejenigen Grundeigenschaften und die elementaren Prozesse zu beobachten, auf Kosten derer das alles vor sich geht.

Um das alles ganz verständlich zu machen, erlaube ich mir einen kleinen Vergleich zu geben. Wenn Sie nur das Ausgangsmaterial und die Endprodukte sehen, so bedarf es kolossaler Kenntnisse, grosser Kombinationsgabe und eines scharfen Verstandes, um entscheiden zu können, was denn eigentlich in einer gegebenen Fabrik vor sich gehe, auf welche Eigenschaften und Konstruktionen sich dort die Bearbeitung gründe. Diese Fragen könnten auf diese Weise in vielen Fällen ungeklärt und ungelöst bleiben. Eine ganz andere Sache ist es, wenn Sie in die Fabrik hineingehen und nun sehen können, wie die verschiedenen Stoffe bearbeitet werden, und wie sie aus einer Abteilung in die andere befördert werden. Jetzt können Sie sich darüber mehr oder weniger leicht klar werden, was denn dort vor sich geht.

Dasselbe gilt auch für die Physiologie des höchsten Abschnittes des Zentralnervensystems. Hier haben wir einen Reflexakt, der erst im Entstehen begriffen ist und der sich vor unseren Augen bildet, der uns also auf diese Weise seinen inneren Mechanismus eröffnet und uns zeigt, wo eigentlich die Grundbedingungen seines Ablaufs zu suchen seien.

Die Mitglieder und die häufigen Besucher unserer Gesellschaft werden es wohl wissen, dass wir gegenwärtig schon ein grosses Material über die Physiologie der normalen Tätigkeit der höchsten Teile des Zentralnervensystems zusammengebracht haben, ein Material, welches nicht nur aus einzelnen Tatsachen besteht, sondern sich schon zu gewissen Verallgemeinerungen ordnet und gegenwärtig die Aufstellung gewisser Grundsätze möglich macht. Ich will heute noch einen neuen Versuch machen, zu den früher mitgeteilten Verallgemeinerungen einige neue hinzuzufügen, oder genauer gesagt, in unsere früheren Verallgemeinerungen neues Material hineinzubringen und so neue Reihen von Tatsachen zu umfassen, welche uns jetzt bekannt geworden sind. Diese Tatsachen sind aber nicht nur bei der Erforschung der höchsten Teile des Zentralnervensystems bemerkt worden, sie sind schon längst auch in den Forschungen über die niedrigeren Teile des Zentralnervensystems, und zwar des Rückenmarks angegeben.

Eine von den Tatsachen, welche am häufigsten in der Tätigkeit des Zentralnervensystems konstatiert werden kann, ist das Faktum einer eigenartigen Hemmung, und auf ihr will ich genauer stehen bleiben. Als Urheber dieser Frage und als tatsächlicher Anfacher des allgemeinen Interesses zu diesem Gegenstande muss mit vollem Rechte Prof. J. M. Setschenow genannt werden, dem ja unsere heutige Sitzung gewidmet ist. Es ist genau ein halbes Jahrhundert verflossen, seit er im Jahre 1863 sein allgemeinbekanntes Werk „Über die Hemmungszentren der Reflexe" veröffentlichte. Dieser Artikel und die in ihm beschriebene Tatsache muss als erster Sieg russischer Geistestätigkeit auf dem Gebiete der Physiologie, als erste selbständige originelle Arbeit, welche plötzlich wichtiges Material brachte, betrachtet werden.

Dieses Faktum bestand in Folgendem. Es wurden beim Frosch Messungen der Reflexzeit auf folgende Weise vorgenommen: die Hinterpfoten wurden bis zu einer bestimmten Höhe in eine Säurelösung von bestimmter Konzentration eingetaucht und dann die Zeit festgestellt, welche vergeht, bis der Frosch sie herauszieht, d. h. es wurde die Zeit zwischen dem Beginn des Reizes und dem Anfang der Antwortbewegung gemessen (die sog. Türcksche Methode). Bei solchen Fröschen wurden die Grosshirnhemisphären weggeschnitten und auf die blossgelegten Teile, die Labi optici, wurde nun ein Kochsalzkristallchen gelegt. Unter dem Einfluss des chemischen Reizes wurde jetzt der Reflex viel schwächer und das wurde dadurch kenntlich, dass nun vom Moment des Eintauchens der Pfoten in die Säure bis zu dem Augenblick, wo der Frosch sie herauszog ein viel grösserer Zeitraum verging.

Das lässt sich wahrscheinlich dadurch erklären, dass jetzt die Erregbarkeit der niederen Teile des Zentralnervensystems, nämlich des Rückenmarks, durch welches ja der Reflex zustande kommt, stark herabgesetzt wurde, infolgedessen musste nun eine grössere Summationszeit vergehen, um den Reiz zu dem Grade anwachsen zu lassen, der für den Enderfolg — das Herausziehen der Pfoten aus der Säure — erforderlich war. Diese Beobachtung muss als Ausgangspunkt für eine ganze Reihe anderer Tatsachen, die sich bald für alle Teile des Zentralnervensystems ansammelten, angesehen werden. Ungefähr zu derselben Zeit wurde auch das Faktum des sog. Goltzschen Quakversuchs veröffentlicht.

Der Versuch bestand darin, dass man bei einem Frosch mit entfernten Grosshirnhemisphären jedesmal das Quaken hervorrief, wenn man seinen Rücken leicht streichelte. Dieser Reflex wiederholte sich mit maschinenartiger Gleichförmigkeit. Wenn aber in derselben Zeit noch ein anderer Reiz zugefügt wurde, z. B. die Pfote gequetscht wurde, dann wurde der Quakreflex gehemmt, er hörte auf.

Gegenwärtig sind wir im Besitz einer ganzen Reihe derartiger Tatsachen. Als Beispiel nehme ich wieder die Goltzschen Versuche. In seinen Versuchen an Hunden mit Rückenmarkdurchtrennung zwischen Brust und Lendenwirbeln hat er gezeigt, dass viele Reflexe im Muskel- und Urogenitalsystem, welche mit maschinenartiger Regelmässigkeit vor sich gehen, sofort aufhören, wenn gleichzeitig irgendeine Stelle der hinteren Körperhälfte gereizt, und durch diesen Reiz ein anderer Reflex hervorgerufen wird. Erstere wurden also durch letztere gehemmt. Gegenwärtig werden diese Tatsachen sehr genau und systematisch bearbeitet. Ich will ein hierauf bezügliches Beispiel anführen.

Nehmen wir einen Frosch, legen wir bei ihm die Hinterwurzeln frei — die 7., 8., 9. und 10. und registrieren wir nun die Zuckungen des M. gastrocnemius. Beim Reizen der 9. Wurzel kommt die Zuckung dieses Muskels zustande. Wenn wir aber zu gleicher Zeit andere zentripetale Wurzeln, z. B. die 7. und 8., welche mit Zentren anderer Muskeln verbunden sind, reizen, dann büsst die Zuckung des Gastroknemius an Stärke ein, oder hört sie sogar ganz auf.

Mit einem Wort; wenn neben einem bestimmten Reflex noch ein anderer hervorgerufen wird, so verliert ersterer an Stärke oder wird er sogar ganz aufgehoben. In der Physiologie der bedingten Reflexe auf die Speicheldrüsen, d. h. bei Einwirkung solcher Reize, welche mit der Speicheldrüsentätigkeit in temporärer Verbindung stehen, haben wir eine Menge solcher Tatsachen gesehen, wo diese gegenseitige Beeinflussung zweier Reize, welche von zwei verschiedenen Ausgangspunkten wirken, deutlich hervortritt. Wenn man das Versuchstier, zugleich mit dem bedingten Reiz, einem anderen Reize unterzieht, wenn z. B. irgendein neuer Ton erschallt, wenn vor den Augen des Tieres ein neues Bild entsteht, wenn ein Geruch sich verbreitet, oder irgendeine thermische Einwirkung die Haut berührt u. dgl. mehr, was ja alles irgendeinen anderen neuen Reflex hervorrufen kann, dann werden die bedingten Reflexe stets stark herabgesetzt und können sogar ganz verschwinden.

So ist denn das eine der weitverbreiteten Tatsachen, auf die wir beim Studium der Funktionen des Zentralnervensystems immer wieder stossen. Nun will ich aber den Mechanismus dieses Faktums näher ins Auge fassen. Wie lässt sich diese Tatsache erklären? Was eröffnet uns diese Tatsache — welche Eigenschaften oder welche Elementarprozesse? Sind wir imstande, uns hierüber irgendeine Vorstellung zu machen? Ich möchte auf folgendem Punkte stehen bleiben und glaube, dass gegen meine Deutung wohl kaum viel einzuwenden sein wird. Nehmen wir an, ich hätte einen bestimmten Reflex, d. h. es bestehe eine Erregung eines bestimmten Punktes im Zentralnervensystem. Wenn gleichzeitig ein anderer Reflex vor sich geht, eine andere Stelle im Zentralnervensystem erregt wird, so wird der erste Reflex entweder geschwächt, oder ganz eingestellt. Man könnte sich vorstellen, dass die Ausübung dieses zweiten Reflexes einen Teil der Energie des ersten Reflexzentrums von seinem Zentrum ablenkt, oder ihm entzieht, und dass folglich im ersten Reflexzentrum weniger Energie zurückbleibt, dass also seine Funktionsäusserung geschwächt, oder bei starker Ablenkung sogar ganz aufgehoben wird. Man kann sich ja auch andere Vorstellungen über diesen Gegenstand machen, aber auch gegen diese ist nichts Besonderes einzuwenden, denn sie entspricht gut dem Tatsachenbestand.

Wenn man die vorliegenden Tatsachen in dieser Weise verstehen will, dann erweist es sich, dass ein anderes Faktum aus der Tätigkeit des Zentralnervensystems seinem inneren Mechanismus nach mit den eben besprochenen beinahe identisch ist — dieses ist der sog. bedingte Reflex, d. h. die Temporärverbindung eines beliebigen äusseren Reizes mit einem bestimmten Erfolgsorgan.

Wie bildet sich die Verbindung, welche wir als bedingten Reflex bezeichnen? In unseren Versuchen füttern wir das Tier, oder wir giessen ihm Säure ins Maul, wir versetzen also hierdurch das rezeptorische Nahrungs- oder Säurezentrum in Erregung. Aus diesen Zentren wird nun die Erregung zu den Zentren der Erfolgsorgane geleitet, nämlich zu den Zentren der aufs Futter eingestellten Bewegungsreaktionen und Sekretionen, oder, wenn vom Säurezentrum die Rede ist, dann ins Zentrum der Abwehrbewegungen, durch welche sich das Tier von der Säure zu befreien und sie auszuspeien sucht, und auch ins Zentrum der Speichelsekretion. Wir haben also im gegebenen Falle im Zentralnervensystem einen bestimmten zu starker Tätigkeit erregten Herd. Bestehen solche Verhältnisse im Zentralnervensystem, so werden alle anderen, bis dahin neutralen Reize, welche gleichzeitig ins Zentralnervensystem einfallen, durch dieses erregte Zentrum angezogen und zu ihm hingeleitet. Wenn dagegen ein bestimmter Reiz oft wiederholt wird, ohne von irgendwelchen Folgen begleitet zu werden, die für den Organismus wesentlicher wären, als der Reiz selbst, so wird dieser Reiz zu einem neutralen, wirkungslosen Reiz. Wir sind von einer Menge Seh-, Hör- und anderer Reize umgeben, wenn sie uns aber weiter keine lebenswichtigen Erregungen bieten, so verhalten wir uns zu ihnen gleichgültig, ganz als ob sie überhaupt nicht existierten. Wenn nun diese neutralen Reize mehrmals mit der Erregung, der Tätigkeit unseres Zentrums zeitlich zusammenfallen, so zerfliessen, irradiieren diese neutralen Reize nicht mehr über die ganzen Grosshirnhemisphären, wie dieses statthatte, als sie von keinem Erregungsherd angezogen wurden, sondern sie bahnen sich einen beständigen engen Weg zum tätigen Zentrum, sie verbinden sich mit ihm und werden so selbst zu bestimmten Erregern dieses Zentrums.

Wenn man diese Erklärung annimmt, so können zwei grosse Reihen von Tatsachen von ein und demselben Standpunkt aus betrachtet werden. Wir sehen nämlich in beiden Fällen, dass die Erregungsleitung aus einem Punkt in einen anderen Punkt gerichtet wird. Dass dem wirklich so ist, dass diese Erklärung keine phantastische ist, dieses wird durch die eben beendigte Untersuchung von Dr. M. N. Erofeewa bekräftigt. Obgleich diese Versuche hier schon mitgeteilt worden sind, so will ich sie doch gleich von einem anderen Standpunkte aus beleuchten und ich glaube, es wird dann allen Anwesenden klar werden, dass durch die Tatsachen, welche diese Untersuchung zu Tage gefördert hat, unsere eben erwähnte Erklärung bedeutend erhärtet wird.

Nun, worin bestehen denn diese Tatsachen? Nehmen Sie irgendein Tier, unser gewöhnliches Experimentierobjekt, den Hund mit chronischer Speichelfistel und lassen Sie einmal auf seine Haut starke elektrische Schläge wirken. Diese erzeugen, subjektiv geurteilt, einen schmerzhaften Reiz, wenn wir die objektive Terminologie anwenden wollen, so bezeichnen wir ihn als destruktiven Reiz. Es ist ganz verständlich, dass die Antwort auf solch einen Reiz ein gewöhnlicher Reflex, eine Abwehrreaktion des Tieres ist: das Tier wehrt sich nun mit allen Mitteln gegen diesen Reiz. Es versucht sich mit Gewalt aus dem Gestell loszureissen, es packt mit den Zähnen nach dem Reizapparat u. dgl. Der Reiz geht also in das Zentrum der Abwehrreaktion, er äussert sich in Abwehrbewegungen. Wenn Sie nun diesen Versuch einige Tage der Reihe nach wiederholen, so steigt mit jedem Mal die Erregbarkeit des Tieres; dieser Reiz wird von ihm immer schlechter und schlechter vertragen, und der Abwehrreflex wird mit jedem Mal stärker. Aber geben wir nun mal den Versuch eine andere Richtung. Wenn Sie jetzt während der Dauer des Schmerzreizes den Hund fressen lassen (wenn er das vorgesetzte Futter nicht nimmt, so kann es zwecks Anfachung der Geschmacksreize direkt ins Maul eingeführt werden), so merken Sie bald, dass die Abwehrreaktion immer geringer wird — und nach Verlauf einiger Zeit vollständig verschwindet. Jetzt haben Sie wieder ein Faktum der 1. Kategorie, eine Hemmung, vor sich; die Erregung des Nahrungszentrums führt zur Hemmung des Zentrums des Schmerzreflexes. Wenn Sie so eine Fütterung oftmals gleichzeitig mit dem Schmerzreiz wiederholen, so endigt die Sache schliesslich damit, dass Sie nicht nur gar keine Abwehrreaktion mehr sehen, sondern dass Sie im Gegenteil beim Anwenden des elektrischen Schmerzreizes bemerken können, wie sich beim Hunde die Nahrungsreaktion zu entwickeln beginnt: er wendet sich zu Ihnen, er sieht sich nach der Stelle um, von wo gewöhnlich das Futter erscheint, und der Speichel beginnt zu fliessen, Sie sehen, dass die Erregung, welche ins Zentrum der Abwehrreaktion ging, nun ihren Weg ins Nahrungszentrum nimmt, d. h. in dasjenige Zentrum, welches die auf die Nahrung gerichteten Bewegungen und Sekretionen beherrscht. Dieses ist schon eine Erscheinung der zweiten Gruppe — ein bedingter Reflex.

An diesem Beispiel können Sie es ganz deutlich sehen, wie die eine Erscheinung in die andere übergeht, und hierdurch wird die Verwandtschaft dieser beiden Tatsachen augenfällig klargestellt, Sie sehen folgendes: zuerst wird das Schmerzzentrum gehemmt, und später geht die Erregung aus ihm ins Nahrungszentrum über. Hieraus entspringt nun die ganz natürliche Vermutung, dass wir hier dem Wesen nach ein und denselben Prozess haben, dass wir hier bloss den Übergang, eine Änderung der Richtung, eine Anziehung der Energie von einem Zentrum zum andern vorfinden. Und wenn das neue Zentrum, wie im gegebenen Fall, ein stärkeres ist, so geht die gesamte Energie des früheren Zentrums dahin hinüber, und das früher tätige Zentrum tritt nun ausser Dienst es bleibt untätig.

Gehen wir nun weiter. Was bedeutet denn die Tatsache, dass die Erregung aus einem Zentrum in ein anderes hinübergeleitet wird. Dieses Faktum kann wiederum mit einer grossen Gruppe anderer Tatsachen, von denen ich hier zu sprechen schon früher Gelegenheit hatte, in Einklang gebracht werden. Gerade vor einem Jahre habe ich hierselbst und ebenfalls in einer dem Andenken J. M. Setschenows gewidmeten Sitzung einen Vortrag über die Gesetze der Irradiation und Konzentration des Erregungsprozesses gehalten. Das Gesetz der Konzentration besteht darin, dass die Erregung in bestimmten Punkten des Zentralnervensystems gewissermassen zusammengezogen, angesammelt wird, und dieses Gesetz ist aus folgendem Tatsachenmaterial abgeleitet. Nehmen wir an, Sie hätten auf die von mir schon früher beschriebene Weise aus einem ganz bestimmten Ton einen bedingten Reflex gemacht; dazu haben Sie auf diesen Ton stets das Füttern, oder das Eingiessen von Säure ins Maul des Tieres folgen lassen und schliesslich haben Sie jetzt den entsprechenden Reflex, die entsprechende Sekretion. Nehmen wir an, Sie hätten zur Ausarbeitung des Reflexes einen Ton von 800 Schwingungen in der Sekunde benutzt, und dieser Ton gäbe bereits eine bestimmte bedingte Reaktion. Nun versuchen Sie einige andere Töne. Jetzt erweist es sich, dass auch diese anderen Töne wirksam sind, selbst wenn sie vom ersten Ton sehr weit entfernt sind (z. B. 100, 200, und sogar 20000 und 30000 Schwingungen); bei den ersten Proben können sich auch die verschiedensten andersartigen

Schallreize als wirksam erweisen. Gerade dieses Faktum — dass wir nämlich das Nahrungszentrum nur mit einem einzigen Reize vereinigt haben, und dass sich dabei die Erregung doch als sehr verallgemeinert erwiesen hat — gerade das gibt Grund dazu, vom Gesetz der Irradiation zu sprechen und sich dieses Faktum so vorzustellen, dass die Erregung, welche bestimmte Zellen der Grosshirnhemisphären erreicht, nicht ausschliesslich in den Zellen bleibt, in welche sie zuerst gelangt ist, sondern auch auf die benachbarten Zellen übergeht — zerfliesst, irradiiert.

Die zweite Hälfte des Versuchs besteht in folgendem. In dem Masse, als Sie den Reflex auf 800 Schwingungen immer von neuem wiederholen und durch daraufffolgendes Füttern erhärten, wird der Reflex immer mehr und mehr spezialisiert, und das Register der wirksamen Töne wird immer enger und enger. Und wenn Sie Ihren Ton nun sehr lange als Reflexton üben, können Sie es zu einer ganz ausserordentlichen Spezialisierung bringen. Jetzt erhalten Sie den Reflex bei 800 Schwingungen, aber bei 812 Schwingungen sehen Sie ihn nicht mehr. Die Erregung, welche sich früher verbreitete, zerfloss — konzentriert sich jetzt, sie zieht sich wieder zu einem Punkte zusammen.

Dieses gab die Veranlassung dazu, neben dem Gesetz der Irradiation das Gesetz der Konzentration aufzustellen. Es ist ja klar, dass die Reihen von Tatsachen, welche ich früher angeführt habe, dem Gesetz der Erregungskonzentration entsprechen, dass in den Versuchen mit der Hemmung und der Entstehung der bedingten Reflexe das Gesetz der Erregungskonzentration, der Zusammenziehung der Erregung in einen bestimmten Punkt, deutlich durchblickt.

Dieses ist unser Tatsachenbestand, das was schon geleistet ist. Es ist verständlich, dass dieses nur eine ganz allgemeine Formulierung ist. Hiermit beginnt ja erst die Arbeit. Und weiter müssen natürlich in jedem von diesen beiden Gesetzen, sowohl der Irradiation, als auch der Konzentration — gewisse einzelne Punkte, spezielle Fälle bestehen. Diese bilden nun die Aufgaben der weiteren Forschung. In dieser Hinsicht lassen sich viele neue Punkte andeuten, und das bildet die laufende Arbeit meiner Laboratorien. Einige von diesen Punkten will ich nun sofort berühren.

In der Arbeit von Dr. M. N. Erofeewa finden wir Tatsachen, die da zeigen, dass das Konzentrationsgesetz unter einigen speziellen Bedingungen einen ganz anderen Ausdruck findet, dass es also hier in gewisse individuelle Formen gekleidet ist. Wie ich schon gesagt habe, ist es leicht, die Erregung aus dem Zentrum der Schutzbewegungen ins Nahrungszentrum hinüberzuziehen. Dieser Versuch gelingt leicht bei allen Tieren. Wenn Sie aber nun versuchen wollen, diese Erregung ins Säurezentrum hinüberzuleiten, d. h. wenn Sie aus dem elektrischen destruktiven Reiz einen bedingten Erreger des Säurezentrums machen wollen, so wird Ihnen das nicht gelingen. Hieraus also ein Ergänzungspunkt, zum Konzentrationsgesetz: die Richtung der Erregung wird durch die relative Stärke der aufeinander wirkenden Zentren bestimmt. Das Nahrungszentrum stellt augenscheinlich ein mächtiges physiologisches Zentrum dar — es ist ja der Hüter der individuellen Existenz. Es ist verständlich, dass im Vergleich zu ihm das Zentrum der Schutzbewegungen bloss eine untergeordnete Bedeutung hat. Sie wissen ja, dass während des Kampfes um die Nahrung die einzelnen Körperteile nicht geschont werden, unter den Tieren gibt es im Kampfe um die Nahrung starke Raufereien, und es kommt zu gar grossen gegenseitigen Verletzungen. Die Zerstörung der einzelnen Körperteile ist also ein Opfer, welches den wichtigeren Existenzbedingungen, dem Erwerben und Erringen der Nahrung gebracht wird. Es ist klar, dass das Nahrungszentrum als das stärkste physiologische Zentrum betrachtet werden muss, und dass wir dementsprechend das ganz klare Faktum sehen, dass das Nahrungszentrum die Erregung von anderen Zentren auf sich herüberziehen kann. Das Säurezentrum ist natürlich nicht von so hoher Bedeutung, seine Funktion ist eine ganz spezielle Tätigkeit, daher wird es verständlich, dass im Vergleich mit ihm das Schutzzentrum eine grössere Kraft besitzt; als Folge hiervon kann die Erregung aus dem Abwehrzentrum nicht ins Säurezentrum abgelenkt werden. Dieses ist auch tatsächlich der Fall.

Schliesslich kann ich Ihnen aus den Versuchen der neuesten Zeit noch eine sehr gute Illustration des Gesetzes der Irradiation anführen. Gerade jetzt ist Dr. P. N. Wassiljew in unserem Laboratorium mit Versuchen über Temperaturhautreize beschäftigt — und dabei hat er folgendes ganz unerwartete Faktum zu Tage gefördert. Schon längst, seit den allerersten Versuchen, mit denen das Studium der bedingten Reflexe begann, ist der Temperaturreiz der Haut zum bedingten Reiz gemacht worden. Es ist möglich sowohl aus der Abkühlung, als auch aus dem Erwärmen einer Hautstelle einen bedingten Reiz fürs Nahrungs- oder fürs Säurezentrum zu machen. Hierin unterscheidet sich der thermische Reiz absolut durch nichts von allen anderen Reizen. Aber in folgender Beziehung sehen wir einen bedeutenden Unterschied: es ist sehr schwer, den Kälte- und den Wärmereiz gleichzeitig zu verschiedenen bedingten Erregern zu machen. Wenn Sie z. B. aus dem Wärmereiz einer bestimmten Hautstelle einen bedingten Reiz fürs Säurezentrum gemacht haben, also nun auf ihn die entsprechende Sekretion und Bewegungsreaktion erhalten, und wenn dieser Reflex schliesslich vollständig ausgearbeitet ist, so können Sie ganz sicher sein, dass er, wenn Sie ihn auch weiter nicht anwenden werden, doch im Verlauf von Wochen und sogar Monaten ganz ungestört weiter besteht, und dieses hängt nur davon ab, wie lange Sie ihn ausgearbeitet und bekräftigt haben. Ebenso können Sie auch einen bedingten Reflex aus der Abkühlung einer Hautstelle machen. Dieser Reflex kann ebenso kräftig sein, und er wird auch, wenn Sie die Arbeit mit ihm unterbrechen, im Verlauf von Wochen und Monaten ganz intakt bleiben.

Wenn Sie aber nun diese Reflexe zusammen während eines und desselben Experiments anwenden wollen, dann entstehen unüberwindbare Schwierigkeiten. Nehmen wir an, Sie beginnen den Versuch mit dem Kältereflex, und dieser Reiz sei mit der Tätigkeit des Nahrungszentrums verbunden. Als Antwort auf ihren Reiz erhalten Sie nun die entsprechende motorische Nahrungsreaktion: der Hund kehrt sich zu Ihnen um, er sieht nach dem Ort, von wo die Nahrung erscheint, und es beginnt bei ihm die Speichelsekretion. Sie wiederholen das 1, 2, 3 mal und erhalten jedesmal einen ganz genauen Reflex. Wenn Sie nun zur Probe ihres Wärmereflexes übergehen, welcher mit dem Säurezentrum verbunden ist, so erhalten Sie nun wider Erwarten denselben Kältereflex, d. h. die Nahrungsreaktion, anstatt der motorischen Säurereaktion und der entsprechenden Sekretion. Einfach gesagt: der Hund verwechselt den Wärme-Säurereflex mit dem Kälte-Nahrungsreflex. Wenn Sie nun den Versuch umgekehrt machen, ja dann erhalten Sie eben dasselbe in umgekehrter Reihenfolge, d. h. wenn Sie mit dem Wärme-Säurereflex beginnen, so wird der Kälte-Nahrungsreflex mit ihm verwechselt. Diese Erscheinung kann nur auf eine Art begriffen werden, — dass Sie nämlich vor der Tatsache einer sehr leichten Irradiation der Erregung aus dem Wärme- ins Kältezentrum und umgekehrt stehen. Wenn Sie z. B. einigemal den Kältereflex wiederholen, so unterliegen die thermischen Nervenzellen — die Kälte- und die Wärmezellen — einem verallgemeinerten Reiz, der Reiz zerfliesst gleichmässig und verteilt sich über die einen wie über die anderen, und wenn Sie nun zum anderen Reiz übergehen, so erhalten Sie dieselbe Reaktion wie vom ersten Reiz. Wie mir scheinen will, könnte man sich eine andere Erklärung schwer vorstellen. Man wird zu der Vermutung gezwungen, dass die thermischen Zentren sehr nahe beieinander liegen, dass sie sich gewissermassen ineinander verflechten, gleich wie wir das auch am Durcheinanderliegen der Wärme- und Kältepunkte auf der Haut sehen, und deshalb wird an ihnen die Erscheinung der Irradiation besonders stark bemerkbar — die Erregung geht leicht aus einem Zentrum ins andere hinüber, und es bedarf vieler Mühe, um diese Zentren voneinander zu trennen. Es wird sehr interessant sein zu sehen, wie rasch diese Trennung erreicht werden kann. In jedem Fall sehen wir hier ein deutliches Beispiel der Irradiation.

Weiter entsteht nun die Frage, in welcher Beziehung die Gesetze der Irradiation und Konzentration zueinander stehen? Es ist ja klar, dass das ihrem Wesen nach zwei ganz entgegengesetzte Gesetze sind. Im ersten Fall haben wir es mit einem Zerfliessen, mit einer Verbreitung der Erregung im Gehirn zu tun, im zweiten Fall sehen wir eine Gruppierung, eine Zusammenziehung der Erregung auf einem einzelnen bestimmten Punkte.

So sehen wir denn, dass die Frage über die gegenseitigen Beziehungen dieser zwei Grundgesetze, des Gesetzes der Irradiation und des der Konzentration, eine für die ganze Mechanik des Zentralnervensystems höchst wichtige Frage ist.

Natürlich liegt die Lösung dieser Frage noch in weiter Ferne, aber einiges Material dazu, kann auch schon jetzt zusammengebracht werden. In zwei Arbeiten aus meinem Laboratorium gibt es einige Andeutungen darauf, wie hier die Sache stehen könnte. Vor einem Jahre sind die Arbeiten von Dr. J. E. Egorow zum Abschluss gekommen. Diese Untersuchungen bestanden darin, dass verschiedene bedingte Reflexe miteinander verglichen wurden. Bis zu dieser Arbeit wurden nur bedingte Säure- und Nahrungsreflexe einander gegenübergestellt, also solche Reize, die entweder mit dem Säurezentrum, oder mit dem Nahrungszentrum verbunden waren. In dieser Arbeit ist aber zum erstenmal der Versuch gemacht, die Wirkung zu bestimmen, welche die verschiedenen Nahrungsreflexe aufeinander haben. Die Untersuchung ist in folgender Weise durchgeführt worden. Von einer Gruppe verschiedener neutraler Reize wurde der eine mit Käse-, der andere mit Milch-, der dritte mit Brot-, der vierte mit Fleischfütterung usw. verbunden, und weiter wurden dann Beobachtungen darüber angestellt, was für eine Wirkung alle diese Reflexe aufeinander haben werden. In diesen Versuchen fiel ganz besonders die Tatsache auf, dass die Reizung mit den verschiedentlichen Futterstoffen von einer sehr lange dauernden Nachwirkung gefolgt wird.

In der Physiologie der bedingten Reflexe haben wir bereits eine ganze Reihe von Tatsachen, welche darauf hinweisen, dass ein Reiz in Form seiner Spuren als Nachwirkung der Spuren nach Entfernung der Reizursache und nach Ende des sichtbaren Reizeffekts noch lange im Zentralnervensystem seine Wirkung äussern kann. Bis jetzt kam immer nur die Dauer von einigen Zehnminutenintervallen in Betracht, mit einer länger dauernden Reizspur (Nachwirkung) haben wir es im übrigen Material über die bedingten Reflexe noch nicht zu tun gehabt. In der Arbeit von Dr. J. E. Egorow stellte es sich heraus, dass diese Nachwirkung sehr lange bestehen kann, nicht nur nach Verlauf von Stunden, nein, noch nach Tagen liess sie sich merken. Dieses steht ja mit den Tatsachen, welche uns aus dem alltäglichen Leben gut bekannt sind, in vollständigem Einklang, wie z. B. damit, dass irgendein Geschmack, besonders wenn er ein unangenehmer ist, sehr lange im Gedächtnis bestehen bleibt.

Die Eigenheit der Tatsachen, von denen ich soeben sprechen will, ist wahrscheinlich gerade von der langen Dauer dieser Reizspuren (Nachwirkung) abhängig. Die Versuche sind folgendermassen gemacht worden. Es wird ein bedingter Reflex genommen, also ein bestimmter Reiz, der mit einer bestimmten Fütterung, sagen wir mit Fleischpulverfütterung verbunden ist. Der bedingte Reiz gibt bei seiner Wirkung stets einen mehr oder weniger konstanten Effekt. Ausserdem und gleichzeitig wird ein anderer bedingter Reflex gebildet, zu diesem benutzen wir einen anderen Reiz und verbinden ihn, sagen wir mit Zuckerfütterung. Nennen wir abgekürzt unsere Reflexe den „Fleischreflex" und den „Zuckerreflex". Was werden wir nun bekommen, wenn wir den einen von diesen Reflexen während der Nachwirkungsdauer des anderen anwenden? Ich lasse die Versuchsergebnisse von Dr. Egorow folgen. Wenn Ihr „Fleischreflex" eine bestimmte Grösse zeigt (die Grösse des Reflexes wird durch die sezernierte Speichelmenge in Tropfen angegeben — das ist eine der Wirkungen der Nahrungszentrumserregung), sagen wir 10 Tropfen, und wenn Sie nun den Zuckerreflex anwenden und bald darauf wieder den Fleischreflex versuchen, so sehen Sie, dass der Fleischreflex nun stark herabgesetzt ist. Die Erregung des „Zuckerzentrums" (ich will diesen Ausdruck der Kürze wegen benutzen), d. h. einer bestimmten Gruppe von Nervenzellen, welchen durch die entsprechenden Nervenfasern die Erregung durch den Zucker von der Peripherie her zugeleitet wird, hemmt also das Fleischzentrum, d. h. diejenige Zellengruppe, welche von der Mundhöhle aus beim Essen des Fleisches erregt wird. Wenn Sie diese Tatsache oftmals wiederholen und sie genau in allen Details beobachten, so können Sie dabei folgende, höchst interessante Eigentümlichkeit konstatieren. Wenn Sie nach Anwendung des bedingten Zuckerreflexes den Fleischreflex ziemlich bald, nach 5—10 Minuten, probieren, so erhalten Sie in solch einem Falle noch eine bedeutende Reflexgrösse von etwa 7—8 ja sogar 10 Tropfen, das ist ungefähr dieselbe Menge, die Sie auch vor der Anwendung des Zuckerreflexes bekamen, und erst bei der darauffolgenden Probe erweist sich der Reflex als vollständig gehemmt. Weiter wird dann dieser Reflex beim 3. und 4. Mal nur langsam wieder an Stärke zunehmen. Ja er kann noch am darauffolgenden Tage bis zu einem gewissen Grade gehemmt sein und erst etwa am 3. Tage wieder seine volle Wirkung aufweisen.

Diese Tatsache, dass nämlich die Wirkungsdauer verschiedener Geschmacksreflexe aufeinander sehr lange anhält, ist ja wiederum aus dem alltäglichen Leben gut bekannt. Sie kennen doch wohl den Ärger der Mutter, wenn die Kinder vor der Mahlzeit etwas Süsses naschen, denn danach fehlt ihnen die Lust zum gewöhnlichen Essen. Augenscheinlich schmeckt ihnen jetzt das andere Nahrungsmittel nicht so sehr.

Ich bitte Sie nun den ganzen Verlauf dieser Erscheinung eingehender zu beachten. Ich wiederhole es noch einmal: zweifellos hemmt der Zuckerreflex den Fleischreflex nicht nur auf einige Stunden, sondern sogar auf einige Tage, und dabei tritt diese Hemmwirkung nicht sofort, sondern erst nach einiger Zeit auf. Sofort nach dem „Zuckerreflex" besitzt noch der „Fleischreflex" eine ganz beträchtliche Wirkung, und erst wenn Sie ihn zum 2. oder 3. Mal wiederholen, so erweist er sich als gehemmt. Meiner Ansicht nach, kann man sich diese überraschende Sachlage nur in folgender Weise erklären. Man muss sich vorstellen, dass der Zuckerreflex, der ja einen Reflex von bedeutender Wirkungsstärke vorstellt, bei seiner Ausübung nicht auf die Zellen des „Zuckerzentrums" beschränkt bleibt, sondern sich auf ein grösseres Gebiet des Nahrungszentrums ausbreitet, zerfliesst, d. h. die von diesem Reflex ausgehende Erregung war nun auch in anderen Teilen des Nahrungs-, des Geschmackszentrums bemerkbar. Wenn Sie nun also den „Fleischreflex" sehr rasch nach dem „Zuckerreflex" probieren, so hat er eine gewisse Wirkung, denn im „Fleischzentrum" besteht noch die Erregung, welche sich vom „Zuckerzentrum" aus verbreitet hat. Wenn aber nach dem „Zuckerreflex" schon eine gewisse Zeit vergangen ist, so tritt jetzt das Gesetz der Konzentration in Kraft, die Erregung fängt nun an im „Zuckerzentrum" zusammenzulaufen, dann wird dieses starke Zentrum die Erregung aus dem „Fleischzentrum" ablenken, und die Reflexe, welche durch letzteres gehen, werden nun gehemmt.

In der gegebenen Versuchsanordnung konnten Sie also die gegenseitige Einwirkung und auch einen gewissen Arbeitswechsel beider erörterten Gesetze sehen. In der ersten Phase haben Sie die Irradiation: die Erregung zerfliesst, sie breitet sich auf ein beträchtliches Gebiet aus — das ist der Grund, woher der „Fleischreflex" gleichsam ungeschädigt bleibt, er besteht jetzt auf Kosten des „Zuckerreflexes". Darauf, nach einer Weile sammelt sich diese Erregung des Zuckerzentrums in einem Punkte zusammen, sie konzentriert sich, und nun sehen Sie, dass der Speichelreflex für eine geraume Zeit sehr geschwächt wird. Dass dem wirklich so ist, wird im Versuche von Dr. A. A. Ssawitsch durch folgende Details festgestellt. Wenn Sie den „Fleischreflex" 25 Minuten nach Anwendung des „Zuckerreflexes" versuchen, so ist er mehr oder weniger wirksam, wenn Sie ihn hingegen zum erstenmal nach dem Zuckerreflex nach Verlauf von 30—40 Minuten anwenden, so besteht schon sofort eine beträchtliche Abschwächung des „Fleischreflexes" denn im Verlauf dieser Zeit ist schon die Irradiationswelle zurückgeschlagen und hat sich die Erregung im „Zuckerzentrum" konzentriert, es wird folglich auch die Energie aus dem „Fleischzentrum" hierher abgelenkt.

Auf diese Art deuten uns diese Versuche ein neues weites Gebiet an, in welchem es an Fragen nicht mangelt, und es betrifft das einen kapitalen Punkt, nämlich das gegenseitige Verhältnis zweier Grundgesetze des Zentralnervensystems, das Gesetz der Irradiation der Erregung und dasjenige ihrer Konzentration.

Wenn Sie nun eine Reihe solcher Tatsachen vor sich sehen, so werden Sie wohl, wie ich es glaube, auch zu derjenigen Ansicht kommen, welche mir immer als die einzig richtige vorschwebt.

Wie es alle angeführten Versuche zeigen, wird die Erforschung des Reflexmechanismus, der ja das Fundament der Tätigkeit des Zentralnervensystems bildet, ihrem Wesen nach auf räumliche Verhältnisse zurückgeführt, nämlich darauf, die Bahnen zu bestimmen, längs welchen die Erregung sich zuerst verbreitet und dann sammelt. Wenn dem so ist, dann ist es ja ganz verständlich, dass eine gewisse Wahrscheinlichkeit, den Gegenstand in seinem ganzen Umfange zu beherrschen, auf diesem Gebiet nur für solche Begriffe vorhanden ist, welche als räumliche Begriffe charakterisiert sind. Dieses ist der Grund, woher der Gedanke ganz klar sein muss, dass es unmöglich ist, mit psychologischen Begriffen, die ja ihrem Wesen nach keine räumlichen Begriffe sind, in den Mechanismus dieser gegenseitigen Konnektionen einzudringen. Man muss imstande sein, direkt mit dem Finger zu zeigen, an welchem Orte der Erregungsprozess gewesen ist und wohin er sich dann fortbewegt hat. Wenn Sie sich das möglichst lebendig und dabei rein tatsächlich vorstellen können, dann werden Sie imstande sein, die ganze Gewalt und Wahrheit der Lehre, welche wir verfechten und ausarbeiten, zu fassen, der Lehre von den bedingten Reflexen, welche die psychologischen Begriffe aus ihrem Bereich verbannt, und dafür durchweg nur mit objektiven Tatsachen arbeitet, d. h. mit solchen Tatsachen, welche in Raum und Zeit bestehen.

XIX.

Zusammenfassung der Resultate von Experimenten mit Exstirpationen verschiedener Teile der Grosshirnhemisphären.

Als die Frage von dem heutigen Vortrag an mich herantrat, dachte ich einige Zeit darüber nach, wie ich mich dazu verhalten sollte: ob ich zum Thema nur einen geringen Teil des Gegenstandes nehmen und das Resultat bloss einer einzelnen Reihe von Experimenten darlegen und besprechen, oder aber eine allgemeine Übersicht einer grossen Gruppe unserer Arbeiten geben sollte. Ich entschloss mich für das letztere, da mir schien, dass eine allgemeine Übersicht für meine Zuhörer lehrreicher, für uns aber durchaus nicht überflüssig sein würde. Es ist ja von grossem Nutzen zu überblicken, was durch vieljährige Arbeit von uns erreicht worden ist, daraus einige Schlüsse zu ziehen, die erhaltenen Resultate einander gegenüberzustellen, sie in Gedanken zu verfolgen, das Fehlende deutlicher zu bestimmen und die Ziele und Aufgaben für die Zukunft anzudeuten.

Mit der Exstirpation einzelner Abschnitte, sowohl als auch der ganzen Hemisphären beschäftigt man sich in meinem Laboratorium schon seit 7 Jahren; zu diesem Zweck sind viele Zehner von Hunden geopfert worden, so dass genügend Material vorhanden ist, welches einer gründlichen Durchsicht unterzogen werden muss. Das will ich nun auch gleich tun.

Wie es der Mehrzahl der Anwesenden bekannt ist, behaupten wir schon seit vielen Jahren einen besondern Standpunkt hinsichtlich der höchsten Nerventätigkeit, wie sie sich bei den höheren Tieren beobachten lässt. Beim Erforschen dieser Tätigkeit haben wir den subjektiven, psychologischen Standpunkt verworfen und ihm den äusseren-objektiven vorgezogen, d. h. denjenigen, den die Naturforscher hinsichtlich des Materials aller ihrer Wissensgebiete einnehmen. Von diesem Gesichtspunkte aus erscheint uns die ganze komplizierte Nerventätigkeit, die früher als psychische Tätigkeit angesehen wurde, als Arbeit zweier Grundmechanismen: des Mechanismus der Bildung temporärer Verbindungen zwischen den Agentien der Aussenwelt und den Tätigkeiten des Organismus, d. h. des Mechanismus der bedingten Reflexe, und dem Mechanismus der Analysatoren, d. h. solcher Apparate, die den Zweck haben, die Kompliziertheit der Aussenwelt zu analysieren, sie in einzelne Elemente und Momente zu zerlegen. Bis jetzt wenigstens konnte das von uns erstandene Material in diese Rahmen gebracht werden. Das schliesst aber natürlich die Möglichkeit einer weiteren Ausbildung unserer jetzigen Vorstellungen über den Gegenstand nicht aus.

Wie den Anwesenden auch schon bekannt ist, erforschen wir die komplizierte Nerventätigkeit an der Speicheldrüse, einem physiologisch unbedeutenden Organ; nichtsdestoweniger offenbaren sich an diesem Organ sehr deutlich die zwei Mechanismen der Tätigkeit der Grosshirnhemisphären, von denen eben die Rede war.

Ich werde mein Material natürlich nicht in chronologischer Reihenfolge, d. h. nicht in der Ordnung darlegen, in der wir in den Besitz unserer Tatsachen gelangten, sondern in der logischen Folge, indem ich das Material so gruppiere, dass Ihnen das Wesentliche des Gegenstandes klar wird.

Die erste Frage, die hier entschieden werden muss, ist die Frage von der Beziehung der Grosshirnhemisphären zu den oben erwähnten Mechanismen — zum Mechanismus der Bildung bedingter Reflexe und dem Mechanismus der Analysatoren. Die grundlegende Tatsache, die uns 7 Jahre beschäftigte und beständig von vielen Arbeitern auf einer grossen Anzahl von Tieren bestätigt wurde, war die, dass die Grosshirnhemisphären der Sitz der bedingten temporären Reflexe seien, dass eine der Hauptarbeiten der Grosshirnhemisphären eben im Bilden von bedingten Reflexen, von zeitweiligen Verbindungen bestehe. Beweise dafür haben wir mehr als genügend, obgleich unser Gegenstand derart ist, dass ein neuer Beweis nicht schaden kann. Indem die Autoren die Hemisphären bald ganz, bald partiell entfernten, beobachteten sie das Verschwinden entweder aller bedingten Reflexe, wenn das Tier die ganzen Hemisphären verloren hatte, oder einzelner Gruppen von Reflexen, wenn nur diese oder jene Teile der Grosshirnhemisphären exstirpiert waren. In dieser Hinsicht wurden allerlei Massregeln angewandt, um die allergenauesten, die allerreinsten Tatsachen zu erzielen, und die Resultate blieben sich immer gleich. Bei gewissen Bedingungen verschwanden stets entweder alle, oder nur einige bedingte Reflexe. Es wurde bei diesen Arbeiten eine grosse Beharrlichkeit an den Tag gelegt; manchmal versuchten wir es jahrelang, einen Reflex wieder herzustellen, und kamen dann erst zum Schluss, dass der Reflex sich nicht von neuem bilden lasse. Wir gingen so weit, dass bei einem Hunde nicht nur das Füttern im Experimentierzimmer, sondern jedes Futter, wann und wo es nur gegeben wurde, durchaus von einem bestimmten Ton begleitet wurde mit der Berechnung, auf diese Weise, wenn es überhaupt möglich sein sollte, schliesslich den bedingten Reiz zu bilden. Doch, da das Organ des gegebenen bedingten Reizes vernichtet war, so konnte der Reflex nicht gebildet werden. Nach diesen stets wiederkehrenden Tatsachen musste anerkannt werden, dass die Grosshirnhemisphären in der Tat als Organ der temporären Verbindungen erscheinen — als Bildungsstätte der bedingten Reflexe. Man könnte natürlich ganz kategorisch die Frage stellen, ob die bedingten temporären Verbindungen auch ausserhalb der Grosshirnhemisphären sich bilden könnten, aber meiner Meinung nach liegt kein Grund vor, sich mit dieser Frage besonders zu beschäftigen.

Das, was wir bis jetzt erreicht haben, bringt uns zweifellos zu dem Schluss, dass die temporären Verbindungen ihre Bildung den Grosshirnhemisphären verdanken und bei Entfernung derselben verschwinden. Dabei ist aber natürlich die Möglichkeit nicht ausgeschlossen, dass einmal, bei irgendwelchen besondern Bedingungen, die bedingten Reflexe sich auch ausserhalb der Grosshirnhemisphären, in andern Teilen des Gehirns bilden. In dieser Hinsicht dürfen wir nicht kategorisch sein, weil alle unsere Klassifikationen, alle unsere Gesetze mehr oder minder bedingt sind und nur für die gegebene Zeit, in den Bedingungen der gegebenen Methodik und im Bereich des gegebenen Materials von Bedeutung sind. Uns allen ist ein Beispiel dafür bekannt — die Unzerlegbarkeit der chemischen Elemente, die lange Zeit als Axiom galt.

Ich sage also, dass bei den verschiedenen Experimenten vielen Arbeitern beständig die Tatsache auffiel, dass die temporären Reflexe nur bei Vorhandensein der ganzen Hemisphären oder derer Teile entstehen. Infolgedessen können wir jetzt ohne jegliches Bedenken annehmen, dass eine von den wesentlichsten Funktionen der Grosshirnhemisphären die Ausarbeitung bedingter Reflexe ist, gleichdem wie die Hauptfunktion der niederen Teile des Nervensystems in den einfachen, oder wie wir sie bezeichnen, beständigen unbedingten Reflexen besteht.

Der zweite Mechanismus, der den Grosshirnhemisphären zukommt, ist der Mechanismus der sogenannten Analysatoren. In diesem Falle haben wir die Grenzen der alten Tatsachen überschritten, indem wir ihre Auffassung zum Teil verändert haben. Wir bezeichnen als Analysatoren solche Apparate, deren Aufgabe darin besteht, die Kompliziertheit der Aussenwelt in einzelne Elemente zu zerlegen; so besteht der Augenanalysator aus dem peripherischen Teil der Retina, dann aus dem Sehnerv und endlich aus den Gehirnzellen, in denen der Sehnerv endet. Die Vereinigung all dieser Teile in einen Mechanismus, der die allgemeine Bezeichnung „Analysator" hat, findet ihre Rechtfertigung darin, dass die Physiologie bis jetzt keine Angaben für eine genaue Zergliederung der analysatorischen Arbeit besitzt. Wir können vorläufig nicht sagen, dass ein bestimmter Teil der Arbeit dem peripheren Teil zufällt, ein anderer — dem zentralen.

Also bestehen die Grosshirnhemisphären unserer Meinung nach aus einer Vereinigung von Analysatoren; dem Augen-, Ohr-, Haut-, Nase- und Mundanalysator. Die Untersuchung dieser Analysatoren führte uns zu dem Schluss, dass ihre Anzahl vergrössert werden musste, dass wir ausser den obengenannten Analysatoren, die eine Beziehung zu den äusseren Erscheinungen, zur Aussenwelt haben, noch das Bestehen in den Grosshirnhemisphären besonderer Analysatoren anerkennen müssen, die den Zweck haben, den enormen Komplex der inneren Erscheinungen, die im Organismus selbst stattfinden, zu zergliedern. Zweifellos ist für den Organismus nicht nur die Analyse der Aussenwelt notwendig; er bedarf auch einer Signalisation aufwärts und einer Analyse dessen, was in ihm selbst vorgeht. Kurz, ausser den oben erwähnten äusseren Analysatoren müssen noch innere Analysatoren existieren. Der wichtigste unter den letzteren ist der Analysator des Bewegungsapparates. Wir wissen ja, dass von allen Teilen des motorischen Apparates, von den Gelenkkapseln, den Gelenkoberflächen, den Bändern, Sehnen usw. zentripetale Nerven ausgehen, die jeden Moment, jedes geringste Detail des Aktes der Bewegung signalisieren. Alle diese Nerven vereinigen sich in den Zellen der Grosshirnhemisphären, als in der höchsten Instanz. Die verschiedenartigen peripheren Endigungen dieser Nerven, sowohl als auch die Nerven selbst mit den Nervenzellen, in die sie in den Grosshirnhemisphären auslaufen, bilden eben einen besonderen Analysator, der den motorischen Akt mit seiner enormen Kompliziertheit in eine grosse Anzahl von feinsten Elementen zerlegt, wodurch eine grosse Mannigfaltigkeit und Genauigkeit unserer Skelettbewegungen erzielt wird.

Mit dem Begriff von solch einem Analysator ist ein besonderes Interesse in der Physiologie der Grosshirnhemisphären verbunden. Wie Ihnen bekannt, haben im Jahre 1870 (das Jahr, wo die wissenschaftlich ergebnisreiche Arbeit der Erforschung der Grosshirnhemisphären begann) die deutschen Gelehrten Fritsch und Hitzig, gezeigt, dass bei elektrischer Reizung bestimmter Teile der Rinde in der vorderen Hälfte der Grosshirnhemisphären Kontraktionen dieser oder jener Muskelgruppen hervorgerufen werden. Diese Entdeckung gab den Anlass zur Feststellung von besonderen motorischen Zentren an diesen Stellen. Zu gleicher Zeit aber wurde die Frage aufgeworfen, wie man sich diese Teile der Grosshirnhemisphären vorzustellen habe. Sind es im vollen Sinne des Wortes motorische Zentren, d. h. Zellen, von denen unmittelbar Impulse zu den Muskeln ausgehen, oder aber sind es Gefühlszellen, an welche periphere Reize gelangen und von welchen sie inaktive motorische Zentren befördert werden, d. h. solche Bewegungszellen, von denen direkt in die Muskeln motorische Nerven ausgehen? Dieser Streit, der von Schiff begonnen wurde, ist bis heutzutage nicht beendet.

Wir hatten auch Gelegenheit, an der Entscheidung dieser Frage teilzunehmen, und sind zu folgendem Schluss gekommen. Wir waren schon lange geneigt gewesen, anzunehmen, dass die Stellen der Rinde in den Grosshirnhemisphären, durch deren Erregung bestimmte Bewegungen hervorgerufen werden, Anhäufungen von sensiblen Zellen sind, nämlich Nervenendigungen von zentripetalen Nerven, die vom motorischen Apparat ausgehen. Wie wären jetzt mehr oder minder schlagende Beweise für die Richtigkeit dieser Ansicht zu finden? Ausser den Tatsachen, die schon früher bestanden und von Vertretern dieser Ansicht angeführt wurden, ist es uns gelungen, einen neuen, und dabei, wie uns scheint, überzeugenden Beweis zu finden.

Wenn in der Tat das sog. motorische Gebiet einen motorischen Analysator vorstellt, der den übrigen Analysatoren — dem Ohren-Augenanalysator usw. vollkommen analog ist, so kann in diesem Falle der Reiz, der dem Analysator zugeführt wird, auf irgendeinen zentrifugalen Weg gelenkt werden, d. h. dieser Reiz kann nach unserem Wunsch mit dieser oder jener Tätigkeit verbunden werden; mit anderen Worten, kann in solch einem Fall ein bedingter Reflex, von einem motorischen Akt ausgehend, hergestellt werden. Das ist uns auch gelungen. Dr. Krasnogorsky, der einerseits mit unseren gewöhnlichen Reizen, z. B. einer Säure, wirkte, andererseits aber gleichzeitig die Beugung eines bestimmten Gelenkes ausführte, erhielt einen bedingten Reflex, bildete eine temporäre Verbindung zwischen dem Beugen eines Gelenkes und der Arbeit der Speicheldrüse. Bestimmte Bewegungen riefen den Speichelfluss ebenso hervor, wie bedingte Reize vom Ohr, vom Auge usw. Da entstand die Frage, wie weit die Deutung dieser Tatsache richtig sei: ob in der Tat der Reflex vom Beugen, also von einem motorischen Akt ausgehe, oder aber, ob es ein Hautreflex sei?

In dieser Hinsicht gelang es Dr. Krasnogorsky das Experiment zu einer bestimmten, man kann sagen, tadellosen Vollendung zu bringen. Als er nämlich dem Hunde an einem Beine einen Hautreflex bildete, am anderen aber einen Beugereflex, und dann verschiedene Teile der Grosshirnhemisphären exstirpierte, so erwies sich folgendes: wenn der Gyr. sigmoideus exstirpiert war, so verschwand der Beugereflex, während der Hautreflex bestand und sogar neu gebildet werden konnte. Und umgekehrt — als die Gg. coronarius und ectosylvius herausgeschnitten wurden, so verschwanden die Hautreflexe, wogegen die Beugereflexe weiterbestanden. Es blieb kein Zweifel, dass der Hautanalysator und der motorische Analysator verschieden seien, und dass der motorische an Stelle des motorischen Gebietes sich befände.

Mir scheint, dass wir nach allen diesen Experimenten das wissenschaftliche Recht behaupten dürfen, von dem motorischen Analysator in demselben Sinne zu reden, wie von dem Ohr- dem Augenanalysator usw.

Wir müssen noch erklären, warum bei elektrischer Reizung derjenigen Stellen, an denen, wie einige voraussetzen, besondere motorische Zentren sich befinden, Bewegungen entstehen. Da hier unserer Meinung nach sich die sensiblen Zellen des motorischen Analysators befinden und folglich von hier aus normal, beständig im Laufe des Lebens die Reize sich nach bestimmten motorischen Zentren richten, so ist es begreiflich, dass bei solch einem gebahnten Wege auch bei der Reizung dieser Stellen durch Elektrizität der gewöhnliche Effekt erhalten wird, d. h. dass die Erregung von hier aus den gewohnten Weg zu den Muskeln findet.

Also können wir nach allen unseren Experimenten sagen, dass die Grosshirnhemisphären eine Gesamtheit von Analysatoren darstellen, welche einerseits wie der Augen- und Ohrenanalysator zur Analyse der Aussenwelt dienen, andererseits aber zur Analyse innerer Erscheinungen, wie z. B. der motorische Analysator. Was aber alle anderen inneren Analysatoren betrifft, so ist es klar, dass die Analyse irgendwelcher anderer innerer Erscheinungen viel beschränkter ist. Bis jetzt sind ausser dem motorischen noch keine anderen Analysatoren solcher Art mit Hilfe der Methode der bedingten Reflexe festgestellt worden. Es unterliegt keinem Zweifel, dass diese Reihe von Erscheinungen schliesslich der Physiologie der bedingten Reflexe angehören wird.

Jetzt wollen wir zu einer genaueren Betrachtung der Tätigkeit der Analysatoren übergehen. Worin besteht diese Tätigkeit? Wie der Name zeigt, verfolgen diese Mechanismen den Zweck, komplizierte Erscheinungen in einzelne Elemente zu zerlegen. Was wissen wir genauer über ihre Ziele, und was haben uns in dieser Hinsicht die Experimente nach der Methode der bedingten Reflexe gegeben? In diesem Falle, denke ich, war uns der objektive Standpunkt von nicht geringem Nutzen. Allgemeine, die Analysatoren betreffende Tatsachen sind schon lange vorher beobachtet worden. Schon die Arbeiten von Ferrier und Munk enthielten eine Reihe von Tatsachen, die auf die Tätigkeit der Analysatoren Bezug hatten. Diese Tatsachen aber waren von einem sehr unklaren, wenig wissenschaftlichen Standpunkt aus beleuchtet. Sie erinnern sich dessen, dass Munk, als er die Okzipital- und Schläfenregion der Grosshirnhemisphären exstirpierte, am operierten Hunde gewisse Abweichungen von der Norm bezüglich des Gesichts und des Gehörs bemerkte. Solch eine besondere Beziehung des Tieres zur Aussenwelt von Seiten des Ohres und des Auges bezeichnete er als psychische Taubheit und psychische Blindheit. Was sollte dieses bedeuten? Nehmen wir die psychische Blindheit. Das bedeutet folgendes: Nach Entfernung der Okzipitalteile kann man beobachten, dass der Hund die Fähigkeit zu sehen nicht verliert. Er umgeht die Gegenstände, die ihm im Wege sind, er reagiert auf Hell und Dunkel, zu gleicher Zeit aber erkennt er jetzt nicht seinen Herrn, den Menschen, den er früher gut gekannt hat. Er reagiert keineswegs auf ihn; wenn er für ihn überhaupt existiert, so ist es nur als Augenreiz. Dasselbe gilt auch von allen anderen Gegenständen. Munk und mit ihm auch andere sagen: der Hund „sieht", aber „begreift" nicht. Was heisst aber: „er begreift", „er begreift nicht". Diese Worte bedeuten nichts Bestimmtes und müssen erst erklärt werden.

Die Methode der bedingten Reflexe war es, die nach Beseitigung aller psychologischer Begriffe dieser Forschung einen festen Boden schuf und ihr vollkommene Klarheit verlieh. Von dem objektiven Standpunkte wurde die

Zerstörung dieses oder jenes Teiles der Grosshirnhemisphären als völliges oder aber als partielles Zerstören dieses oder jenes Analysators angesehen. Wenn der gegebene Analysator vollkommen ungeschädigt blieb, sein Hirnende nicht berührt war, so führte der Hund dank diesem Analysator das Unterscheiden sowohl einzelner elementarer Erscheinungen, als auch bestimmter Kombinationen derselben aus, d. h. solch ein Hund benimmt sich, wie ein normaler. Wenn aber der Analysator zerstört, in mehr oder minder hohem Grade beschädigt ist, so kann der Hund die Erscheinungen der Aussenwelt nicht mehr genau unterscheiden. Und diese Herabsetzung der Analyse schreitet um so weiter fort, je grösser der Defekt ist. Wenn der Analysator vollkommen zerstört ist, so ist überhaupt keine Analyse vorhanden, nicht einmal die der allereinfachsten Erscheinungen. Wenn aber Fetzen vom Analysator nachgeblieben sind, wenn ein Teil von ihnen von der Zerstörung verschont geblieben ist, so bleibt die Beziehung zwischen dem Organismus und dem äusseren Milieu auf dem gegebenen Gebiete der Erscheinungen bestehen, aber nur in der allgemeinsten Form. Weiterhin, je mehr der Analysator von der Zerstörung verschont ist, desto mehr ist er imstande, eine gute und feine Analyse zu liefern. Kurz, wenn hier von dieser oder jener Schädigung des Analysators, als eines Mechanismus, die Rede ist, so ist es begreiflich, dass dieser analysatorische Apparat seinen Zweck um so weniger und schlechter erfüllt, je mehr er beschädigt ist. Bei solch einer Auffassung wird der Gegenstand vollkommen klar und weiteren zahlreichen Untersuchungen zulänglich, während der psychologische Standpunkt vor einer unlösbaren Aufgabe stand und zu den Worten „er begreift" „er begreift nicht" nichts hinzufügen konnte.

Wir wollen jetzt die Experimente von Munk von unserem Standpunkte aus analysieren. Sie haben dem Tiere die hinteren Teile der Hemisphären, d. h. das Gehirnende des Augenanalysators zerstört. Wenn bei der Operation ein minimaler Teil des Analysators unbeschädigt geblieben ist, so hat das Tier die Möglichkeit einer sehr geringen Analyse behalten und kann nur Hell und Dunkel unterscheiden. Bei solchen Tieren können Sie weder auf die Form der Gegenstände, noch auf die Bewegung einen bedingten Reflex bilden, während der Reflex auf Hell und Dunkel sich sehr leicht bilden lässt. So z. B., wenn Sie im Laufe einiger Zeit beim Füttern des Tieres intensives Licht wirken lassen, so wird bei dem Hunde späterhin, sobald dieses Licht erscheint, die Tätigkeit der Speicheldrüse beginnen; das ist eben die Wirkung des Teiles des Analysators, der bei der Exstirpation der hinteren Teile der Hemispären verschont geblieben war. Das ist der Grund, weshalb der Hund von Munk an keine Gegenstände anhackte. Er unterschied beschattete und unbeschattete Stellen und ging an den Gegenständen vorbei. In einem so geringen Masse wirkte sein Augenanalysator gut. Aber dort, wo eine feinere Analyse nötig war, wo Kombinationen von Licht und Schatten unterschieden werden mussten, da reichte die analysatorische Tätigkeit nicht aus, da versagte der beschädigte Analysator. Es ist begreiflich, dass ein solcher Hund nicht fähig war, seinen Herrn zu erkennen, da er nicht imstande war, ihn von anderen Gegenständen zu unterscheiden. Die Sache ist vollkommen deutlich und bedarf keiner unklaren Bezeichnungen. Statt zu sagen, dass der Hund aufgehört hat zu „begreifen", sagen wir, dass sein Analysator beschädigt ist, dass er die Fähigkeit verloren hat, bedingte Reflexe auf feinere und kompliziertere Augenreize zu bilden. Jetzt liegt vor uns die grosse Aufgabe, diesen Analysator Schritt für Schritt zu erforschen, um zu sehen, wie er bei voller Wirkung arbeitet, und was allmählich von seiner Arbeit verschwindet, wenn wir ihn bis zu diesem oder jenem Grade zerstören.

In dieser Hinsicht sind wir schon im Besitz genauer und schlagender Tatsachen. Wenn bei einem Hunde nach der Exstirpation ein unbedeutender Teil des Augenanalysators nachgeblieben ist, so kann man bei diesem Hunde einen bedingten Reflex nur auf die Intensitäten des Lichtes bilden und auf nichts weiter. Wenn die Beschädigung des Analysators geringer ist, so kann man einen Reflex auf die Bewegung, späterhin auch auf die Form usw. bilden, bis Sie eine normale Tätigkeit erreichen.

Dasselbe gilt für den Ohranalysator. Wenn Sie ihn bis auf einen geringen Rest geschädigt haben, oder seine Tätigkeit bis zu demselben Grade temporär gehemmt ist, so macht das Tier nur einen Unterschied zwischen vollkommener Stille und dem Vorhandensein von Lauten. Unterschiede zwischen den einzelnen Lauten existieren für solch ein Tier nicht. Alle Laute, alle Geräusche, alle Töne, die hohen wie die niedrigen, sind ihm alle gleich. Das Tier reagiert nur auf die Intensität der Laute. Wenn der Defekt etwas geringer ist, und vom Ohranalysator mehr nachgeblieben ist, so können Sie schon einen Reflex auf Geräusche apart von dem auf Töne bilden, folglich haben wir eine, wenn auch grobe, so doch qualitative Analyse. Wenn der Defekt noch geringer ist, so kann man einen Reflex auf einzelne Töne erzielen, wobei hier folgende Variationen beobachtet werden können. Mit einer ziemlich bedeutenden Schädigung unterscheidet das Tier nur die Differenz grosser Intervalle, z. B. einer Oktave; bei einer mittelmässigen Schädigung fällt die Differenz bis auf einen Ton und schliesslich auf Teile von Tönen, bis zum $1/2 - 1/4$ Ton. Wir erhalten eine allmähliche Abstufung von einer vollständigen Unfähigkeit zur Analyse bis zu einer vollkommenen normalen Tätigkeit des Ohranalysators.

Ich möchte Ihnen hier die höchst interessanten Experimente von Dr. Babkin mitteilen. Er arbeitete mit einem Hunde, der nach Entfernung der hinteren Hälfte der Grosshirnhemisphären im Laufe von 3 Jahren weiterlebte, so dass man annehmen konnte, dass er sich schon in einem stationären Zustand befand. Der Hund unterschied ausgezeichnet sowohl ein Geräusch von einem Ton, als auch einen Ton von einem anderen. Auf den einen Ton konnte ein bestimmter Reflex bestehen, auf einen anderen nächstliegenden nicht, so dass unser Hund in dieser Hinsicht ein vollkommen normales Tier war. Und doch lässt sich bei ihm ein unverbesserlicher Defekt aufweisen. Er kann schwierigere Lautkombinationen nicht voneinander unterscheiden. Sie wenden z. B. einen bestimmten Reiz aus einer aufsteigenden Reihe von den Tönen do, re, mi, fa an. Nach einiger Zeit erhalten Sie einen bedingten Reflex. Wenden Sie darauf die umgekehrte Tonfolge — fa, mi, re, do an. Ein normaler Hund wird diese Veränderung sehr gut unterscheiden, diesem Hunde aber ist die Möglichkeit genommen, eine genaue Analyse zustande zu bringen; für ihn ist beides gleich, er kann die Laute bezüglich auf ihre Folge nicht analysieren. Soviel Mühe Sie hierbei anwenden wollten, Sie werden zu keinem Resultat kommen. Er hat solch eine Schädigung des Analysators, dass er nicht imstande ist, diese Analyse, diese Arbeit durchzuführen. In klarem Zusammenhang hiermit besteht eine Tatsache, bezüglich welcher die Worte „begreift" und „begreift nicht" angewandt wurden. Hunde mit einem Defekt des Ohranalysators in einem gewissen Grade können ihren Namen nicht fassen. Der eben erwähnte Hund hiess „Ruslan", aber nach der Operation machte der Name nicht den geringsten Eindruck auf ihn, obgleich er tausendmal wiederholt wurde. Augenscheinlich ist sein Ohranalysator in solch einem Zustande, dass er eine Lautkombination von der anderen nicht unterscheiden kann. Wenn der Hund die Gruppe von Tönen, do, re, mi, fa von denselben Tönen in einer anderen Reihenfolge, wie z. B. fa, mi, re, do, nicht unterscheiden kann, so wird er um so mehr den Namen nicht fassen können, weil im Namen Ruslan die Lautkombination eine noch kompliziertere ist. Solch eine Analyse liegt ausserhalb der Mittel, ausserhalb der Kompetenz seines beschädigten Ohranalysators.

Ich wiederhole noch einmal, dass wir bei der Erforschung der Tätigkeit der Analysatoren ein grosses Verdienst der objektiven Methode, der Methode der bedingten Reflexe anerkennen müssen. Diese Methode hat alles Geheimnisvolle unseres Gegenstandes ganz beseitigt, hat nichtssagende Worte, wie „begreift", „begreift nicht", ausser Gebrauch gesetzt und all dieses durch ein vollkommen klares, ergebnisreiches Programm zur Erforschung der Tätigkeit der Analysatoren ersetzt.

Der Forscher steht vor der Aufgabe — die Arbeit der Analysatorenapparate genau zu bestimmen und allen Variationen in ihrer Tätigkeit im Falle von dieser oder jener Schädigung nachzugehen. Weiterhin wird man aus der Menge der Tatsachen, die auf diese Weise zusammengebracht wurden den Versuch machen dürfen, die Struktur des Analysators wieder herzustellen und zu bestimmen, aus was für Teilen er besteht, und wie diese Teile aufeinander wirken.

So viel über die Tätigkeit der Analysatoren. Was aber ihre Topographie, ihre Verteilung anbetrifft, so müssen wir sagen, dass eine genaue Lokalisation, wie sie auf Grund früherer Daten festgestellt worden ist zu unserer Zeit ungenügend erscheint. Dieser Punkt ist früher schon oft angefochten worden. Wie auch unsere Experimente beweisen, sind die früher angegebenen Grenzen der Analysatoren nicht wichtig. Die Gebiete der Analysatoren sind viel weiter; sie sind nicht so scharf voneinander abgegrenzt, sie laufen und greifen vielmehr ineinander. Es ist natürlich eine sehr schwere Aufgabe, genau zu bestimmen, wie die Analysatoren in den Grosshirnhemisphären gelegen sind, wie und warum sie ineinander greifen. Auf diese Weise erscheinen vom Standpunkt der bedingten Reflexe die Grosshirnhemisphären als Komplex von Analysatoren, welche die Aufgabe haben, die Kompliziertheit der Aussen- und Innenwelt in einzelne Elemente und Momente zu zerlegen und weiterhin dies alles mit der vielseitigen Tätigkeit des Organismus zu verbinden.

Die nächste Frage, die mit der Methode der bedingten Speichelreflexe aufs engste zusammenhängt und die ohne diese Methode wahrscheinlich überhaupt nicht beantwortet oder gründlich bearbeitet werden kann, ist die folgende: wird die Tätigkeit der Grosshirnhemisphären durch den Mechanismus der Bildung temporärer Verbindungen und den Mechanismus der Analysatoren erschöpft, oder müssen noch irgendwelche andere höhere Mechanismen anerkannt werden, die ich jetzt noch nicht zu bezeichnen wüsste. Das ist eine Frage, die nicht aus der Luft gegriffen, sondern dank unseren Experimenten von der Wirklichkeit diktiert wird. Wenn Sie dem Hunde den ganzen hinteren Teil der Grosshirnhemisphären ausschneiden, d. h. den Schnitt sofort hinter dem Gyrus sigmoideus und dann längs der Fissura Sylvii machen, so erhalten Sie ein im ganzen vollkommen normales Tier. Mit Hilfe seiner Nase und seiner Haut wird es sowohl Sie, als auch das Futter und allerlei Gegenstände, denen es begegnet, unterscheiden. Es wird mit dem Schwanze wedeln, wenn Sie es streicheln, es wird Ihnen auch seine Freude kundgeben, sobald es Sie am Geruch erkannt hat usw. Aber solch ein Tier wird nicht auf Sie reagieren, wenn Sie weit stehen, d. h. es kann sich seiner Augen nicht in normaler Weise bedienen. Oder, wenn Sie es beim Namen rufen, so wird es darauf wiederum nicht reagieren. Sie werden feststellen müssen, dass solch ein Hund sich nur in sehr geringem Masse seiner Augen und Ohren bedient, sonst aber vollkommen normal ist.

Wenn Sie jetzt einem Hunde den vorderen Teil der Grosshirnhemisphären längs derselben oben erwähnten Grenze ausschneiden, so erhalten Sie ein sichtlich vollkommen unnormales Tier. Es hat gar keine richtigen Beziehungen weder zu Ihnen, noch zu anderen Hunden, noch zum Futter, das es nicht zu finden vermag, noch zu allen es umgebenden Gegenständen. Das ist ein vollkommen verstümmeltes Tier, welches augenscheinlich gar keine Anzeichen eines zweckmässigen Verhaltens zeigt. Auf diese Weise erhalten wir einen enormen Unterschied zwischen den beiden Tieren —

zwischen dem ohne vordere — und dem ohne hintere Hälfte der Grosshirnhemisphären. Vom ersten können Sie sagen: es ist blind und taub, im übrigen aber normal; das letztere aber müssen Sie als einen vollen Invalid, als einen hilflosen Idiot ansehen.

Derart sind unsere Tatsachen. Es tritt die vollkommen gerechtfertigte und wichtige Frage an uns heran, ob in den vorderen Teilen nicht etwas Besonderes vorhanden sei, ob die vorderen Abschnitte im Vergleich zu den hinteren nicht über irgendwelche höhere Funktionen verfügen? Ob nicht hier in den vorderen Teilen das Wesentlichste der Tätigkeit der Grosshirnhemisphären konzentriert sei?

Mir scheint, dass die Methode der bedingten Speichelreflexe eine so bestimmte und klare Antwort auf diese Frage gibt, wie Sie dieselbe durch keine andere Forschung erreichen könnten. Ist es tatsächlich wahr, dass ein Tier ohne den vorderen Abschnitt der Grosshirnhemisphären im Vergleich mit einem normalen Tier sich wesentlich von demselben unterscheidet, dass ihm keine Spuren einer höheren Nerventätigkeit erhalten sind? Wenn Sie bei den früheren Forschungsmethoden bleiben wollen, wenn Sie nur die Tätigkeit der Skelettmuskulatur beobachten, so werden Sie gezwungen sein, solches zu bestätigen. Wenden Sie sich aber der Speicheldrüse mit ihren bedingten Reflexen zu, so erscheint die Sache in einem ganz anderen Licht. Dieses Verdienst ist nicht nur der Methode der bedingten Reflexe, als solcher, zuzuschreiben, sondern auch dem Umstande, dass es gerade die Speicheldrüse war, die uns zur Erforschung dieser Reflexe diente. Wenn Sie bei solch einem auf den ersten Blick vollkommen verstümmelten Tier die Arbeit der Speicheldrüsen beobachten, so werden Sie darüber staunen, bis zu welchem Grade die komplizierten Nervenbeziehungen der Drüse erhalten sind. In der Tätigkeit der Drüse finden wir nicht die geringste Andeutung auf Verstümmelung. Bei solch einem Tier können Sie an der Speicheldrüse temporäre Verbindungen bilden, dieselben hemmen, enthemmen usw. Kurz, die Speicheldrüse zeigt die ganze Kompliziertheit der Beziehungen, die bei einem normalen Tier beobachtet wird. Sie sehen deutlich, dass ein unerwartetes Auseinandergehen der Tätigkeit der Skelettmuskulatur mit derjenigen der Speicheldrüse stattgefunden hat. Während die Skelettmuskulatur in ihrer Arbeit als unnormal, verzerrt erscheint, arbeitet die Speicheldrüse vollkommen regelrecht.

Was hat das alles zu bedeuten? Erstens ist daraus vollkommen klar zu sehen, dass in den vorderen Teilen keine Mechanismen vorhanden sind, die in bezug auf die ganzen Hemisphären als dominierend gelten könnten. Wenn sie vorhanden wären, so fragen wir uns, warum bei Entfernung der vorderen Teile der Grosshirnhemisphären die feine und komplizierte Arbeit der Speicheldrüse nicht zerstört wurde. Warum besteht hier alles so, wie in normalen Verhältnissen? Augenscheinlich müssen wir anerkennen, dass alle die Eigenheiten, die wir bei solch einem Hunde beobachten, solche Erscheinungen sind, die sich nur auf die Skelettmuskulatur beziehen. Unsere Aufgabe lässt sich folglich darauf zurückführen, zu begreifen, warum die Skelettmuskulatur uns so verstümmelt erscheint. Von irgendwelchen gemeinsamen Mechanismen, die sich in den vorderen Teilen befinden, kann nicht die Rede sein. Besonders wichtige Vorrichtungen, die die höchste Vollkommenheit der Nerventätigkeit regeln, sind dort augenscheinlich nicht vorhanden.

Hier eine einfache Erklärung dazu, dass unsere Störung sich speziell auf die Arbeit der Skelettmuskulatur bezieht. Die Tätigkeit der Skelettmuskulatur ist ja zu jeder Zeit vom Hautanalysator und vom motorischen Analysator höchst abhängig. Dank diesen Analysatoren werden die Bewegungen der Tiere beständig koordiniert und der Aussenwelt angepasst. Da aber bei solch einem Hunde sowohl der Hautanalysator, als der motorische Analysator zerstört sind, so ist bei ihm natürlicherweise auch die allgemeine Tätigkeit der Skelettmuskulatur stark beeinträchtigt. Folglich haben wir eigentlich bei Zerstörung der vorderen Teile nur einen partiellen Defekt (wie bei Schädigungen des Augenanalysators), aber keinen allgemeinen, der von der Beseitigung der Tätigkeit irgendeines höheren Mechanismus der Grosshirnhemisphären in den vorderen Teilen abhängig ist.

Angesichts der Wichtigkeit dieser Frage wurde eine Reihe von Experimenten unternommen. Die Arbeit wurde von drei Ärzten — Demidow, Saturnow und Kurajew ausgeführt. Die Experimente wurden so geplant, dass dem Hunde zuerst die ganzen vorderen Teile mit den Riechlappen entfernt wurden. Bei solch einem Hunde konnten bedingte Reflexe auf die Speicheldrüse nur von der Mundhöhle aus gebildet werden, d. h. wenn dem Hunde Säure als unbedingter Reiz oftmals in den Mund gegossen wurde, so verursachte nachher auch das Eingiessen von Wasser, zu dem die Drüse früher sich ganz indifferent verhalten hatte, den Speichelfluss und wirkte also als bedingter Reflex. Da aber dieser Wasserreflex vielleicht bezweifelt werden konnte, so mussten wir bei solch einem Hunde das Vorhandensein anderer Reflexe nachweisen. Daher wurden von Dr. Saturnow die vorderen Teile bei Erhaltung der Riechlappen extirpiert. Bei diesem Hunde wurde nach der Operation ein bedingter Reflex von den Riechnerven erzielt.

Nach diesen Arbeiten mussten wir den Gegenstand für genügend aufgeklärt halten und zum endgültigen Schluss kommen, dass einem Hunde ohne vordere Teile der Grosshirnhemisphären nur spezielle Mechanismen, d. h. einige Analysatoren fehlen, nicht aber irgendwelche besondere allgemeine Mechanismen.

Wenn wir also die Tätigkeit der Grosshirnhemisphären nach der Methode der bedingten Reflexe erforschen, erhalten wir eine ganz bestimmte Antwort. Wir können nämlich ohne den Boden der genauen Tatsachen zu verlassen, behaupten, das die Grosshirnhemisphären eine Gesamtheit von Analysatoren vorstellen, welche die Kompliziertheit der Aussen- und Innenwelt in einzelne Elemente und Momente zerlegen und dann die auf diese Weise analysierten Erscheinungen mit dieser oder jener Tätigkeit des Organismus verbinden.

Können wir mit den erreichten Resultaten zufrieden sein? Ohne Zweifel ja, und das hauptsächlich aus dem Grunde, dass gute Wege für eine weitere erfolgreiche Erforschung des Gegenstandes gebahnt sind. Zu gleicher Zeit aber ist es klar, dass die Arbeit erst eben beginnt, und dass das Komplizierteste und Grösste noch in der Zukunft liegt. Wenn wir uns den weiteren Forschungsgang vorstellen, so steht als erster Punkt, der unsere Aufmerksamkeit fesselt, unsere jetzige Methodik der notwendigen Zergliederung des zu erforschenden Apparates in seine Bestandteile vor uns. Eine mit unendlichen Schwierigkeiten verbundene Methodik. Je mehr wir mit Hemisphärenexstirpationen arbeiten, desto mehr wundern wir uns darüber, dass bei den vorhergehenden Forschungen durch diesen Eingriff so viel erreicht worden ist. Dank der Exstirpation haben wir beinahe nie eine stabile, sondern immer nur eine laufende veränderliche Sachlage. Sie haben das Gehirn mit Ihren Händen, Ihren groben Händen berührt, Sie haben das Gehirn verwundet und gewisse Teile entfernt. Diese Verwundung reizt das Gehirn, und die Wirkung des Wundenreizes dauert eine unbestimmte Zeit und verbreitet sich bis zu unbestimmten Grenzen. Sie können nicht sagen, wann die Wirkung dieses Reizes aufhören wird. Dass aber solch ein Reiz besteht, beweisen viele allgemein bekannte Versuche, von denen ich eben nicht reden will. Endlich kommt der langersehnte Moment, wo der Wundenreiz vergeht, die Wunde heilt. Dann aber ist gleich ein neuer Reiz da — die Narbe. Und Sie haben vielleicht nur einige Tage, während derer Sie in der Überzeugung arbeiten können, dass alle zu beobachtenden Veränderungen vorläufig nur von der Abwesenheit der entfernten Teile der Grosshirnhemisphären abhängen. Darauf beginnt folgendes: zuerst machen sich Erscheinungen von Depression bemerkbar, und Sie ahnen schon, dass die Wirkung der Narbe sich geltend macht. Solch ein Zustand hält mehrere Tage an, darauf folgt ein Krampfanfall. Nach den Krämpfen, nach der Erregung folgt eine neue Periode von nachfolgender Depression, oder ein ganz neuer, besonderer Zustand des Tieres. Bis zu den Krämpfen haben Sie es mit einem gut erforschten Tiere zu tun gehabt, nach den Krämpfen erkennen Sie das Tier nicht wieder; es ist viel stärker verunstaltet, als gleich nach der Operation. Augenscheinlich hat die Narbe nicht nur gereizt, sie hat auch gedrückt, gezogen, gerissen, mit einem Worte, wieder zerstörend gewirkt.

Ich muss hinzufügen, dass diese Wirkung der Narbe nie aufhört, ich wenigstens konnte nie ihr Ende sehen. Manchmal dauert diese Arbeit Monate und Jahre hindurch. Die Krämpfe treten gewöhnlich nach 1—1½ Monaten ein, um sich dann zu wiederholen. Wir haben viele Zehner von operierten Hunden gehabt, und ich kann kategorisch sagen, dass unter ihnen nicht ein einziger war, bei dem wir nicht Krämpfe beobachtet hätten, und bei dem diese Krämpfe sich nicht wiederholt hätten, wenn er nach dem ersten Anfall am Leben geblieben war.

Versuchen Sie bei diesen schrecklichen Bedingungen so eine komplizierte Tätigkeit, wie die Tätigkeit der Grosshirnhemisphären, erfolgreich zu analysieren. Es unterliegt keinem Zweifel, dass gegenwärtig ein Untersucher der Grosshirnhemisphären vor allem für die Lösung der Frage sorgen muss, wie er seine Eingriffe betreffs des Gehirns verändern sollte. Das ist eine äusserst wichtige Frage, da bei der gegenwärtigen Methode enorm viel menschliche Arbeit und eine Menge Tierleben fruchtlos verbraucht werden. Versuche werden in dieser Hinsicht schon gemacht. Ein deutscher Autor (Trendelenburg) hat es versucht, lokale Kühlung des Gehirns anzuwenden. Bei uns macht Dr. L. A. Orbeli den Versuch, von dieser Methode Gebrauch zu machen. Die nächste Zukunft wird uns zeigen, wieweit letztere Methode sich als zweckmässig erweist und was sie uns Gutes bringt.

Das sind unsere Resultate, unsere Berechnungen, unsere Klagen und unsere Hoffnungen.

XX.
Die innere Hemmung, als Funktion der Grosshirnhemisphären.

Es sind schon über zehn Jahre vergangen, seit ich mich zu dem Versuch entschloss, die kompliziertesten Nervenbeziehungen eines höheren Tieres (des Hundes) zur Aussenwelt zu studieren. Gewöhnlich wurden diese Beziehungen unserer subjektiven Innenwelt analog aufgefasst und analysiert und wurden daher auch als psychische Erscheinungen bezeichnet. Ich aber stellte mir das objektive, rein äussere Studium zur Aufgabe, in dem Sinne, wie wir, Physiologen, es hinsichtlich aller anderen physiologischen Erscheinungen durchführen. Während mehr als zehn Jahren arbeite ich nun mit meinen Mitarbeitern energisch an diesem Problem. Wir brachten reichliches Material zusammen, das aber nur in russischer Sprache in Gestalt von Inauguraldissertationen und kurzen Vorträgen in gelehrten Gesellschaften veröffentlicht worden ist. Ich enthielt mich von Veröffentlichungen in fremden Sprachen, da ich beabsichtigte, unsere Arbeiten zu erweitern und sie nach Möglichkeit systematisch darzustellen, um die Physiologen für unsere Auffassung und Behandlung des Stoffes und für unsere Schlüsse zu gewinnen. So kam es, dass ich die volle und systematische Darlegung der bisher erreichten Resultate immer aufschob und nur selten, von Zeit zu Zeit, mir erlaubte, kleine verallgemeinernde Mitteilungen hinsichtlich allgemeiner Tatsachen zu publizieren. Gegenwärtig, wo sich mir die Gelegenheit bietet, meiner Hochachtung für einen der Schöpfer der modernen Physiologie Ausdruck zu geben, möchte ich meine Kollegen auf eine Gruppe von Erscheinungen aufmerksam machen, die dem Komplex unserer Forschungen ganz isoliert entnommen werden kann.

Wie ich schon in einer meiner Reden (in Moskau 1909 gehalten, 1910 in deutscher Sprache als Broschüre erschienen und dann nochmals in den „Ergebnissen der Physiologie" Bd. XI unter dem Titel: Naturwissenschaft und Gehirn" veröffentlicht) erklärte, denken wir uns und erforschen wir die höhere Nerventätigkeit des Hundes hauptsächlich als Arbeit zweier Nervenmechanismen: des Mechanismus der temporären Verbindung äusserer Agentien mit bestimmten Tätigkeiten des Organismus, d. h. des Mechanismus des temporären Reflexes, den wir im Gegensatz zu dem früher bekannten und von uns als unbedingt bezeichneten Reflex den bedingten Reflex nennen, und eines anderen Mechanismus, nämlich des Mechanismus der Analysatoren, welcher die Bestimmung hat, die Kompliziertheit der äusseren Umgebung für den Organismus in einzelne Elemente zu zerlegen. Nach unserer Vorstellung besteht der Analysator aus einer rezeptierenden Oberfläche (der Retina, dem Cortischen Organ u. a.), aus den entsprechenden Nerven (dem optischen, dem Gehörnerv usw.) und den Nervenenden im Gehirn, die sich in verschiedensten Regionen des zentralen Nervensystems, die Grosshirnhemisphären mitbegriffen, befinden. Die Arbeit dieser zwei Mechanismen umfasst eine unzählbare Menge von einfachen und komplizierten Nervenbeziehungen des Tieres zur Aussenwelt.

In einer anderen Rede, die von mir auch in Moskau (1910) gehalten und danach in deutscher Sprache in den „Ergebnissen der Physiologie" Bd. XI unter dem Titel: „Ein neues Laboratorium zur Erforschung der bedingten Reflexe" veröffentlicht wurde, machte ich den Versuch, die Hemmungserscheinungen zu systematisieren, die sich bei der Arbeit der zwei erwähnten Mechanismen offenbaren.

Zuerst betrachten wir eine Gruppe von Hemmungen, die besonders leicht zu bestimmen und zu charakterisieren sind, und die wir als äussere Hemmung bezeichnen.

Der Mechanismus dieser Hemmungsart besteht augenscheinlich in folgendem: wenn irgendein anderer Punkt des zentralen Nervensystems durch entsprechende äussere und innere Reize in den Zustand der Tätigkeit versetzt wird, so führt das sofort zur Verringerung oder zum völligen Verschwinden der Erregbarkeit des Zentrums unseres bedingten Reflexes, d. h. unser bedingter Reflex wird schwächer, oder er verschwindet auch vollständig.

Neben der äusseren Hemmung existiert eine andere Gruppe von Hemmungserscheinungen, deren Mechanismus von dem der ersten Gruppe sich scharf unterscheidet. Der bedingte Reflex, der eine zeitweilige Verbindung irgendeines äusseren, dem Organismus bisher indifferenten Agens mit einer bestimmten Tätigkeit des Organismus darstellt, entsteht durch wiederholtes Zusammentreffen in der Zeit der Wirkung dieses indifferenten Agens auf die rezeptierende Oberfläche des Tieres mit der Wirkung eines fertigen, schon bestehenden reflektorischen Reizes dieser oder jener Tätigkeit. Dank diesem Zusammentreffen wird das indifferente Agens selbst zum Erreger derselben Tätigkeit. Ich muss daran erinnern, dass alle unsere Experimente an der Speicheldrüse gemacht wurden, die, wie bekannt, wenn wir die alte Terminologie anwenden wollten, auch auf psychische Erregungen reagiert, d. h. demzufolge in den allerkompliziertesten Beziehungen zur Aussenwelt steht. Nahrungsstoffe, sowie alle anderen Reizstoffe, die ins Maul des Tieres geraten, verursachen einen unbedingten Reflex; was aber den bedingten Reflex betrifft, so kann er durch ein beliebiges Agens der Aussenwelt hervorgerufen werden, wenn dasselbe nur fähig ist, auf irgendeine rezeptierende Oberfläche des gegebenen Tieres einzuwirken. Aus der Art, wie sich der bedingte Reflex bildet, ist es klar, dass ein schon bestehender Reflex die Basis des neuen bedingten Reflexes bilden muss. Weiterhin ist es begreiflich, dass jedesmal, wenn der bedingte Reiz einige Zeit allein bleibt, d. h. von dem unbedingten Reize, dank dem er seine spezielle Reizwirkung erhielt, nicht begleitet wird, dass er dann in seiner Wirkung geschwächt, mit anderen Worten „gehemmt" wird. Als erstes deutliches Beispiel solch einer Hemmung mag die Erscheinung dienen, welche wir das Erlöschen des bedingten Reflexes nennen.

Wenn der bedingte Reiz, der gut und dauerhaft ausgearbeitet ist, in Intervallen von mehreren Minuten wiederholt wird, dabei aber allein, ohne Begleitung seines unbedingten Reizes angewandt wird, so fängt seine Wirkung bald an, nach und nach abzunehmen, bis er schliesslich ganz wirkungslos wird. Dieses ist aber keine völlige Zerstörung des bedingten Reflexes, sondern nur ein zeitweiliges Ausbleiben desselben. Das lässt sich genau dadurch beweisen, dass der Reflex nach einer gewissen Zeit sich von selbst wieder einstellt, ohne dass in diesem Zeitraum irgend etwas für seine Wiederherstellung getan wird. Bei diesem Verschwinden des Reflexes handelt es sich nicht um irgendeine Art von Ermüdung, das kann durch die Tatsache der sofortigen Wiederherstellung des Reflexes ohne Zutun des unbedingten Reflexes bewiesen werden. Wie das zu beweisen ist, soll weiter erörtert werden.

Das „Erlöschen" war der erste Fall der verschiedenen Hemmungsarten, die wir erforschten, ihm folgten andere Fälle.

Wenn wir einen bedingten Reflex erhalten haben, indem wir auf die Weise experimentierten, dass 3—5 Sek. nach Beginn eines indifferenten Reizes ein unbedingter hinzugefügt wurde, so zeigte der bedingte Reiz, der sich gebildet hatte, auch bald seine Wirkung: wenn er unabhängig vom unbedingten angewandt wurde, — es begann nach einigen Sekunden der Speichelfluss.

Wollen wir jetzt die Versuchsbedingungen einigermassen verändern: erst 3 Min., nachdem die Wirkung des bedingten Reizes begonnen hat, wollen wir systematisch einen unbedingten Reiz beifügen; in diesem Falle wird der bedingte Reflex bald schwächer und verschwindet nach einiger Zeit, wonach folgende Sachlage eintritt: während der ersten Minute, oder sogar der ersten $1^1/_2$—2 Min. sehen wir keinen Effekt vom bedingten Reiz; die Wirkung macht sich erst am Ende der zweiten Minute bemerkbar, zuerst schwach, dann immer stärker, bis sie zum Moment der Verbindung mit dem unbedingten Reiz ihren Höhepunkt erreicht. Solche bedingte Reflexe bezeichnen wir als „verspätende" und die Erscheinung selbst als „Verspätung". Was ist das für eine Erscheinung? Der, augenscheinlich, wirksame bedingte Reiz bleibt im Anfang seiner Anwendung ohne Wirkung. Die Analyse des Faktums zeigt uns, dass im Falle eines verspätenden Reflexes eine Hemmung stattfindet, weil man durch spezielle Eingriffe sofort das Verschwinden der Hemmung erreichen kann, und der Erreger dann sofort wirken wird, sowohl zu Anfang, als zu Ende seiner 3 Min. dauernden Anwendung.

Der dritte Fall von Hemmung tritt bei der Differenzierung von Reizen ein. Setzen wir voraus, dass Sie den bedingten Reiz aus dem Ton irgend eines musikalischen Instruments, z. B. aus 800 Schwingungen in einer Sekunde, ausarbeiten und schliesslich eine dauernde und bedeutende Wirkung erhalten. Jetzt wenden Sie zum ersten Mal andere naheliegende Töne an; Sie erhalten sofort eine Wirkung, die der Wirkung des Tons von 800 Schwingungen desto mehr entspricht, je weniger diese neuen Töne von ihrem Grundton entfernt sind. Wenn Sie aber den Ton von 800 Schwingungen systematisch von einem unbedingten Reflex begleiten, ihn, wie wir uns gewöhnlich ausdrücken, in seiner Wirkung „bekräftigen", dabei aber die nächstliegenden Töne wiederholen, ohne dem Hunde Futter zu geben, so werden die letzteren ihre Wirkung allmählich verlieren und schliesslich ganz unwirksam werden. Auf diese Weise wurde bei unseren Experimenten an Hunden $1/8$ Ton abdifferenziert (d. h. der Ton mit 800 Schwingungen rief Speichelsekretion hervor, der Ton von 812 Schwingungen war wirkungslos).

Man kann sich leicht davon überzeugen, dass diese Differenzierung durch eine allmähliche Entwicklung des Hemmungsprozesses der naheliegenden Töne entsteht. Um das zu beweisen, beginnen Sie Ihr Experiment mit einer Probe des Tones von 800 Schwingungen. Er ruft seine gewöhnliche bedeutende Wirkung hervor. Wenn Sie ihn darauf in seiner Wirkung bekräftigen, können Sie überzeugt sein, dass die folgenden Wiederholungen des Experiments denselben Effekt ergeben. Statt aber diese Experimente zu machen, wenden Sie nach der ersten Probe des Tones von 800 Schwingungen den differenzierten Ton von 812 Schwingungen an, dessen Wirkung bei voller und genauer Differenzierung gleich Null sein wird. Jetzt prüfen Sie sofort, oder nach einiger Zeit Ihren gewöhnlichen Ton von 800 Schwingungen, und Sie erhalten entweder gar keine Wirkung, oder nur eine sehr verringerte. Wenden Sie dann diesen Ton nicht sofort, sondern 15—20 Min. nach der Probe des differenzierten an, und der gewöhnliche Ton wird seine gewöhnliche Stärke aufweisen. Folglich müssen die nächstliegenden Töne, wenn sie nicht wirken sollen, eine Hemmung erfahren, und diese Hemmung verschwindet nur langsam aus den Grosshirnhemisphären.

Zum Schluss noch ein letzter Fall von Hemmung. Nehmen wir irgend ein indifferentes Agens, das beim Tier keine merkbare Wirkung hervorruft, und fügen nun dieses Agens zu einem gut ausgearbeiteten bedingten Reiz hinzu, diese Kombination zweier Agentien wird nun systematisch in ihrer Wirksamkeit nicht bekräftigt, d. h. auf sie folgt kein unbedingter Reflex, den bedingten Reiz allein, aber, fahren wir fort, wie früher, vom entsprechenden unbedingten Reiz zu begleiten. In so einem Falle übernimmt das indifferente Agens allmählich die Funktion, den bedingten Reiz zu hemmen, d. h. die

Kombination der gleichzeitigen Wirkung des bedingten Reizes mit diesem neuen Agens wird immer gleich Null sein, während der bedingte Reiz allein gut weiterwirkt. Diese Tatsache haben wir als „bedingte Hemmung" bezeichnet. In diesem letzten Falle haben wir auch eine nachwirkende Hemmung, wie sie eben im Falle der Differenzierung der Reize beschrieben worden ist.

Alle diese Fälle von Hemmung haben wir in eine Gruppe zusammengefasst und als „innere Hemmung" bezeichnet. Da alle erwähnten Fälle von Hemmung durch einige gemeinsame sehr scharfe Züge charakterisiert werden können, so erscheint eine solche Gruppierung als sehr natürlich.

Im Jahre 1870 legten die Experimente von Hitzig und Fritsch den Grund zur genauen und erfolgreichen Erforschung der Physiologie der Grosshirnhemisphären und machten die Physiologen mit der wichtigen, wie mir scheint, nicht genügend gewürdigten Tatsache bekannt, dass die Erregung eines bestimmten Punktes der Grosshirnhemisphären die Bestrebung zeigt, schnell zu irradiieren: die anfängliche Kontraktion einer bestimmten Muskelgruppe geht bei einem anhaltenderen oder stärkeren Reiz in tonische Krämpfe des ganzen Körpers über. Das ist ein charakteristischer Zug für die Masse der Grosshirnhemisphären, für den mit höchster Reaktionsfähigkeit begabten, den, sozusagen, allerelastischsten Teil des zentralen Nervensystems. Auf diese Weise ist es vollkommen natürlich, auch die allgemeine Tatsache als Erscheinung der Irradiation zu betrachten, welche wir bei allen Agentien beobachten, nämlich, dass dieselben, nachdem sie zu bedingten Reizen geworden, zuerst in ihrer Wirkung generalisiert erscheinen, d. h. dass auch alle dem wirkenden Agens nächstliegenden und ihm verwandten Agentien als bedingte Reize mitwirken, und dass dieselben erst später bei bestimmten Bedingungen spezialisiert werden können.

Das berechtigt uns dazu, auf unser weiteres Tatsachenmaterial gestützt, für die Grosshirnhemisphären die Irradiation und die Konzentration der dahin gelangten Reize als Regel anzunehmen; zuerst zerstreuen sich, zerfliessen die Reize in der Masse der Grosshirnhemisphären und sammeln sich erst später an bestimmten, begrenzten Punkten.

Diese Regel der Irradiation und der Konzentration tritt im Prozess der Hemmung noch deutlicher hervor, als in dem der Erregung. Ich führe einige hierauf bezügliche Tatsachen an. Setzen wir voraus, dass wir mehrere bedingte Reize haben, die mit ein und demselben Reiz verbunden sind. Bringen wir auf die oben erwähnte Weise einen dieser bedingten Reise zum „Erlöschen". Gleich danach konstatieren wir ein bedeutendes, oder ein vollständiges Erlöschen aller anderen bedingten Reize, sogar solcher, die andern Analysatoren angehören. Verändern Sie jetzt das Experiment auf die Weise, dass Sie nach dem Erlöschen des einen Reizes die übrigen nicht sofort, sondern nach einigen Minuten prüfen, und Sie sehen, dass dieselben jetzt in vollem Masse wirken, während der, den Sie zum Erlöschen bringen wollten, noch lange Zeit als gehemmt erscheint. Wir können voraussetzen, dass die Hemmung beim Erlöschen zuerst in dem Analysator entsteht, dem der erlöschte Reiz angehörte, von hier aus aber in andere Analysatoren irradiirt, um im weiteren Verlauf in den anderen Punkten zu verschwinden, und sich wieder im Ausgangspunkte zu konzentriren (Experimente von Dr. Horn).

Ähnliche Beziehungen lassen sich bei der Differenzierungshemmung beobachten. Nehmen wir einen bestimmten Ton als bedingten Reiz an und differenziren von ihm einen anderen Ton. Lassen wir den Ton von 800 Schwingungen in der Sekunde als bedingten Reiz wirken, den Ton von 812 Schwingungen aber wirkungslos werden. Ausserdem machen wir noch mehrere bedingte Reize aus Agentien, die andern Analysatoren angehören, gebrauchen aber dabei denselben unbedingten Reiz, der mit dem Ton von 800 Schwingungen verbunden war. Um eine starke Hemmung zu erzielen, wurde in diesem Falle eine sehr feine Differenzierung angewandt, daher erwiesen sich unmittelbar nach Anwendung dieser Differenzierung sowohl der Ton von 800 Schwingungen, als die Reize der anderen Analysatoren als wirkungslos. Wenn aber die Differenzierung eine gröbere war (2—3 Töne höher oder niedriger), wobei eine schwächere Hemmung entwickelt wurde, so wurde jetzt nach Anwendung dieser Differenzierung nur der Tonreiz unmittelbar gehemmt, wogegen die Reize der anderen Analysatoren vollkommen unberührt blieben und weiterwirkten (Experimente von Dr. Beljakow).

Dieselben Beziehungen zeigen sich mit erstaunlicher Klarheit am Hautanalysator (Experimente von Krasnogorsky). Wenden wir als bedingten Erreger den mechanischen Reiz der Haut an. Wir bringen zu diesem Zwecke an einem der Hinterbeine, vom oberen Teile des Schenkels angefangen, in bestimmter Entfernung voneinander 4 entsprechende Apparate an und erreichen, dass die Reizwirkung dieser Apparate einen bedeutenden und in allen Punkten gleichmässig entwickelten bedingten Effekt hervorruft. Jetzt differenziren wir von diesen Reizen die Wirkung des fünften Apparates, der am untersten Ende der Pfote befestigt ist, machen ihn bedingt wirkungslos, indem wir ihn systematisch vom unbedingten Reize nicht begleiten. Wie oben erwähnt wurde, offenbart sich der Effekt aller unserer Reize in der Sekretion des Speichels und die Stärke des Effekts — in der Anzahl der Speicheltropfen. Nehmen wir an, dass jeder der 4 höher gelegenen Punkte bei einem mechanischen Reize 10 Tropfen in 30 Sek. gibt. Jetzt wenden wir den fünften, zu unterst gelegenen Apparat an, und die Speichelabsonderung ist gleich Null, d. h. wir haben eine volle Differenzierung. Nach ca. 30 Sek. prüfen wir die Wirkung der oberen Apparate, und alle diese Reize erweisen sich auch wirkungslos. Wenn wir diese Proben eine Minute nach Anwendung des differenzierten Reizes, des Hemmungsreizes anstellen, so erhalten wir schon ein ganz anderes Resultat. Wenn wir den Reizeffekt in der Reihenfolge von der vom Hemmungsreiz weitesten zu der ihm nächsten Stelle angeben, so bekommen wir folgende Zahlen für die Speicheltropfen — 5, 3, 1, 0. Bei einem Intervall von zwei Minuten, der früheren Reihenfolge entsprechend — 10, 8, 5, 2. Nach 3—4 Min. — 10, 10, 10, 4 und nach 5—6 Min. kommen wir wieder auf den normalen, für alle Reize gleichen Effekt zurück. Es versteht sich von selbst, dass alle diese Proben bei ganz gleichen Bedingungen, d. h. in mehreren Reprisen und im Laufe mehrerer Experimente durchgeführt werden müssen.

Im gegebenen Falle ist es ganz klar, dass die Hemmung, die unter dem Einfluss des untersten Hautreizes entstand, auf ein grosses Gebiet des Hautanalysators irradiierte und sich dann im Laufe einer bestimmten Zeit wieder in ihrem Ausgangspunkt konzentrierte.

Die Gruppe der inneren Hemmung weist folgenden, höchst charakteristischen Zug auf. Um die Sache klarer darzulegen, führe ich einen konkreten Fall an. Stellen wir uns vor, dass wir einen „verspätenden" bedingten Reflex haben, d. h. dass der bedingte Reiz seinen Effekt nicht sofort ausübt, nachdem er in Gang gebracht worden ist, sondern erst 1—2 Min. nach seinem Eintreten und erst 3 Min. nach seiner Anwendung. Ich bitte Sie, sich ins Gedächtnis zu rufen, wie das erreicht wird. Wenn wir jetzt während der unwirksamen Phase des bedingten Reizes auf das Tier mit irgendeinem Agens mittlerer Kraft einwirken, das eine äussere Hemmung verursacht, z. B. wenn wir einen leichten Orientierungsreflex hervorrufen, so fängt der Speichel sofort an zu fliessen, d. h. der bedingte Reiz wird sofort wirksam. Natürlich hat dieses Agens allein, an und für sich, gar keinen Einfluss auf die Sekretion des Speichels und wäre nicht fähig, Speichelabsonderung hervorzurufen.

Da dieses Agens auf denselben bedingten Reiz in der zweiten aktiven Phase eine hemmende Wirkung hat, so können wir mit Recht den Schluss ziehen, dass es in der inaktiven Phase die innere Hemmung aufhält und auf diese Weise der Erregung freies Spiel lässt (Experimente von Dr. Savadsky). Solch eine Enthemmung erhalten wir auch in anderen Fällen der inneren Hemmung.

Wenn wir das Erlöschen des bedingten Reizes bis zu einem gewissen Grade, oder sogar bis zu Null erreicht haben, so können wir diesem Reize seine Wirkung in grösserem oder geringerem Masse wiedergeben, indem wir ihm ein Agens aus der Gruppe der „äusseren Hemmung" beifügen (Experiment von Dr. Savadsky).

Auf dieselbe Weise kann man die Hemmung bei allen Differenzierungen (Experiment von Beljakow), sowie auch die bedingte Hemmung (Experiment von Nikolajew) verschwinden lassen.

Wie ich schon im vorhergehenden Artikel (Ergebnisse der Physiologie, Band XI) berichtet habe, kann die Enthemmung nur unter bestimmten

Bedingungen sich offenbaren, nämlich wenn das enthemmende Agens mittlerer Kraft war. Ist aber das Agens von grosser Kraft, so hemmt es den bedingten Reiz selbst, und dann bleibt folglich nichts übrig, was von der inneren Hemmung befreit werden könnte. Es ist notwendig, dass dieses Agens von bestimmter Stärke sei, einerseits nicht zu stark, da es in diesem Falle den Reiz hemmen könnte, aber andererseits doch genügend stark, um die innere Hemmung zu beseitigen. Nur in diesem Falle tritt die vollständige Enthemmung ein. Wenn unsere Erklärung der Tatsachen anerkannt wird, so müssen wir den Schluss ziehen, dass der Prozess der inneren Hemmung weniger beständig ist, als der Prozess der Erregung.

Ich will die Möglichkeit und die Rechtmässigkeit anderer Erklärungen dessen, was wir „innere Hemmung" nennen, nicht ausschliessen, aber ich sehe auch kein ernstes Hindernis für die Auffassung der Erscheinung, an die wir uns jetzt halten. Wesentlich ist der Umstand, dass wir bis jetzt nicht wissen, was eigentlich die innere Hemmung ist.

Wenn wir uns eines fertigen Prozesses der inneren Hemmung bedienen, so können wir einen neuen negativen hemmenden bedingten Reflex auf dieselbe Weise erzielen, wie ein neuer positiver bedingter Reflex mit Hilfe eines gut ausgearbeiteten bedingten Reflexes erhalten wird (Experimente von Dr. Volborth). Zu diesem Zwecke verfährt man auf folgende Weise: wir wenden einen gut ausgearbeiteten bedingten Reflex an und erreichen auf die oben beschriebene Weise sein völliges Erlöschen. Zum erlöschten Reiz fügt man ein Agens hinzu, das soweit indifferent sein muss, um in keiner Weise auf den erlöschten Reiz einwirken zu können (es soll ihn nicht enthemmen). Solch eine Kombination wird mehrmals wiederholt, wonach das indifferente Agens die Wirkung eines bedingten Hemmers erhält, d. h. wenn man es dem aktiven bedingten, vollwirkenden Reiz beifügt, so schwächt es seinen Effekt; dabei kann diese Schwächung sehr bedeutend sein und sogar das volle Verschwinden des Effektes zur Folge haben. Folglich hat sich das anfangs indifferente Agens, das in der Zeit mehrmals mit dem Prozess der inneren Hemmung zusammenfiel, mit demselben verbunden, und seine Anwendung ruft jetzt diesen Prozess hervor.

Man darf die Tatsache nicht unbeachtet lassen, dass die drei oben angeführten Eigenschaften, welche die innere Hemmung charakterisieren, auch dem Reizprozess eigen sind. Das verträgt sich gut mit der Ansicht, die bei den Physiologen immer mehr Gewicht erhält, dass, nämlich die Hemmung beständig den Reiz verfolgt, dass sie gewissermassen als Kehrseite desselben erscheint.

Augenscheinlich muss immer mehr und mehr Tatsachenmaterial zusammengebracht werden, um endlich eine feste Grundlage für eine mehr oder minder richtige Vorstellung von dem Mechanismus des zentralen Nervensystems zu bilden.

Als ich mich vor vielen Jahren der objektiven Forschung über den höchsten Teiles des zentralen Nervensystems widmete, war ich, gleich allen anderen, überrascht und oft sogar bedrückt von der grossen Kompliziertheit der hier bestehenden Beziehungen. Aber gleichzeitig schien es mir oft, dass gerade diese höhere Sphäre der Nerventätigkeit im Vergleich mit dem niederen Teil des zentralen Nervensystems viele gute Seiten für den Experimentator aufweist. Im Rückenmark finden wir fertig ausgearbeitete Beziehungen; wir können dem Prozess ihrer Ausarbeitung und Entwicklung nicht beiwohnen und folglich wissen wir nicht, was für elementare Eigenschaften, und was für ganz allgemeine und ganz einfache Gesetze, in der Masse des zentralen Nervensystems herrschten, in ihr wirkten, und so zu ihrer gegenwärtigen Gestaltung beitrugen. Anders steht es mit dem höheren Teil. Hier beobachten wir die Erscheinungen in ununterbrochener Reihenfolge und wohnen beständig der Ausarbeitung neuer Beziehungen und der Analyse der Reize bei, so dass wir die Möglichkeit erhalten, zu sehen und zu beobachten, wie die Erscheinungen sich entwickeln und auf was für Elementen sie beruhen.

XXI.
Das objektive Studium der höchsten Nerventätigkeit der Tiere.

Zum zweitenmal habe ich die hohe Ehre und die grosse Genugtuung, an der Feier des Beginns der Tätigkeit ausserordentlicher russischer Vereine teilzunehmen, die hier in Moskau entstanden sind und die davon zeugen, wie hoch und wie aktiv die Moskauer Gesellschaft den mächtigen Einfluss der Wissenschaft auf das Leben schätzt. Ich meine den Verein von Ledenzow und den Verein des wissenschaftlichen Instituts.

Es sei mir gestattet, bei der heutigen wichtigen Feier der russischen Wissenschaft Ihre Aufmerksamkeit mit der Arbeit russischer Kräfte im Bereiche eines der interessantesten Abschnitte der gegenwärtigen Naturforschung zu beschäftigen. Als Thema meiner Mitteilung soll das objektive Studium der höheren Nerventätigkeit der Tiere dienen.

Allem Recht nach muss Charles Darwin als Urheber und Anreger des gegenwärtigen Studiums der höheren Lebenserscheinungen der Tiere betrachtet werden, da er, wie es jedem Gebildeten bekannt, in der zweiten Hälfte des vorigen Jahrhunderts durch seine geniale Illustration der Evolutionsidee die gesamte Geistesarbeit der Menschheit, insbesondere aber den biologischen Teil der Naturwissenschaften geradezu befruchtet hat. Die Hypothese von der Abstammung der Menschen vom Tiere verlieh dem Studium der höheren Erscheinungen des Tierlebens natürlicherweise ein fesselndes Interesse.

Das Beantworten der Frage, wie dieses Studium am nützlichsten durchzuführen sei, sowie auch das Studium an und für sich wurden zur Aufgabe der auf Darwin folgenden Periode.

Seit den 80er Jahren des vorigen Jahrhunderts erscheinen immer öfter Untersuchungen der äusseren Reaktionen der Tiere als Bewegungsreaktionen auf die Einflüsse der Umgebung, nach amerikanischer Terminologie — Untersuchungen über das Verhalten der Tiere. Vor allem war die Aufmerksamkeit der Forscher auf die niederen Tiere gerichtet. Gleichzeitig mit einer rein physikalisch-chemischen Erklärung der äusseren Reaktionen des Tieres, wie z. B. in der Lehre von den Tropismen, wurden auch Versuche gemacht sowohl einer psychologischen Auffassung der Erscheinungen (dieses selten), als auch einer objektiven, realistischen Beschreibung und Systematisierung der Tatsachen, welche sich auf das Verhalten der Tiere beziehen. Diese Studien wurden immer erweitert und umfassten eine immer grössere Anzahl von Tieren auf allen Stufen der zoologischen Leiter. Der grösste Teil solcher Untersuchungen gehört Nord-Amerika, der jungen Residenz der Wissenschaft. Aber in diesen amerikanischen Studien über das Verhalten der höheren Tiere ist nach meiner Überzeugung bis jetzt ein grosser Fehler aufzuweisen, der den Erfolg der Arbeit hemmt und der unstreitig früh oder spät beseitigt werden wird — das ist die Anwendung von psychologischen Begriffen und Klassifikationen bei der dem Wesen nach objektiven Erforschung des Verhaltens der Tiere. Darin liegt der Grund für die Zufälligkeit und Bedingtheit ihrer komplizierten Arbeitsmethoden und für den beständigen Fragmentcharakter und die Systemlosigkeit ihres Materials, das ohne planmässigem Fundament bleibt.

Vor 12 Jahren beschloss ich mit meinen Mitarbeitern, denen ich von hieraus einen freundlichen und dankerfüllten Gruss sende, die höhere Nerventätigkeit des Hundes, d. h. all seiner kompliziertesten Beziehungen zur Aussenwelt zu studieren, wobei wir streng objektiv, mit völliger Anschliessung psychologischer Begriffe bei der Analyse unseres Materials, die Arbeit ausführten.

Schon zweimal habe ich hier in Moskau Gelegenheit gehabt, von diesen Untersuchungen zu reden: das eine Mal um unser derartiges Vorgehen zu motivieren, das andere Mal — im Zusammenhang mit der Frage über die Notwendigkeit spezieller Laboratorien für solche Forschungen.

Die heutige Mitteilung mag als flüchtiger, aber doch mehr oder weniger voller Überblick darüber dienen, was von uns geleistet worden ist; ich werde unsere wichtigsten Tatsachen aufzählen und Ihnen zeigen, wie sie schon gegenwärtig systematisiert werden können, und was für allgemeine Schlussfolgerungen auf Grund unseres Materials sich andeuten lassen.

Bestimmte, beständige und angeborene Reaktionen der höheren Tiere auf bestimmte Einwirkungen der Aussenwelt, Reaktionen, die mittels des Nervensystems zustande kommen, sind schon lange zum Gegenstand streng wissenschaftlicher Naturforschung geworden und haben in der Physiologie die Bezeichnung von „Reflexen" erhalten. Wir haben diesen Reflexen das Attribut „unbedingt" beigegeben. Die augenscheinlich unendlich komplizierten, scheinbar chaotischen, während ihres individuellen Bestehens sich immer von neuem bildenden und dann wieder verschwindenden, beständigen

Schwankungen ausgesetzten Reaktionen des höheren Tiers auf die zahllosen und ewig beweglichen Einflüsse der Aussenwelt, kurz das, was wir gewöhnlich „psychische Tätigkeit" nennen, haben wir auch als Reflexe erkannt, d. h. als gesetzmässige Antworten auf die Aussenwelt, die aber in ihrem Bestehen von einer grossen Anzahl von Bedingungen abhängen, weshalb es uns zweckmässig schien, solche Reflexe als „bedingte Reflexe zu bezeichnen.

Zahllose und nach Möglichkeit zergliederte, minimale Erscheinungen der Aussenwelt werden nur unter einer Bedingung zu Reizen dieser oder jener Tätigkeit des tierischen Organismus. Fällt ihre Wirkung ein- oder mehrmals in der Zeit mit der Wirkung anderer äusserer Agentien zusammen, welche an und für sich schon diese oder jene Tätigkeit des Organismus hervorrufen, so fangen die neuen Agentien auch an, diese Wirkung hervorzurufen.

Die Nahrung, dieses Band zwischen dem tierischen Organismus und der ihn umgebenden Aussenwelt, erregt durch ihren Geruch, ihr Aussehen, ihre mechanische und chemische Wirkung auf die Oberfläche des Mundes die Nahrungsreaktion des Organismus: die Annäherung des Tieres zur Nahrung, das Einführen derselben in den Mund, ihre Benetzung mit Speichel usw. Wenn mit der Wirkung der Nahrung auf das Tier mehrmals die Wirkung irgendwelcher indifferenter Agentien in der Zeit zusammenfällt, so rufen sie alle dieselbe Nahrungsreaktion hervor. Dasselbe bezieht sich auf die übrigen Tätigkeiten des Organismus: die Schutzfunktionen, die reproduzierende Tätigkeit usw. Diese Tätigkeiten treten unter dem Einflusse sowohl beständiger, als auch zeitweiliger Reize ein. Auf diese Weise erscheinen die zeitweiligen Reize quasi als Signale, als Stellvertreter der beständigen Reize, indem sie die Beziehungen des Tieres zur Umgebung ungemein verwickeln und verfeinern. Es ist aber vollkommen klar, dass dabei der Organismus solche Mechanismen besitzen, muss; die die Kompliziertheiten der Aussenwelt in einzelne Elemente zerlegen. Und er besitzt sie auch in Gestalt der sog. Sinnesorgane, die bei der objektiven Analyse des Lebens dem naturwissenschaftlichen Termin „Analysator" genau entsprechen.

Die Arbeit des Mechanismus, durch welchen die zeitweiligen Beziehungen, d. h. die bedingten Reflexe hergestellt werden, und die feinere Arbeit der Analysatoren bilden die Grundlage der höheren Nerventätigkeit, deren Sitz die Grosshirnhemisphären sind. Die unbedingten Reflexe und die gröbere Analyse bilden dagegen die Funktion der niederen Teile des zentralen Nervensystems.

Es ist leicht zu begreifen, dass diese komplizierte und verfeinerte Wechselbeziehung des tierischen Organismus zu der stets veränderlichen und beweglichen Aussenwelt beständigen Schwankungen unterworfen ist. Wir sind schon mit drei scharf zu unterscheidenden Arten von Hemmungen bekannt. Hierunter verstehen wir eine mehr oder minder bedeutende Schwächung, oder sogar ein völliges Verschwinden aller Reflexe, oder bloss eines Teils derselben, die dann anderen Reflexen Platz geben.

Die Schläfrigkeit, oder der Schlaf, sozusagen die Schlafhemmung teilt das Leben des Organismus in zwei Phasen ein: die Phase des wachen Zustandes und die des Schlafzustandes, oder — den äusserlich aktiven und äusserlich passiven Zustand. Unter dem Einfluss innerer Ursachen und auch bei bestimmten äussern Reizen treten Schläfrigkeit und Schlaf des Tieres ein, bei denen die Tätigkeit des höheren Teiles des zentralen Nervensystems, welche sich in bedingten Reflexen äussert, entweder geschwächt erscheint, oder ganz aufhört. Durch diese Hemmung wird das Gleichgewicht in denjenigen Teilen des Organismus hergestellt, die unmittelbar der Aussenwelt zugewandt sind, das Gleichgewicht zwischen dem Prozess der Zerstörung der Reservestoffe im Zustande der Arbeit und dem Wiederaufbau dieser Stoffe im Ruhezustand der entsprechenden Organe.

Die zweite Art der Hemmung, die wir äussere Hemmung genannt haben, ist der Ausdruck der Konkurrenz verschiedener, sowohl äusserer, als innerer Reize um den dominierenden Einfluss des Organismus in jedem einzelnen Moment seiner Existenz. Das ist eine Hemmungsart, der wir gleich oft im höheren, und im niederen Teil des zentralen Nervensystems begegnen. Jedes neue Agens, das auf das zentrale Nervensystem zu wirken beginnt, besteht einen Kampf mit dem darin schon wirkenden Agens; manchmal schwächt es die Wirkung des letzteren, in anderen Fällen beseitigt es sie vollkommen, in dritten Fällen räumt es selbst dem schon wirkenden Agens das Feld und tritt vor ihm zurück. Wenn wir uns neurologischer Ausdrücke bedienen wollten, so müssten wir im gegebenen Falle sagen, dass ein stark erregter Punkt des zentralen Nervensystems die Reizbarkeit aller nächstliegenden Punkte herabsetzt.

Die dritte Art der Hemmung der bedingten Reflexe haben wir innere Hemmung genannt. Das ist ein schnell eintretender Verlust der positiven Wirkung, den die bedingten Reflexe erleiden, wenn sie nicht als genaue und sichere Signale, als Stellvertreter der unbedingten Reflexe erscheinen. Das ist aber noch kein Zerstören der bedingten Reflexe, sondern nur ihre zeitweilige Beseitigung.

Während einige Agentien der Aussenwelt die angedeuteten Arten von Hemmungen bedingen, können andere Agentien im Gegenteil, schon bestehende Hemmungen beseitigen. Hierbei haben wir es mit der Erscheinung der Enthemmung, d. h. der Befreiung des Reizes von der Wirkung der Hemmung zu tun.

Dieses Kaleidoskop von bedingten Reflexen mit deren seltsamem, scheinbar regellosem und unfassbarem Wechsel ist in Wirklichkeit genau bestimmt

— nämlich durch die Stärke, die Dauer und die Richtung der Bewegung der Nervenprozesse in der Masse der Grosshirnhemisphären.

Ich werde weiter durch Experimente, durch Beispiele reden. Sie haben zwei äussere Agentien vor sich: einerseits — verschiedene Stoffe sowohl essbare, als auch solche, die vom Hunde zurückgewiesen werden, deren Einführen ins Maul des Hundes von den entsprechenden Reaktionen des Tieres (bestimmte Bewegungen, bestimmte Sekretionen) begleitet wird, andererseits aber einen bedeutenden elektrischen Strom, der auf diesen oder jenen Punkt der Haut gerichtet und von der ihm entsprechenden motorischen Abwehrreaktion des Tieres begleitet wird. Wenn Sie gleichzeitig mit beiden Agentien auf das Tier einwirken, beginnt im zentralen Nervensystem ein gewisser Kampf zwischen ihnen. Wenn der elektrische Strom sich nur in der Haut verbreitet, in derselben Zeit aber in die Mundhöhle des Tieres Nahrungsstoffe gelangen, so endet der Kampf mit dem Siege des Nahrungsagens, und der elektrische Strom, mag er noch so stark sein, wird zum Signal, zum Stellvertreter der Nahrung, zum bedingten Reiz des Nahrungszentrums. Der elektrische Reiz ruft jetzt keine Abwehrreaktion, sondern eine Nahrungsreaktion hervor: das Tier wendet sich dem Experimentator zu, beleckt sich, und der Speichelfluss beginnt, wie vor dem Fressen. Genau dasselbe erhalten wir, wenn wir den elektrischen Hautreiz durch Brennen oder Verwunden der Haut ersetzen. Mit anderen Worten, es hat vor Ihnen eine regelrechte Umschaltung des Nervenprozesses von den Bahnen des Abwehrzentrums auf die Bahnen des Nahrungszentrums stattgefunden.

Nehmen wir eine etwas veränderte Kombination — denselben elektrischen Hautreiz und das Eingiessen ins Maul mässig starker Säuren. Jetzt bildet sich kein bedingter Reflex aus der Elektrizität auf die Säure, Sie mögen diese Kombination, so oft Sie wollen, wiederholen. Der durch die Reizwirkung der Säure hervorgerufene Nervenprozess ist nicht imstande, den Elektrizitätreiz zu überwinden. Lassen Sie uns weitergehen. Wenn Sie den elektrischen Strom an solch eine Stelle der Körperoberfläche ansetzen, wo der Strom bis auf den Knochen dringen kann, so werden Sie bei aller Ausdauer bei gewissen Intensitäten des Stromes keinen bedingten Reflex vom elektrischen Strom auf die Nahrung erhalten können. Jetzt wird der Nervenprozess vom elektrischen Reiz intensiver sein, als der vom Nahrungsprozess. Wir wissen ja subjektiv, dass die Knochen schmerzempfindlicher sind, als die Haut. Also nimmt der Nervenprozess die Richtung des stärkeren Reizes an.

Es wäre nicht schwer, den praktischen Sinn der in unseren Experimenten zu Frage getretenen Beziehungen, sich z. B. auf folgende Weise vorzustellen: wir sehen oft, wie bei einem Kampf der Tiere um die Nahrung die Integrität der Haut aufs Spiel gesetzt wird. Folglich ist in diesem Falle die Gefahr für das Bestehen des Organismus noch nicht so gross, und der Organismus zieht ihr seine Versorgung mit Nahrungsstoffen vor. Wenn es aber weiter geht, und schon Knochen gebrochen werden, ja dann muss der Organismus, um sich vor endgültiger Zerstörung zu bewahren, zeitweilig die Aufgabe der Ernährung hintansetzen. Also bestimmt die relative Intensität des Nervenprozesses die Richtung des Nervenreizes, die Beziehung der Agentien zu den verschiedenen Tätigkeiten des Organismus. Mit diesen Beziehungen der Intensitäten ist die Physiologie der bedingten Reflexe überfüllt, und die genauen Bestimmungen der relativen Intensität der Nervenprozesse bei der Wirkung verschiedener Reizagentien bilden einen der wichtigsten Punkte im gegenwärtigen Studium der Tätigkeit der Grosshirnhemisphären.

Eine enorme Bedeutung für die Tätigkeit der Grosshirnhemisphären in jedem gegebenen Moment haben die nachfolgenden latenten Wirkungen der vorhergehenden Reize. Aus diesem Grunde ist ein sorgfältiges Studium der Dauer solcher latenten Wirkungen notwendig. Die Physiologie der bedingten Reflexe liefert auch in dieser Hinsicht reichliches Material. So zeigt z. B. das indifferente, d. h. bisher mit keiner Tätigkeit des Organismus verbundene Ticken des Metronoms nach seinem Aufhören noch im Laufe mehrerer Sekunden, ja sogar Minuten seine Wirkung auf den bedingten Reflex. Das Eingiessen von Säure ins Maul des Hundes verändert den bedingten Nahrungsreflex noch nach Verlauf von 10—15 Minuten. Das Geniessen von Zucker kann auf den bedingten Reflex mit Zwiebackpulver eine Nachwirkung im Lauf mehrerer Tage ausüben usw.

Es wäre eine kolossale, aber vollkommen ausführbare Aufgabe, die Spuren der Reize abzuschätzen, die früher auf das Tier einwirkten.

Noch wichtiger ist das Feststellen einer allgemeinen Regel für die Bewegung der Nervenprozesse, sowohl der Erregung, als der Hemmung in den Grosshirnhemisphären. Schon vor 40 Jahren ist, bei den ersten Experimenten an der Rinde der Grosshirnhemisphären bemerkt worden, dass der Reiz eines bestimmten Punktes der Hemisphären, falls er nur kurze Zeit anhält, die Bewegung in einer begrenzten Gruppe von Muskeln hervorruft. Wenn aber der Reiz einige Zeit fortdauert, so werden von ihm auch immer weiter gelegene Muskeln zum Mitwirken herangezogen, bis ein Krampf die ganze Skelettmuskulatur erfasst. Augenscheinlich stand vor den Physiologen das Faktum, welches die Grosshirnhemisphären als einen Teil des zentralen Nervensystems charakterisiert, in welchem der Reiz sich aus dem Ausgangspunkt mit besonderer Leichtigkeit über ein grosses Gebiet verbreitet, nämlich das Faktum der Irradiation des Nervenreizes über das ganze System der Nervenzellen, d. h. über die Rinde der Grosshirnhemisphären. Dieser Irradiation des Reizes begegnen wir beständig in der Physiologie der bedingten Reflexe.

Wenn Sie irgendeinen bestimmten Ton zum bedingten Erreger der Nahrungsreaktion gemacht haben, so wirken anfangs nach der Bildung dieses Reflexes nicht nur alle Töne ausser dem Ihrigen, sondern überhaupt alle übrigen Laute. Wenn Sie z. B. das Kratzen eines bestimmten Hautpunktes oder das Drücken auf denselben zu einem bedingten Reiz gemacht haben, so wirkt anfangs nach der Bildung dieses bedingten Reflexes ebenso positiv ein analoger Reiz aller übrigen Punkte der Haut. Das ist eine allgemeine Tatsache. Wir müssen uns vorstellen, dass in allen diesen Fällen der Reiz bis zu einem gewissen Punkte der Grosshirnhemisphären vorgedrungen ist und sich nun von dort aus weiter verbreitet und über den ganzen entsprechenden Gehirnteil irradiiert. Nur auf diese Weise konnten sich alle Reize der gegebenen Kategorie, des gegebenen Teiles mit der bestimmten Tätigkeit des Organismus verbinden.

Die Tatsache der Irradiation des Nervenprozesses wurde von uns noch deutlicher, ich möchte sagen, noch greifbarer in dem Falle der inneren Hemmung beobachtet. Ich führe folgendes bedeutsame Experiment an. Sie bringen am Beine des Hundes, vom Oberschenkel angefangen bis zu den Zehen eine Reihe von Apparaten für mechanischen Hautreiz an. Die Wirkung der vier zu oberst gelegenen wird immer vom Füttern des Tieres begleitet. Nach einigen Wiederholungen werden diese mechanischen Reize der vier Hautpunkte zu bedingten Reizen der Nahrungsreaktion; das Tier wendet sich dem Experimentator zu, beleckt sich, und es tritt Speichelfluss ein. Auf Grund der Irradiation wirkt bei der ersten Probe auch der fünfte inaktive Apparat mit, obgleich Sie seine Wirkung nie vom Füttern begleitet haben. Wenn Sie ihn wiederholt wirken lassen, ohne ihn vom Füttern zu begleiten, so können Sie es schliesslich erreichen, dass seine Arbeit ganz ohne sichtbaren Effekt bleibt. Wie kann dieses zustande kommen? Es geschieht das infolge der Entwicklung des Hemmungsprozesses im entsprechenden Punkte des zentralen Nervensystems. Der Beweis dafür ist klar. Wenn Sie jetzt den fünften, inaktiven Apparat anwenden, so erweisen sich nach einiger Zeit alle oberen Apparate als wirkungslos. Der Hemmungsprozess hat aus dem Ausgangspunkte in die nächstliegenden Punkte der gegebenen Region der Grosshirnhemisphären irradiiert.

Die Irradiation des Nervenprozesses bildet also eine der Grunderscheinungen in der Nerventätigkeit der Grosshirnrinde. Neben ihr existiert eine ihr entgegengesetzte Erscheinung — die Konzentration, die Sammlung des Nervenprozesses in einem bestimmten Punkt. Um Zeit zu gewinnen, illustriere ich diese neue Erscheinung an demselben Experiment. Sie wenden eine dauernde Wirkung des unteren inaktiven Apparates an. Wenn Sie kurze Zeit danach die oberen Apparate prüfen, so erweisen sie sich alle als inaktiv. Aber je mehr Sie den Zeitraum zwischen der Anwendung des inaktiven fünften Apparates und der Probe der oberen Apparate verlängern, desto mehr befreien sich dieselben in strenger Abstufung von der Hemmung, bis nach einem bestimmten grösseren Intervall die Hemmwirkung sogar an dem, dem wirkenden Apparat zunächst gelegenen, nicht mehr bemerkbar ist. Sie sehen, wie die Welle des Hemmungsprozesses im Laufe der Zeit zurückgeht, wie sie zu ihrem Ausgangspunkt wiederkehrt — die Hemmung konzentriert sich. Bei wiederholter Arbeit des inaktiven Apparates geht das Konzentrieren immer schneller vor sich, erst minutenweise, dann sekundenweise und wird schliesslich kaum bemerkbar. Auf diese Weise sind die einzelnen Erscheinungen der Nerventätigkeit der Grosshirnhemisphären zwei allgemeinen Regeln unterworfen (wenn Sie beide vereinigen wollen, so kann man auch nur von einer sprechen) — dem Gesetz der Irradiation und dem der Konzentration des Nervenprozesses.

Hieraus folgt, dass das Hauptgewicht in der wissenschaftlichen Erforschung der Nerventätigkeit der Grosshirnhemisphären in der Bestimmung der Bahnen liegt, auf denen der Nervenprozess sich ausbreitet und sich konzentriert, — eine Aufgabe ausschliesslich räumlichen Denkens.

Eben deshalb scheint mir vom streng wissenschaftlichen Standpunkte aus die Stellung der Psychologie, als einer Wissenschaft, die unsere subjektiven Zustände behandelt, als vollkommen hoffnungslos.

Natürlich bedeuten diese Zustände eine Realität erster Ordnung für uns, sie geben unserem täglichen Leben die Richtung, sie bedingen den Prozess des menschlichen Zusammenlebens. Es ist aber eine Sache — nach subjektiven Zuständen zu leben, eine ganz andere Sache aber — den Mechanismus dieser Zustände wahrhaft wissenschaftlich zu analysieren. Je mehr wir auf dem Gebiete der bedingten Reflexe arbeiten, desto mehr kommen wir zu der Überzeugung, wie tief und radikal die Zerlegung der subjektiven Welt in ihre Elemente und deren Gruppierung durch den Psychologen sich von der Analyse und der Klassifizierung von Nervenerscheinungen durch einen räumlich denkenden Physiologen unterscheiden.

Teils, um dafür ein Beispiel anzuführen, teils aber um zu zeigen, wie die Grenzen unserer Forschung sich erweitern und was sie zum Schluss umfassen, will ich noch einige unserer Experimente beschreiben.

Wir haben es offenbar mit einem Wachthund, und zudem mit einem höchst nervösen Exemplar zu tun. Jedem, der ins Zimmer tritt, in welchem er im Gestell steht, während der Experimentator neben ihm sitzt, begegnet er mit einer ausgesprochen aggressiven Reaktion. Diese Reaktion erreicht ihren Höhepunkt, wenn der Eintretende irgendwelche bedrohende Gesten macht, oder, was noch schlimmer wirkt, dem Hunde einen Schlag versetzt. Für die objektive Erforschung des Nervensystems ist dieses ein spezieller und und dabei starker Reflex — der sogenannte Angriffsreflex. Der innere Mechanismus der Nerventätigkeit des gegebenen Hundes erscheint den weiteren Experimenten nach in folgender Gestalt.

Der Eintretende — die Ursache einer nicht nachlassenden und energischen aggressiven Reaktion des Tiers, nimmt den Platz des Experimentators ein und lässt einen bedingten, früher ausgearbeiteten Reiz der Nahrungsreaktion wirken. Wider alles Erwarten verursacht dieser Reiz einen enormen Nahrungseffekt, wie ihn bis dahin der Experimentator, der seine Experimente bei ruhigem Zustande des Tieres machte, nicht erreicht hatte. Der Hund sondert so viel Speichel ab, wie nie zuvor, und frisst die Nahrung gierig aus der Hand dessen, den er soeben wütend anfiel und den er sofort nach dem Fressen wieder anfallen wird.

Wie ist dieses zu verstehen?

Ehe ich diese Frage beantworte, will ich die Eigentümlichkeit des Faktums durch eine weitere Mitteilung hervorheben. Der Gegenstand der Wut des Hundes bleibt auf dem Platz des Experimentators, benimmt sich tadellos, macht nicht die geringste, nicht die belangloseste Bewegung und beschränkt sich nur darauf, dass er mehreremal, gleichzeitig mit der Wirkung des bedingten Reizes, den Hund füttert. Allmählich beruhigt sich das Tier; es bellt noch immer, aber nicht so leidenschaftlich wie vorher, zeitweilig wird es auch ganz still, verliert aber den Ersatzexperimentator nicht aus dem Auge. Die aggressive Reaktion ist augenscheinlich geschwächt. Höchst sonderbar ist es, dass jetzt, wo der bedingte Reiz von neuem zu wirken anfängt, sich nicht ein Tropfen Speichel zeigt, und der Hund die ihm gebotene Nahrung, erst nach 5—10 Sek. nimmt und dieselbe träge und langsam frisst. Der Ersatzexperimentator braucht aber nur aufzustehen und sich etwas freier zu benehmen, damit die aggressive Reaktion und mit ihr auch die Nahrungsreaktion wieder zunimmt. Wie ist solch ein Verlauf der Erscheinungen zu erklären?

Vom Standpunkte der uns schon bekannten Tatsache hat der Mechanismus dieser sonderbaren Erscheinungen für uns nichts Rätselhaftes. Als Sie es mit dem stärksten aggressiven Reflex zu tun hatten, zerfloss der Reiz von einem bestimmten Teil der Grosshirnhemisphären über eine grosse Region, vielleicht über das ganze Gebiet der Hemisphären, ergriff alle möglichen Zentren, unter anderen auch das Nahrungszentrum. Alles vereinigte sich in der allgemeinen, äusserst erhöhten Tätigkeit der Grosshirnhemisphären. Das ist der Grund, weshalb damals die Nahrungsreize einen besonders starken Effekt hervorriefen. Das ist voraussetzlich der Nervenmechanismus dessen, was wir subjektiv als Affekt bezeichnen; das, was wir an unserem Hunde beobachteten, müssten wir ja psychologisch als Zornaffekt bezeichnen. Bei der Schwächung der äusseren Reize, bei den Bewegungen des Fremden wird der Reflex allmählich schwächer, und parallel dieser Schwächung fängt der Nervenprozess an, in einem bestimmten Teil der Grosshirnhemisphären sich zu konzentrieren. Wenn diese Konzentration einen bestimmten Höhegrad erreicht hat, so verursacht das auf diese Weise funktionell hervorgehobene Zentrum des aggressiven Reflexes, dem oben erwähnten Gesetz vom Kampf der Zentren folgend, die Herabsetzung der Reizbarkeit aller übrigen Zentren, unter anderen auch des Nahrungszentrums.

Meiner Ansicht nach ist dieses eine glänzende Illustration der Gesetze der Irradiation und der Konzentration der Erregung und ihrer gegenseitigen Beziehungen.

Zum Schluss führe ich noch eine der letzten Tatsachen aus unserem Laboratorium an. Bis zuletzt haben wir den bedingten Reflex auf folgende Weise erhalten.

Wir brachten das von uns gewählte neue Agens, aus dem wir einen bedingten Reflex machen wollten, in Wirkung und nach 5—10 Sek. oder mehr setzten wir mit dem Füttern des Hundes ein, wobei wir die Wirkung unseres Agens fortsetzten. Nach mehreren derartigen Kombinationen rief dieses Agens selbst die Nahrungsreaktion beim Hunde hervor, wurde also zum bedingten Erreger. Bei einer scheinbar geringen Veränderung der Methodik trat etwas ganz Unerwartetes ein. Wenn wir mit dem Füttern begannen und dann nach 5—10 Sek. ein neues Agens hinzufügten, so gelang es uns nicht, und ist uns noch bis jetzt trotz aller Wiederholungen solch einer Kombination noch nicht gelungen, einen bedingten Reflex auszuarbeiten.

Ob es überhaupt möglich sein wird, unter solchen Bedingungen einen bedingten Reflex zu bilden, bleibt eine wichtige Frage für die weitere Forschung. Aber die ausserordentliche Schwierigkeit seiner Bildung ist also eine unbestreitbare Tatsache. Was hat dieses zu bedeuten? Das Verständnis für diese Tatsache bietet vom Standpunkt der uns bekannten Tatsache keine Schwierigkeiten. Wenn der Hund frisst, d. h. wenn sein Nahrungszentrum in Erregung ist (und das ist ja ein sehr starkes Zentrum), so befinden sich wiederum nach dem Gesetze des Kampfes der Zentren alle übrigen Teile der Grosshirnhemisphären in einem Zustande bedeutend herabgesetzter Erregbarkeit, weshalb alle sie treffenden Reize natürlicherweise ohne Effekt bleiben können und müssen.

Bei dieser Gelegenheit gestatten Sie mir, in kurzen Worten Ihnen mitzuteilen, wie ich mir physiologisch das vorstelle, was wir mit den Worten „Bewusstsein" und „bewusst" bezeichnen. Natürlich werde ich den philosophischen Standpunkt unberührt lassen, d. h. ich werde nicht die Frage entscheiden, auf welche Weise die Materie des Gehirns eine subjektive Erscheinung hervorbringt usw. Ich werde mich nur bemühen, die Frage mutmasslich zu beantworten, was für physiologische Erscheinungen, was für Nervenprozesse in den Grosshirnhemisphären vor sich gehen, wenn wir uns unserer selbst, wie wir sagen, „bewusst" sind, wenn unsere „bewusste" Tätigkeit stattfindet.

Von diesem Standpunkte aus stelle ich mir das Bewusstsein als Nerventätigkeit einer bestimmten Region der Grosshirnhemisphären vor, die im gegebenen Moment, unter gegebenen Bedingungen über eine bestimmte optimale (wahrscheinlich eine mittelstarke) Erregbarkeit verfügt. In demselben

Moment befindet sich der ganze übrige Teil der Grosshirnhemisphären im Zustande mehr oder minder herabgesetzter Erregbarkeit. In der Region der Hemisphären mit der optimalen Erregbarkeit können leicht neue bedingte Reflexe gebildet werden und auch erfolgreich Differenzierungen ausgearbeitet werden. Das ist sozusagen im gegebenen Moment der schaffende Teil der Grosshirnhemisphären. Die übrigen Teile mit herabgesetzter Erregbarkeit sind hierzu nicht fähig, und ihre Funktion äussert sich im besten Falle in früher ausgearbeiteten Reflexen, die bei Vorhandensein entsprechender Reize in stereotyper Weise ablaufen. Die Tätigkeit dieser Teile ist das, was wir subjektiv eine unbewusste, automatische Tätigkeit nennen. Die Region mit der optimalen Tätigkeit ist natürlich nicht fixiert; im Gegenteil sie wandert beständig im Bereich der Grosshirnhemisphären in Abhängigkeit von den Beziehungen, die zwischen den Zentren bestehen, sowie auch unter dem Einfluss äusserer Reize. Demgemäss verändert sich natürlich auch die Region mit herabgesetzter Reizbarkeit.

Wenn wir durch die Schädeldecke blicken könnten, und wenn die Stelle der Grosshirnhemisphären mit der optimalen Erregbarkeit leuchten könnte, so würden wir bei einem bewusst denkenden Menschen sehen, wie über seine Hemisphären ein heller Fleck mit wunderlich unregelmässigen Umrissen wandert, sich beständig in Form und Grösse verändert und auf der ganzen übrigen Fläche der Hemisphären von einem mehr oder minder bedeutenden Schatten umgeben ist.

Kehren wir zu unserem letzten Experiment zurück. Wenn ein äusserer Reiz mittlerer Stärke die Grosshirnhemisphären des Hundes trifft, wobei im gegebenen Moment kein bestimmter, scharf abgegrenzter Erregungsherd vorhanden ist, so bedingt dieser Reiz in den Hemisphären das Erscheinen einer Region mit einer gewissermassen erhöhten Erregbarkeit. Wenn darauf auf dieselben Hemisphären ein bedeutender Reiz wirkt, wie z. B. der Nahrungsreiz, der einen neuen und dabei energischeren Erregungsherd bedingt, so entstehen zwischen beiden Herden — dem der vorhergehenden Erregung und dem neu entstandenen — gewisse Beziehungen. Der Nervenprozess wandert, wie wir oben gesehen haben, von der Stelle der geringeren Erregung zu derjenigen der grösseren. Wenn aber der Prozess mit einem starken Reiz beginnt, wie er z. B. durch das Füttern hervorgerufen wird, so ist die von ihm verursachte Erhöhung der Erregbarkeit in einer bestimmten Region der Hemisphären so gross, der Hemmungsprozess aber, der in allen übrigen Teilen der Hemisphären eintritt, verhältnismässig so intensiv, dass alle Reize, die in dieser Zeit auf diese Stelle einwirken, sich keine neuen Wege bahnen und keine neuen Beziehungen zu irgendwelchen Tätigkeiten des Organismus anknüpfen können.

Ich mache durchaus keine Ansprüche auf eine unbedingte Richtigkeit dieser letzten Vermutungen; sie sollen nur zeigen, wie die objektive Erforschung des höheren Teiles des Nervensystems allmählich in die höchsten Regionen der Nerventätigkeit eindringt, soweit man dieses nach der hypothetischen Gegenüberstellung der Tatsachen aus der Physiologie der bedingten Reflexe mit unseren subjektiven Zuständen beurteilen kann.

Ich habe meine Mitteilung beendigt, aber ich habe noch etwas hinzuzufügen, was mir als sehr wesentlich erscheint. Genau vor einem halben Jahrhundert (im Jahre 1863) ist die russische wissenschaftliche Abhandlung „Reflexe des Grosshirns" verfasst worden, welche in klarer, präziser und bestrickender Form die Grundidee dessen enthält, was wir gegenwärtig ausarbeiten. Welche Kraft des schaffenden Denkens war dazu erforderlich, bei dem damaligen Vorrat an physiologischen Daten über die Nerventätigkeit diese Idee zur Welt zu bringen! Nachdem diese Idee geboren war, wuchs und reifte sie, bis sie in unseren Tagen zu einem wissenschaftlichen Hebel wurde, der die enorme gegenwärtige Forschung des Grosshirns leitet.

XXII.
Die Erforschung der höheren Nerventätigkeit.

Das Jahr 1870 mit der Arbeit von Hitzig und Fritsch ist eine höchst bemerkenswerte Epoche in der Physiologie des Zentralnervensystems. Die Untersuchungen dieser Autoren wurden zum Ausgangspunkte einer kolossalen Menge wichtigster physiologischer Versuche über die Grosshirnhemisphären. Diese Arbeiten wurden in erstaunenswerter Weise zur Diagnose und sogar zur Therapie der Krankheitssymptome, welche beim Menschen mit Affektionen der Grosshirnhemisphären verbunden sind, angewandt.

Und woher das? Mir scheint es deswegen, weil dieses wirklich rein physiologische Tatsachen waren, welche durchaus nicht ausserhalb der Kompetenz der Physiologen lagen. Dieser Umstand muss besonders hervorgehoben werden und muss für die Physiologen für immer massgebend in ihren weiteren Arbeiten über die Grosshirnhemisphären werden.

Diese Arbeiten fangen aber erst eben an. Wenn die Arbeiten über die sogenannte motorische Zone der Hirnrinde auch als ein glückliches Gelingen der Physiologen zu betrachten sind, so stellen sie doch vorläufig nur eine ganz vereinzelt dastehende Episode aus der Physiologie der Grosshirnhemisphären dar. Die Versuche über die sogenannten sensorischen Zentren sind nur ganz allgemein angedeutet. Keiner von uns kann daran zweifeln, dass die Erforschung der Grosshirnhemisphären noch als grandiose Aufgabe vor dem Physiologen steht. Wir werden früh oder spät gezwungen sein die Tätigkeit dieses Teils des Nervensystems in ihrem ganzen gegenwärtig kaum übersehbaren Umfang anzugreifen und zu analysieren. Mit Ausnahme der von Fritsch und Hitzig entdeckten Tatsachen und einiger Angaben hinsichtlich der sensorischen Zentren stellt man sich ja bis jetzt diese Tätigkeit als sogenannte psychische Tätigkeit vor, welche den Untersuchungsgegenstand einer von der Physiologie verschiedenen Wissenschaft bildet. Augenscheinlich ist dieser Umstand der Grund dafür, dass die Physiologie des höheren Teils des Zentralnervensystems gegenwärtig nicht in dem Masse fortschreitet, wie es zu erwarten wäre, wenn man nach dem tiefsten Interesse und der Unermesslichkeit des vorliegenden Materials urteilen wollte.

Es ist eine Sache, wenn der Physiologe sein Wissen von Wissenschaften nimmt, die exakter sind als die Physiologie. Und eine ganz andere Sache ist es bei einer Disziplin zu leihen, von der anerkannt werden muss, dass sie sich noch zu keiner exakten wissenschaftlichen Form herausgebildet hat, von einer Disziplin, deren Diener sich erst eben gegenseitig auffordern hinsichtlich der allgemeinen Postulate, der allgemeinen Aufgaben und der unstreitig fruchtbringenden Methoden einig zu werden. So steht denn der Physiologe, welcher sich entschliesst, an die Untersuchung der Tätigkeit der Grosshirnhemisphären heranzutreten, vor einem Dilemma. Entweder — er muss warten, bis sich die Psychologie zu einer zeitgemässen exakten Wissenschaft gestaltet, d. h. bis sie das Gebiet ihrer Erscheinungen in ihre richtigen Elemente zerlegt und deren natürliches System ausarbeitet. Nur in solch einem Falle könnte der Physiologe mit Erfolg die psychologischen Kenntnisse zur Erforschung der Funktion der höchst komplizierten Konstruktion der Grosshirnhemisphären benutzen. Eben kann ich mir gar nicht verstellen, wie es möglich sei, das System der raumlosen Begriffe der gegenwärtigen Psychologie auf die materielle Konstruktion des Gehirns aufzulegen. — Oder — die andere Lösung des Dilemmas — der Physiologe muss sich bemühen einen ganz selbständigen von der Psychologie vollständig unabhängigen Weg zu gehen, er muss dann selbst die Grundmechanismen in der höheren nervösen Tätigkeit der Tiere aufsuchen und sie allmählich systematisieren — kurz gesagt, er muss reiner Physiologe bleiben. Mir scheint, dass man beim Entscheiden dieses Dilemmas kaum schwanken kann. Wenn man den ersten Ausgang ergreifen wollte, so wäre das für den Physiologen gleichbedeutend damit, sich auf unbestimmte Zeiten vom Erforschen eines höchst interessanten Teils des tierischen Organismus loszusagen. Es bleibt folglich nur der zweite Ausgang übrig. Und ich erlaube mir zu denken, dass es zur gegenwärtigen Zeit ernste und positive Gründe gibt, um anzunehmen, dass dieser Ausgang vollständig normal und zweckentsprechend ist, d. h. dass sein Erfolg garantiert ist.

Wir wissen alle, welch ein unerschöpfliches Material, was für eine Gewalt über die nervösen Erscheinungen die Physiologie durch den Begriff der ersten Grundfunktion des Nervensystems, durch den Begriff des sogenannten Reflexes erlangt hat. Durch diesen Begriff ist einem bis dahin geheimnisvollen Gebiet ein kolossales Stück entrissen worden, um Gegenstand strenger naturwissenschaftlicher Forschung zu werden. Dieser Begriff hat die Gesetzmässigkeit festgestellt, welche in einer grossen Menge von Reaktionen des tierischen Organismus, die mit Hilfe des Nervensystems zustande kommen, für die Erscheinungen seines eigenen inneren Milieu und der ihn umgebenden Aussenwelt herrscht.

Meine Herrn, est ist die Zeit gekommen, zum alten Begriff von Reflexen etwas neues hinzuzufügen anzuerkennen, dass neben der elementaren Funktion des Nervensystems, fertige Reflexe zu wiederholen, eine weitere elementare Funktion — das Bilden von neuen Reflexen — existiert.

Wenn in Maschinen, die von Menschenhand konstruiert sind bei Vorhandensein bestimmter Bedingungen von selbst neue Verbindungen von Maschinenteilen entstehen, welche diesen Bedingungen entsprechen, woher sollte man dann diese elementare Eigenschaft dem Nervensystem absprechen, diesem perfektesten aller Regulatren der doch die komplizierteste aller Konstruktion bewahrt. Nicht am Tatsachenmaterial liegt es und auch nicht an der Formel — beide sind längst gegeben — die allgemeine Anerkennung der letzteren und ihre systematische Anwendung beim Untersuchen der höchsten Teile des Nervensystems sind es, die ausgeblieben sind. Das Faktum ist ganz augenfällig. Es ist die allgemein anerkannte Grundeigenschaft der lebendigen Substanz, sich anzupassen, oder, wie ich es vorziehen möchte mich auszudrücken, sich im Gleichgewicht mit der umgebenden Welt zu erhalten, d. h. vorteilhaft für die Integrität des gegebenen Systems von lebendiger Substanz mit neuen Bedingungen in Verbindung zu treten; anders gesagt, auf früher indifferente Agentienmit einer bestimmten Tätigkeit zu antworten.

Dieses Schliessen von neuen Verbindungen des Organismus mit bestimmten äusseren Erscheinungen tritt für uns am eklatantesten bei den höheren Tieren hervor. Ihr Leben ist die Geschichte eines fortwährenden und unaufhörlichen Entstehens und Übens dieser neuen Verbindungen. Teilerscheinungen der Natur, welche noch soeben für die Tätigkeit des Tieres gleichgültig waren, verwandeln sich in kürzester Zeit in mächtige Erreger der wichtigsten Lebensfunktionen. Ich und meine Mitarbeiter haben das Füttern des Hundes, oder das Eingiessen von Säure in seinen Mund, mit der Einwirkung verschiedener Agentien zeitlich zusammenfallen lassen und haben so unfehlbar von den verschiedensten Reizerregern, welche uns nur in den Sinn kommen konnten, Speichelsekretion, als eine Teilerscheinung der Reaktion des Tieres auf Futter oder Säure erzielt. Was ist das? Das ist unstreitbar eine Antwort, auf die Erscheinungen der Aussenwelt, eine Antwort, die durch Vermittlung des Nervensystems zustande kommt, — es ist ein Reflex; aber kein stereotyper Reflex ist es, sondern ein Reflex, der sich vor Ihren Augen gebildet hat. Wenn Sie in das Wort „Reflex" ausser dem Begriff einer Reaktion des Organismus auf einen Reiz, die durch Vermittlung des Nervensystems zustande kommt, noch den Begriff einer strengen Gesetzmässigkeit dieser Reaktion hineinlegen, so braucht man nur anzunehmen — und wir Naturforscher müssen es annehmen — dass auch der vor unseren Augen neu entstehende Reflex keine Zufallserscheinung, sondern ebenfalls ein gesetzmässiges Geschehen ist, um zuzugeben, dass das Wort Reflex auch im gegebenen Falle vollständig am Platz ist.

Aber was steht denn dem im Wege, die rein physiologische Formel für neu entstehende Reflexe anzuerkennen?

Es will mir eins scheinen. In Folge von bewusstem oder unbewusstem willkürlichem Analogieren mit unserer eigenen subjektiven Welt wird die Elementarität dieses Faktums und folglich auch die Zulässigkeit eines vollständigen Determinismus im Bilden neuer Reflexe bezweifelt. Wir urteilen nach uns selbst und bilden uns in dem Falle, wenn neue Verbindungen hergestellt werden, einen höchst komplizierten Prozess — wenn nicht gar ein Dazwischenkommen besonderer Kräfte — ein. Aber haben wir im gegebenen Falle auch das Recht dazu? An niederen, sowohl wie auch an höheren Tieren haben wir eine ganze Menge Beispiele, in denen es vollständig klar ist, dass die neuen Erreger der Reflexe eben so unmittelbar wirken, wie auch die alten. In unseren Versuchen mit den neuen, auf Nahrungsmitteln oder auf Säuren gebildeten Reflexen konnten wir, wenn es sich um Reize des Sehapparats handelte, oft merken, dass nach vollständiger Ausarbeitung des neuen Reflexes das Tier eine Bewegungsreaktion auf dieses Sehobjekt ganz ebenso, wie auf die Nahrung oder die Säure äusserte. Auf jeden Fall ist die vorausgesetzte, besondere, unkontrollierbare Kompliziertheit des neuen Reflexes durchaus nicht bewiesen. Gerade das Gegenteil. Aus dem Umstand, dass sich diese Reflexe unter bestimmten Bedingungen immer bilden lassen, kann man schliessen, dass diese Bildung von Reflexen ein elementarer, leicht fassbarer Prozess sein muss. Eine andere Sache ist das Verhalten des neu gebildeten Reflexes. Dieses ist auch beim Tier höchst kompliziert. Eine unzählbare Menge verschiedener Reize wirkt fortwährend stark auf diesen Reflex ein. Auf diese Weise wird also die Kompliziertheit des neugebildeten Reflexes nicht darin bestehen, dass der Reflex einen komplizierten Entstehungsmechanismus hat, denn dieser ist elementar, sondern vielmehr in einer ausserordentlichen Abhängigkeit dieses Reflexes sowohl von den Erscheinungen des inneren, eigenen Milieu des Organismus, als auch von den Erscheinungen der umgebenden Aussenwelt.

Ich gehe nun zum zweiten Grundmechanismus der höchsten Teile des Zentralnervensystems über.

Ein jedes lebende Wesen antwortet mit seinen Tätigkeiten nur auf ganz bestimmte Erscheinungen der Aussenwelt, folglich zerlegt es also dieselbe, schält aus ihr nur ganz bestimmte, spezielle Erscheinungen heraus. Je höher ein Tier auf den Stufen der zoologischen Leiter steht, desto mehr verschiedene Einzelheiten stellt ihm die Welt dar, durch eine um so grössere Anzahl einzelner Erscheinungen der Aussenwelt wird dann die allgemeine Tätigkeit des Tiers bestimmt. Ein niederes Tier ist ganz und gar ein Analysator, und dabei ein verhältnismässig einfacher. Bei höheren Tieren, mit entwickeltem Nervensystem spielt ein wesentlicher Teil dieses Systems die Rolle spezieller Analysatoren in der Art, wie unsere physikalischen und chemischen Analysatoren. Feinste Analyse ist eine Grundfunktion der höchsten Teile des Nervensystems.

Auf experimentelle Ergebnisse gestützt, habe ich schon vorgeschlagen und schlage jetzt nochmals vor, die Analysatoren als besondere Apparate des Nervensystems anzusehen, und in diesem Begriff die peripheren Endteile der sogenannten Sinnesorgane, die zu ihnen gehörenden Nerven und deren Enden in den Zellen der Grosshirnhemisphären zusammenzufassen. So eine Zusammenfassung ist um so mehr gerechtfertigt, als wir bis jetzt noch nicht genau wissen, welcher Teil der analysatorischen Tätigkeit den peripheren und welcher den Gehirnenden des Apparats angehört. Die Tätigkeit der Analysatoren steht zugleich in naher Verbindung mit dem Mechanismus der Bildung neuer Reflexe. Der Mechanismus der Bildung neuer Reflexe kann nur das mit der Tätigkeit des Organismus in Verbindung bringen, was der Analysator isoliert. Und umgekehrt. Es kann kaum einem Zweifel unterliegen, dass gewiss eine jede noch so geringe Erscheinung der Aussenwelt, wenn sie durch den Analysator des gegebenen Tieres isoliert wird, unter entsprechenden Bedingungen zum speziellen Erreger dieser oder jener Tätigkeit dieses Tieres werden kann, ja sogar früh oder spät sich als solcher erweisen muss.

Auf diese Weise gibt der Mechanismus der neuen Reflexe die vollkommene Möglichkeit, aufs genaueste die Tätigkeit der Analysatoren zu untersuchen. Diese Tätigkeit ist aber bei den höheren Tieren ebenso unaufhörlich im Gang, wie auch die Tätigkeit des Mechanismus zur Bildung neuer Reflexe. Bei den gegenwärtigen dürftigen Kenntnissen dieser Tätigkeit können wir uns wohl kaum vorstellen, von welch weittragender Bedeutung sie im Leben des Tieres ist, und wahrscheinlich schreiben wir nicht selten sehr komplizierten Prozessen dasjenige zu, was eigentlich nur feinste und genaueste Analyse ist.

Es ist eine dringende Notwendigkeit, systematische Forschungen über die Tätigkeit der Analysatoren vorzunehmen. Es steht uns bevor, am gegebenen Tier alles zu bestimmen, was seine Analysatoren als isolierte Einzelheiten der Aussenwelt unterscheiden. Hierunter verstehe ich alle Qualitäten der Reize, alle ihre Intensitäten, ihre Grenzen und deren Kombinationen. Zugleich damit muss auch die Erforschung der Grundregeln gehen, nach welchen die Analyse zustande kommt. Partielle Zerstörung der peripheren oder der zerebralen Enden der Analysatoren soll uns, wenn auch nur allmählich, mit den einzelnen Details der Analysatoren bekannt machen, und aus der kombinierten Tätigkeit dieser Teile muss uns zu guter Letzt die ganze analysatorische Arbeit, welche dem gegebenen Tiere zugänglich ist, klar werden.

Unsere, nun schon zwölfjährigen, hartnäckigen Untersuchungen waren gerade auf die Arbeit dieser zwei Mechanismen gerichtet: auf den Mechanismus der Bildung neuer Reflexe und auf den Mechanismus der Analysatoren. Eben will ich, indem ich mich hauptsächlich auf unsere neuesten Ergebnisse stütze, noch einmal den Versuch machen Ihnen das System der von uns erhaltenen Tatsachen vorzuführen. Natürlich kann ich es nur in den Grundlinien skizzieren und will nur ein wenig ausführlicher auf den, meiner Meinung nach, hervorragenden Tatsachen stehen bleiben.

Zuerst zwei Vorbemerkungen.

Die neu entstehenden Reflexe habe ich „bedingte" genannt, zum Unterschied von den gewöhnlichen, denen ich das Attribut „unbedingte" beifügte. Dieses sollte nur einen charakteristischen, objektiven Zug dieser Reflexe hervorheben, — nämlich ihre aussergewöhnliche Abhängigkeit von einer Menge Bedingungen. Natürlich handelt es sich hier nicht um Worte. Man kann auch andere entsprechende Benennungen anwenden: z. B. temporäre und beständige, angeborene und erworbene usw. usw.

Ich und meine Mitarbeiter untersuchen, wie schon oben erwähnt, die bedingten Reflexe beinahe ausschliesslich an der Speicheldrüse. Die Gründe dazu sind, kurz gesagt folgende: die Speicheldrüse ist ein Organ, welches unmittelbar gegen die Aussenwelt (in Gestalt der verschiedenen Stoffe, die in den Mund geraten können) gerichtet ist, verhältnismässig unbedeutende innere Verbindungen hat und an und für sich allein, aber nicht wie jeder Skelettmuskel in einem komplizierten System arbeitet.

Nun das System unserer Tatsachen. Wie oben erwähnt, ist eine Grundbedingung der Bildung bedingter Speichelreflexe die, dass die Wirkung des gewählten indifferenten Reizes mit dem Füttern des Hundes oder mit dem Eingiessen von Säure in sein Maul zeitlich koinzidiiert. Nach einigen solchen Kombinationen ruft dieser Reiz allein, von selbst Speichelsekretion hervor. Es hat sich ein neuer Reflex gebildet. Der frühere indifferente Reiz hat sich einen Weg nach einem bestimmten Bezirk des Zentralnervensystems gebahnt. Es ist ein Schliessen des Erregungsstromes auf einem neuen Wege zustande gekommen.

Einen bedingten Reflex kann man nicht nur aus einem indifferenten Reiz machen, sondern auch aus so einem Reiz, welcher schon mit einem bestimmten Zentrum verbunden, ja sogar sehr fest verbunden ist. Ein glänzendes Beispiel hierfür haben wir in den Versuchen mit destruktiven Reizen, die nach der gewöhnlichen psychologischen Terminologie als Schmerzreize bezeichnet werden. Ihre gewöhnliche Folge, ihr steter Reflex ist die Verteidigung, das Ringen des Muskelsystems gegen die Reizerreger, die Abwehr und die Vernichtung des Reizagens. Ohne besondere Bemühungen können wir es erreichen, wenn wir systematisch das Füttern des Hundes, d. h. die Erregung seines Nahrungszentrums (es gibt Gründe dazu, die Existenz eines solchen Zentrums, welches analog dem Atemzentrum ist, anzunehmen) mit elektrischer Reizung der Haut kombinieren, dass die stärkste Hautreizung nur eine Nahrungsreaktion hervorruft und nicht die geringste Abwehrreaktion verursacht. Nun können Sie die Haut dieses Hundes schneiden, quetschen oder brennen, und Sie werden doch nur die objektiven Merkmale dessen sehen, was wir, nach uns selbst geurteilt, einen starken Appetit genannt hätten, d. h. der Hund wendet sich zum Experimentator, beleckt sich, und es fliesst reichlich Speichel. Dieses Faktum ist so oft einem grossen Publikum, wie auch einzelnen Kollegen demonstriert worden, dass wir ohne Zweifel ruhig zu seiner Erörterung übergehen können.

Was bedeutet dieses Faktum? Was für eine andere Vorstellung könnte man sich darüber machen, wenn nicht die, dass nämlich die Nervenerregung vom gegebenen Reiz, welche sich früher in einen Bezirk des Nervensystems richtete, nunmehr nach einer anderen Region ihren Weg nimmt. Auf diese Weise ist der Übergang des Erregungsstromes von einem Weg auf einen anderen, eine Umschaltung des Erregungsstromes vor sich gegangen. Vor uns steht das deutliche Faktum, dass in den höchsten Teilen des Nervensystems die dahin gelangende Erregung je nach den Bedingungen auf den einen oder den anderen Weg geleitet wird. Man muss annehmen, dass gerade dieses die Haupteigenschaft der höchsten Teile des Nervensystems bildet.

Augenscheinlich gilt dasselbe für den Fall der Bildung bedingter Reflexe aus allen indifferenten Reizen. Das Vorhandensein ganz bestimmter Umstände (das Bestehen gleichzeitiger Tätigkeit im Punkte des unbedingten Reflexes oder eines anderen gut ausgearbeiteten bedingten Reflexes) veranlasst den indifferenten Reiz, welcher ohne diesen Umstand unbestimmt in der Nervenmasse zerflossen wäre, sich nun nach einem bestimmten Punkte zu richten, sich einen bestimmten haltbaren Weg zu bahnen.

Sofort entsteht die interessante Frage: was bestimmt denn die Richtung, in welche sich der Reiz auf dieser oder jener Bahn fortbewegt? Nach unseren bisherigen Ergebnissen zu urteilen, ist die relative physiologische Kraft der gegebenen Zentren oder der Grad ihrer Reizbarkeit die wichtigste hier in Betracht kommende Bedingung.

Folgende Tatsachen könnte man in diesem Sinne deuten. Wie oben erwähnt, ist es leicht aus einem zerstörenden Hautreiz einen bedingten Erreger der Nahrungsreaktion zu machen. Aber bei elektrischer Reizung derjenigen Hautstellen, welche unmittelbar auf den Knochen liegen, also bei zerstörenden Reizen des Knochens ist dieses bis jetzt ungeachtet der grossen Hartnäckigkeit, mit welcher wir diese Versuche betrieben, doch nicht gelungen. Ebenso ist es uns ungeachtet aller Mühe nicht gelungen, zerstörende Reize der Haut zu bedingten Erregern der Reaktion auf Säure zu machen (für $1/2\,^0/_0$ Salzsäurelösungen).

Bei grober Formulierung kann gesagt werden, dass das Zentrum des zerstörenden Knochenreizes physiologisch stärker ist, als das Zentrum des Nahrungsreizes, und dass das Zentrum des Nahrungsreizes stärker ist, als das des Säurereizes. Auf Grund dessen könnte man sagen, dass sich der Reiz nach der Seite des stärkeren Zentrums richtet.

Danach folgt eine ganze Reihe anderer Bedingungen, welche auf die Bildung von bedingten Reflexen wirken. Unter diesen stelle ich in den Vordergrund die besonders günstige Wirkung der Versuchsanordnung, bei welcher der zukünftige bedingte Reiz dem unbedingten Reiz, mit dessen Hilfe er gebildet werden soll, zeitlich ein wenig zuvorkommt. Wenn Sie hingegen den Versuch damit beginnen, dass Sie den Hund füttern, oder ihm Säure ins Maul eingiessen und erst dann, wenn auch nur mit einer Verspätung von fünf Sekunden den indifferenten Reiz, aus welchem Sie den bedingten Reiz machen wollen, anwenden, so schaffen Sie durch diese Versuchsanordnung ein ungemeines Hindernis für die Bildung des bedingten Reflexes.

Wie ist dieses Verhältnis zu verstehen? Folgende Vorstellung vom Mechanismus dieses Verhaltens scheint mir vollständig mit den allgemein angenommenen Eigenschaften des Zentralnervensystems übereinzustimmen. Der unbedingte Reiz ruft in einer bestimmten Stelle der Grosshirnhemisphären einen Erregungsherd hervor, welch letzterer zugleich zu einer beträchtlichen Herabsetzung der Erregbarkeit in den übrigen Teilen der Hemisphären führt. Deswegen bleibt der in diesen Teil fallende Reiz unterhalb der Erregungsschwelle, oder er stösst auf Hindernisse für seine Fortbewegung in der Masse der Grosshirnhemisphären. Nur im freien, sozusagen, indifferenten Zustand der Grosshirnhemisphären können die neuen Reize sich als wirksam erweisen und können die Möglichkeit erlangen mit anderen nachfolgend und stark gereizten Stellen der Grosshirnhemisphären in Verbindung zu treten.

Natürlich ist die strenge Isolierung derjenigen Reize, aus welchen der bedingte Erreger gebildet werden soll, von wesentlicher Bedeutung.

Wenn neben dem von Ihnen gewählten Agens unbemerkt von Ihnen noch andere Agentien mit dem unbedingten Reiz zusammenfallen, so bildet sich, wenn letztere Agentien an absoluter oder relativer physiologischer Stärke höher stehen, als Ihr gewähltes Agens, der Reflex auf diese letzteren und nicht auf den von Ihnen absichtlich gewählten Reiz. Bei vielen beginnenden Experimentatoren passiert es im Anfang der Arbeit und bei einigen auch während der ganzen Arbeit, dass sich die Reflexe nur auf den Experimentator selbst bilden, auf seine eigenen Bewegungen oder Geräusche, welche dem Füttern oder dem Eingiessen von Säure vorangehen oder zu deren steten Begleitern werden.

Dieses ist unter anderem der Grund dafür, dass in meinem alten Laboratorium von einigen Mitarbeitern alle Beobachtungen und alle Einwirkungen auf das Tier aus einem anderen Zimmer vorgenommen werden. Im neuen speziellen Laboratorium wird eine vollkommene Isolierung des Experimentierhundes nicht nur von den Reizen, welche vom Experimentator ausgehen, sondern überhaupt von jeglichen Schwankungen und Veränderungen der Umgebung durchgeführt. Ich übergehe viele andere weniger wichtige Bedingungen, welche auf die Geschwindigkeit der Bildung von bedingten Reflexen Einfluss haben. Ich werde auch nicht auf den verschiedenen Sorten und Arten von bedingten Reflexen und auf deren Eigenheiten stehen bleiben, sondern werde direkt zu einem anderen grossen Teil der Physiologie der bedingten Reflexe übergehen.

Ausgebildete bedingte Reflexe stellen, wie schon vorübergehend bemerkt worden ist, eine im höchsten Grade empfindliche Grösse dar und bieten deshalb unter gewöhnlichen Lebensbedingungen unaufhörliche Schwankungen, ja fallen sogar bis zur Nullwirkung. Ich kann es mir nicht entsagen, gerade in diesem Punkt eine höchst überzeugende Rechtfertigung für unsere Wirkungsweise hinsichtlich der zu erforschenden Erscheinungen zu sehen. So empfindlich die Grösse der bedingten Reflexe auch ist, gegenwärtig hat der Experimentator sie doch in seiner Gewalt. Die Schwankungen der Reflexe werden nach beiden Seiten hin beobachtet.

Einer besonders eingehenden Untersuchung haben wir die negativen Schwankungen der Reflexe unterworfen. Diese Schwankung erscheint uns naturgemäss in Form des allgemein angenommenen physiologischen Begriffes der Hemmung. Das Tatsachenmaterial zwingt uns jetzt, drei voneinander verschiedene Arten von Hemmung anzuerkennen.

An erster Stelle kann man das Sinken und Verschwinden der bedingten Reflexe hinstellen, welches stattfindet, wenn die Tiere schläfrig werden oder einschlafen. Hier gibt es viele interessante Eigenheiten, aber auf ihnen will ich nicht stehen bleiben.

Die zweite Art von Hemmung haben wir äussere Hemmung genannt. Diese ist vollständig analog den Hemmungen, welche wir schon seit lange in grossen Mengen in der Physiologie des Rückenmarks haben. Sie ist das Resultat verschiedener in die Grosshirnhemisphären des Tieres, sowohl aus dem inneren Milieu des Organismus, als auch aus der Aussenwelt, gelangter Reize, welche bestimmte Reflexe hervorrufen. Die äussere Hemmung ihrerseits unterliegt einer weiteren Einteilung.

Eine dritte höchst eigenartige und besonders interessante Form von Hemmung ist diejenige, welche wir innere Hemmung genannt haben. Diese Hemmung entwickelt sich infolge von speziellen Beziehungen zwischen dem bedingten Reiz und demjenigen unbedingten Reiz, mit dessen Hilfe dieser bedingte Reiz gebildet worden ist. Jedesmal, wenn der schon vollständig ausgearbeitete gut wirkende bedingte Reiz zeitweise oder auch immer, aber dann nur unter bestimmten Bedingungen nicht von seinem unbedingten Reize gefolgt wird, so entwickelt sich auf ihn eine Hemmung. Wir haben mehrere Arten solch einer Hemmung gefunden und untersucht: das „Erlöschen", wenn der fertige bedingte Reflex allein einigemal wiederholt wird, ohne vom unbedingten gefolgt zu sein, oder, wie wir in diesem Falle sagen, ohne durch den unbedingten bekräftigt zu werden; das „Verspäten", wenn beim Ausarbeiten des bedingten Reizes der unbedingte Reiz erst einige Zeit (eine halbe, eine oder zwei bis drei Minuten) nach Anfang des bedingten Reizes hinzugefügt wird; die „bedingte" Hemmung, wenn der bedingte Reiz in Begleitung eines indifferenten Reizes systematisch nicht vom unbedingten Reiz gefolgt wird, und schliesslich die „Differenzierungshemmung", welche zur Folge hat, dass die dem bedingten Reize nahe benachbarten Reize, welche zu Anfang ebenso wirksam sind, wie auch der angewandte bedingte Reiz, allmählich unwirksam werden. Dass sich in allen diesen Fällen gerade ein spezieller Hemmungsprozess entwickelt, kann unter anderem dadurch bewiesen werden, dass in allen diesen Fällen die Möglichkeit besteht, sofort die Hemmung zu beseitigen und den vollen Effekt des bedingten Reizes zu erhalten. Diese Möglichkeit ist durch jedes Reizagens von mittelmässiger Stärke, welches die Orientierungsreaktion des Tieres hervorruft, und auch durch einige andere Reize gegeben.

Diese eigenartige Erscheinung, welche ein vollkommen genaues und immerfort wieder reproduziertes Faktum ist, haben wir „Enthemmung" der bedingten Reflexe genannt.

Sowohl die Verwandtschaft der verschiedenen Arten ein und derselben Hemmungsform, als auch die Unterschiede der verschiedenen Hemmungsformen, werden durch die Untersuchung verschiedener Details dieser Erscheinungen festgestellt.

Um alle erwähnten Erscheinungen vollkommen in den Händen zu halten, muss man immer mit ihren latenten Nachwirkungen rechnen. Es entsteht nun ein ganzes grosses Gebiet von Fragen, welche die Dauer dieser Nachwirkungen behandeln. Es genügt, wenn ich eben sage, dass in unseren Versuchen mit verschiedenen Reizen und unter verschiedenen Bedingungen, jedoch mit einer gewissen Bestimmtheit für jede Versuchsanordnung, diese Nachwirkung von einigen Sekunden bis zu einigen Tagen dauern kann. Man kann ganz kategorisch behaupten, dass das Gebiet der hierher gehörenden Fragen in der bei uns angenommenen Versuchsanordnung einer vollständig exakten Untersuchung unterliegt.

Nun muss ich wieder zur Fortbewegung der Nervenprozesse in der Masse der Grosshirnhemisphären zurückkehren. Neben den Tatsachen, dass die Nervenerregung, welche in die Grosshirnhemisphären gelangt ist, in die eine oder die andere Richtung geleitet werden kann, sammeln sich Fakta an, welche darauf hinweisen, dass sich die Nervenprozesse in den Grosshirnhemisphären verbreiten, sozusagen, nach allen Richtungen hin zerfliessen.

Ich will folgendes lehrreiche Beispiel dafür anführen. Wir haben einen Hund vor uns, es ist augenscheinlich ein Wachthund, denn er hat den Reflex, Fremde anzufallen — den Angreifreflex — und zudem ist er noch nervös, leicht erregbar. Wenn diejenige Person, welche für gewöhnlich mit dem Hunde experimentiert, mit ihm im Versuchszimmer ist, so verhält sich der Hund vollständig ruhig. Man kann bei ihm mit Leichtigkeit verschiedene bedingte Reflexe und Hemmungen ausarbeiten. Aber auf jede fremde Person, die in das Zimmer eintritt, fängt der Hund sofort an zu bellen, und wenn diese Person drohende Gesten macht, ja noch vielmehr den Hund schlägt, so erreicht die aggressive Reaktion des Hundes den höchsten Grad.

Wenn nun der Neuankömmling sich an die Stelle des Experimentierenden setzt und allein im Zimmer zurückbleibt, um den Versuch fortzusetzen, so kann man folgende merkwürdige Erscheinung beobachten. Ungeachtet dessen, dass der Hund fortfährt wütend zu bellen, gibt der ausgearbeitete bedingte Reiz wider alle Erwartung nicht nur keinen kleineren, sondern sogar einen viel grösseren Effekt, als gewöhnlich: einen sehr reichlichen Speichelfluss und eine sehr hastige Bewegungsreaktion auf das Futter, welches aus den Händen derjenigen Person gereicht wird, auf welche die ganze Zeit ein intensiver Aggressivreflex besteht. Wenn nun der neue Experimentator sich nach Möglichkeit ruhig verhält und nur von Zeit zu Zeit den bedingten Reiz und die darauffolgende Fütterung wiederholt, so erreicht er es, dass der Hund aufhört zu bellen, obgleich er ohne Unterlass den Experimentator mit den Augen fixiert. Ganz unerwartet erweist sich jetzt der bedingte Nahrungsreiz als unwirksam hinsichtlich der Speichelreaktion, und das dem Hunde dargebotene Futter ruft erst nach 5—10 Sekunden eine Bewegungsreaktion hervor, d. h. es wird vom Hunde genommen und nicht gierig gefressen. Aber der experimentierende Gast braucht nur aufzustehen und freie Bewegungen zu machen, so kehrt die energische aggressive Reaktion des Hundes wieder zurück und mit ihr auch der sehr starke bedingte Reflex auf die Nahrung. Ich stelle mir den Mechanismus dieser Erscheinung auf folgende Weise vor: durch den bedingten Reflex auf den Fremdling wird bei dem höchsten Grade seiner Intensität infolge der besonderen Reizwirkung, welche die Bewegungen dieses Fremden für den Hund haben, das Zentrum des Nahrungsreflexes stark angespannt; bei abgeschwächter Intensität dagegen konzentriert sich der Erregungsprozess des Anfallreflexes in seinem speziellen Teil des Nervensystems und führt zur Herabsetzung der Erregbarkeit des Zentrums des Nahrungsreflexes.

In Verbindung mit analogen Versuchen über die Wirkung verschiedener Nahrungsreflexe auf einander, über die Wirkung der Kälte- und Wärmereflexe aufeinander, auch in Verbindung mit anderen Beobachtungen und ebenso auch mit dem seit 1870 bekannten Faktum, dass nämlich allgemeine epileptische Krämpfe bei lange dauernder elektrischer Reizung einzelner Punkte der motorischen Region der Grosshirnhemisphärenrinde hervorgerufen werden, in Verbindung mit diesem allen machen unsere Versuche die Behauptung beinahe unanfechtbar, dass nämlich das Zerfliessen, die Verbreitung der Erregung von ihrem Ausgangspunkt als eine Grunderscheinung in der Tätigkeit der Grosshirnhemisphären aufzufassen sei. Neben dem Zerfliessen der Erregung sehen wir auch die entgegengesetzte

Erscheinung — das Sammeln, die Konzentrierung der Erregung in ihrem Ausgangspunkt, als zweite Phase des ganzen Prozesses.

In besonders demonstrativer Form, welche nicht den geringsten Zweifel mehr zulässt, zeigt sich dieses Gesetz an dem Nervenprozess, welchen wir innere Hemmung genannt haben. Obgleich dieses Faktum in einer meiner neueren Publikationen in französischer Sprache genauer beschrieben ist, werde ich mir erlauben, um das System einzuhalten, es hier noch einmal ganz kurz anzuführen. Nehmen wir an, wir hätten längs dem Hinterbein des Hundes einige Apparate zur mechanischen Hautreizung angebracht, und diese Reize seien zu bedingten Erregern der Nahrungsreaktion gemacht worden, der unterste Apparat sei aber von den höher angebrachten differenziert — er sei unwirksam gemacht worden; in solch einem Falle kann es der Experimentator gerade mit dem Auge fassen, wie der bei der Arbeit des unteren Apparats entstehende Hemmungsprozess zuerst sich auf alle höheren Apparate verbreitet und sich dann ganz allmählich wieder in seinem Ausgangspunkt konzentriert.

Bei der Untersuchung der bedingten Reflexe hat sich ganz von selbst die Frage des Hypnotismus und des Schlafes vorgedrängt. Früher nur in vereinzelten Fällen, aber gegenwärtig ganz systematisch kann an allen Hunden beim Erforschen der bedingten Reflexe folgendes unerwartete Faktum beobachtet werden. Wenn der bedingte Reiz immer um eine halbe, eine oder mehrere Minuten früher anfängt als der unbedingte, so entwickelt sich, wie oben gesagt, eine Verspätung des Effekts des bedingten Reflexes; er verschiebt sich immer mehr zu dem Zeitpunkt, wo der unbedingte Reflex hinzugefügt wird. Die Zeit vom Beginn des bedingten Reizes bis zum Anfang seines Effektes ist mit dem Prozess innerer Hemmung belegt.

Aber damit endigt die Sache noch nicht. Allmählich verschwindet der Effekt von der Zeitperiode vor dem Hinzufügen des unbedingten Reflexes vollständig, wobei er aber, wie einzelne Proben es zeigen, nur für die Zeitperiode bestehen bleibt, welche mit der Wirkung des unbedingten Reizes zusammenfällt. Aber schliesslich verschwindet der Effekt auch von hier, der bedingte Reiz wird vollständig unwirksam. Zugleich damit entwickelt sich beim Tier eine Art kataleptischen Zustands, gleichgültig gegen die äusseren Reize, erstarrt das Tier gewissermassen in einer bestimmten Pose. Und weiter entwickelt sich dann schwer zu bekämpfender Schlaf. Diese eigenartige Erscheinung hängt in der Geschwindigkeit ihrer Entwicklung und in ihrer Intensität von einigen bestimmten Bedingungen ab: von der Stärke des bedingten Reizes, von der Grösse der Zeiträume zwischen dem Beginn des bedingten und des unbedingten Reizes und von der Anzahl der Wiederholungen des verspätenden Reflexes. Einen nicht geringen Einfluss hat auch die Individualität des Tieres. Die besprochene Erscheinung verschwindet ziemlich rasch, wenn der bedingte Reiz beinahe gleichzeitig mit dem unbedingten eintritt, wenn er ihm nur 3—5 Sekunden vorangeht. Man kann nicht umhin, zu sehen, dáss es sich hier um eine Erscheinung handelt, welche mit dem Wesen des Hypnotismus und des Schlafes eng verbunden ist. Auf diese Erscheinung werde ich noch später zurückkommen, wenn ich von den Versuchen mit der Exstirpation von Teilen der Grosshirnhemisphären sprechen werde.

Zum Schluss des Teiles über die bedingten Reflexe will ich nur daran erinnern, dass die Zeit, als solche, sich für uns ebenfalls als ganz reeller bedingter Reiz erwiesen hat, als ein Reiz, welchen man genau in bezug auf Differenzierung, Hemmung und Enthemmung untersuchen kann. Ich bin fest überzeugt, dass gerade auf diesem Wege des eben besprochenen genauen Experimentierens die Lösung des Problems der Zeit liegt, welches die Philosophen so sehr aufgeregt hat und auch noch jetzt aufregt.

Vorübergehend, wieder nur um das System einzuhalten, werde ich das Tatsachenmaterial berühren, welches wir beim Untersuchen der Tätigkeit der Analysatoren gesammelt haben, denn in diesem Teil unserer Arbeit ist das frühere Material bloss erweitert und ausgearbeitet worden. In deutscher Sprache ist es bereits publiziert. Wir fuhren fort, diejenigen Eigenschaften und Intensitäten der Reize, welche durch die verschiedenen Analysatoren des Tieres isoliert werden konnten, immer weiter zu untersuchen. Ebenso haben wir immer mehr und mehr Material gesammelt, um die Allgemeinheit der Grundregel, nach welcher die Analyse vor sich geht, zu erhärten, nämlich, dass beim Anwenden gewisser Reize, als bedingter Reize, zuerst ein grösserer und weniger spezieller Teil des Analysators die bedingte Verbindung eingeht, und erst später, beim Wiederholen des bedingten Reflexes der bedingte Reiz sich immer mehr und mehr spezialisiert, folglich einem kleinsten Teil des Analysators entspricht. Was die Grenzen und den Grad der Genauigkeit der Arbeit des gegebenen Analysators anbetrifft, so hat uns in unseren Versuchen leider die Unvollkommenheit der Instrumente, über die wir verfügten, eine Grenze gesetzt. Einer besonders eingehenden Untersuchung wurde derjenige Hemmungsprozess unterzogen, mit dessen Hilfe die Differenzierung eines Reizes vor sich geht, wenn nämlich die benachbarten und einander ähnlichen Reize, welche zu Anfang ganz wie bedingte Reize gleich dem angewandten bedingten Reiz wirkten, allmählich unwirksam werden.

Dieser Prozess der Differenzierungshemmung wird der Forschung leicht zugänglich in Form der nachwirkenden Hemmung, d. h. als Hemmung, welche im Nervensystem nach der Anwendung der differenzierten unwirksamen Reize bleibt. Je höher der Grad der Differenzierung ist, desto stärker ist die nachwirkende Hemmung. Eine neue Differenzierung hemmt stärker als eine vollkommen ausgearbeitete. Je stärker die Differenzierung ausgearbeitet ist, um so kürzer wird die Dauer der nachwirkenden Hemmung. Wenn man im Verlauf eines und desselben Experiments den differenzierten unwirksamen Reiz mehrmals der Reihe nach wiederholt, kann man die nachwirkende Hemmung verstärken, sie gewissermassen summieren. Die Enthemmung kann sowohl den differenzierten Reiz, als auch die nachwirkende Hemmung betreffen usw.

Jetzt, wo wir die höchste Nervenfunktion hauptsächlich als Arbeit zweier Mechanismen: des Mechanismus des bedingten Reflexes und des Mechanismus des Analysators kennen gelernt haben, wollen wir sehen, was für einen Einfluss partielle Schädigungen oder Zerstörungen derjenigen Konstruktion, welche, wie man annimmt, diese Tätigkeit hervorbringt, auf diese Funktion haben werden. Auch hier werde ich wegen Mangel an Zeit nur auf einzelnen Beispielen stehen bleiben.

Sehr grell treten die Versuche hervor, in denen die bedingten Reflexe des Hautanalysators untersucht werden. Wenn Sie aus dem mechanischen Reiz verschiedener Stellen der Hautoberfläche bedingte Erreger der Reaktion auf Nahrung gemacht haben — und das ist leicht zu machen, denn zu Anfang ist jeder bedingte Reiz generalisiert — und wenn Sie dann gewisse Teile aus den Vorderlappen der Grosshirnhemisphären (G.G. coronarius und ectosylvius) exstirpieren, so werden die bedingten Reflexe auf einem gewissen Teil der Hautoberfläche, innerhalb streng eingehaltener Grenzen verschwinden; indessen werden sie auf allen übrigen Stellen vollständig normal bleiben. Es ist interessant, dass von diesen unwirksamen Hautbezirken aus, wenn man sie mechanisch reizt, nun sehr starke Hemmung der bedingten Reize von den wirksamen Stellen der Haut beobachtet werden kann und ebenso, dass sich dabei rasch Schläfrigkeit und Schlaf sogar bei solchen Hunden entwickelt, die früher nicht in diesen Zustand verfielen. Wenn sich mit der Zeit die bedingten Reflexe wieder einstellen, so werden doch bestimmte Störungen der Differenzierung von Reizen an diesen Stellen beobachtet: entweder es fehlt eine gewisse Analyse, oder es geht die Differenzierung mit verschiedenen Eigentümlichkeiten vonstatten. Folgendes Verhalten verdient es, als ein bleibender, einige Jahre an solchen Stellen bestehender Effekt erwähnt zu werden. An solchen Stellen kann der bedingte Reflex nur als beinahe immer zeitlich mit dem unbedingten zusammenfallender bestehen. Sobald der bedingte Reiz nur ein wenig, um 10—15 Sek. dem unbedingten Reiz systematisch vorausgeht, beginnt er rasch zu verschwinden, und es tritt Schläfrigkeit des Tieres ein. Aber auf anderen nächstliegenden Hautstellen verhält sich der bedingte Reflex ganz wie gewöhnlich. Auf diese Weise wird die von mir oben erwähnte normale Erscheinung, welche meiner Ansicht nach mit dem Hypnotismus und dem Schlaf in Verbindung steht, nach Exstirpierungen an den entsprechenden Stellen demonstrativ verstärkt. Ich bin davon überzeugt, dass der Hautanalysator infolge seiner augenscheinlichen Vorzüge das Hauptobjekt zur Untersuchung der Tätigkeit der Grosshirnhemisphären werden wird.

Nun weiter. Bedingte Reflexe kann man auch von Reizen erhalten, welche vom Bewegungsapparat des Skeletts kommen, z. B. vom Beugen, wenn man letzteres von den reinen Hautreizen differenziert hat. Den endgültigen Beweis dafür, dass diese Differenzierung wirklich erreicht ist sehen wir darin, dass beim Exstirpieren bald der einen, bald der anderen Teile aus den vorderen Teilen der Grosshirnhemisphären das eine Mal nur der Beugereflex ohne den Hautreflex bestehen bleibt, das andere Mal nur der Hautreflex ohne den Beugereflex.

Und wieder weiter. An einem Hunde, bei dem die hinteren grösseren Hälften der Grosshirnhemisphären vollständig entfernt waren, und der nach dieser Operation noch einige Jahre in voller Gesundheit lebte, wurden in den späteren Jahren unter anderem noch folgende Experimente gemacht. Der bedingte Reflex auf verschiedene Intensitäten der allgemeinen Beleuchtung liess sich sehr leicht bilden, hingegen konnte man niemals einen bedingten Reflex auf einzelne Gegenstände bekommen. Bei demselben Hunde konnte man ebenfalls leicht bedingte Schallreflexe bekommen. Es konnte sogar ohne Schwierigkeiten eine feine Differenzierung von Tönen ausgearbeitet werden. Aber es existierte auch ein schroffer Unterschied von einem normalen Ohranalysator. Während der Ohranalysator eines normalen Hundes es leicht differenziert, wenn ein und dieselben Töne nur in verschiedener Reihenfolge aufeinander folgen, so ist es, trotz der angewandten Mühe, bei diesem Hunde nicht gelungen, diese Differenzierung zu erhalten. Man muss zugeben, dass sie für einen so operierten Hund unmöglich ist.

Aus diesen Tatsachen folgt, dass es nötig sein wird, die Grenzen des Augen- und des Ohranalysators in den Grosshirnhemisphären stark zu erweitern, und dass die partiellen Zerstörungen des Gehirnendes der Analysatoren sich in einer ganz bestimmten Weise in einer gewissen Beeinträchtigung der analysatorischen Tätigkeit äussern. Als Ideal in der Untersuchung der Grosshirnhemisphären stelle ich mir die Situation vor, wenn wir bei einem Tier eine solche Fülle von Differenzierungen haben werden, dass die geringste Berührung der Grosshirnhemisphären sofort von uns an irgendeiner Beeinträchtigung dieses Systems von Differenzierungen entdeckt werden kann.

Ich will mit einem Faktum schliessen, welches mir besonders lehrreich und für unsere Sache interessant erscheint. Wir haben einen Hund mit ausgeschnittenen vorderen Hälften der Grosshirnhemisphären vor uns. Alle vorher bei dem Tier ausgearbeiteten bedingten Reflexe sind verschwunden. In vitaler Hinsicht erscheint uns das Tier vollständig hilflos, es hat alle normalen Beziehungen zur Aussenwelt verloren: es kann nicht die Nahrung nehmen, welche vor ihm steht, es unterscheidet keine unbelebten Gegenstände, keine Menschen und Tiere, beim Gehen stösst es auf alle Gegenstände und kommt in die unbequemsten Stellen und Lagen. Und was denken Sie, meine Herrn! Bei so einem Tier lässt sich doch ein Pfad zum Entdecken von vollständig normalen komplizierten Nervenbeziehungen finden. An seinen Speicheldrüsen liess sich der sog. bedingte „Wasserreflex" bilden. Bei einem normalen Hunde tritt, nämlich, wenn er Wasser trinkt, oder wenn ihm Wasser ins Maul gegossen wird, für gewöhnlich keine Speichelsekretion ein, bisweilen erscheinen 1—2 Tropfen. Wenn man hingegen dem Tier zuerst irgendwelche reizende Substanzen, z. B. Säurelösungen in den Mund giesst, so ruft hernach das Eingiessen von Wasser ebenfalls reichliche Speichelsekretion hervor. Augenscheinlich werden die verschiedenartigen Reize, welche den ganzen Akt des gewaltsamen Einführens von Flüssigkeit in die Mundhöhle bilden und die reflektorische Wirkung der Säure begleiten, zu bedingten Erregern der Reaktion auf Säure; und als solche machen sie sich dann beim Eingiesen von Wasser bemerkbar. Diese Speichelsekretion auf Wasser hat alle Eigenschaften der bedingten Reflexe. Bei dem Hunde, den ich eben beschrieben habe, konnte man mit Hilfe von Säure ohne Schwierigkeiten den bedingten Reflex auf Wasser mit allen seinen gewöhnlichen Eigenschaften ausarbeiten. Dieses Resultat ist an einem anderen Hunde bestätigt worden, bei dem man beim Exstirpieren der Vorderlappen die Riechlappen geschont hatte. Bei diesem Hunde, der in allem übrigen mit dem vorhergehenden gleich war, konnten ausser dem bedingten Wasserreflex noch Riechreflexe gebildet werden. Auf diese Weise waren unsere Tiere, wenn man psychologisch urteilen wollte, in tiefen unaufklärbaren Blödsinn verfallen, wenn man sie nach den Reaktionen ihres motorischen Apparats beurteilen wollte, aber sie waren doch zu gleicher Zeit verständige Tiere, wenn man nach der Tätigkeit der Speicheldrüse urteilte.

Ich werde nur auf zwei von den vielen Schlüssen stehen bleiben, die man aus den eben angeführten Versuchen ziehen könnte. Der Vorteil davon, dass von uns die Speicheldrüse und nicht die Skelettmuskulatur zum Indikator der höheren nervösen Beziehungen des Tieres gewählt worden ist, ist ganz augenscheinlich. Wenn wir nach dem Muskelsystem urteilen würden, so würde das wichtige Faktum, dass die kompliziert nervösen Beziehungen des Tieres bei Ausschluss der vorderen Hälften der Grosshirnhemisphären bestehen bleiben, vollkommen verborgen sein. Durch die angeführten Versuche erleidet die psychologische Klassifikation der subjektiven Erscheinungen einen schweren Schlag; so würde in unserem Falle vom psychologischen Standpunkte aus ein unauflösbarer Widerspruch und eine ganz unbegreifliche Verkettung von Erscheinungen vorliegen. Bei einem Tier, welchem die Grosshirnhemisphären vollständig entfernt sind, gelingt es absolut nicht, irgendwelche bedingte Reflexe zu bilden.

So sind also die Grosshirnhemisphären das Organ der Analyse von Reizen und das Organ der Bildung neuer Reflexe, neuer Verbindungen. Sie sind ein Organ des tierischen Organismus, welches speziell darauf eingestellt ist, stets und immer weitere Gleichgewichtseinstellungen desselben mit der Aussenwelt herzustellen — d. h. ein Organ für entsprechendes und unmittelbares Reagieren auf die verschiedensten Kombinationen und Schwankungen der

Erscheinungen der Aussenwelt, ja gewissermassen sind sie ein spezielles Organ zur unaufhaltsamen Weiterentwicklung des tierischen Organismus.

Man kann annehmen, dass einige von den bedingten, neugebildeten Reflexen später durch Vererbung zu unbedingten Reflexen werden.

Zum Schluss kann ich Ihnen nur mit voller Objektivität bezeugen, dass alle beschriebenen Tatsachen sehr gefügige, leicht zu reproduzierende Fakta sind. Ich und meine Mitarbeiter, denen ich von hier aus meinen herzlichen Dank sage, haben diese Versuche mit vollständigem Erfolg in meinen zwei systematischen Kursen, die ich über die bedingten Reflexe vorgetragen habe, demonstriert, wir haben sie immerfort bei Vorträgen in wissenschaftlichen Gesellschaften und auch vielen in- und ausländischen Kollegen in unseren Laboratorien gezeigt.

Während unserer ganzen langjährigen Tätigkeit hat sich uns nie eine Gelegenheit geboten, mit Vorteil für unsere Sache psychologische Begriffe heranzuziehen und Erklärungen, welche auf diesen Begriffen gegründet sind, zu verwenden. Ich muss gestehen, dass ich früher, wenn ich beim Suchen einer tatsächlichen kausalen Erklärung auf Schwierigkeiten stiess, vielleicht gewohnheitsgemäss, vielleicht auch aus einer gewissen Ängstlichkeit einigemal zu diesen Erklärungen, als zu solchen, die schon seit langer Zeit für ganz gesetzlich gelten, gegriffen habe. Aber schliesslich habe ich es doch erkannt, worin ihr schlimmer Dienst besteht. Ich kam ja in dem Falle in Verlegenheit, wenn ich der natürlichen Verkettung der Erscheinungen nicht gewahr werden konnte. Die Hilfe der Psychologie bestand aber nur in Worten: „das Tier hat sich erinnert", „es hat gewollt", „es hat gedacht", d. h. in diesem Falle war es nur die Zuhilfenahme der adeterministischen Denkart, die ohne Bezeichnung eines wahren Grundes auskommt.

Die Methoden zur Untersuchung der höheren Nerventätigkeit der Tiere, welche psychologischen Begriffen entspringen: das Herausfinden aus Labyrinthen, das Aufmachen verschiedener Verschlüsse usw. häufen natürlich ein wissenschaftlich nützliches Material an, aber ein Material, welches nur aus einzelnen Bruchstücken besteht und welches uns den Grundlagen, den Elementen der höheren Nerventätigkeit absolut nicht näher bringt, denn es muss ja noch selbst analysiert und erklärt werden. Für eine genaue und regulär fortschreitende wissenschaftliche Untersuchung der Funktion der höheren Teile des Nervensystems ist es unbedingt notwendig, dass die Grundbegriffe rein physiologische Begriffe seien. Mit den von mir oben formulierten Begriffen lässt es sich erfolgreich arbeiten. Ihre Realität in den Händen anderer Forscher wird zeigen, ob sie genau, ob sie genügend sind.

Meine Herren, mir scheint es, dass ich schon allein deswegen auf ein wohlwollendes Verhalten zu allem, was ich Ihnen mitgeteilt habe, rechnen kann, weil all das, wenn auch nicht in den Details, so doch im allgemeinen, in der Grundlage unermesslich mehr Ihre, als meine Arbeit ist. Ich habe es nicht nötig, Namen zu nennen. Viele von Ihnen, die sich mit dem Zentralnervensystem oder überhaupt mit den kompliziertesten Beziehungen der Tiere zur Aussenwelt (ich meine die Arbeiten an niederen Tieren) beschäftigt haben, haben mich durch ihre Beobachtungen, Versuche und Schlüsse zu jener detaillierten Bearbeitung des Gegenstandes, welche ich mit meinen Mitarbeitern vorgenommen habe, angeregt und veranlasst.

Bei dieser Bearbeitung haben wir stets mehr unsere ideelle Abhängigkeit von anderen gefühlt, als dass wir uns unserer eigenen Rolle bewusst gewesen wären.

Ich äussere meinen herzlichsten Dank unserem hochgeehrten Herrn Präsidenten dafür, dass er mir die Möglichkeit gegeben hat, von einem Gegenstand, der ein ganzes Drittel meines wissenschaftlichen Lebens ausgefüllt hat, vor einer so zahlreichen Versammlung meiner Fachgenossen zu reden, und Ihnen, meine Herrn, sage ich meinen Dank für Ihre von mir so lange missbrauchte Aufmerksamkeit.

XXIII.

Die besondere Labilität der inneren Hemmung der bedingten Reflexe.

Mit Vergnügen beteilige ich mich an der Äusserung der Verehrung zu Prof. P. Ehrlich. Selbst wenn man seine anderen hervorragenden wissenschaftlichen Verdienste ausser acht lässt, so hat ja auch die Erforschung des Nervensystems ihm vieles zu danken, da er ja die vitalen Färbungen der Gewebe als erster eingeführt hat.

Die Lehre von den bedingten Reflexen, welcher ich, zusammen mit meinen zahlreichen Mitarbeitern, schon über 10 Jahre meiner wissenschaftlichen Tätigkeit gewidmet habe, besteht aus mehreren Kapiteln. In demjenigen Teil, welcher die Hemmung der bedingten Reflexe behandelt, unterscheiden wir drei Arten von Hemmung: die Hemmung durch den Schlaf, die äussere und die innere Hemmung.

Vorliegender Artikel soll die allgemeine Charakteristik der inneren Hemmung behandeln. Innere Hemmung der bedingten Reflexe entsteht jedesmal, wenn der ausgearbeitete bedingte Reiz irgendeiner physiologischen Tätigkeit zeitweilig oder immer (im letzten Falle unter ganz bestimmten Bedingungen) wiederholt wird, ohne dabei von dem unbedingten Reiz, mit dessen Hilfe er ausgearbeitet worden ist, gefolgt zu werden. Diese innere Hemmung stellt ihrerseits ebenfalls einige Arten dar. Wir unterscheiden: das Erlöschen, das Verspäten, die bedingte Hemmung und die Differenzierungshemmung.

Wenn wir einigemal den fertigen, ausgearbeiteten bedingten Reiz wiederholen, ohne zu ihm den unbedingten Reiz hinzuzufügen, so verliert er stets in kurzer Zeit (in einigen Minuten) seine gewöhnliche Wirkung, und dieses nicht, weil er einer Zerstörung unterliegt, sondern aus dem Grunde weil er zeitweise gehemmt wird. Diese Erscheinung, die als eine der ersten von uns beobachtet worden ist, haben wir das „Erlöschen" der bedingten Reflexe genannt. — Wenn der unbedingte Reiz zu dem bereits ausgearbeiteten bedingten Reiz systematisch erst eine streng bestimmte Zeit, einige Sekunden oder Minuten nach Beginn des bedingten Reizes hinzugefügt wird, so fängt der bedingte Reiz erst nach einer bestimmten latenten Periode an, seine Wirkung zu zeigen, nach einer Periode, die in Sekunden, ja zuweilen in ganzen Minuten gemessen werden kann; so stellt der bedingte Reiz seine Wirkung auf den Augenblick ein, wo gewöhnlich der unbedingte Reiz zu wirken beginnt. Dieses ist auch eine Erscheinung von Hemmung der bedingten Reflexe, und sie ist von uns das Verspäten der bedingten Reflexe genannt worden. — Wenn ein gut ausgearbeiteter bedingter Reiz mit irgendeinem bestimmten, indifferenten Reiz kombiniert wird und in dieser Kombination systematisch nicht von seinem unbedingten Reiz begleitet wird, so verliert er stets seine Reizwirkung in dieser Kombination, bleibt aber wirksam, wenn er allein angewandt wird. Dieses kommt auch durch Auftreten der inneren Hemmung zustande, welche in diesem Falle von uns den Namen „bedingte Hemmung" erhalten hat. — Wenn sich soeben aus einem Reiz ein bedingter Erreger auszuarbeiten beginnt, so wirken gewöhnlich zuerst auch alle benachbarten, ihm verwandten Reize ebenfalls erregend. Aber je häufiger dieser gewählte bedingte Reiz wiederholt wird, desto mehr verschwinden diese Nebenwirkungen, und schliesslich erweisen sich auch die allernächsten Reize als unwirksam. Dieses geht auch auf Kosten eines Hemmungsprozesses vor sich, und es war natürlich, denselben Differenzierungshemmung zu nennen.

Alle diese Arten innerer Hemmung können äusserst leicht beseitigt werden, sie können ihrerseits gewissermassen wieder gehemmt werden und das unter dem Einfluss neuer Reize, welche in dem das Tier umgebenden Milieu entstehen und eine Orientierungsreaktion des Tieres hervorrufen; die Folge davon ist die Wiederherstellung des vorher gehemmten bedingten Reflexes. Diese Erscheinung haben wir die Enthemmung der bedingten Reflexe genannt.

Je mehr Versuche auf dem Gebiet der bedingten Reflexe gemacht werden, desto mehr Tatsachen sammeln sich an, die da alle davon zeugen, dass der Prozess der bedingten Hemmung viel labiler ist als der Prozess der bedingten Erregung, d. h. dass überhaupt unter dem Einfluss von zufälligen Reizen schneller und häufiger die Prozesse der inneren Hemmung beseitigt werden als die Prozesse der bedingten Erregung. Dieses ist für jeden, der mit den bedingten Reflexen arbeitet, ein stets wiederkehrendes Faktum. — Wenn ich ins Zimmer hineingehe, in dem einer von meinen Mitarbeitern seine Versuche über die bedingten Reflexe anstellt, so wird durch mein Erscheinen der Gang der inneren Hemmung, z. B. des Erlöschens, des Verspätens usw., wenn sie im gegebenen Augenblick versucht werden, stark gestört, während hingegen der bedingte Reflex, wenn er nur genügend fest ausgearbeitet ist, dadurch nur wenig oder gar nicht geschädigt wird. — In den alten Laboratoriumsräumen gelingt es nur selten, ein vollkommen regelmässig sich entwickelndes Erlöschen des bedingten Reflexes zu beobachten, gewöhnlich wird es durch die Wiederkehr einer beträchtlichen Wirkung des erlöschenden Reizes unterbrochen und das in Verbindung mit zufälligen Reizen — am häufigsten durch verschiedene neue Schallreize —, welche zufällig auf das Tier einfallen.

In dieser Hinsicht hat sich folgendes unvorhergesehene Faktum besonders grell hervorgetan. Ich hatte beschlossen, vor einem neuen, sehr zahlreichen Publikum zwei Vorträge über die Grundlagen der Lehre von den bedingten Reflexen zu halten und natürlich alles Gesagte durch Versuche zu illustrieren. Der erste Vortrag behandelte den Entstehungsmechanismus des bedingten Reflexes, dabei wurden bedingte Reflexe demonstriert, die auf viele verschiedene Reizagentien gebildet worden waren — und alle mit dem gewünschten Erfolg. Im zweiten Vortrage, welcher der analysatorischen Tätigkeit der höheren Teile des Nervensystems galt, sollten vor den Augen der Zuhörer ebensoviel Fälle von Differenzierung verschiedener Reize vorüberziehen. Es waren ebenfalls schon lange und genau ausgearbeitete Differenzierungen gewählt worden — und sie misslangen alle. Wie die gewöhnlichen angewandten, stets wirksamen bedingten Reize, so wirkten nun auch die von ihnen vollkommen differenzierten unwirksamen Reize in vollständig gleichem Masse. Es ist klar, dass diejenigen Reize, welche in der neuen Umgebung auf das Tier einfielen, ungenügend waren, um den bedingten Reflex zu hemmen, dass aber dieselben Reize, als sie zum zweiten Male wiederholt wurden und folglich schon etwas an Stärke eingebüsst hatten, denjenigen Prozess, auf welchem das Differenzieren naher Reize beruht, den Prozess der inneren Hemmung vollständig beseitigten. Den höchsten Grad von Empfindlichkeit hat der Prozess der inneren Hemmung in Form der Verspätung in den Versuchen erreicht, wo ein sehr starker Hautreiz durch Induktionsstrom (Versuche von Dr. Erofeewa) zum bedingten Erreger der Nahrungsreaktion gemacht wurde. In diesen Versuchen folgte das Füttern des Tieres immer erst 30 Sek. nach Beginn des Reizes durch elektrische Schläge. Nach seiner Bildung stellte der Reflex in dieser Periode von 30 Sek., nach der Grösse der Speichelabsonderung gemessen, eine mehr oder weniger konstante Grösse vor. Darauf begann er kleiner zu werden, wobei sich der Anfang der Sekretion immer weiter und weiter vom Augenblick des Reizbeginnes zum Moment des Füttern verschob, d. h. es begann sich das Verspäten des bedingten Reflexes zu entwickeln. In diesem Stadium des Versuches konnte man immer den kolossalen Einfluss aller zufälligen Reize — hauptsächlich waren es natürlich Schallreize — auf die Grösse des bedingten Reflexes während dieser 30 Sek. beobachten, d. h. durch diese Reize wurde das Verspäten des bedingten Reflexes beseitigt und seine ursprüngliche Grösse in geringerem oder grösserem Masse wiederhergestellt. Es wäre interessant, in so einem Stadium eine Phonographenplatte zur ununterbrochenen

Registrierung aller Schallerscheinungen des umgebenden Milieus zu benutzen, um den genauen Parallelismus zwischen den Schwankungen der Schallerscheinungen und den Erscheinungen der Enthemmung festzustellen.

Derartige Beobachtungen verstärken im Experimentierenden stets mehr und mehr die Überzeugung, dass wir uns allmählich der detaillierten Registration des ununterbrochen wirkenden, grandiosen Einflusses der Aussenwelt auf den tierischen Organismus, der durch den allerhöchsten Teil des Zentralnervensystems zustande kommt, nähern, und dass wir auf diese Weise der naturwissenschaftlichen Determination der ganzen Tätigkeit der lebenden Wesen — deren höchste Tätigkeit mit gleichem Rechte hier mitbegriffen wird — näher kommen.

XXIV.
Die „echte Physiologie" des Gehirns.

Vom Präsidenten des Organisationskomitees unseres Kongresses bin ich aufgefordert worden, in der Sektion für Psychologie über die Tätigkeit des Gehirns, wie sie sich uns nach den Arbeiten meiner Laboratorien bietet, eine Mitteilung zu machen. Mit voller Bereitwilligkeit gab ich meine Zustimmung, denn ich empfand ein heisses Verlangen, einen Meinungsaustausch über diese brennende Frage der Gegenwart mit den Vertretern der Psychologie zu haben.

Unser hochverehrter Herr Präsident hat vor einigen Jahren folgendes geschrieben: „Wenn die Physiologen neben der Psychologie eine Physiologie des Gehirns aufgebaut haben werden — ich meine eine „echte Physiologie" und nicht ein Fragment der Psychologie, das uns unter dem Namen der Gehirnphysiologie gegeben wird — eine Physiologie, die imstande sein wird, selbst ihr eigenes Wort zu reden, ohne dass ihr alles, was sie zu sagen hat, Wort für Wort von der Psychologie vorgeflüstert werde, dann werden wir sehen, ob irgendein Vorteil dabei ist, die Psychologie des Menschen und folglich auch die vergleichende Psychologie abzuschaffen. Aber so weit sind wir noch nicht."

Man kann nicht umhin, diese Kritik der damaligen Sachlage als eine ganz gerechte zu bezeichnen und die allgemeine Art der Fragestellung als höchst zweckentsprechend anzusehen.

Gestützt auf unser eigenes Tatsachenmaterial, sowohl wie auch auf die Ergebnisse anderer Forscher, gibt mir meine vieljährige Arbeit, an der wohl gegen 100 Mitarbeiter teilgenommen haben, den Mut, mit vollster Überzeugung zu behaupten, dass die Physiologie der Grosshirnhemisphären (und zwar „die echte" Physiologie im Sinne Chaparède's) schon existiert und in raschem Wachsen begriffen ist. Diese Physiologie benutzt bei ihren Untersuchungen über die normalen und pathologischen Tätigkeiten der Grosshirnhemisphären höherer Tiere durchweg nur physiologische Begriffe und hat es absolut niemals nötig, zur Hilfe von psychologischen Begriffen oder Worten zu greifen. Dabei stützt sich unsere Arbeit wie in der ganzen übrigen Naturwissenschaft die ganze Zeit auf ein festes Tatsachenfundament und dank diesem Umstand läuft wahrhaft unaufhaltsam genaues Material ein und eröffnet sich für die Forschung ein immer weiterer Horizont.

Nur in ganz allgemeinen Zügen kann ich hier einen Umriss der Grundbegriffe und des Tatsachenmaterials dieser Physiologie der Grosshirnhemisphären geben, um dann genauer auf einem Punkt stehen zu bleiben, dessen Behandlung mir bei unserer heutigen Begegnung sehr angebracht und besonders lehrreich scheint.

Als Grundfunktionen der höheren Teile des Zentralnervensystems betrachten wir: erstens die Schliessung neuer Temporärverbindungen zwischen gewissen Erscheinungen der Umwelt und der Tätigkeit verschiedener Organe und zweitens die Zerlegung der ganzen Kompliziertheit der Aussenwelt durch den Organismus in ihre Einzelheiten, — kurz gesagt die Tätigkeiten eines Verbindungs- oder Schliessungsapparats und eines analysatorischen Apparats.

Durch diese beiden Tätigkeiten werden genauere und feinere Beziehungen des Organismus zur Aussenwelt geschaffen, anders gesagt, es wird so eine vollkommenere Gleichgewichtseinstellung des Stoff- und Kraftsystems, welches der lebende Organismus darstellt, mit der ihn umgebenden Aussenwelt erreicht.

Ein beständiger Zusammenhang zwischen gewissen Erscheinungen und der Tätigkeit bestimmter Organe ist den Physiologen schon lange als eine Funktion der niederen Teile des Zentralnervensystems unter dem Namen des „Reflexes" bekannt und wird auch als solcher der Forschung unterzogen. Die Funktion der höheren Teile ist das Bilden neuer, temporärer Reflexe, und das zeigt uns, dass das Nervensystem nicht nur ein Leitungsapparat ist, sondern auch als Schliessungsvorrichtung, als Bildner neuer Verbindungen zu betrachten ist. So stehen denn vor der modernen Physiologie zwei Arten von Reflexen: der beständige und der temporäre Reflex (der angeborene und der erworbene oder auch der Reflex der Art und der Reflex des Individuums). Wir haben, wenn man sich so ausdrücken kann, vom rein praktischen Standpunkt aus den ersten Reflex als einen „unbedingten", den letzten aber als „bedingten" Reflex bezeichnet. Es ist höchst wahrscheinlich und es finden sich auch schon vereinzelte Tatsachen, die hierauf hinweisen, dass neu entstandene (individuelle) Reflexe beim Einhalten derselben Lebensbedingungen durch einige Generationen hindurch stets in beständige Reflexe (Artreflexe) übergehen. Sollte sich das bestätigen, dann wäre das einer von den stets auf Vervollkommnung arbeitenden Mechanismen des tierischen Organismus.

Entsprechenderweise kommt auch den niederen Teilen des Zentralnervensystems eine primitivere Analyse zu und gleich dem angeborenen Reflex ist sie schon seit langer Zeit Gegenstand der Forschung geworden. Wenn z. B. ein dekapitierter Frosch auf Hautreize, die sich durch ihre Qualität oder den Ort des Reizes unterscheiden, verschiedene physiologische Effekte gibt — so sehen wir hierin die Tätigkeit des niedrigeren analysatorischen Apparats. Im höchsten Teil des Zentralnervensystems haben wir die Endigungen der feinsten, unendlich verschiedenen Analysatoren und dabei gehen die geringsten Elemente der Aussenwelt, welche durch sie isoliert werden können, stets in neue Verbindungen mit dem Organismus ein, indem sie so die bedingten Reflexe bilden. In niedriger gelegenen Teilen des Zentralnervensystems treten dagegen verhältnismässig wenige und gröbere Agenzien der Aussenwelt in den Bestand der konstanten Reflexe.

Wie bekannt, nennt man den ganzen Weg, längs dem die Nervenerregung geht, den Reflexbogen oder die Reflexbahn. Mit vollem Recht unterscheidet man in dieser Bahn im Bereich der niedrigeren Teile des Zentralnervensystems drei Abteilungen: den Rezeptor (einen empfangenden Apparat), den Konduktor (Leitungsapparat) und den Effektor (der Apparat, der eine spezielle Tätigkeit ausübt). Fügen Sie nun zum Worte Rezeptor das Wort Analysator (Zerleger, Zergliederer) und zum Wort Konduktor das Wort Kontaktor (Schliess- oder Schaltvorrichtung) hinzu und dann haben Sie das entsprechende anatomische Material für jene zwei Grundfunktionen, welche für die höchsten Teile des Zentralnervensystems charakteristisch sind.

Wie es schon längst und von sehr vielen Forschern festgestellt worden ist, bildet sich der bedingte Reflex beim Vorhandensein einer nicht grossen Zahl bestimmter Bedingungen ganz unfehlbar, und daher gibt es absolut keinen Grund dazu, seine Bildung als einen ganz besonders komplizierten Prozess anzusehen. Jedesmal, wenn irgendein indifferenter Reiz mit der Einwirkung eines anderen Reizes der einen bestimmten Reflex hervorruft, zeitlich mehreremal zusammenfällt, so kommt es nach mehrmaligem solchen Zusammenfallen unfehlbar dazu, dass der früher indifferente Reiz jetzt denselben reflektorischen Effekt hervorruft wie der Reflexreiz, mit dem er zusammenfiel.

In unseren Versuchen an Hunden haben wir zur Bildung neuer bedingter Reflexe immer nur zwei unbedingte Reflexe benutzt, den Reflex auf Nahrungssubstanzen und den Abwehrreflex aufs Eingiessen von Säure ins Maul des Hundes. Dabei wurde die sekretorische Reaktion der Speicheldrüsen genau gemessen. Bisweilen wurde auch noch die Bewegungsreaktion notiert, als eine positive im ersteren und als eine negative im letzteren Falle. Genau auf dieselbe Art kann ein bedingter Reflex mit Hilfe eines anderen alten bedingten Reflexes ausgearbeitet werden. Sogar ein Reiz, der schon an und für sich von einem gewissen reflektorischen, oft sogar sehr festen und beständigen Effekt begleitet wird, — sogar ein solcher Reiz kann zum bedingten Erreger einer anderen Tätigkeit gemacht werden. Einen solchen Fall sehen wir z. B. bei Anwendung destruktiver Reize. Wenn man die Haut eines Hundes mit elektrischen Schlägen von genügender Stärke reizt, so ruft dieser Reiz natürlich eine Abwehrreaktion von seiten des Hundes hervor. Wenn man aber öfters den Hund nach Beginn eines solchen Reizes füttert, so kann man es dazu bringen, dass dieselben elektrischen Schläge, oder sogar Schläge von noch grösserer Stärke, ebenso wie auch destruktive mechanische und thermische Einwirkungen (Stechen, Klemmen, Brennen u. dgl.), jetzt nur eine rege Nahrungsreaktion hervorrufen (der Hund kehrt sich nach der Seite, wo das Futter gereicht wird, und es beginnt eine ergiebige Speichelsekretion), ohne jegliche Anzeichen irgendwelcher Abwehrreaktion. Ein höchst wichtiges Detail beim Prozess des Ausarbeitens der bedingten Reflexe besteht darin, dass der neue Reiz nicht genau mit dem Erreger des unbedingten Reflexes zusammenfallen darf, sondern um eine kurze Zeit (um einige Sekunden) dem Anfange des unbedingten Reizes vorauslaufen muss.

Auf die vielen Einzelheiten, welche beim Bilden der bedingten Reflexe einzuhalten sind, sowie auch auf die Systematik und die allgemeine Charakteristik der bedingten Reflexe will ich hier nicht näher eingehen.

Was die analysatorische Tätigkeit anbetrifft, so besteht das erste Faktum, welches beobachtet werden kann, in folgendem. Alle Reize treten zu Anfang ganz allgemein und weit gefasst in den Bestand des neuen Reflexes ein und erst später werden sie immer enger und spezieller. Wenn Sie z. B. aus irgendeinem Ton einen bedingten Reflex ausgearbeitet haben, so wirken zu Anfang nicht nur verschiedene andere Töne, sondern sogar ganz andere Laute (Klopfen und jeglicher Lärm), bei weiteren Wiederholungen des bedingten Reizes wird das Gebiet der erregenden Töne immer enger und enger, bis es sich schliesslich auf den gewählten Ton begrenzt. Auf diese Weise kann die Grenze der analysatorischen Tätigkeit bestimmt werden; bei unseren Versuchstieren erreicht sie für manche Analysatoren eine geradezu unbegreifliche Feinheit und bietet so die Möglichkeit unendlich weitgehender Weiterentwicklung. Eine grössere oder geringere Zerstörung des Gehirnendes eines Analysators äussert sich in einer darauffolgenden, mehr oder weniger beträchtlichen Begrenzung, Beeinträchtigung der Feinheit der Analyse.

Wieder muss ich eine ganze Masse Einzelheiten, welche sich auf die angedeuteten Punkte beziehen, umgehen.

Sowohl der bedingte Reflex, als auch der Vorgang des Analysierens unterliegen im normalen Lebenslauf fortwährenden Schwankungen. Abgesehen von ihren chronischen Veränderungen, können beide Tätigkeiten sowohl im Sinne der Verstärkung, als auch der Schwächung rasche Schwankungen aufweisen. Bis jetzt haben wir die rasch eintretenden negativen Schwankungen (Verminderungen) des bedingten Reflexes besonders eingehend studiert. Für diese Veränderung gebrauchen wir das in der Physiologie gebräuchliche Wort und bezeichnen sie als eine Hemmung. Unser Tatsachenmaterial gibt uns Grund dazu, drei Arten von Hemmung zu unterscheiden: die äussere, die innere Hemmung und die Hemmung durch den Schlaf.

Die äussere Hemmung ist ein vollständiges Analogon derjenigen Hemmungen, welche die Physiologie schon längst in den niedrigeren Teilen des

Zentralnervensystems kennt, wenn ein neu hinzukommender Reflex einen anderen eben vor sich gehenden Reflex hemmt. Sie ist augenscheinlich der Ausdruck eines ununterbrochenen Wettstreites der verschiedenartigsten inneren und äusseren Reize, um die einem jeden von ihnen in jedem gegebenen Augenblick zukommende Bedeutung im Organismus. Die äussere Hemmung ihrerseits kann in einige verschiedene Arten eingeteilt werden.

Die innere Hemmung hat ihren Grund in den gegenseitigen Beziehungen zwischen dem neuen (bedingten) Reflex und demjenigen alten (unbedingten) Reflex, mit dessen Hilfe der neue gebildet worden ist, und sie entwickelt sich jedesmal, wenn der bedingte Reiz allein nur für eine kurze Zeit, oder auch unter neuen ganz bestimmten Bedingungen beständig nicht von dem unbedingten Reiz gefolgt wird, mit dessen Hilfe er entstanden ist Eben sind bei uns vier Arten solcher Hemmung zur Untersuchung gekommen. Wegen Zeitmangels will ich hier nur auf einer von ihnen stehen bleiben, und zwar auf der, mit welcher wir unsere Untersuchungen begonnen haben. Das ist das sogenannte „Erlöschen" des bedingten Reflexes. Wenn ein fertig ausgearbeiteter bedingter Reiz mit gewissen kurzen Intervallen (von 2, 3, 5 und mehr Minuten) mehreremal wiederholt wird, ohne von dem unbedingten Reiz gefolgt zu werden, mit dessen Hilfe er gebildet worden ist, so verliert er allmählich seine Wirkung und wird auch schliesslich ganz unwirksam. Dieses ist jedoch keine Zerstörung des bedingten Reflexes sondern bloss eine temporäre Hemmung, denn nach einiger Zeit stellt er sich ganz von selbst wieder her. Ich bitte Sie diesem Fall der inneren Hemmung ganz besonders ihre Aufmerksamkeit zuzuwenden, denn ich wil später im Zusammenhang mit dem wichtigsten Punkte meiner heutigen Mitteilung zu ihm zurückkehren.

Alle Arten der inneren Hemmung als solcher können wiederum in ihrem Ablauf gestört, sie können beseitigt werden, d. h. durch sie gehemmte Reflexe werden von der Hemmung befreit, enthemmt, sie treten wieder in voller Kraft zu Tage. Das passiert, wenn aufs Tier Reize aus der Gruppe der mittelstarken äusseren Hemmungsagentien einfallen. Dieses ist der Grund, weshalb die Erforschung der Prozesse innerer Hemmung eine ganz spezielle Laboratoriumseinrichtung erfordert; wenn eine solche fehlt, so werden die verschiedensten zufälligen Reize, natürlich am häufigsten verschiedene Laute immerfort die Versuche stören.

Endlich die letzte Art der Hemmung, die Hemmung durch den Schlaf — sie reguliert den regelmässigen chemischen Umsatz des ganzen Organismus und besonders des Nervensystems. Sie kann als gewöhnlicher Schlaf, oder auch als hypnotischer Zustand auftreten.

Bei der Beschreibung der Nerventätigkeit ist man genötigt die ganze Zeit mit der absoluten und relativen Stärke der verschiedenen Reize und mit der Dauer der Reizreste, der latenten Reizspuren zu rechnen. Beide

Erscheinungen treten in unseren Versuchen ganz klar zutage und können ohne besondere Schwierigkeit untersucht und auch gemessen werden. Ja noch viel mehr, man kann sagen, dass man hier durch das deutliche Vorherrschen des Gesetzes von Kraft und Mass geradezu in Erstaunen versetzt wird — und unwillkürlich kommt einem der Gedanke: nicht umsonst entspringt die Mathematik — die Lehre von den Zahlenverhältnissen — ganz und gar nur dem menschlichen Gehirn.

In unseren Versuchen macht sich die individuelle Charakteristik der Nervensysteme der verschiedenen Versuchstiere sehr stark bemerkbar und oft kann sie sogar in genauen Zahlen ihren Ausdruck finden. Ein Beispiel hierfür wird weiter gegeben werden.

Im Verlauf unserer Untersuchungen der zwei Fundamentalfunktionen des Grosshirns haben sich vor unseren Augen allmählich auch die Grundeigenschaften der Gehirnmasse enthüllt. Eine dieser Eigenschaften besteht in einer eigenartigen Wanderung der Nervenprozesse in dieser Masse. Auf Grund unserer neuesten Versuche bin ich gegenwärtig imstande, Ihnen in einer geradezu überraschenden Weise das Grundgesetz der höheren Nerventätigkeit vorzuführen. Es ist dieses das Gesetz der Irradiation und der drauffolgenden Konzentration des Nervenprozesses. Dieses Gesetz betrifft sowohl die Erregungs- als auch die Hemmungsprozesse. Es ist von uns vielmals und ganz besonders genau an den Prozessen der inneren Hemmung untersucht worden. Ich erlaube mir, gerade durch diese Versuche Ihre Aufmerksamkeit in Anspruch zu nehmen.

Wir haben einen Hund, bei dem dank dem unbedingten Reflex, — der Einwirkung von Säure auf die Mundhöhle, — der mechanische Reiz von mehr als 20 Hautstellen zum bedingten Erreger der Säurereaktion gemacht worden ist, d. h. jedesmal, wenn der mechanische Reiz einer dieser Hautstellen durch einen speziellen Apparat beginnt, so setzt auch eine Speichelsekretion von bestimmter Intensität und auch eine entsprechende Bewegungsreaktion ein. Die Wirkungsstärke der einzelnen Hautstellen ist ausgeglichen, sie ist für alle Stellen gleich gross. Nun kommt der Versuch selbst. Nehmen wir irgendeine Hautstelle und wenden den mechanischen Hautreiz im Verlauf einer gewissen Zeit, sagen wir im Verlauf von 30 Sekunden an. Wir erhalten einen genau messbaren Reflex auf die Speicheldrüsen — er kann in gewissen Einheiten ausgedrückt werden. Jetzt wollen wir aber das Eingiessen der Säure, den unbedingten Reflex, nicht mehr zu unserem bedingten Reiz hinzufügen und wollen so unseren bedingten Reiz, sagen wir alle 2 Minuten wiederholen. Wir erhalten jetzt einen verminderten Reflexeffekt. So wieder holen wir den bedingten Reflex mehreremal bis schliesslich seine Wirkung ganz aufhört, der Reiz hat einen Nulleffekt. Das ist der Prozess, den wir als „Erlöschen" des bedingten Reflexes bezeichnet haben — es ist eine spezielle Art der „inneren Hemmung". Durch unser Verfahren haben wir also in einem bestimmten Punkt des Gehirnendes des Hautanalysators, d. h. der Region der Grosshirnhemisphären, welche mit der Haut in Verbindung steht, den Prozess der inneren Hemmung hervorgerufen. Jetzt wollen wir die Wanderung, die Fortbewegung dieses Prozesses beobachten. So wie wir nur die erste Nullwirkung durch wiederholte Reize ein und derselben Hautstelle erhalten haben (primäres Erlöschen), wollen wir sofort, ohne die kürzeste Pause, den Reiz einer anderen Hautstelle, welche z. B. 20—30 cm von der ersten entfernt ist, versuchen. (Wir haben einen Hund mittlerer Grösse). Hier erhalten wir einen Effekt, welcher der gewöhnlichen, normalen Wirkung dieser Hautstelle gleichkommt, sagen wir 30 Teilstriche der Glasröhre, nach welcher wir die sezernierte Speichelmenge messen. Wiederholen wir jetzt das nächste Mal denselben Versuch (am nächsten Tag, über einen Tag usw.), aber nur mit dem Unterschied, dass wir den Reiz der neuen entfernten Hautstelle nicht sofort nach Erhalten der Nullwirkung versuchen, sondern zwischen der letzten Anwendung des erloschenen Reizes und der Probe der anderen Hautstelle eine Pause von 5 Sekunden einschalten. Jetzt sehen wir beim Reiz dieser neuen Stelle einen herabgesetzten Speicheleffekt, z. B. bloss 20 Teilstriche (sekundäres Erlöschen). Bei einer weiteren Wiederholung desselben Versuches, aber mit Einschalten einer Pause von 15 Sekunden zwischen dem erloschenen Reiz und dem Reiz der anderen Hautstelle, wird der sekretorische Speicheleffekt bloss 5 Teilstriche zeigen. Bei einer Pause von 20 Sekunden gibt die andere Hautstelle einen Nulleffekt. Wir führen den Versuch weiter. Bei einer Pause von 39 Sekunden erscheint wieder ein geringer Effekt von 3—5 Teilstrichen. Bei einer Pause von 50 Sekunden haben wir einen Effekt von 20—25 Teilstrichen, und wenn die Pause 60 Sekunden beträgt, so gibt die andere Hautstelle wieder ihren gewöhnlichen vollen bedingten Reizeffekt, ungefähr 30 Teilstriche. Während dieser ganzen Zeit (im Verlauf von 60 Sekunden), und auch noch viel später, geben die Proben der primär erloschenen Hautstelle unfehlbar eine Nullwirkung. Wir können zum Vergleich des primären und sekundären Erlöschens zwei beliebige Hautpunkte wählen (an denen gleich starke bedingte Reflexe ausgearbeitet waren), und wir werden stets eine gleiche Zahlenreihe erhalten, wenn nur die Entfernung der entsprechenden Hautstellen voneinander in allen Fällen die gleiche sein wird. Wenn die Entfernung der beiden Reizpunkte voneinander kleiner genommen wird, so beläuft sich der Unterschied im Versuchsergebnis nur darauf, dass die Verminderung des Effekts und der Nulleffekt an der sekundär erloschenen Stelle früher eintreffen werden, der Nulleffekt sich hier länger halten wird, und die Rückkehr zur normalen Wirkungsstärke erst später eintreten wird. Diese Versuche verlaufen beim Einhalten gewisser Vorsichtsmassregeln mit einer ganz merkwürdigen Genauigkeit. Ich konnte sie im Verlauf eines Jahres an fünf verschiedenen Hunden bei zwei Experimentatoren sehen. Die Wiederholung dieser Tatsache lief dermassen stereotyp ab, dass sie mich in höchstes Erstaunen versetzte, und ohne zu übertreiben kann ich sagen, dass ich lange Zeit meinen eigenen Augen nicht trauen wollte.

Wenn wir nun dieses Faktum anderen ähnlichen Tatsachen gegenüberstellen und verschiedene Voraussetzungen ausschliessen, so kommen wir zu folgendem Schluss, der uns auch der allernatürlichste und einfachste zu sein scheint. Wenn man die Haut als die Projektion einer bestimmten Gehirnregion betrachten will, so muss man annehmen, dass der Prozess innerer Hemmung, wenn er an einem bestimmten Punkt dieser Region entsteht, zuerst zerfliesst, auf die ganze Region irradiiert und dann anfängt, sich wieder zu seinem Ausgangspunkt zusammenzuziehen, sich zu konzentrieren. Es ist interessant, wie langsam die Bewegung in beiden Richtungen vor sich geht. Besonders auffallend und bemerkenswert ist es, dass diese Geschwindigkeit bei verschiedenen Tieren höchst verschieden ist (bei zwei verschiedenen Tieren kann sie sich wie 1 : 5 verhalten), dass sie aber für jedes gegebene Tier eine höchst konstante, man könnte sagen sogar eine geradezu unveränderliche Grösse darstellt.

Wie man sehen kann, muss diesem Gesetz der Irradiation und der Konzentration eine sehr grosse Bedeutung zugesprochen werden. Es kann sehr viele, auf den ersten Blick ganz verschiedenartige Erscheinungen verbinden, so z. B. den verallgemeinerten Charakter, welchen jeder einzelne Reiz trägt, wenn er sich erst eben in einen bedingten Erreger verwandelt, oder den Mechanismus der äusseren Hemmung, ja selbst die Tatsache der Bildung eines bedingten Reflexes, die ja als eine Erscheinung der Konzentrierung der Erregung aufgefasst werden kann. Jedoch will ich mich hier nicht auf genaue Erklärungen einlassen, weswegen dieses Gesetz von so grosser Wichtigkeit ist, ich will vielmehr den soeben als Beispiel angeführten Versuch zu einem ganz speziellen Ziel benutzen.

Im Verlauf der 13 Jahre, während derer ich mit meinen Mitarbeitern an den bedingten Reflexen arbeite, habe ich immerfort wieder den Eindruck erhalten, dass die Auffassung und Systematisierung der subjektiven Erscheinungen durch die Psychologen grundverschieden sein muss von den Vorstellungen und Klassifikationen, welche sich die Physiologen über die höhere Nerventätigkeit machen, dass die Wiedergabe der Nervenerscheinungen in der subjektiven Welt eine höchst eigenartige, sozusagen ein vielmals reflektierter Wiederschein ist, so dass das volle psychologische Verstehen der Nerventätigkeit eine äusserst konventionelle und nur sehr annähernde Sache ist.

Gerade von solch einem Standpunkt verdient das oben beschriebene Faktum unser ganz besonderes Interesse. Als wir zuerst die Tatsache des Erlöschens der bedingten Reflexe feststellten, pflegte man uns zu fragen: was denn dabei Besonderes sei? Die Sache ist ganz klar. Der Hund fängt an zu merken, dass das Signal nicht der Wirklichkeit entspricht, und daher reagiert er darauf immer schwächer und schwächer, bis er schliesslich ganz aufhört zu reagieren. Ich glaube, dass viele von Ihnen, die für das wissenschaftliche Recht der Zoopsychologie stehen, dasselbe sagen werden. Mag dem so sein. Aber dann, meine Herren, liegt es Ihnen ob, auch den Versuch, welchen ich oben genau beschrieben habe, und zwar auch in allen seinen einzelnen Stadien psychologisch zu erklären. Ich habe diese Aufgabe oftmals intelligenten Leuten, die die verschiedenste Bildung (humanistische und naturwissenschaftliche) genossen hatten, vorgelegt. Das Resultat war ganz eigenartig: jeder gab seine eigene Erklärung, d. h. jeder stellte sich nach seiner eigenen Art eine ganze Reihe von inneren Zuständen des Tieres vor, und dabei war es doch meistens ganz unmöglich alle diese Erklärungen miteinander in Einklang zu bringen, oder sie miteinander zu vereinbaren. Die von mir befragten Zoopsychologen sprachen von der Fähigkeit zu unterscheiden, vom Gedächtnis von der Fähigkeit Schlüsse zu ziehen, von Verlegenheit und Enttäuschung des Tieres und von dergleichen Dingen in den verschiedensten Kombinationen. In Wirklichkeit aber hatte in der Nervenmasse nur die Irradiation mit der darauffolgenden Konzentration des Hemmungsprozesses stattgehabt und die Kenntnis dieses Prozesses gab uns die Möglichkeit absolut genau (in Ziffern) die Erscheinungen vorauszusagen.

Was werden Sie dazu sagen, meine Herren! Mit höchster Spannung sehe ich Ihrer Antwort entgegen. Hiermit schliesse ich den Tatsachenteil meiner heutigen Mitteilung. Gestatten Sie mir, noch einige Worte hinzuzufügen. Alle Teile der höheren Nerventätigkeit des Tieres werden allmählich in den Rahmen unserer Untersuchungen der bedingten Reflexe hineingezogen, darüber kann man sich durch einen groben, annähernden Vergleich der von uns beobachteten äusseren Tatsachen mit der psychologischen Klassifikation der subjektiven Erscheinungen, wie z. B. Bewusstsein, Wille, Affekt usw. klar werden. Der Sinn eines Teiles dieser Tatsachen ist uns bei Untersuchungen von Tieren mit geschädigten Grosshirnhemisphären klar geworden. Und schliesslich enthüllen sich uns immer klarer und klarer die allgemeinen Bedingungen des Ruhe- und Tätigkeitszustandes des Gehirns.

Das ganze Forschungsgebiet, welches sich vor uns öffnet, wird vorläufig durch unsere Vorstellungen über die zwei Haupttätigkeiten des Gehirns bei einigen Grundeigenschaften der Gehirnmasse vollständig erschöpft, dieses sind die Schliessungstätigkeit und die analysatorische Tätigkeit. Im weiteren muss es sich tatsächlich bewähren, ob das auch genügend ist, denn natürlich müssen sich unsere allgemeinen Vorstellungen über die Funktionen des Gehirns, wie auch die allgemeine Charakteristik desselben, erweitern und vertiefen.

So sehen wir denn, dass sich der Horizont der streng objektiven Forschung über die höchste Nerventätigkeit, wie schon oben gesagt, erfolgreich und unaufhaltsam erweitert. Warum soll die Physiologie danach streben in die hypothetische und phantastische Innenwelt des Tieres einzudringen? Im Verlauf von 13 Jahren konnte ich bei meinen Untersuchungen nicht ein einziges Mal mit Erfolg für unsere Sache psychologische Begriffe verwenden. Die Physiologie des Grosshirns soll nicht für einen einzigen Augenblick den wahren Boden der Naturwissenschaften verlassen, denn dieser beweist uns allen alltäglich seine absolute Zuverlässigkeit und seine grenzenlose Fruchtbarkeit. Man kann ganz überzeugt sein, dass auf dem Pfad, welchen die strenge Gehirnphysiologie der Tiere betreten hat, ganz erstaunliche und merkwürdige Entdeckungen der Wissenschaft harren, und dass durch sie eine solche Macht über das höchste Nervensystem gegeben werden wird, welche hinter den anderen Errungenschaften der Naturwissenschaften absolut nicht zurückbleiben wird.

Ich sehe die Geistesanspannung bei der Arbeit der alten und der modernen Psychologen, und in tiefer Ehrfurcht verbeuge ich mich vor ihnen. Und doch will es mir dabei scheinen, ja ich glaube man kann es kaum bestreiten, dass diese Arbeit in höchst unökonomischer Weise von statten geht, und ich bin ganz fest davon überzeugt, dass die reine Gehirnphysiologie der Tiere die unermessliche Heldenarbeit derjenigen Forscher, die sich der Lehre von den subjektiven Zuständen des Menschen widmen, nicht nur erleichtern, nein sie geradezu befruchten wird.

XXV.
Beiträge zur Physiologie des Schlafs.
(Zusammen mit Dr. L. N. Woskressensky).

Bei der Erforschung der sogenannten bedingten Reflexe stiessen wir oft auf die Erscheinung des Schlafes. Da unsere Experimente dadurch bedeutend kompliziert, oft unterbrochen und vom gewöhnlichen Verlauf abgelenkt wurden, so ist es natürlich, dass wir schliesslich gezwungen waren, uns speziell mit den Erscheinungen des Schlafes zu beschäftigen.

Ausser dem Zusammenbringen einzelner Tatsachen haben zwei unserer Mitarbeiter — Nikolai Apolinariewitsch Roschansky und Maria Kapitonowna Petrowa — diese Frage systematisch bearbeitet. N. A. Roschansky untersuchte den Schlaf, den Schläfrigkeitszustand des Tieres, welcher augenscheinlich unter dem Einfluss einförmiger, indifferenter Reize eintritt, sobald das Tier, an welchem die Experimente vorgenommen werden, in eine isolierte Umgebung versetzt wird. Sobald das Tier im Zimmer eingeschlossen und im Gestell befestigt worden ist, verfällt es allmählich in einen schläfrigen Zustand, der darauf in tiefen Schlaf übergeht. Ein anderer Fall von Schlaf tritt unter dem Einfluss gewisser, bestimmt wirkender Reize ein, aus denen starke bedingte Reize ausgearbeitet worden sind. Unter dem Einfluss solcher Reize tritt bei allen Hunden, bei manchen Exemplaren besonders schnell, ein schläfriger, hypnotischer Zustand ein.

In letzter Zeit stiess einer von uns (L. N. Woskressensky) auf einen Fall von Schlafzustand, der uns einigermassen überraschte, da der Hund, an dem die Experimente vorgenommen wurden, von Dr. A. M. Pawlowa schon früher zu zahlreichen Experimenten benutzt worden war, bei denen der Schlaf sich nicht besonders scharf hatte merken lassen. Dann aber während unserer Arbeit schlich sich dieser schläfrige Zustand ein, und die Versuche mit bedingten Reflexen wurden beständig unterbrochen: manchmal fehlten die gewohnten Erscheinungen gänzlich, manchmal nahmen sie einen verzerrten Charakter an. Wir fragten uns, woher das käme? Zuerst waren wir sogar nicht völlig davon überzeugt, ob es Schlaf sei, und schrieben diese Störungen in den Erscheinungen andern Ursachen zu, dann aber schlossen aufmerksame Beobachtung des Tiers und verschiedene Versuche alle anderen Voraussetzungen aus. Wir mussten die Entwicklung des Schlafzustandes bei diesem Hunde feststellen.

Woher kam dieser Zustand? Als wir aufmerksam die Details der Experimente, die in letzter Zeit an diesem Hunde vorgenommen worden waren, untersuchten, erwies es sich, dass der Schlaf durch folgendes hervorgerufen war: bis zu dieser Zeit wurden die Experimente am Hunde begonnen, sofort nachdem er ins Gestell gebracht worden war, wobei er der Wirkung spezieller bedingter Reize ausgesetzt wurde und als unbedingten Reiz Nahrung erhielt. Unter solchen Bedingungen trat der Schlaf nicht ein. Hier aber geschah es, dass infolge einiger Umstände der Hund verhältnismässig lange im Zimmer, im Gestell, die Zeit erwarten musste, wo es uns möglich wurde, mit dem Experiment zu beginnen. Diese dauernd wirkende einförmige Umgebung war eben das, was die Entwicklung des Schlafes hervorgerufen hatte. Solch eine Erklärung der Erscheinungen erwies sich als vollkommen begründet. Da die Details des Schlafzustandes uns höchst interessant erschienen, beschlossen wir, diese ganze Frage möglichst genau zu untersuchen.

Vor allem erwies es sich, dass die ganze Umgebung überraschend genau in quantitativer Hinsicht wirkt, d. h. wenn Sie sofort, nachdem die notwendigen Vorbereitungen (das Anheften verschiedener Trichter, das Anbringen der Apparate usw.) beendet sind, das Experiment mit den gewohnten Reizen beginnen, so treten die Erscheinungen des Schlafes nicht ein. Sie brauchen aber nur eine Minute vom Ende der Vorbereitungen bis zum Beginn des Experiments verlaufen zu lassen, und Sie erhalten schon das erste Stadium des Schlafes. Versäumen Sie weitere 10 Min., so erhalten Sie das folgende Stadium des Schlafes usw. Auf diese Weise konnte man geradezu die einschläfernde Wirkung der Umgebung dosieren. Unter solchen Umständen war uns die Möglichkeit gegeben, den Verlauf des Schlafs und den dabei eintretenden Zustand zu erforschen. Dabei erwies sich folgendes: gewöhnlich machten sich bei den Experimenten zwei Reaktionen des Tieres geltend: einerseits die sekretorische Reaktion — der Speichelfluss, andererseits die motorische — wenn dem Hunde Futter vorgesetzt wurde, so griff er danach; mit anderen Worten es bestanden zwei Reflexe — der motorische und der sekretorische. Es erweist sich, dass im Zusammenhang mit der quantitativen Wirkung der einschläfernden Umgebung eine strenge Gesetzmässigkeit im Entwicklungsgange der zu beobachtenden Erscheinungen merkbar wird, die in nachstehender Tabelle dargestellt ist.

In wachem Zustande sind beide Reflexe, der sekretorische, sowohl als der motorische, vorhanden. Sofort, nachdem der bedingte Erreger zu wirken anfängt, beginnt der Speichelfluss, und sofort, nachdem dem Hunde Futter vorgesetzt wird, frisst er. Folglich sind beide Reflexe in Ordnung.

Jetzt halten wir den Hund unter dem Einfluss der Umgebung wenigstens zirka 2 Min. —; d. h. sobald die Vorbereitungen zum Experiment beendet sind, lassen wir 2 Min. vergehen und wenden dann erst den bedingten Reiz an. Wir beobachten die erste Phase des Schlafzustandes. Sie offenbart sich in folgendem: der sekretorische Reflex verschwindet, Ihr bedingter Reiz wirkt nicht mehr, wenn Sie aber dem Hunde Futter vorsetzen, so greift er sofort danach, d. h. der motorische Reflex besteht. Jetzt verstärken Sie die Wirkung der Umgebung, halten den Hund z. B. 10 Min. in Erwartung des Experiments; dann vertieft sich sein Schlafzustand, und Sie erhalten eine andersartige und sonderbarerweise der früheren entgegengesetzte Reaktion — das ist die zweite Phase des Schlafzustandes. Der Hund sondert Speichel ab, nimmt aber kein Futter, wendet sich sogar vom letzteren ab. Also erscheint die Speichelreaktion, die im ersten Stadium des Schlafzustandes verschwunden war wieder, die motorische Reaktion aber verschwindet und geht sogar in eine negative Reaktion über: der Hund nimmt kein Futter und wendet sich sogar davon ab. Wenn Sie weiterhin den Hund vor dem Experiment $1/2$—1 Stunde in der einschläfernden Umgebung verbleiben lassen, so entwickelt sich eine dritte Phase: voller, tiefer Schlaf, während dessen beide Reflexe der motorische wie auch der sekretorische ausbleiben.

Zustand des Hundes	Phase des Schlafes	Reflexe		Anmerkungen
		sekretorische	motorische	
Wach		+	+	
Schlafend	I.	−	+	
	II.	+	−	Tiefer Schlaf
	III.	−	−	
	II.	+	−	
	I.	−	+	
Wach		+	+	

Das Zeichen + bedeutet das Vorhandensein, das Zeichen − die Abwesenheit des Reflexes.

Jetzt wecken wir den Hund aus tiefem Schlaf. Sie können das plötzlich machen, indem Sie dabei am einfachsten irgendeinen starken Schallreiz gebrauchen. Bei uns im Laboratorium wird dazu eine sehr laute Schnarre angewandt. Mit dieser Schnarre können sie den Hund sofort aufwecken. Das Tier geht gleich in einen normalen, wachen Zustand über. Man kann aber auch ein schonenderes Verfahren anwenden. Eines der gewöhnlichsten Mittel, den Schläfrigkeitszustand allmählich vergehen zu lassen, ist das Vorsetzen von Nahrung in bestimmten Zeitintervallen. Dabei können Sie dieselben Phasen beobachten, die vorher erwähnt wurden, aber in umgekehrter Reihenfolge. Nach dem tiefen Schlaf ist der sekretorische Reflex vorhanden, aber der Hund wird kein Futter nehmen. Nach weiterem Füttern verschwindet die sekretorische Reaktion, aber der Hund greift nach dem Futter. Nach wiederholtem Füttern erscheinen schliesslich beide Reflexe wieder.

Jetzt kann ich Ihnen einige reelle Zahlen anführen: der Hund ist z. B. soeben befestigt worden, und sofort hat man begonnen, mit bestimmten bedingten Reizen auf ihn einzuwirken; wir erhalten Absonderung des Speichels — auf unserer Skala 37 Teilstriche. Dieses bedeutet eine normale Reaktion. Wir fügen hinzu, dass wir, um eine vollkommen genaue Untersuchung zu erzielen, noch eine Vorsichtsmassregel anwandten. Das Zimmer an und für sich hypnotisierte geradezu den Hund, d. h. sobald das sehr lebhafte, bewegliche, leicht reagierende Tier über die Schwelle des Zimmers trat, so veränderte es sich gänzlich; natürlich nahm der schläfrige Zustand zu, wenn der Hund auf das Gestell gebracht und zum Experiment verbereitet wurde. Um einen bestimmten Zeitpunkt festzustellen, wo der wache Zustand aufhörte und der schläfrige begann, suchten wir auf verschiedene Weise die Schläfrigkeit zu vertreiben, so lange wir den Hund befestigten und die Apparate anbrachten: wir riefen ihn beim Namen, streichelten ihn, versetzten ihm leichte Schläge. Wenn alles fertig war, verliessen wir schnell das Zimmer, in dem das Tier sich befand, und sofort begann das Experiment. Auf diese Weise erhielten wir die eben erwähnte sekretorische Reaktion = 37 Teilstriche auf unserer Skala; der motorische Reflex war auch vorhanden. Im nächsten Experiment lassen wir die Umgebung 2 Minuten lang wirken. Wir erhalten folgendes: der sekretorische Reflex ist = 0, kein Tropfen Speichel nach unserem bedingten Reiz, doch nach dem Futter greift der Hund sofort. Das nächste Mal lassen wir die Umgebung 4 Min. wirken. Da erhalten wir eine Speichelabsonderung von 20 Teilstrichen, und das Futter wird erst nach 45 Sek. genommen und zwar nur, wenn Sie das Maul des Hundes mit dem Futter berühren. Wenn wir schliesslich den Hund in dieser Umgebung $1/2$—1 Stunde lassen, verschwinden alle Reflexe.

Diese Experimente suchten wir natürlich verschieden zu gestalten, so dass wir in ein und demselben Experiment sowohl die eine, als die andere Phase sehen konnten. So z. B. stand der Hund 1 Min. 15 Sek. im Zimmer; das Resultat — der sekretorische Reflex = 0, das Futter sofort genommen. Danach lassen wir eine ganze Stunde vergehen, ohne etwas vorzunehmen. Die Erregung, die durch das einmalige Füttern hervorgerufen war, neutralisierte bis zu einem bestimmten Grade die einschläfernde Wirkung der Umgebung, und wir erhalten nur die zweite Phase: Speichelabsonderung = 22, und die Nahrung wird vom Hunde nicht früher als nach 20—30 Sek. genommen, wenn sie sein Maul berührt. Ich führe noch einen Fall an, abermals einen konkreten, der da zeigt, wie der Schlaf vergeht: der Hund ist fest eingeschlafen; um ihn aus diesem Schlaf zu wecken, wenden wir unter anderen folgenden schwachen Erreger an: jemand tritt ins Zimmer, in dem der Hund im Gestell steht. Das Geräusch des Eintretens, vielleicht auch der Geruch des Eintretenden bringen den Hund gewissermassen aus seinem Schläfrigkeitszustand. Nachdem wir hierauf einen bedingten Reiz anwenden, erhalten wir: Speichelfluss

= 24, und das Futter wird vom Hunde nach 50 Sek. genommen, dabei nicht gleich, sondern nachdem es ihm ins Maul gelegt worden ist. Dann füttern wir den Hund 1—2 mal, erregen ihn durch Füttern, bringen ihn aus seinem Schläfrigkeitszustand und sehen den Übergang zur nächsten Phase: der Sekretionseffekt ist verringert, wir erhalten — Speichelfluss = 10, und das Futter wird nach 20 Sek. genommen. In dem früheren Fall wurde das Futter nach 50 Sek. und dabei nur aus der Hand genommen, im letzteren nimmt der Hund das Futter selbst und dabei nach 20 Sek. Bei einem neuen Reiz nach 20 Min. ist der Sekretionsreflex = 0, und der Hund nimmt das Futter beinahe sofort. Endlich zeigt die Skala bei dem nächsten bedingten Reiz 35 Teilstriche, wobei der Hund das Futter sofort nimmt, folglich beobachten wir einen vollkommen wachen Zustand.

Wir müssen also als eine ganz bestimmte Tatsache feststellen, dass das Eintreten des Schlafes und das Entweichen desselben in ganz bestimmter Weise auf unsere beiden Reflexe einwirken.

Wir standen vor einer sehr interessanten Tatsache, die uns vor allem in praktischer Hinsicht wichtig war, da uns die Möglichkeit gegeben wurde, das Tier zu handhaben und dabei die Einflüsse, die für unser Experiment hinderlich waren, zu entfernen. Wir hatten den Hund nur 2—3 mal zu füttern, oder dafür zu sorgen, dass der Umgebung zu Anfang des Experiments keine Zeit zur Einwirkung überlassen wurde, und wir beherrschten dann die Position; der Schlaf hinderte uns nicht mehr bei unseren Experimenten mit den bedingten Reflexen.

Jetzt steht vor uns die Frage: wie ist unser Faktum zu erklären. Das ist natürlich eine sehr schwierige Frage, die vorläufig nur mutmasslich beantwortet werden kann. Unsere Mitarbeiter, N. A. Roschansky und M. K. Petrowa, kommen auf Grund ihres Tatsachenmaterials zum Schluss, dass beide Schlafzustände, mit denen sie zu tun hatten, einen Hemmungsprozess darstellen, und dass dieser Hemmungsprozess das eine Mal (in dem Falle von Roschansky) sich aus mehreren Punkten der Grosshirnhemisphären, das andere Mal (in dem Falle von Petrowa) aus einem bestimmten Punkt der Hemisphären sich verbreitete. Uns scheint es, dass unser Faktum diesen Schluss bestätigt, dass in unseren Experimenten tatsächlich eine Lokalisation und sogar eine Wanderung des Schlafzustandes in der Masse der Grosshirnhemisphären verfolgt werden kann. Wie wäre die Fortbewegung des Hemmungsprozesses im Gehirn genau zu verfolgen?

Eine ähnliche Frage wurde schon gestellt und sogar mit Erfolg ergründet, und zwar hinsichtlich einer anderen Hemmungsart, nämlich des Prozesses der inneren Hemmung. Einer von uns hatte Gelegenheit, vor einigen Monaten hierselbst einen Vortrag darüber zu halten. Diese Untersuchung lässt uns hoffen, dass es vielleicht gelingen wird, die Schlafhemmung in dieselbe Lage zu bringen, wie es für die innere Hemmung schon getan ist. Es scheint uns am einfachsten, die Entwicklung dieses Schlafhemmungsprozesses in einer bestimmten Region der Grosshirnhemisphären zu verfolgen, da, wie die Experimente über die Verbreitung z. B. der inneren Hemmung in den ganzen Hemisphären beweisen, hierbei sehr erschwerende Momente bestehen können (vielleicht die Grenzschichten zwischen den einzelnen Regionen der Hemisphären, die verschiedenen Energiearten der Reize usw.).

Gegenwärtig werden in unserem Laboratorium gerade in dieser Richtung Versuche gemacht. Am bequemsten ist es, die Bewegung des Schlafhemmungsprozesses in derjenigen Region der Hemisphären zu verfolgen, welche der Haut entspricht und quasi als deren Projektion im Gehirn betrachtet werden kann. Dazu verursacht gerade ein bedingter Reiz der Haut ziemlich leicht den Schlafzustand. Wenn wir voraussetzen, dass dieser Zustand gerade in dem Punkt entsteht, der gereizt wird, so können wir hoffen, dass es uns gelingen wird zu sehen, wie dieser Hemmungsprozess sich von diesem Punkte aus über die ganze Hautregion verbreiten wird, und dann wird es möglich werden zu bestimmen, wie weit und wie schnell dieser Prozess sich verbreitet. Vorläufig aber ist das gewiss nur noch eine Hoffnung.

XXVI.
Die Analyse einiger komplizierter Reflexe des Hundes. Die relative Stärke der Zentren und ihre Spannung.
(Unter Mitarbeit von Dr. M. K. Petrowa.)

Unter der Menge von Hunden, die in unseren Laboratorien bei den Experimenten mit den sog. bedingten Reflexen angewandt wurden, taten sich zwei Hunde durch einige Eigenartigkeit hervor. Während das Eintreten eines Fremden in das isolierte Zimmer, wo sich gewöhnlich bei solchen Experimenten der Experimentator mit seinem Tiere befand, beim letzteren keinerlei Reaktion ausser einer oberflächlichen Orientierungsreaktion hervorrief, verhielten sich die beiden oben erwähnten Hunde jeder fremden Persönlichkeit gegenüber sichtlich feindselig. Man konnte sie nicht berühren, ohne dafür gestraft zu werden, und ein Händedruck, der dem Experimentator galt, erweckte beim Hunde eine starke aggressive Bewegung in der Richtung des Fremden. Bald wurde es klar, dass diese Hunde eine spezielle Wachtreaktion zeigen. Angesichts der Eigenartigkeit und der grossen Deutlichkeit, mit der diese Reaktion hervortrat, sowie auch wegen der Unbequemlichkeiten, die sie im Laboratorium verursachte, beschlossen wir diese Erscheinung einer besonderen Forschung zu unterziehen.

Die vollkommene Wachtreaktion unserer Hunde äussert sich in folgendem: in einer aggressiven Bewegung mit lautem Bellen in der Richtung eines jeden Fremden, der in das Experimentierzimmer tritt, und in der Verstärkung dieser Aggression und des Bellens, wenn der Fremde sich dem Experimentator nähert, besonders, wenn er ihn berührt. Ausnahmen von dieser Regel wurden für niemand gemacht, weder für die Laboratoriumsdiener, die die Hunde täglich aus dem Hundestall brachten und sie dann wieder fortführten, noch für den früheren Experimentator, der erst ein paar Monate vorher eine zweijährige Arbeit an einem der Hunde beendet hatte. Dieses — einerseits. Andererseits äussert sich die Reaktion in dem positiven Verhalten zum gegenwärtigen Experimentator darin, dass der Hund sich von demselben alles gefallen lässt und ihm gestattet, an seinem Körper und sogar in seinem Munde verschiedene Apparate anzubringen, ihn nötigenfalls mit Erfolg anzuschreien und zu schlagen.

Vor allem musste der Bestand der äusseren Bedingungen und die Reize festgestellt werden, die die Wachtreaktion hervorriefen und zur Entwicklung brachten. Diese Aufgabe bot keine grossen Schwierigkeiten. Die Haupterreger der Wachtreaktion stachen beinahe von selbst in die Augen.

Die erste Bedingung bildet der begrenzte, oder im besseren Fall, der isolierte Raum, wo sich der Hund mit seinem gegenwärtigen Experimentator befindet. Sobald der Hund über die Grenzen dieses Raumes hinaustritt, verändert er sich gänzlich hinsichtlich der Fremden und auch hinsichtlich seines Herrn (des Experimentators). Die Angriffsreaktion verschwindet spurlos, und nicht selten springt das Tier freundschaftlich sogar fremde Leute an. Zu gleicher Zeit offenbart es seinem Herrn gegenüber vollkommene Gleichgültigkeit, ja sogar Nichtachtung. Jetzt können Sie nicht nur ungestraft sich seinem Herrn nähern, sondern ihm sogar zum Schein Schläge versetzen.

Die zweite Bedingung ist die Einschränkung der Freiheit in den Bewegungen, das verschiedenartige Fesseln des Hundes. Solange das Tier, wenn auch im Experimentierzimmer, dennoch frei auf dem Boden umhergeht, duldet es die Anwesenheit von Fremden. Aber sobald der Diener oder der Experimentator das Tier in das Gestell bringen und es auf irgendwelche Art fesseln, so fängt es sofort an, einen jeden mit Ausnahme seines Herrn anzufallen.

Die dritte Bedingung bilden schliesslich die gebieterischen, entschiedenen und mannigfaltigen Handlungen und Bewegungen des Experimentators, die bei ihrem sowohl positiven, als negativen Charakter in der oben angeführten Umgebung auf den Hund einwirken. Mit dem einen der Hunde arbeitete im Laufe von zwei Jahren ein Experimentator, der sich in seinem Wesen, besonders aber in seinen Bewegungen durch Gemessenheit zeichnete; bei diesem Hunde war die Wachtreaktion wohl vorhanden, aus erreichte aber nach zwei Jahren nicht ihren Höhepunkt. Der Diener konnte den Hund ins Experimentierzimmer bringen und sogar im Gestell befestigen. Fremde konnten im Zimmer bleiben, aber natürlich, wenn sie sich in einiger Entfernung vom Hunde aufhielten und scharfe und starke Bewegungen vermieden. Als aber dieser Hund zum Zweck von Experimenten mit bedingten Reflexen zu einem anderen Arbeiter (M. K. P.) überging, so zeigte sich eine bedeutende Veränderung hinsichtlich der dritten Bedingung der Wachtreaktion, diese Veränderung war zum Teil eine zufällige, durch die Verschiedenheit der Temperamente des früheren und des neuen Experimentators hervorgerufene, zum Teil aber eine absichtlich zur Verstärkung dieses Elements vorgenommene. Das hatte eine sichtliche Hebung der Wächterreaktion im allgemeinen zur Folge. Die Sache endete damit, dass der Hund schon ausserhalb des Experimentierzimmers seinem Experimentator übergeben werden musste. Das Erscheinen eines Fremden, wenn auch nur in der Tür des Experimentierzimmers, rief beim Tier furchtbare Wut hervor.

Zum Schluss muss speziell betont werden, dass das Füttern des Hundes, das manchmal bei den Experimenten mit bedingten Reflexen angewandt wurde, nicht die geringste Rolle in der Entwicklung der Wachtreaktion spielte, da diese Reaktion vollkommen gleich blieb unabhängig davon, ob man als unbedingten Reiz das Füttern, oder das Eingiessen von Säure anwandte.

Drei Bedingungen also nehmen an der Bildung und Entwicklung der Wachtreaktion teil. Wenn die Reaktion noch schwach ist, ist das Vorhandensein aller drei Bedingungen notwendig, um die Reaktion zum Ausdruck zu bringen. Wenn der Herr des Hundes das Experimentierzimmer verliess, so fand keine Angriffsreaktion gegen Fremde statt, obgleich der Hund im Gestell befestigt war. Wenn der Hund auf den Boden gelassen wurde, so war in Gegenwart des Herrn wiederum keine Reaktion zu vermerken usw. Wenn die Wächterreaktion von der wiederholten Einwirkung aller drei Bedingungen stärker wird, so genügen ihr zwei Bedingungen. Aber auch bei der höchsten Spannung der Wächterreaktion bleiben das Ansehen und die Stimme des Experimentators allein immer ungenügend, um die Reaktion zum Ausdruck zu bringen. Wenn der Hund ausserhalb des Gestells in einem anderen Zimmer ist, so bewacht er seinen Herrn überhaupt nicht.

Auf diese Weise ist die beschriebene Reaktion unserer Hunde ein beständiges und genaues, wenn auch ziemlich kompliziertes Resultat einer ganz bestimmten Summe von äusseren Reizen.

Gewöhnlich wird diese Reaktion als Wachtinstinkt bezeichnet. Wir ziehen das Wort „Reflex" vor. Vom physiologischen Standpunkte aus lässt sich kein wesentlicher Unterschied finden zwischen dem, was wir einen Instinkt und dem, was wir einen Reflex nennen. Die Kompliziertheit der Tatsachen kann nicht als solch ein Unterschied angesehen werden. Viele Reflexe sind auch äusserst kompliziert, z. B. der Brechreflex, oder viele lokomotorische Reflexe, wie es besonders aus den neusten Arbeiten zu ersehen ist. Der kettenartige Charakter der Prozesse, d. h. das Zustandekommen eines komplizierten Effektes aus einfachen Effekten, wobei das Ende des vorhergehenden zum Reiz des nachfolgenden wird, ist sowohl vielen Reflexen, als auch vielen Instinkten eigen, was wir durch Beispiele aus der vasomotorischen und auch aus der lokomotorischen Innervation bestätigen können. Der Umstand, dass der Instinkt von einem bestimmten Zustand des Organismus, von besonderen inneren Bedingungen abhängig ist, bedeutet für ihn auch noch nichts besonders Charakteristisches im Vergleich mit dem Reflex. Die Reflexe sind ja auch nicht absolut unveränderlich bei ihrem Reproduzieren und hängen auch von vielen Bedingungen, z. B. von anderen gleichzeitigen Reflexen ab. Wenn wir in Betracht ziehen, dass der gegebene Reflex, welcher von einem äusseren Reiz ausgeht und nicht nur von einem anderen gleichzeitigen reflektorischen Akt begrenzt und reguliert werden kann, sondern auch von einer

Menge innerer Reflexe, sowie durch die Einwirkung verschiedenster Reize, chemischer, thermischer und anderer Art, welche sowohl auf verschiedene Teile des Zentralnervensystems, als auch unmittelbar auf die effektorischen Gewebselemente einwirken können, beeinflusst wird, so umfasst eine solche Vorstellung die ganze reelle Kompliziertheit der reflektorischen Antworterscheinungen, und für eine abgesonderte Gruppe von instinktiven Erscheinungen bleibt dann kein Inhalt übrig.

So haben wir es bei den erwähnten Hunden mit dem Wachtreflex zu tun. Was das für ein Reflex ist — ob ein angeborener (unbedingter), oder ein erworbener (bedingter) — können wir nicht mit Bestimmtheit sagen, da wir das Leben der Tiere nicht von dem Tage ihrer Geburt beobachtet haben. Aber die Kraft und die Schärfe des Reflexes, der hartnäckig und ohne jegliche Veränderung viele Jahre lang unter Laboratoriumsbedingungen bestehen bleibt, veranlassen uns, die erste Voraussetzung anzunehmen, um so mehr, da einer der Hunde zu der typischen Art der Wachthunde gehört. Die Geschichte des angeborenen Wächterreflexes würde keine besonderen Schwierigkeiten für das Verständnis der Eigentümlichkeiten dieses Reflexes bieten. Damit der Hund seine Rolle als Wächter ausführte, musste er sich an einem bestimmten Orte befinden. Dazu aber, da die Rede von einem wilden Tiere ist, das man eben erst zu zähmen anfing, musste es befestigt sein. Eine wesentliche Bedingung war natürlich die Gewalt eines einzelnen und starken Menschen, der das Tier fing und bewältigte, der es festband, es fütterte und schlug, indem er auf diese Weise, sich auf unbedingte Reflexe stützend, eine positive Reaktion hinsichtlich seiner Person und eine negative hinsichtlich aller übrigen ausarbeitete. In den endgültigen Bestand der Reize, die den Wachtreflex bedingen, traten sowohl dieses wesentliche dritte Element, als auch die zwei ersten, die eine nebensächliche Bedeutung haben, da sie beständig das erste begleiten.

Angesichts der grossen Spannung und des vollkommen stereotypen Charakters des Wachtreflexes bei unserem Hunde, unternahmen wir zur Aufklärung einiger aufgeworfener Fragen einen Vergleich dieses Reflexes mit dem Nahrungsreflex.

Während zu diesem Zweck einer von uns (M. K. P.) die Experimente mit den bedingten Reflexen fortsetzte, d. h. gleichzeitig damit den Wächterreflex übte und kräftigte, arbeitete ein anderer (J. P. P.) einen komplizierten Nahrungsreflex auf seine Person aus. Dieses Ausarbeiten dauerte ganze zwei Monate. Im allgemeinen Laboratoriumszimmer wurde der Hund von diesem Arbeiter mit Wurststücken gefüttert, wobei beständig die Worte: „ein Stück Wurst, Ussatch" (das war der Name unseres Versuchstieres — eines Schäferhundes) wiederholt wurden. Die Nahrung wurde immer aus der Hand gegeben, um in den Bestand der reflektorischen Reize auch den Geruch der Person zu bringen. J. P. P. stellte sich oft in eine Reihe mit anderen Leuten, damit der Hund seine Form und sein Aussehen genauer differenziere; oft ging er in die anderen Zimmer des Laboratoriums und rief von dort aus mit geschwächter oder verstärkter Stimme dem Tiere die gewohnten Worte: ein Stück Wurst, Ussatch" zu, um den auf den Laut bezüglichen Teil des reflektorischen Reizerregers hervorzuheben. Die Wurststücke lagen gewöhnlich in einem Glase, das sich in der Tasche befand. Bei den Worten: „ein Stück Wurst, Ussatch" wurde die Hand in die entsprechende Tasche gesteckt, das Glas wurde herausgenommen und einige Zeit dem Hunde vorgehalten, wonach die Wurststücke einzeln entweder aus der Hand gegeben, oder auf den Boden geworfen wurden, wo das Tier dieselben aufgriff.

Mit einem anderen Hunde, „Kalm" (ein Hofhund), wurde dasselbe vorgenommen, aber dieser Hund musste, ehe er die Wurst erhielt, sich auf den Boden setzen und die Pfote geben auf die Worte: „Setz dich, Pfote geben."

Dieser so andauernd und so hartnäckig bekräftigte Nahrungsreflex, gab J. P. P. zum Schluss eine augenscheinlich sehr grosse Gewalt über die Tiere. Als der komplizierte Nahrungsreflex seinen Höhepunkt erreicht zu haben schien, wandten wir unsere Reflexe gleichzeitig an. J. P. P., der einen Nahrungsreflex auf sich ausgearbeitet hatte, trat ins Zimmer, wo das Tier sich mit M. K. P. befand. Der Effekt war genau derselbe, als wenn eine beliebige fremde Person eingetreten wäre — nämlich ein wütendes Anfallen.

Wir müssen gestehen, dass dieses Resultat uns anfangs nicht wenig verwunderte und stutzig machte. Wie konnte es geschehen, dass der mächtige Nahrungsreflex, der sich auf das Grundinteresse des Organismus bezieht, von einem Reflex überwältigt wurde, der jedenfalls als nebensächlich angesehen werden muss, von einem künstlich gebildeten Reflex, der auf die Interessen des Tieres keinen direkten Bezug hatte?

Der weitere Verlauf der Experimente löste in befriedigender Weise unsere Bedenken.

Schon gleich zu Anfang der Experimente wurden wir auf den Unterschied zwischen den beiden Hunden aufmerksam. Während Kalm auf das Erscheinen von J. P. P. in der Tür mit einer scharfen Angriffsreaktion reagierte, sah Ussatch ihn mit Spannung an, ohne zu bellen und erst beim Herannahen an ihn fing er an zu bellen und anzufallen. Man konnte vermuten, dass der Wächterreflex bei Ussatch durch irgend etwas einigermassen gehemmt war. Das nächste Mal wurden zu der Form, dem Aussehen und vielleicht dem Geruch von J. P. P. die Worte: „setz dich, Pfote geben" für Kalm und „ein Stück Wurst, Ussatch" für Ussatch hinzugefügt. Die Wirkung war ganz evident. „Kalm" hörte auf zu bellen, und Ussatch gestattete eine weitere Annäherung an ihn. Aber bei einer noch grösseren Annäherung genügte das Wiederholen der Worte für keinen der Hunde, und es musste die Bewegung nach dem Glase in der Tasche gemacht werden, um auf diesem Punkt die Angriffsreaktion zu unterbrechen. Ebenso ermöglichten das

Herausnehmen des Glases und sein Vorhalten noch einen Schritt weiter in der Richtung zu den Hunden. Aber das Herannahen an M. K. P. und das Berühren derselben riefen wieder eine Angriffsreaktion hervor. Das nächste Mal wurde das Experiment genau in derselben Folge wiederholt. Da dieses Mal Wurst im Glase war, so konnte man an M. K. P. herankommen, indem man das Glas mit Wurst zeigte, und schliesslich konnte man, während man mit der einen Hand dem Hunde Wurst gab, mit der anderen ohne den geringsten Protest der Hunde dem Experimentator drohende Gesten machen und ihm sogar leichte Schläge versetzen. Wir erhielten einen glänzenden Sieg des Nahrungsreflexes über den Wächterreflex. Das Resultat wiederholte sich mehrmals mit vollkommener Genauigkeit.

Bei diesen Experimenten überrascht geradezu die Tatsache, wie lange die Reflexe einander im Gleichgewicht halten. Zwei Reflexe erscheinen buchstäblich als zwei Wageschalen. Sie brauchen bloss die Zahl der Reize für den einen Reflex zu vergrössern, d. h. gleichsam auf die eine Schale mehr Gewicht zu legen, und sie wiegt sofort über, der gegebene Reflex unterdrückt den anderen. Und umgekehrt: wenn wir jetzt dem letzteren neue Reize hinzufügen, so sehen wir, dass er den ersten überwältigt, d. h. die ihm entsprechende Wageschale wiegt jetzt über.

So bestehen im Falle des Nahrungsreflexes bei Gleichgewichtseinstellung der Reflexe die Elemente eines komplizierten Reizes aus folgendem: der Form, dem Aussehen und dem Geruch von J. P. P., den Worten: „ein Stück Wurst, Ussatch", oder, „setz dich, Pfote geben" für „Kalm" der Bewegung der Hand nach dem Glase, dem Aussehen des Glases, dem Aussehen und dem Geruch des Fleisches und schliesslich dem Fleische selbst. Im Falle des Wachtreflexes dienen als Reizelemente: das allmähliche Herannahen an den Hund, an M. K. P. und die Berührung des letzteren. Es ist klar, dass, während für „Kalm" die Form und das Aussehen von J. P. P. sich als ganz unwirksam erwiesen, derselbe Reizerreger den Wachtreflex von Ussatch bei schwacher Spannung, d. h. bei grösserer Entfernung des Fremden vom Hunde, schon gewissermassen hemmte.

Die Tatsache der Einwirkung der zunehmenden Summe von Reizen im Zusammenhange mit dem Vorwiegen des einen Reflexes vor dem anderen, sowie auch überhaupt das Faktum der höchst wichtigen Bedeutung von Zahl und Stärke der Komponenten — ist eine der häufigen Tatsachen, denen wir bei der objektiven Erforschung der höchsten Nerventätigkeit der Tiere begegnen — und es unterliegt keinem Zweifel, dass diese Tatsache mit der Zeit, wenn eine allgemeine Einheit zum Messen dieser Kraft vorhanden sein wird, wenn sie in allen Details behandelt werden wird, das Hauptfundament einer streng naturwissenschaftlichen Forschung dieser Tätigkeit bilden wird.

Wie haben wir uns die eben angeführten Tatsachen physiologisch zu denken?

Auch jetzt können wir noch immer in den Grenzen der früheren Vorstellungen von den sog. Zentren im Zentralnervensystem bleiben. Dabei müssten wir nur dem früheren, ausschliesslich anatomischen Standpunkt noch den physiologischen Standpunkt beifügen, indem wir zwecks Vollendung einer bestimmten reflektorischen Handlung eine funktionelle Vereinigung verschiedener Teile des Zentralnervensystems zulassen, die sich dank einer besonderen Bahnung der Verbindungen herstellen lässt. Wenn wir diese Vorstellung annehmen, so könnte das Resultat der angeführten Experimente in folgenden Thesen formuliert werden: bei unseren Hunden ist die relative Stärke der beiden Zentren — des Wachtzentrums und des Nahrungszentrums — grundverschieden: das Nahrungszentrum ist viel stärker als das Wachtzentrum. Aber zur völligen Entwicklung dieser Stärke und, folglich, zu einem wichtigen Vergleich der Intensitäten der Reflexe müssen die Zentren vollkommen gespannt sein. Andernfalls können die allerverschiedensten Beziehungen erhalten werden. Bei einer geringen Spannung eines starken Zentrums und einer starken Spannung eines schwachen Zentrums wird natürlicherweise das schwache Zentrum überwiegen.

Wenn wir solche Tatsachen beobachten, wie wir sie in diesem Artikel beschrieben haben, so müssen wir uns über den groben Selbstbetrug wundern, dem diejenigen verfallen, welche ernstlich von denkenden Pferden und Hunden reden.

Es scheint mir vollkommen unfasslich, wie in einem ernsten psychologischen Journal (Archive de psychologie. Genève T. XIII. 1913) eine bedeutende Anzahl von Seiten (312—375) dem Märchen von einem Hunde gewidmet wird, der, während er sich in demselben Zimmer befand, wo Kinder unterrichtet wurden, sich soweit auf Arithmetik verstand, dass er den Kindern beim Lösen schwerer schriftlicher arithmetischer Aufgaben beständig aushalf; durch seine Kenntnisse in der Religion setzte derselbe Hund die Geistlichen in Erstaunen, welche ihn besuchten usw. Ist das nicht ein greller Beweis für die Unzulänglichkeit des gegenwärtigen psychologischen Wissens, das nicht fähig ist, mehr oder minder genügende Kriterien zu liefern, um unleugbaren Unsinn von Tatsachen zu unterscheiden.

Wir freuen uns, durch diese, wenn auch bescheidene Arbeit, unseren Gefühlen der grössten Hochachtung für **Kliment Arkadjewitch Timirjasew**, den hervorragenden Träger der vaterländischen Wissenschaft und den unermüdlichen **Kämpfer für die wirklich wissenschaftliche Analyse auf dem Gebiete der Biologie** Ausdruck geben zu können, denn viele Forscher dieser Wissenschaft sind noch bis jetzt auf falsche Wege verschlagen.

XXVII.
Physiologie und Psychologie bei der Erforschung der höchsten Nerventätigkeit der Tiere.

Dieser Vortrag fällt inhaltlich mit Nr. XXIV zusammen und wird deshalb ausgelassen.

XXVIII.
Der Zielerstrebungsreflex.

In Gemeinschaft mit meinen Mitarbeitern habe ich mich schon vor vielen Jahren daran gemacht, eine rein physiologische, d. h. eine streng objektive Analyse der höheren Nerventätigkeit des Hundes zu versuchen. Dabei bestand eine von unseren Aufgaben darin, diejenigen einfachsten und fundamentalsten Tätigkeiten des Nervensystems festzustellen, mit denen das Tier zur Welt kommt, und an die dann später im Verlauf des individuellen Lebens durch ganz spezielle Prozesse die komplizierteren Tätigkeiten anknüpfen und auf die sie sich dann aufschichten. Die angeborenen Tätigkeiten des Nervensystems, diese funktionelle Grundlage besteht in den beständigen gesetzmässigen Reaktionen des Organismus auf bestimmte äussere und innere Reize. Diese Reaktionen nennt man Reflexe oder Instinkte. Die meisten Physiologen sehen keinen durchgreifenden Unterschied zwischen dem, was man Reflexe nennt, und zwischen dem, was man als Instinkt bezeichnet, und geben daher der allgemeinen Benennung „Reflexe" den Vorzug, denn in dieser Bezeichnung ist die Idee des Determinismus deutlicher, ist der Zusammenhang zwischen Reiz und Reizeffekt als Ursache und Folge ganz unbestreitbar. Ebenso werde auch ich vorzugsweise die Bezeichnung „Reflex" gebrauchen und überlasse es anderen, diesen Ausdruck nach Wunsch durchs Wort „Instinkt" zu ersetzen.

Die Analyse der Tätigkeit von Tieren und Menschen bringt mich nun zu dem Schluss, dass zwischen den Reflexen ein besonderer, spezieller Reflex konstatiert werden muss, der Reflex der Zielerstrebung — das Streben ein bestimmtes, als Reizagens wirkendes Objekt zu besitzen. Ich nehme hier die Worte „Objekt" und „besitzen" in ihrem allerweitesten Sinne.

In bezug auf die Tierwelt wird diese Frage von uns ganz speziell bearbeitet und sie soll den Gegenstand der zukünftigen Laboratoriumsforschung bilden. Ich erlaube mir aber heute, die Aufmerksamkeit der hochgeehrten Versammlung in Anspruch zu nehmen, um einige Tatsachen aus dem menschlichen Leben, welche, wie mir scheint, mit dem Zielerstrebungsreflex in Beziehung stehen, herauszugreifen und näher zu betrachten.

Das menschliche Leben besteht aus einem unaufhörlichen Streben nach verschiedenen Zielen, sie mögen hohe oder niedrige, wichtige oder sinnlose sein, und bei diesem Streben werden die verschiedensten Grade menschlicher Energie eingesetzt. Als besonders merkwürdig und sonderbar erscheint dabei der Umstand, dass absolut kein bestimmtes, ständiges Verhältnis zwischen dem Energieaufwand und der Wichtigkeit des gestellten Zieles existiert. Immer wieder kann man es sehen, wie für ganz sinnlose Ziele eine ganz kolossale Energie aufgewandt wird und das Umgekehrte kann auch oft beobachtet werden. Dasselbe kann man auch an ein und demselben Individuum bemerken, mancher Mensch arbeitet z. B. mit genau demselben Feuer für ein hohes und für ein ganz sinnloses Ziel. Dieses bringt uns auf den Gedanken, dass man den Vorgang des Strebens selbst ganz und gar unabhängig von dem Sinn und Wert des Zieles behandeln muss, dass diese zwei Momente voneinander getrennt sind und dass der Schwerpunkt, das Wesen des ganzen Vorgangs im Streben liegt, das Ziel kommt dabei erst in zweiter Linie in Betracht.

Von allen Formen, in denen sich der Zielerstrebungsprozess in der menschlichen Tätigkeit offenbart, bildet die Leidenschaft zum Sammeln, zum Kollektionieren die allerreinste, am meisten typische und wohl auch am weitesten verbreitete Form des Zielerstrebungsreflexes und daher bildet sie ein für die Analyse ganz besonders geeignetes Objekt. Dem Wesen nach ist es das Streben danach, Teile oder Stücke einer grossen Einheit, einer kolossalen Sammlung zusammenzubringen, wobei das Endziel gewöhnlich unerreichbar bleibt.

Wie bekannt, wird die Sammelsucht auch bei Tieren beobachtet. Auch äussert sich der Hang zum Kollektionieren besonders oft im Kindesalter, in welchem die grundlegenden Funktionen der Nerventätigkeit natürlich besonders deutlich hervortreten, denn hier sind sie noch nicht durch die individuelle Bearbeitung vom Leben und durch die Lebensschablonen verdeckt. Wenn man das Kollektionieren in seinem ganzen weitesten Umfange betrachten will, so kann man nicht umhin, vor der Tatsache zu staunen, dass mit der grössten Leidenschaft oft ganz sinnlose und unbedeutende Sachen kollektioniert werden, die von jedem anderen Standpunkt genommen, absolut keinen Wert haben, und einzig und allein vom Standpunkt des Sammelns als ein zu erstrebender Punkt interessant sind. Und jedem ist neben der Nichtigkeit des Zieles die kolossale Energie, die bisweilen grenzenlose Selbstaufopferung bekannt, mit welcher der Kollektionär zu seinem Ziel strebt. Der Sammler wird ja oft Gegenstand des Spottes, er kann zum Verbrecher werden, er wird seine natürlichsten Triebe unterdrücken, und das alles nur um seines Sammelns willen. Lesen wir denn nicht oft genug in den Zeitungen von Geizhälsen — Geldsammlern davon, wie sie in ihrem Gelde vergraben, aber von Menschen verlassen und vergessen, in Schmutz, Kälte, Hunger und Elend, gehasst und verachtet von der ganzen Umgebung und sogar von den nächsten Verwandten leben und sterben. Wenn wir alle diese Umstände erwägen, so müssen wir zu dem Schluss kommen, dass dieses ein dunkler, urwüchsiger, unüberwindbarer Trieb, ein Instinkt oder Reflex ist. Und jeder Kollektionär wird, wenn er von seinem Streben ergriffen ist, die Fähigkeit des Selbstbeobachtens aber noch nicht verloren hat, sich selbst deutlich Rechenschaft davon geben, dass es ihn ganz ebenso unmittelbar zur nächstfolgenden Nummer seiner Sammlung drängt, wie nach Verlauf einer gewissen Zeit nach der letzten Mahlzeit ein Drang zur neuen Nahrungsaufnahme erwacht.

Wie ist dieser Reflex entstanden, in welcher Beziehung steht er zu den anderen Reflexen?

Wie alles, was das Entstehen anbetrifft, so ist auch diese Frage eine schwere Frage. Ich will mir erlauben, hierüber einige Mutmassungen zu äussern, denen, wie mir scheint, bedeutendes Gewicht zugesprochen werden muss.

Das ganze Leben ist ja ein ununterbrochenes Streben und Erlangen eines einzigen Zieles, nämlich der Erhaltung des Lebens selbst, eine unermüdliche und unaufhörliche Arbeit dessen, was man als allgemeinen Instinkt des Lebens bezeichnet. Dieser allgemeine Lebensinstinkt oder Lebensreflex setzt sich aus einer ganzen Menge einzelner Reflexe zusammen. Die positiven Bewegungsreflexe bilden die Mehrheit dieser Reflexe, es sind das Reflexe, welche eine Bewegung in der Richtung nach den günstigen Lebensbedingungen hin bezwecken, Reflexe, deren Ziel darin besteht, diese günstigen Lebensbedingungen zu erringen, sie für den gegebenen Organismus festzuhalten, es sind das Greif- und Packreflexe. Ich will nur auf zwei Reflexen dieser Art stehen bleiben, es sind das die allergewöhnlichsten, aber zugleich auch die stärksten Reflexe und sie geleiten das Leben des Menschen und auch das Leben eines jeden Tiers von seinem ersten bis zum letzten Tage. Ich meine den Nahrungs- und den Orientierungsreflex (den Untersuchungsreflex).

Alltäglich streben wir danach, solche Stoffe zu erlangen, die uns als Material für den Ablauf unseres chemischen Lebensprozesses nötig sind. Wenn wir diese Stoffe in unseren Körper eingeführt haben, so beruhigen wir uns für eine Zeitlang, wir machen Halt, um dann nach einigen Stunden oder am nächsten Tage von neuem danach zu streben, sich einer neuen Portion dieses Materials zu bemächtigen. Dieses erstrebte Material ist unsere Nahrung. Es ruft aber auch jeder neue Reiz — und solche fallen ja jeden Augenblick auf uns ein — eine entsprechende Bewegung hervor, diese hat den Zweck, uns über den gegebenen Reiz besser, genauer zu unterrichten. Wir betrachten aufmerksam ein erscheinendes Bild, wir horchen auf beim Erklingen neuer

Töne; wenn uns ein Geruch berührt, so ziehen wir ihn kräftig ein, und, wenn der neue Gegenstand ganz in unserer Nähe ist, so suchen wir ihn zu betasten; ganz allgemein genommen versuchen wir stets, eine jede neue Erscheinung oder jeden neuen Gegenstand mit unseren entsprechenden rezeptorischen Körperoberflächen, mit den Gefühlsorganen nach Möglichkeit vielseitig zu fassen, zu beproben und festzuhalten. Wie stark und wie unmittelbar unser Streben ist, einen uns interessierenden Gegenstand anzufassen, das kann man daraus ersehen, welche Bitten, Verbote und Hindernisse angewandt werden müssen, um Gegenstände, welche in Ausstellungen die Aufmerksamkeit eines kulturellen Publikums erregen, vor dem Berühren der Beschauer zu schützen.

Als Resultat der täglichen unermüdlichen Arbeit dieser Greifreflexe und auch noch vieler anderer ähnlicher Reflexe musste sich ein ganz allgemeiner, verallgemeinerter Greifreflex nach jedem Gegenstand, der nur einmal die Aufmerksamkeit des Menschen im positiven Sinne erregt hatte, herausbilden, und dieser Reflex müsste dann natürlich durch Weitervererbung festgehalten werden. Diese Verallgemeinerung des Reflexes konnte auf verschiedene Art vor sich gehen. Es ist leicht, sich dafür zwei Mechanismen vorzustellen. In einem Falle haben wir die Irradiation, eine Verbreitung der Erregung von einem oder dem anderen Greifreflex im Falle seiner grossen Intensität. Bei sehr starkem Appetit, d. h. bei intensiver Erregung des Nahrungsreflexes, tun es nicht nur Kinder, sondern auch Erwachsene, dass sie, wenn sie nichts essbares haben, auch absolut nicht essbare Gegenstände in den Mund nehmen und kauen. Ein Kind führt in den ersten Lebensmonaten alle Gegenstände in den Mund. Zweitens mussten sich in vielen Fällen, dank zeitlichem Zusammenfallen verschiedene Gegenstände mit verschiedenen Greifreflexen assoziieren.

Dass der Zielerstrebungsreflex und seine typysche Form, das Kollektionieren, zu dem wichtigsten Greifreflex, dem Nahrungsreflex, in einer bestimmten Beziehung steht, das kann man daraus ersehen, dass die wichtigsten Eigenschaften der Reflexe für diese beiden Fälle die gleichen sind. Das Streben nach dem Objekt bildet in beiden Fällen den wichtigsten Teil und wird von ganz bestimmten Symptomen gefolgt. Ist das Objekt erhascht, ergriffen, so tritt sehr rasch eine Beruhigung, eine gewisse Gleichgültigkeit ein. Eine andere wichtige Eigenschaft bildet die Periodizität des Reflexes. Ein jeder kennt aus eigener Erfahrung, wie sehr das Nervensystem dazu geneigt ist, eine bestimmte Reihenfolge, einen Rhythmus oder das Tempo einer Tätigkeit festzuhalten. Ist es doch so schwer, vom gewohnten Tempo, vom Zeitmasse im Gehen, in der Sprache u. a. m. abzukommen. Und im Loboratorium kann man bei der Erforschung der komplizierten Nervenerscheinungen bei Tieren in sehr viel grobe Fehler geraten, wenn man nicht die ganze Zeit peinlich genau mit dieser Fähigkeit des Nervensystems rechnet. Die beim Sammeln obligatorische Periodizität stimmt ja mit der Periodizität des Nahrungsreflexes sehr gut überein. Daher könnte man gerade in dieser Übereinstimmung die besondere Kraft des Zielerstrebungsreflexes, wie er sich in Form des Kollektionierens äussert, erblicken.

Gleichwie beim Essen nach Verstreichen eines gewissen Zeitraumes durchaus das Streben nach einer neuen Portion erwacht, so wird auch beim Kollektionieren nach dem Erlangen eines gewissen Gegenstandes, sagen wir einer bestimmten Postmarke, durchaus der Wunsch wach werden, jetzt eine weitere zu bekommen. Dass die Periodizität einen wichtigen Punkt des Zielerstrebungsreflexes bildet, das tritt unter anderem auch darin hervor, dass grosse zusammenhängende Ziele und Arbeiten, sie mögen physischer oder geistiger Natur sein, von allen Menschen für gewöhnlich in kleine Teile, in einzelne Aufgaben eingeteilt werden; auf diese Weise wird dann wieder die Periodizität geschaffen, und das trägt sehr viel dazu bei, Energie zu sparen, und erleichtert auch das Erlangen des Endzieles.

Der Zielerstrebungsreflex ist von kolossaler Lebensbedeutung, er bildet die Grundform der Lebensenergie eines jeden von uns. Nur der führt ein schönes und kraftvolles Leben, der während seines ganzen Lebenslaufes ohne Unterlass einem erstrebbaren, aber unerreichbaren Ziel näher und näher rückt, oder der, welcher sich mit gleichem Feuer von einem Ziel zu einem andern werfen kann. Das ganze Leben, all' seine Vervollkommnungen und Verschönerungen, die ganze Kultur, alles das wird dank dem Zielerstrebungsreflex erreicht, kann aber nur vom Menschen geleistet werden, welche nach einem bestimmten Lebensziel streben. Es lässt sich ja alles kollektionieren: Erforderliches und Erhabenes, Grosses und Garstiges, Winziges und Wichtiges, die Bequemlichkeiten des Lebens (Praktiker), gute Gesetze (Staatsmänner), menschliches Wissen (gebildeter Stand), Erfindungen und Entdeckungen (Gelehrte), Tugenden usw.

Und wir können auch das Gegenteil sehen. Sobald das Lebensziel verschwunden ist, hört der Mensch auf, am Leben zu hängen, es zu lieben. Liest man denn nicht fortwährend in den Zetteln, welche von Selbstmördern hinterlassen werden, dass sie ihrem Leben ein Ende machen, weil es ziellos ist. Und doch sind die Ziele des menschlichen Lebens unendlich und unerschöpflich. Die Tragödie des Selbstmörders besteht aber gerade darin, dass bei ihm, wie wir Physiologen uns ausdrücken, ein Unterdrücken, eine Hemmung dieses Zielerstrebungsreflexes besteht, und diese Hemmung ist meist eine rasch vorübergehende und nur viel seltener eine bleibende.

Der Zielerstrebungsreflex ist nicht etwas unveränderliches, nein, wie alles im Organismus je nach den Bedingungen bald in der Richtung der Verstärkung und Entwicklung, bald im Gegenteil in der Richtung der Schwächung und beinahe der völligen Einstellung schwankt, so unterliegt auch dieser Reflex den verschiedensten Schwankungen und Veränderungen. Und auch hierbei schlägt wieder die Analogie mit dem Nahrungsreflex in die Augen. Durch ein regelmässiges Nahrungsregime — die entsprechende Nahrungsmenge und die regelmässige Periodizität in der Einnahme der Mahlzeiten — wird stets ein gesunder und starker Appetit, ein normaler Nahrungsreflex und damit auch eine normale Ernährung gesichert. Das Gegenteil kommt ebenfalls vor. Wollen wir uns bloss eines aus dem Leben gegriffenen, sehr oft vorkommenden Falles errinnern. Bei einem Kinde wird durch Worte, die sich auf's Essen beziehen, und noch viel mehr durch den Anblick von Speise der Nahrungsreflex sehr leicht früher als nötig hervorgerufen. Das Kind fragt nach dem Essen, es reckt sich danach und fängt sogar an zu weinen. Und wenn die Mutter nicht vernünftig, sondern sentimental ist, und diese plötzlichen und zufälligen Wünsche des Kindes erfüllt, so wird es damit endigen, dass das Kind, wenn es das Essen nur zufällig und vor den Mahlzeiten nascht, seinen Appetit vollständig verderben und die Hauptmahlzeit ganz ohne Appetit zu sich nehmen wird, es wird jetzt im ganzen weniger essen, als nötig, und sollte sich diese Ordnungsstörung oft wiederholen, so wird die Verdauung und dann auch die allgemeine Ernährung darunter leiden. Als Endresultat wird der Appetit, d. h. das Streben nach der Nahrung, der Nahrungsreflex geschwächt werden, oder auch ganz verschwinden. Folglich ist es nötig den Zielerstrebungsreflex bis zu einem gewissen Grade anzuspannen, zu erregen, wenn man eine regelmässige, volle und erfolgreiche Wirkung dieses Reflexes bekommen will.

Die Angelsachsen, die ja die reinste Verkörperung dieses Reflexes darstellen, sind sich dessen sehr gut bewusst, und das ist der Grund, woher Sie auf die Frage, was denn die wichtigste Bedingung ist, welche das Erlangen eines Zieles befördert, in einer Weise antworten, welche für unser Ohr höchst seltsam, ja sogar ganz unwahrscheinlich klingt, nämlich: die Hauptbedingung für erfolgreiches Streben sei das Vorhandensein von Hindernissen. Sie sagen also gewissermassen: wenn nur mein Zielerstrebungsreflex durch diese Hindernisse erregt wird, dann werde ich schon mein Ziel erlangen, mag es noch so schwer erreichbar sein. Es ist ja interessant, dass in dieser Antwort die Möglichkeit, das Ziel nicht zu erreichen, überhaupt nicht in Betracht gezogen wird. Wie weicht das doch so sehr von unserer Auffassung ab, wo doch bei uns „die Umstände und Verhältnisse" alles verzeihen, alles rechtfertigen und mit allem versöhnen. Wie fehlen uns doch so ganz und gar die praktischen Kenntnisse eines fürs Leben so wichtigen Faktors, wie dieser Zielerstrebungreflex. Und diese Kenntnisse sind doch in jeder Hinsicht, und in erster Linie fürs Leben, eine der wichtigsten Fragen und für die Erziehung von hohem Wert.

Der Zielerstrebungsreflex kann aber auch geschwächt, oder sogar durch den entgegengesetzten Mechanismus gedämpft werden. Kehren wir wieder zur Analogie mit dem Nahrungsreflex zurück. Wie bekannt, ist nur während der ersten Hungertage der Appetit sehr stark, sogar unerträglich, später wird er viel schwächer. Ebenso sehen wir auch, dass bei lange anhaltendem ungenügendem Essen eine Abmagerung und Schwächung und schliesslich der Kräfteverfall des Organismus eintreten, und gleichen Schritts damit geht auch der Verfall der normalen Triebe, wie wir das von systematisch fastenden Menschen wissen. Bei lange dauernder Beschränkung in der Befriedigung der Grundtriebe, bei fortwährender Verminderung der Arbeit der Fundamentalreflexe ist auch schliesslich der Lebensinstinkt, der Hang zum Leben herabgesetzt. Wir wissen, wie gleichgültig die Menschen aus den niedrigsten, den ärmsten Klassen der Bevölkerung sich zum Tode verhalten. Wenn ich mich nicht irre, so existiert in China sogar die Möglichkeit Menschen zu mieten, die anstatt des Verurteilten die Todesstrafe erleiden.

Wenn die negativen Seiten des russischen Charakters: die Faulheit, der schwache Unternehmungsgeist, die Gleichgültigkeit, ja das absolut nachlässige Verhalten zu jeder Lebensarbeit mich in eine düstere, schwere Stimmung versetzen, dann helfe ich mir damit, dass ich mir sage: „Nein! das sind doch nicht unsere Grundcharakterzüge, — das ist bloss eine untaugliche Ablagerung, das ist das verruchte Erbteil der Leibeigenschaft. Sie hat die Herrschaft in Nichtstuer verwandelt, weil sie diese auf Kosten fremder, unentgeltlicher Arbeit vom Ausüben der natürliche Triebe des normalen Lebens dadurch befreit hat, dass sie es nicht nötig hatten, nach dem Erwerb des täglichen Brotes für sich und ihre Angehörigen zu streben, oder sich eine Lebensposition zu erkämpfen, weil diese Leibeigenschaft ihren Zielerstrebungsreflex auf den fundamentalen Richtlinien des Lebens ohne Betätigung gelassen hat. Den Leibeigenen hatte sie dagegen in ein ganz passives Geschöpf, welches jeglicher Aussicht für die Zukunft beraubt war, verwandelt, denn auf dem Wege seiner natürlichsten Bestrebungen stiess er auf unüberwindliche Hindernisse in Form der mächtigen, ungezügelten Willkür der Herrschaft.

Und dann mache ich mir weitere Hoffnungen Der verdorbene Appetit, die Ernährungsschädigungen können repariert, sie können durch sorgfältige Pflege und spezielle Hygiene wiederhergestellt werden. Dasselbe kann auch mit dem Zielerstrebungsreflex, der auf russischem Boden durch die historischen Verhältnisse so sehr gelitten hat, vorgenommen werden. Ja es soll, es muss so geschehen!

Wenn ein jeder von uns diesen Reflex, als einen der wertvollsten Teile seines eigenen Ich, seines eigenen Wesens in sich hegen und pflegen wird, wenn alle Eltern und die gesamte Lehrerschaft in allen ihren Abstufungen es sich zur wichtigsten Aufgabe machen werden, in der von ihnen bevormundeten Masse diesen Reflex zu festigen und zu entwickeln, wenn unser Staats- und Gemeinwesen weite Möglichkeiten für das Ausüben dieses Reflexes eröffnen werden, so werden wir schliesslich doch dazu kommen das zu sein, was wir sein sollen, und was wir, wenn man nach vielen Episoden unseres geschichtlichen Lebens und nach dem oft bewährten Schwung unserer Schaffenskraft urteilen will, auch wirklich sein können.

XXIX.
Der Befreiungsreflex.
(Zusammen mit Dr. Gubergritz.)

Man ist vollständig berechtigt zu denken, dass es der Physiologie bei der Analyse der normalen Nerventätigkeit endlich gelungen ist festzustellen, dass neben der schon längst anerkannten elementaren Grundform dieser Tätigkeit dem angeborenen Reflex auch eine andere ebenfalls als Grundform zu betrachtende, aber in gewissen Hinsichten kompliziertere Nerventätigkeit besteht, nämlich der erworbene Reflex. Den weiteren Gang der Forschung können wir uns nun folgendermassen vorstellen: Einerseits ist es dringend nötig in erster Linie alle existierenden angeborenen Reflexe festzustellen und sie zu systematisieren, denn diese bilden ja das tiefste Fundament, die zuverlässigste Grundlage, auf welche sich dann das ganze, kolossale Gebäude der erworbenen Reflexe aufbauen lässt. Das Systematisieren der erworbenen Reflexe wird sich notwendigerweise auf die Klassifikation der angeborenen Reflexe stützen müssen. Dieses bildet, wenn man sich so ausdrücken könnte, die spezielle Morphologie der Reflextätigkeit. Andererseits müssen die Gesetze und der Mechanismus der ganzen, sowohl der angeborenen, als auch der erworbenen Reflextätigkeit durchforscht werden. Das Studium der ersteren ist ja natürlich schon lange im Gang und wird auch weiter fortgesetzt, die Untersuchung der letzteren muss aber natürlich als eine erst eben aufkommende Forschung ganz speziell die Aufmerksamkeit auf sich lenken, denn sie verspricht raschen und reichen Erfolg.

Unsere heutige Mitteilung soll gerade die Systematik der Reflexe, und zwar der angeborenen Reflexe behandeln. Es ist ganz klar, dass die allgemein gebräuchliche Klassifikationsvorlage[1]), welche die Reflexe in Nahrungs-, Selbsterhaltungs- und Geschlechtsreflexe einteilt, eine zu allgemeine und zu ungenaue ist. Um ganz genau zu sein, muss man vom individuellen Erhaltungsreflex und vom Gattungerhaltungsreflex sprechen, denn der Nahrungsreflex ist ja auch ein Erhaltungsreflex. Diese unsere Einteilung hat aber auch teilweise eine bloss relative Gültigkeit, denn die Erhaltung der Gattung setzt ja selbstverständlich die Erhaltung des Individuums voraus. Es ist also die allgemeine

---

[1]) Bei genauerer Analyse hat es sich erwiesen, dass zwischen dem, was „Reflex" genannt wird, und dem, was man als „Instinkt" bezeichnet, kein durchgreifender Unterschied besteht.

Systematik dieser Reflexe nicht von spezieller Wichtigkeit. Dafür ist aber eine genauere Systematik, eine sorgfältige Beschreibung und ein vollständiges Verzeichnis aller bestehender einzelner Reflexe von höchstem Wert, denn jeder gegenwärtig bekannte Reflex birgt, wie es sich jetzt erweist, eine ganze Menge einzelner Reflexe in sich. Nur die genaue Kenntnis eines jeden solchen Reflexes im speziellen gibt die Möglichkeit, allmählich in jenem Chaos, welches aus den höchsten Äusserungen des animalen Lebens zusammengestellt wird, klar zu werden, und wir machen uns erst eben daran, diese höchsten Lebensäusserungen endlich doch der wissenschaftlichen Analyse zur Verfügung zu stellen.

Obgleich sich unser Laboratorium mit diesem Gegenstand noch nicht speziell beschäftigt, so analysieren wir doch gewisse Fälle, die sich uns bei anderen Gelegenheiten bieten, wenn sie einen gut ausgeprägten speziellen Charakter tragen. Für den uns heute interessierenden Reflex, den Befreiungsreflex, ist ein spezieller Fall zur Beobachtung gekommen, und wir haben ihn bis zu einem gewissen Grade bearbeiten können.

Unter der grossen Zahl von Hunden, welche zum Studium der erworbenen Speichelreflexe (nach der Terminologie unseres Laboratoriums — der bedingten Speichelreflexe) dienen, befand sich im vorigen Jahre im Laboratorium ein Hund mit ganz aussergewöhnlichen Eigenschaften. Zuerst von einem unserer Arbeiter zu Versuchen benutzt, zeigte dieser Hund, verschieden von allen anderen Hunden, eine ganz besondere Reaktion: im Verlauf eines ganzen Monats gab der Hund während der Versuche immer eine ununterbrochene spontane Speichelreaktion, wodurch er für unsere Versuche natürlich sehr unvorteilhaft war. So eine Speichelsekretion ist, wie wir schon aus unseren früheren Versuchen wissen, von einer allgemeinen Erregung des Tieres abhängig und geht gewöhnlich mit einer sehr gesteigerten Atemfrequenz, Polypnoe einher; sie bildet augenscheinlich eine Analogie dazu, was wir an uns selbst als „allgemeine Aufregung" bezeichnen, nur mit dem Unterschied, dass beim Hunde unsere Schweisssekretion durch die Speichelsekretion ersetzt ist. Einen solchen Erregungszustand, aber nur von viel kürzerer Dauer, konnten wir an vielen Hunden während der ersten Zeit der Arbeiten beobachten, besonders fiel das bei wilderen, ungezähmten Hunden auf. Der Hund aber, von dem wir eben reden, war im Gegenteil ein sehr zahmes Tier, er trat mit uns allen sehr rasch in freundschaftliche Beziehungen. Um so mehr schien es sonderbar, dass bei ihm im Verlauf eines vollen Monats, wenn er ins Experimentiergestell kam, diese allgemeine Erregung absolut nicht nachliess. Danach machten wir uns an diesen Hund mit dem speziellen Ziel, diese seine Eigenschaft eingehender zu untersuchen. Im Verlauf von 2 Wochen blieb bei uns, obgleich wir in einem aparten Zimmer arbeiteten, während der Versuche einen bedingten Reflex im Experimentiergestell zu bilden, die Sachlage ohne jegliche Veränderung. Der bedingte Reflex bildete sich nur langsam, blieb die ganze Zeit sehr klein und zeigte stets sehr schwankende Grössen. Die spontane Speichelabsonderung dauerte fort und nahm während der Dauer eines jeden Versuchstages stets zu. Zu gleicher Zeit war das Tier beständig in Bewegung, es suchte sich auf die verschiedensten Arten aus dem Experimentiergestell zu befreien, es kratzte mit den Füssen den Boden, schlug nach den Gestellpfählen, biss und nagte an ihnen herum u. dgl. Natürlich wurde das alles von stets zunehmender Polypnoe begleitet. Zu Beginn des Versuchs, bei den ersten bedingten Reizen, nahm der Hund das ihm gereichte Futter sofort, aber weiterhin nahm er es erst lange Zeit nach dem Herausrücken der Futterschale, wobei mit jedem Mal der Zeitraum zwischen dem Erscheinen dieser Schale und dem Nehmen des Futters immer grösser wurde, und schliesslich kam es dann dazu, dass der Hund nur anfing selbst zu fressen, wenn man ihm vorher eine kleine Portion gewaltsam ins Maul eingeführt hatte.

Vor allem suchten wir die Frage aufzuklären, was der Grund dieser motorischen und sekretorischen Reaktion sei, was es denn eigentlich sei, das den Hund bei unseren Versuchsbedingungen so erregt. Auf viele Hunde wirkt es erregend, dass sie während des Versuchs hoch auf einem Tisch stehen müssen. Sie brauchen nur das Gestell auf den Boden zu stellen, und der Hund beruhigt sich. In unserem Falle hatte das keine Wirkung auf den Zustand des Hundes. Einige Hunde vertragen es nicht, allein im Zimmer zu sein. Solange der Experimentierende sich mit dem Tier in ein und demselben Zimmer befindet, ist der Hund ruhig, sobald aber nur der Mensch das Zimmer verlässt, so fängt der Hund sofort an, zu winseln, sucht sich aus dem Gestell zu befreien und wird höchst erregt. Auch das hatte wieder für unsern Hund keine Bedeutung. Vielleicht verlangte der lebhafte Hund nach Bewegung? Wir liessen ihn aus dem Gestell heraus, aber er legte sich sofort dem Experimentierenden zu Füssen. Sollten ihn etwa die Schlingen durch Quetschen, Reiben u. dgl. reizen? Wir befestigen die Schlingen so lose, wie nur möglich — es blieb alles beim alten. Und wenn wir dem Hunde ausserhalb des Experimentierzimmers, wenn er frei im Zimmer herumlief, einen Strick um den Hals mit Absicht recht eng und fest banden, so schien ihn das gar nicht zu beunruhigen. Es blieb nur eins übrig — der Hund konnte keine Fesseln, keine Beschränkung der Bewegungsmöglichkeit vertragen. Wir haben eine stark unterstrichene, gut isolierte physiologische Reaktion des Hundes vor uns — den Befreiungsreflex. Einer von uns hat wohl mehrere Hunderte, ja vielleicht auch einige Tausende von Hunden beobachtet, und dieser Reflex ist ihm nur einmal in einer so reinen Form und mit derselben Beharrlichkeit vorgekommen, aber damals konnte diese Erscheinung, da eine richtige Auffassung des Gegenstandes noch fehlte, nicht in der nötigen Weise gewürdigt und beurteilt werden. Aller Wahrscheinlichkeit nach verdanken wir in diesen beiden Fällen die Beharrlichkeit des Reflexes einem seltenen Zufall, dass nämlich einige Generationen der Vorfahren dieser beiden Exemplare in vollständiger Freiheit gelebt hatten, z. B. als Hofhunde, die nie an einer Fessel gewesen sind.

Natürlich ist der Befreiungsreflex eine allgemeine Eigenschaft, eine allgemeine Reaktion der Tiere, einer der wichtigsten angeborenen Reflexe. Wäre er nicht vorhanden, so würde jedes geringste Hindernis, welches ein Tier auf seinem Wege treffen könnte, den Lebenslauf dieses Tieres vollständig hemmen. Und wir wissen sehr gut, wie alle Tiere, wenn sie ihrer gewöhnlichen Freiheit beraubt werden, bestrebt sind, sich zu befreien, besonders natürlich die wilden Tiere, wenn sie eben erst in Gefangenschaft geraten sind. Aber dieses so allgemein bekannte Faktum, hatte bis jetzt keine richtige Deutung und wurde nicht regelmässig ins System der angeborenen Reflexe eingerückt.

Um den angeborenen reflektorischen Charakter dieser Reaktion deutlicher hervortreten zu lassen, haben wir die Untersuchung dieses Gegenstandes weiter verfolgt. Obgleich der bedingte Reflex, welcher bei diesem Hunde ausgearbeitet wurde, wie schon gesagt, ein Nahrungsreflex war (d. h. der Hund, welcher am Vorabend das letzte Futter erhalten hatte, wurde im Gestell während jedes bedingten Reizes gefüttert), so war das denn noch nicht genügend, um den Befreiungsreflex zu hemmen, um ihn zu überwinden. Und das schien nur noch viel merkwürdiger, denn im Laboratorium hatten wir ja schon über die bedingten Nahrungsreflexe auf destruktive Reize die Erfahrung gemacht, dass ein starker elektrischer Hautreiz, der da gewöhnlich eine sehr starke Abwehrreaktion hervorruft, wenn er nur jedesmal vom Füttern des Tieres gefolgt wird, ohne besondere Mühe dazu gebracht werden kann, eine Nahrungsreaktion mit vollständigem Verschwinden der Abwehrreaktion hervorzurufen. Sollte es möglich sein, dass der Nahrungsreflex schwächer ist, als der Befreiungsreflex? Woher kann hier der Nahrungsreflex den Befreiungsreflex nicht überwinden?

Man konnte nicht umhin, zwischen den Versuchen mit dem destruktiven Reiz und dem jetzigen Versuch einen Unterschied zu bemerken. Im ersten Falle kamen der destruktive Reflex und der Nahrungsreflex beinahe gleichzeitig ins Nervensystem, sie begegneten sich, im letzteren Falle hielt die Reizung der Mundhöhle jedesmal nur eine kurze Zeit an und zwischen diesen einzelnen Reizen vergingen grosse Zeiträume, wogegen der Befreiungsreflex während der ganzen Dauer des Versuchstages ununterbrochen tätig war und seine Wirkung um so stärker äusserte, je länger das Tier im Gestell stand. Daher beschlossen wir, die Versuche mit den bedingten Reflexen ganz wie vorhin fortzusetzen, aber ausserdem dem Hunde seine tägliche Nahrungsportion auch nur im Experimentiergestell zu geben. Zu Anfang, ungefähr im Verlauf von 10 Tagen, frass der Hund sehr wenig und magerte stark ab, darauf begann er immer mehr und mehr zu fressen, bis er schliesslich dazu kam, die ganze ihm vorgesetzte Portion aufzufressen. Es mussten aber ungefähr 3 Monate vergehen, ehe der Befreiungsreflex aufhörte, während der

Versuche mit den bedingten Reflexen seine störende Wirkung zu äussern. Allmählich verschwanden die einzelnen Teile dieses Reflexes. Man muss aber denken, dass auch noch jetzt eine geringe Spur dieses Reflexes zurückgeblieben war, und das äusserte sich darin, dass der bedingte Reflex, der allen Grund dazu hatte, bei diesem Hunde gross und kräftig zu sein, dennoch immer nur klein war und immerfort schwankte, ganz als wenn er durch irgend etwas gehemmt würde — augenscheinlich ist das auf einen Rest des Befreiungsreflexes zu beziehen. Es ist interessant, dass zum Schluss dieser Periode der Hund anfing, von selbst auf den Experimentiertisch zu springen. Wir bestanden nun nicht weiter auf diesem Resultat und hörten auf, die Hauptfütterung im Gestell zu besorgen. Trotzdem wir unsere Versuche mit den bedingten Reflexen immer fortsetzten, fing jetzt nach etwa 1½ Monaten der Befreiungsreflex wieder an bemerkbar zu werden und zuletzt erreichte er auch wieder seine ursprüngliche Stärke. Es scheint uns, dass diese Rückkehr des Reflexes neben der Bekräftigung seines zähen festen Charakters, was ja davon zeugt, dass dieser Reflex ein angeborener sein muss, dass dieses sein Wiederkehren alle andern Deutungen und Erklärungen der von uns beschriebenen Reaktion ablehnt.

Erst nachdem man den Hund 4½ Monate in einem aparten Käfig gehalten hatte, wo er auch gefüttert wurde, erst danach wurde der Befreiungsreflex endgültig unterdrückt, und jetzt konnte man mit diesem Hund ganz ebenso arbeiten, wie mit jedem andern.

Zum Schluss wollen wir noch einmal hervorheben, wie notwendig und wichtig es ist, die elementaren angeborenen Reflexe zu registrieren und zu beschreiben, um sich allmählich vom ganzen Verhalten des Tiers ein klares Bild zu machen. Wenn das nicht getan wird, und wir also an den alten, allgemeingebräuchlichen, aber inhaltlosen Begriffen und Worten, wie z. B. „der Hund hat sich an etwas gewöhnt", „von etwas entwöhnt", „er erinnert sich", „vergisst" u. dgl. festhalten, so werden wir niemals in der wirklich wissenschaftlichen Untersuchung der kompliziertesten Tätigkeit der Tiere weiter kommen. Es unterliegt keinem Zweifel, dass die systematische Untersuchung der Grundlage, welche durch die angeborenen Reaktionen der Tiere gegeben ist, ungeheuer viel dazu beitragen wird, dass wir uns über uns selbst klar werden, und dass dieses Wissen uns auch zur Entwicklung der Selbstbeherrschung verhelfen wird.

Mit letzterer Behauptung wollen wir folgendes gesagt haben. Wenn der Befreiungsreflex existiert, so muss augenscheinlich ebenso auch ein angeborener Reflex sklavischer Unterwürfigkeit — der Servilitätsreflex existieren. Es ist ein wohlbekanntes Faktum, dass das junge oder kleine Hündchen sich bei Begegnung mit grossen Hunden oft auf den Rücken werfen, dadurch ergeben sie sich auf Gnade und Ungnade dem Stärkeren, und das bildet eine Analogie zur Kniefälligkeit beim Menschen — das ist der Servilitätsreflex und er hat natürlich seine bestimmte Rechtfertigung im Leben. Die absichtlich passive Lage des Schwächeren führt natürlich zur Verminderung der agressiven Reaktion des Stärkeren, während ein, wenn auch kraftloser Widerstandsversuch von Seiten des Schwächeren die auf Zerstörung gerichtete Erregung des Stärkeren nur noch weiter anfachen wird.

Wie oft und mannigfaltig äussert sich nun der Servilitätsreflex im russischen Leben und wie nützlich wäre es, wenn man sich dessen bewusst werden könnte. Wir wollen bloss ein Beispiel aus der Literatur anführen. In einer Novelle „Der Strom des Lebens" beschreibt Kuprin den Selbstmord eines Studenten, den seine Gewissensqualen dazu getrieben haben. Diese waren dadurch verursacht, dass er seine Kameraden der Geheimpolizei verraten hatte. Aus dem Brief des Selbstmörders wird es klar, dass der Student ein Opfer des Servilitätsreflexes geworden ist, mit welchem er von Seiten seiner Mutter, die ein Schmarotzerleben führte, erblich belastet war. Hätte er das gut verstanden, so würde er 1. sich selbst richtiger und gerechter beurteilen und 2. hätte er dann die Möglichkeit durch systematisches Vorgehen in sich selbst die Kraft zur erfolgreichen Hemmung, zur Unterdrückung dieses Reflexes zu üben und zu entwickeln.

XXX.
Die Psychiatrie als Helferin der Physiologie der Grosshirnhemisphären.

Aus meinen früheren Blutkreislauf- und Verdauungsarbeiten gewann ich die feste Überzeugung, dass die klinische Kasuistik — eine unendliche Reihe der verschiedenartigsten pathologischen Variationen und Kombinationen der Funktionen des Organismus — dem physiologischen Denken grosse Dienste leisten kann. Da ich mich nun schon viele Jahre mit der Physiologie der Grosshirnhemisphären beschäftige, so habe ich auch schon öfters daran gedacht, das Gebiet der Erscheinungen, welche sich an Geisteskranken bieten, als analytisches Hilfsmaterial bei unsern physiologischen Forschungen heranzuziehen. Tatsächlich, hier konnte man ja darauf rechnen, anstatt unserer im Vergleich zur Kompliziertheit und Feinheit des zu erforschenden Mechanismus höchst groben Methode der Zerstörung der Hirnteile als eines analytischen Mittels, in gewissen Fällen auf eine klarere, deutlichere und feinere Zergliederung der Gehirnarbeit in ihre einzelnen Elemente zu stossen, auf die Zergliederung und Abgrenzung der einzelnen Gehirnfunktionen, als Folge von pathologischen Ursachen, welche ja bisweilen einen ungemein hohen Grad von Funktionsdifferenzierung erreichen.

Während des Sommers 1918 bot sich mir schliesslich so eine Gelegenheit und nun hatte ich die Möglichkeit, das Krankheitsbild einiger Geisteskrankheiten genau zu studieren. Und, wie es mir scheinen will, hat mich meine Hoffnung nicht getäuscht. Oft wurden mir in grossartiger Weise solche Punkte veranschaulicht, die in der Physiologie schon mehr oder weniger aufgeklärt sind, — zum Teil wurden neue Seiten der Gehirntätigkeit hervorgehoben, oder es entstanden auch neue Fragen. Es erwuchsen für mich als Laboratoriumsarbeiter ganz ungewöhnliche Aufgaben.

Zwischen meinem Verhalten zum psychiatrischen Material und dem gewohnten Verhalten der Spezialisten liess sich aber ein durchgreifender Unterschied bemerken. Wegen der langjährigen vorausgegangenen Laboratoriumsübung meines Denkens in einer ganz bestimmten Richtung blieb ich die ganze Zeit dem rein physiologischen Standpunkt treu, indem ich für mich selbst die psychische Tätigkeit der Kranken in bestimmte physiologische

Begriffe und Worte kleidete. Und es bot für mich auch keine weiteren Schwierigkeiten, wenn ich nur meine Aufmerksamkeit nicht den Einzelheiten des subjektiven Zustandes zuwandte, sondern die Grundzüge und Grunderscheinungen eines bestimmten Krankheitszustandes in Angriff nahm. Aus vorliegendem Bericht wird es ersichtlich sein, wie ich im einzelnen vorging.

In diesem Artikel will ich die Symptombilder und deren Analyse in bezug auf zwei Kranke geben.

Der erste Kranke — ein intelligentes, wohlerzogenes Fräulein von 22—23 Jahren. Im Hospitalpark sehen wir sie ganz unbeweglich im Bett liegen, die Augen kaum geöffnet. Wenn wir kommen, so beginnt sie von selbst kein Gespräch. Der Kollege, der mich begleitet, teilt mir mit, dass gegenwärtig ihr Zustand andauernd ein solcher ist. Sie verweigert, selbstständig das Essen zu sich zu nehmen und ist unsauber. Unsere an sie gestellten Fragen betreffen ihre Familienmitglieder, und dabei erweist es sich, dass sie alles gut versteht, sich dessen erinnert und ganz richtig antwortet, aber nur wird die Antwort von ihr mit äusserster Mühe hervorgebracht und erfolgt mit einer grossen Verzögerung. Es besteht ein deutlich ausgeprägter kataleptischer Zustand. Die Kranke ist schon einige Jahre vom Leiden befallen, zeitweise wird sie ganz gesund, und dann erkrankt sie wieder unter sehr buntem Symptomenbild. Der Zustand, in dem wir sie eben sehen, bietet gerade ein solches Krankheitsbild.

Der zweite Kranke ist ein Mann von 60 Jahren. 22 Jahre lag er im Hospital wahrhaftig als lebendige Leiche, ohne jegliche willkürliche Bewegung, wortlos, durch die Sonde ernährt, unsauber. Im Verlauf der letzten Jahre, als er sich den 60ern näherte, begann er immer mehr und mehr willkürliche Bewegungen auszuführen; gegenwärtig steht er selbst vom Bett auf, geht selbständig in den Toilettenraum, spricht viel und ganz vernünftig und isst vieles selbst. Von seinem früheren Zustand erklärt er, dass er alles verstand, was um ihn her passierte, aber dass er eine furchtbare, unüberwindbare Schwere in seinen Muskeln fühlte, so dass es ihm sogar beschwerlich war zu atmen. Und das war der Grund, weswegen er sich nie bewegte, nicht ass und nicht sprach. Krank wurde er mit 35 Jahren. In der Krankengeschichte sind tonische Reflexe verzeichnet.

Wie lässt sich der beschriebene Zustand dieser beiden Kranken physiologisch charakterisieren?

Um diese Frage zu beantworten, wollen wir vor allem ein auffallendes Symptom ins Auge fassen, welches in der Motilität beider Kranken besteht: das ist die Katalepsie bei der ersten Kranken und die tonischen Reflexe beim zweiten. Wann treten diese Symptome bei Tieren schlagend hervor? Schon Schiff sah bei Kaninchen nach Entfernung der Grosshirnhemisphären kataleptische Erscheinungen, und die Dezerebrierung, wie sie von Sherrington eingeführt ist, gibt uns eine gute Methode in die Hand, um bei Katzen deutliche tonische Reflexe hervorzurufen. Ebenso gibt auch die Vergiftung mit einigen narkotischen Mitteln, z. B. Urethan kataleptische Erscheinungen. In all diesen Fällen sehen wir die Ausschaltung der Tätigkeit der Grosshirnhemisphären ohne Beeinträchtigung der niedriger liegenden Gehirnteile; in beiden ersten Fällen dank den Eigenschaften des Hirngewebes der angewandten Versuchstiere und dank dem, dass sich noch keine weiteren Reaktionserscheinungen entwickelt haben, da nach der Operation noch nicht viel Zeit vergangen ist, im Urethranbeispiel aber dank der Anwesenheit der Ammoniakgruppe, die da eine erregende Wirkung auf die niedriger gelegenen motorischen Zentren ausübt. Eine solche isolierte Ausschaltung der Grosshirnhemisphären, die ja das Nervenorgan der sog. willkürlichen Bewegungen darstellen, führt nun dazu, dass die normale Tätigkeit der niedriger gelegenen nervösen Bewegungsapparate zutage tritt. Diese Tätigkeit hat aber zu ihrer Hauptaufgabe die Gleichgewichtseinstellung des Organismus und seiner einzelnen Teile im Raum und besteht in einem Gleichgewichtseinstellungsreflex, der sich ja auch in der Norm stets in Tätigkeit befindet, aber zugleich auch stets durch die willkürlichen Bewegungen verdeckt ist. So ist denn die Katalepsie ein normaler, stets vorhandener Reflex, der aber nur unter den beschriebenen Bedingungen, dank der Beseitigung der Grosshirneinwirkungen offen zutage tritt. Die tonischen Reflexe bilden aber nur ein Element dieses komplizierten Reflexes.

So muss man denn bei unseren Kranken eben dasselbe, d. h. die Ausschaltung der Hemisphärentätigkeit voraussetzen. Aber es ist auch ersichtlich, dass es sich bei ihnen um die Ausschaltung nur der motorischen Region der Grosshirnhemisphären handelt, denn diese Kranken, die zu willkürlichen Bewegungen ganz unfähig sind, bei denen diese Tätigkeit, wie sie es selbst bezeugen, oder sogar aussagen können, höchst erschwert ist, können ja gleichzeitig gut verstehen, was man ihnen sagt, können sich doch aller Vorgänge erinnern und sind sich ihres Zustandes bewusst, d. h. sie sind imstande mit den anderen Teilen der Grosshirnhemisphären genügend zu arbeiten.

Eine so vollständig isolierte Hemmung nur der motorischen Rindenregion ist ja auch in andern Fällen bei Menschen und Tieren für einige besondere Zustände bekannt. Ein Mensch, der sich in einem bestimmten Hypnosestadium befindet, ist imstande unsere Worte zu verstehen, er behält sie und wird wohl auch gewillt sein manches des Gesagten auszuführen, und doch — ihm fehlt die dazu nötige Gewalt über seine Skelettmuskulatur, denn er behält diejenige Pose, in welche Sie ihn bringen, mag sie ihm selbst auch unbequem und unerwünscht sein. Augenscheinlich ist hier das Wesentliche darin, dass eine streng isolierte Hemmung der motorischen Region der Rinde der Grosshirnhemisphären besteht, eine Hemmung, die sich weder auf andere Gebiete der Grosshirnhemisphären, noch auf weitere niedriger liegende Hirnmassen verbreitet.

Ein Gleiches habe ich auch oft im Laboratorium bei der Arbeit an Hunden mit den bedingten Reflexen beobachtet. An einem unserer Hunde sind diese Verhältnisse von mir, gemeinsam mit Dr. L. W. Woskressensky[1]), eingehender und systematischer studiert worden. Bei diesem Hunde hatte sich die ganze Umgebung und das Zimmer, in welchem experimentiert wurde, in ein einschläferndes Agens verwandelt, so dass nur das Hineinführen des Hundes in dieses Zimmer schon sofort sein ganzes Verhalten veränderte, und das erwies sich als Folge davon, dass dieser Hund im Verlauf einer langen Zeit (Wochen und Monate hindurch) sehr oft und jedesmal für lange Zeit im Gestell angebunden und nun ganz allein ohne jegliche weitere experimentelle Einwirkungen gelassen wurde. Wenn wir die Wirkungskraft dieser ganzen Umgebung nach der Dauer ihrer Einwirkung abschätzten, so konnten wir sehr gut die einzelnen Phasen des sich entwickelnden Schlafzustandes beobachten. Bei diesem Hunde konnten wir folgendes sehen. Bei ihm war ein bedingter Schall-Nahrungsreflex (Assoziation) ausgearbeitet worden, d. h. beim Klingen eines bestimmten Tones äusserte der Hund eine Nahrungsreaktion: er gab Speichel, führte entsprechende Bewegungen aus, beleckte sich, wandte sich zu der Stelle, von wo ihm gewöhnlich das Futter gereicht wird, und, wenn dieses nun erschien, so machte er sich gleich daran es zu verzehren. Wenn sich nur die ersten Anzeichen des Schlafzustandes äusserten, so verschwand der bedingte Speichelreflex auf den Ton, aber beim Erscheinen des Futters vor dem Hunde bestand der Bewegungsreflex, wie in der Norm, d. h. ohne jegliche Verzögerung begann der Hund das Futter zu fressen. Auf dieses erste Stadium folgte unerwartet ein höchst interessantes zweites Stadium. Jetzt war der bedingte Speichelreflex wieder vorhanden, wenn nun die natürlichen bedingten Reize, welche beim Erscheinen der Speise von dieser ausgehen, sich zum künstlichen bedingten Reiz (unser Ton) hinzugesellen, so wuchs die Speichelreaktion bemerkbar an, aber der Bewegungsreflex kam nicht zustande, der Hund griff nicht nach dem Futter, er kehrte sich von ihm ab, und wenn man versuchte, ihm dasselbe ins Maul zu schütten, so widersetzte er sich dem. Im nächsten Stadium — beim vollkommenen Einschlafen — verschwanden natürlich alle Nahrungsreaktionen. Wenn man nun den Hund absichtlich (durch Anwendung starker Reize) weckte, so sah man diese verschiedenen Phasen entsprechend dem Verschwinden der Schlafzustandes wieder vorüberziehen, aber diesmal in umgekehrter Reihenfolge. Das zweite Stadium konnte man natürlich nur in der Weise verstehen, dass nämlich die motorische Rindenregion schon von der Schlafhemmung befallen war, während die übrigen Teile der Gehirnhemisphären noch in genügendem Masse funktionierten und ihre Tätigkeit an einem Organ kundgaben, welches von der motorischen Region ganz unabhängig ist, nämlich an der Speicheldrüse. Hier kann man wohl nicht

---

[1]) Dieser Band XXV. S. 237.

umhin, die vollkommene Ähnlichkeit zu erblicken, welche mit dem Bilde des Erwachens eines von Ihnen geweckten Menschen besteht; er mag es verstehen, dass Sie ihn auf seine ausdrückliche Bitte hin wecken, und er wird es Ihnen auch sagen, aber er ist nicht imstande die Wirkung des Schlafes zu bewältigen und bittet Sie jetzt, ihn in Ruhe zu lassen, oder er wird unwillig, ja sogar aggressiv gegen Sie, falls Sie, auf seiner früheren Bitte bestehend, ihn am Weiterschlafen hindern.

Das erste Stadium und seine Ablösung durch das zweite Stadium bei der Entwicklung des Schlafes könnte man in folgender Weise erklären. Da in unserem Falle die ganze Zimmerumgebung — d. h. alle Reize, welche Auge, Ohr und Nase befielen — als einschläferndes Agens wirkte, so unterlagen auch diejenigen Teile der Grosshirnhemisphären, welche diesen Reizen entsprechen, vorläufig nur einer oberflächlichen Hemmung durch den Schlaf; diese Hemmung genügte schon dazu, um das Verschwinden der entsprechenden bedingten Wirkungen zu verursachen, sie war aber noch zu schwach, um einen stärkeren Rindenteil — die motorische Rindenregion — von ihrer Tätigkeit abzuhalten. Als sich aber die einschläfernde Wirkung der gesamten Zimmerumgebung noch durch die monotonen Haut- und Bewegungsreize (infolge Beschränkung der Bewegungsmöglichkeit im Gestell) verstärkte, da bemächtigte sich die Schlafhemmung auch der motorischen Region. Und nach dem Gesetz der Konzentrierung des Nervenprozesses hat jetzt diese Region, wiederum als die stärkere, die Schlafhemmung aus allen anderen Regionen zu sich herübergezogen und so wieder zeitweilig die anderen Regionen von dieser Hemmung befreit, und zwar bis zu der Zeit, wo bei immer zunehmender Wirkung der einschläfernden Momente die Schlafhemmung mit gleichmässiger und genügender Intensität sich über alle Teile der Grosshirnhemisphären verbreitet.

So haben wir denn Grund genug anzunehmen, dass bei den obenerwähnten Kranken als Folge der krankheitserregenden Ursache ebenfalls eine konzentrierte isolierte Hemmung der motorischen Region der Grosshirnhemisphären besteht.

Welche Einwände könnte man vom klinischen Standpunkte aus gegen unsere Auffassung des Symptomenbilds unserer Kranken machen. Ich will die Einwände und diejenigen scheinbaren Widersprüche mit der klinischen Kasuistik anführen, auf welche mir die Irrenärzte hingewiesen haben, als ich in ihrer Mitte unsere Analyse dieser Fälle mitteilte. Einige wollten in den von uns angeführten Fällen einen stuporähnlichen Zustand als Folge eines Affektes sehen. Erstens betrifft das ja die Ursache des Symptomenbildes, aber nicht dessen Mechanismus. Augenscheinlich kann es ja Fälle von stuporösem, d. h. von einem ähnlichen kataleptischen Zustand geben, welche unter dem Einfluss starker, ganz aussergewöhnlicher Reize entstanden sind: unter dem Einfluss irgendwelcher Laute, die eine ganz besondere Bedeutung haben konnten, unter dem Einfluss von solchen

Anblicken, die etwas ganz aussergewöhnliches darstellen u. a. m. Das bedeutet also, dass ein äusserst starker Reiz einiger Teile der Grosshirnhemisphären zur Hemmung ihrer motorischen Region führen und auf diese Weise günstige Bedingungen zum Hervortreten des Gleichgewichtseinstellungsreflexes schaffen kann. Zweitens, bei den angeführten Kranken finden wir gar keine Andeutung auf so einen Mechanismus; das Vorhandensein aussergewöhnlicher Erregungsherde wird durch gar nichts angekündigt, und einer der beiden Kranken spricht direkt nur von einer ungemeinen Beschwerlichkeit, von der Unmöglichkeit willkürliche Bewegungen auszuführen.

Weiter, — es wurde darauf hingewiesen, dass bei der progressiven Paralyse die Zerstörung der Grosshirnhemisphären sogar pathologisch — anatomisch nachweisbar ist — aber die Katalepsie bleibt dabei aus. Aber es besteht ja auch keine vollständige Vernichtung der motorischen Tätigkeit der Grosshirnhemisphären. Die Kranken führen viele willkürliche Bewegungen aus, nur sind die Bewegungen wenig koordiniert. Ausserdem bieten die Kranken oft das Bild einer ganz ungemeinen kortikalen Erregung in Form von Krämpfen. Es fehlen folglich hier die Grundbedingungen dazu, um den Gleichgewichtseinstellungsreflex ganz klar hervortreten zu lassen.

Man hat auch auf Fälle von Thrombose und Bluterguss in den Grosshirnhemisphären aufmerksam gemacht, welche von Paralysen, nicht aber von Katalepsie gefolgt werden. Dieses ist ja aber wiederum gar nicht das, was zum Zustandekommen der Katalepsie erforderlich ist. In diesen Fällen kann sogar vollständiges Fehlen der Rückenmarkreflexe beobachtet werden. Es ist klar, dass die Hemmwirkung der stattgehabten Zerstörung sich sogar aufs Rückenmark verbreitet hat. Um so mehr muss sich natürlich die Hemmwirkung an den den Grosshirnhemisphären nächstgelegenen Gehirnteilen äussern.

Auf diese Weise finden wir also im klinischen Material, welches die Erkrankungen der Grosshirnhemisphären umfasst, keine tatsächlichen Widersprüche mit der von uns vorgeschlagenen Analyse des Zustandes unserer Kranken, und so muss denn der von uns vorausgesetzte Mechanismus der pathologischen Tätigkeit der Grosshirnhemisphären für gewisse Fälle als ein ganz reell bestehender anerkannt werden. In unserem zweiten Falle gibt es noch einen Umstand, der für unsere Auslegung des ganzen Symptomenbilds als einer Hemmung der motorischen Rindenregion spricht, und das ist folgendes: nach mehr als 20 Jahren fing der Kranke an zur Norm zurückzukehren. Sein Zustand hatte also die ganze Zeit einen funktionellen und nicht einen organischen, einen pathologisch-anatomischen Charakter.

Bei der weiteren Analyse des Zustandes unserer Kranken konnte noch ein wichtiges Detail nicht unbemerkt bleiben. Obgleich die motorischen Rindenelemente für die verschiedenen Bewegungen (des Skeletts, der Sprach-Augenbewegungen usw.) nach den Angaben der modernen Physiologie sich in den verschiedenen Teilen der Grosshirnhemisphären befinden, in ihnen sozusagen zerstreut sind, so sind sie doch bei unseren Kranken durch den gemeinsamen Hemmungsprozess vereinigt, im Gegensatz zu allen übrigen Elementen der Hemisphären, welche zu derselben Zeit von der Hemmung mehr oder weniger frei bleiben. Dieses bringt uns nun zu der richtigen Folgerung, dass wohl alle motorischen Elemente untereinander etwas Gemeinsames in konstruktiver oder chemischer Hinsicht oder auch wahrscheinlich zugleich in beiden Hinsichten haben und sich wohl auch gleichartig zu der die Krankheitssymptome erregender Ursache verhalten, wodurch sie sich auch insgesamt von den anderen Rindenelementen (Seh-Hörsphäre u. a.) unterscheiden. Derselbe Unterschied in der Natur der einen und der anderen Rindenelemente tritt nun natürlich auch in den angeführten Stadien der Hypnose und des Schlafes deutlich zutage, wenn nämlich unter dem Einfluss einer und derselben Ursache die einen Elemente sich in einem Zustande befinden und die anderen in einem anderen[1]).

Wollen wir uns nun der Frage zuwenden, wie man sich die Ursache, welche ein gegebenes Symptomenbild bestimmt, näher vorzustellen habe? In dieser Hinsicht sind natürlich verschiedene Vermutungen möglich. Man kann ja eine bestimmte toxische Wirkung annehmen, welche sich natürlich nur auf eine bestimmte Wirkungssphäre beschränkt. Letztere muss mit den eben angeführten individuellen Eigenheiten der einzelnen Elemente des Grosshirns ausgestattet sein. Man kann an eine Erschöpfung der Rindenelemente der Grosshirnhemisphären denken — dieses kann entweder von allgemeinen Bedingungen der Ermüdung und Erschöpfung des Organismus abhängen, oder auch von spezieller Gehirnübermüdung, Überspannung, welche dann in bestimmten Gehirnelementen konzentriert ist. Die Erschöpfung könnte auch daher kommen, weil diese Elemente in der Arbeit, welche die Erschöpftheit hervorgerufen hat, vorzugsweise beteiligt waren, oder sie kann auch zustandekommen wiederum dank der eigenartigen Natur dieser Nervenelemente. Schliesslich muss man noch zugeben, dass die Möglichkeit direkter oder indirekter (durch lokale Veränderungen der Blutzirkulation oder der allgemeinen Ernährungsbedingungen) reflektorischer Einflüsse, welche wiederum in bezug auf die verschiedenen Rindenelemente elektiv wirken, besteht. Es kann folglich in verschiedenen Fällen bei Ähnlichkeit oder sogar bei

---

[1]) Dieser Unterschied der Zellelemente der Grosshirnrinde voneinander muss um so mehr als unstreitig und zweifellos angenommen werden, als wir ja in der Physiologie der peripheren Nerven fortwährend mit einer scharf ausgeprägten Individualität (betreffend Erregbarkeit, relative Stärke usw.) der für verschiedene Funktionen bestimmten Nervenfasern (mit ihren peripheren Endigungen) zusammengetroffen sind. Diese Individualität ist zur Grundlage der Methoden geworden, mit denen man in einem und demselben anatomischen Stamm diese verschiedenen Fasern differenziert. Als Beispiel brauchen wir uns nur der Methoden zu erinnern, mittels derer man die gefässverengernden Fasern von den gefässerweiternden trennt.

vollständiger Identität des Mechanismus des gegebenen Symptomkomplexes, die ausschlaggebende Ursache eine verschiedene sein.

Zum Schluss ist es nicht ohne Interesse noch eine Frage aufzuwerfen; wie ist der Fall unseres zweiten Kranken zu verstehen, bei welchem doch die Hemmung der motorischen Rindenregion, welche ungeschwächt im Verlauf von ungefähr 20 Jahren bestanden hatte, schliesslich doch anfing bedeutend nachzulassen? Das kann nur mit dem Alter in Verbindung gestellt werden. Bei Annäherung an die 60er, ein Alter, von welchem gewöhnlich ein bemerkbares Sinken der Kraft des Organismus, ein Altern des Organismus sich kundgibt, begann unser Kranker wieder normal zu werden. Wie kann man sich diesen Zusammenhang vorstellen? Sollte es sich im gegebenen Falle um eine toxische Wirkung handeln, so wäre es leicht möglich, dass bei den senilen Veränderungen des Chemismus des gegebenen Individuums eine Verminderung, eine Abschwächung des Agens, welches diesen Effekt hervorrief, eingetreten sein mag. Wenn die Hauptursache der Krankheit in einer chronischen Erschöpfung der Nervenmasse bestand, so konnte sie jetzt, beim Eintreten der senilen Veränderungen des Gehirns (geringer Reaktionsfähigkeit, geringerer funktioneller Abbau der Gehirnmasse, die sich ja auch in bedeutender Schwächung der Erinnerung des Gegenwärtigen äussern) viel weniger bemerkbar werden. Wenn man annehmen will, dass Schlaf und Hypnose eine besondere Art von Hemmung darstellen, so wird unser zweiter Kranker den Fall eines chronischen partiellen Schlafes oder der Hypnose darstellen. Wenn nun die senilen Erscheinungen einsetzen, so kann man eine verhältnismässig bedeutende Abnahme der Hemmungsprozesse voraussetzen, wenn man die senile Geschwätzigkeit, Anlage zum Phantasieren und in äussersten Fällen die senile Demenz im Auge hat. Hiernach wäre es denn zulässig, das Genesen dieses Kranken auf die senile Schwächung der Hemmungsprozesse zurückzuführen.

Mir scheint es unbestreitbar, dass eine solche physiologische Analyse des Kranken vor der Physiologie des Gehirns viel neue, der Laboratoriumsbearbeitung zugängliche Fragen aufwirft.

XXXI.
Über die sogenannte Hypnose bei Tieren.

Das Faktum der sog. Hypnose der Tiere (das experimentum mirabile von Kircher) besteht darin, dass man durch energische Einwirkungen, welche jeglichen Widerstand unterdrücken, ein Tier in eine unnatürliche Lage bringt (auf den Rücken kehrt) und es so für eine kurze Zeit festhält. Lässt man nun das Tier los, so bleibt das Tier lange Zeit, bisweilen Stunden, in dieser Stellung liegen. Verschiedene Autoren, richteten ihre Aufmerksamkeit bald auf die einen, bald auf die anderen Details dieses Faktums und gaben dementsprechend diesem Versuch verschiedene Erklärungen. Dank systematischen Forschungen über die normale Tätigkeit des Grosshirns, welche von mir durchgeführt worden sind, bin ich gegenwärtig imstande, auf die biologische Bedeutung dieser Tatsache hinzuweisen; und genau und vollständig ihren physiologischen Mechanismus aufzuklären, indem ich so alle einzelnen Tatsachenangaben der verschiedenen Autoren zusammenfasse. Diese Reaktion stellt einen Selbsterhaltungsreflex hemmenden Charakters dar. Bei den Begegnungen mit einer immensen Kraft, wenn für ein Tier in Kampf oder Flucht keine Rettung mehr ist, besteht noch eine einzige Aussicht, mit heiler Haut davonzukommen, gerade nur in vollständiger Regungslosigkeit, und das hat den Zweck entweder unbemerkt zu bleiben, da ja Gegenstände, die sich bewegen, viel leichter bemerkt werden, oder auch um bei dieser vernichtenden Kraft durch unruhiges Hin- und Herbewegen nicht eine agressive Reaktion hervorzurufen, um nicht einen Angriff zu provozieren. Die Bewegungslosigkeit wird auf folgende Weise erreicht. Ganz ausserordentliche, äusserst intensive, oder im höchsten Grade ungewohnte Anblicke rufen als Reize eine rasch erfolgende reflektorische Hemmung vor allem der motorischen Rindenregion der Grosshirnhemisphären hervor, welche ja die sog. willkürlichen Bewegungen beherrscht. Je nach Stärke und Dauer dieses Reizes beschränkt sich die Hemmung entweder nur auf die motorische Region und geht weder auf andere Regionen der Grosshirnhemisphären, noch auch aufs Mittelhirn über, oder sie kann sich auch noch auf diese Teile verbreiten. Im ersten Falle sind Reflexe auf die Augenmuskeln (mit den Augen folgt das Tier den Bewegungen des Experimentierenden), auf die Drüsen (beim

Reichen des Futters fliesst Speichel, aber mit den Skelettmuskeln werden keine Bewegungen zur Nahrung hin ausgeführt) und schliesslich auch tonische Reflexe vom Mittelhirn auf die Skelettmuskulatur zwecks Beibehaltung der Lage, in welche man das Tier gebracht hat (Katalepsie), vorhanden. Im zweiten Fall verschwinden allmählich alle genannten Reflexe, und das Tier geht in einen ganz passiven Zustand, in den Schlafzustand, über, wobei totale Muskelerschlaffung eintritt. Die soeben aufgezeichnete Folge der Erscheinungen bekräftigt abermals den Schluss, zu dem ich in der Mitteilung gekommen bin, die ich in einer der vorigen Sitzungen unserer Abteilung vorgetragen habe, dass nämlich die sog. Hemmung nichts anderes ist, als Schlaf, der aber lokalisiert, nur stellenweise vorhanden ist. Augenscheinlich ist auch unser Starrwerden, unser Stupor, im Fall höchsten Schreckens ganz genau derselbe Reflex, wie ich ihn eben beschrieben habe.

Es muss noch gesagt werden, dass während der Zeit, als es mir unmöglich war, diejenige physiologische Literatur zu bekommen, mit der ich erst in Helsingfors im Jahre 1922 bekannt geworden bin, einige Autoren hinsichtlich der Hypnose der Tiere im allgemeinen zu demselben Schluss gekommen sind, wie auch ich.

XXXII.

Die normale Tätigkeit und allgemeine Konstitution der Grosshirnrinde.

Um die Arbeit eines Organs erfolgreich zu analysieren, ist es in erster Linie nötig, die normale Tätigkeit desselben zu kennen. Dies gilt natürlich auch für die Grosshirnrinde. Im Verlauf der letzten 20 Jahre habe ich mich mit meinen zahlreichen Mitarbeitern hauptsächlich mit diesem Gegenstande beschäftigt. Als Versuchstiere dienten uns Hunde.

Um die ganze Nerventätigkeit und das ganze Verhalten des Tieres physiologisch zu umfassen, muss man sechs einzelne Reihen von Erscheinungen vor Augen haben: 1. Die Erregung. 2. Die Hemmung. 3. Die Wanderung oder Verbreitung der Erregung und Hemmung. 4. Das gegenseitige Induzieren: der Hemmung durch Erregungsprozesse (negative Phase) und der Erregung durch Hemmungsprozesse (positive Phase). 5. Die Schliessung und die Unterbrechung von Bahnen zwischen verschiedenen Punkten des Systems und endlich — 6. Die Analyse, d. h. die Zerlegung der für den Organismus äusseren Welt und seiner eigenen Innenwelt (alles dessen, was im Organismus selbst vor sich geht) in ihre Einzelheiten.

Hier ist es mir nur möglich, eine ganz kurze Übersicht dieser Tätigkeit teilweise in dogmatischer Form zu geben, weiter will ich aber die allgemeine Konstitution der Rinde zwar auch kurz besprechen, aber dabei doch auf einzelne Versuche etwas ausführlicher eingehen.

Den Hauptfond der Nerventätigkeit bildet eine Masse von Reflexen, d. h. beständigen angeborenen Verknüpfungen der inneren und äusseren Reize mit bestimmten Tätigkeiten der Erfolgsorgane. Die Instinkte sind, wie eine ausführliche Analyse zeigt, auch derartige, aber etwas mehr komplizierte Reflexe. Die vollständige Aufzählung, die ausführliche Beschreibung und das Auffinden des natürlichen Systems aller dieser komplizierteren Reflexe bildet die nächste wichtige Aufgabe der Physiologie des Zentralnervensystems.

Die folgende Stufe der Nerventätigkeit stellen die sogenannten Assoziationen oder Gewohnheiten dar, d. h. die Nervenverknüpfungen, welche während des individuellen Lebens auf Grund der Verbindungsfähigkeit der Rinde entstehen. Die Bildung der Assoziationen findet nach dem Prinzip der Signalisierung statt. Wenn irgendwelche indifferente Reize, diejenigen

Reize, welche die angeborenen bestimmten Reflexe hervorrufen, ein- oder mehreremal begleiten, so beginnen diese früher indifferenten Reize allein den Effekt dieser angeborenen Reflexe hervorzurufen. Bei Vorhandensein einer geringen Anzahl von bestimmten Bedingungen lassen sich die Assoziationen ganz unvermeidlich, ganz gesetzmässig bilden. In dieser Weise haben wir allen Grund, die Assoziationen als echte, aber erworbene Reflexe aufzufassen und somit auch eine Veranlassung, sie rein physiologisch zu erforschen.

Wir bezeichnen diese beiden Arten von Reflexen und von Reizen, durch welche sie ausgelöst werden, bzw. als „unbedingte" (angeborene) und als „bedingte" (erworbene) Reflexe und Reize.

Natürlich tragen die bedingten Reflexe ausserordentlich viel zur Erhaltung und Wohlfahrt des Organismus bei. In dieser Weise entstehen die verschiedensten komplizierten Reize, bilden sich funktionell kombinierte Zentren, kurz gesagt, geht die ganze Reizsynthese vor sich. Wahrscheinlich ist als Ort dieser Verknüpfungstätigkeit ein Verkettungspunkt der Neurone, und zwar speziell in der Rinde, zu betrachten, da ja nach der Exstirpation der Grosshirnrinde die bedingten, schon gebildeten Reflexe verschwinden, und sich keine neuen mehr bilden lassen.

Eine weitere Stufe der Nerventätigkeit besteht in einer ununterbrochenen Berichtigung der bedingten Reflexe. Wenn ein bedingter Reflex nicht der Wirklichkeit entspricht, d. h. wenn er unter bestimmten Bedingungen vom unbedingten Reflex gar nicht, oder nicht sofort begleitet wird, so wird er zeitweilig oder stets (im Falle beständiger Bedingung) gehemmt. Folgende Beispiele werden diese wichtigen Verhältnisse erklären.

Wir machen mittels der oben angegebenen Prozedur, z. B. aus irgendeinem indifferenten Ton einen bedingten Reiz des wichtigsten der unbedingten Reflexe — des Nahrungsreflexes. Das bedeutet, dass dieser Ton nun dieselbe Reaktion hervorruft, wie die Nahrung selbst. Das Tier führt die entsprechenden Bewegungen aus und es beginnen die entsprechenden Sekretionen (Speichel- und Magensaftabsonderungen). Am einfachsten und genauesten ist es, die Reaktion nach der Speichelabsonderung zu messen.

Jetzt wende ich meinen bedingten Reiz (einen Ton) an und bekomme den vollen Effekt, setze aber mit dem Geben des Futters aus. Bei weiteren Wiederholungen desselben Verfahrens mit Pausen von 2—3 Minuten ist die Wirkung schon vermindert, bis schliesslich der Effekt ganz verschwindet. Das ist das Resultat einer Hemmung. Diese Hemmung verschwindet ganz gesetzmässig von selbst nach einer gewissen Periode, während welcher wir nichts mit dem Tiere vornehmen. Diese Tatsache ist bei uns als „Erlöschen" des bedingten Reflexes bezeichnet.

Ein anderer Fall. Es ist nach unserer Terminologie ein beinahe gleichzeitiger bedingter Reflex gebildet worden. Das bedeutet, dass ein unbedingter Reiz (in unserer gewöhnlichen Praxis-Fütterung) sehr bald (3—5 Sekunden) nach dem Anfange des bedingten Reizes einsetzt. Wenn wir jetzt den bedingten Reiz allein probieren, fängt er unter dieser Bedingung auch an schnell (nach 3—5 Sekunden) zu wirken. Jetzt verändert sich das Verfahren auf folgende Weise. Wir geben dem Hunde erst später, sagen wir 3 Minuten nach dem Beginne des bedingten Reizes zu fressen. Dann verschwindet sehr bald die Wirkung des bedingten Reflexes, erscheint aber beim weiteren Wiederholen des Verfahrens von neuem, und zwar mit folgendem Unterschied: erst während der zweiten oder sogar in der dritten Minute des bedingten Reizes setzt der bedingte Reflex ein. Also hat nur die zweite Hälfte des bedingten Reizes eine Wirkung, während sein Anfang ohne Wirkung bleibt. Diese Erscheinung haben wir die „Verspätung" des bedingten Reflexes genannt. Es ist klar, dass dieses auch eine Hemmung ist.

Noch ein Fall. Wir kombinieren mit unserem bedingten Reiz (Ton z. B.) einen anderen Reiz, sagen wir mechanische Reize der Haut, ohne diese Kombination mit der Fütterung des Tieres systematisch zu begleiten. Dabei verliert unser bedingter Reiz allmählich nur in dieser Kombination absolut seine Wirkung. Das ist auch eine Hemmung. Diese haben wir speziell als „bedingte" Hemmung bezeichnet.

Endlich ein letzter Fall. Wir haben z. B. aus der mechanischen Reizung einer bestimmten Hautstelle einen bedingten Reiz gemacht. In so einem Falle wirken auch die Reizungen anderer Stellen der Haut, und zwar desto stärker, je näher sie zu der Stelle liegen, von welcher unser bedingter Reflex ausgelöst wird. Diese spontane Verallgemeinerung der Reize hat eine bestimmte biologische Bedeutung und stellt die Äusserung der Irradiation der Reizung in der Masse der Rinde dar. Bei der Wiederholung der Reizung unserer bestimmten Hautstelle in Begleitung von Fütterung und bei wiederholter Anwendung anderer Stellen ohne Fütterung verlieren die letzteren Punkte allmählich ihre Reizwirkung. Es ist auch eine Hemmung, welche wir als „Differenzierungshemmung" bezeichnen.

Mit Hilfe dieser Differenzierungshemmung erreicht die Fähigkeit zur Analyse, welche das feinste Verhalten des Organismus zu den Elementen der Um- und Inwelt zustande bringt, ihren Höhepunkt.

Hier begegnen wir aber einer neuen höchst wichtigen Seite der Nerventätigkeit, einer analysatorischen Tätigkeit.

Die ursprüngliche Basis für diese Analyse geben die peripheren Apparate der verschiedensten zentripetalen Nerven, transformatorische Apparate, von welchen jeder nur eine bestimmte Form von Energie in einen allgemeinen Nervenprozess umwandelt. Durch isolierte Nervenfasern wird dann dieser Nervenprozess zu bestimmten Punkten des Zentralnervensystems geleitet und von hier aus wieder, entweder direkt, wiederum isoliert zur Peripherie zurückgeschickt, wo er irgendeine bestimmte Tätigkeit des Organismus hervorruft, z. B. den Untersuchungsreflex (unsere Terminologie), oder kommt er auch, wenn er zuerst auf ein mehr oder weniger grosses Gebiet irradiiert, nur allmählich erst mit Hilfe der Differenzierungshemmung wieder zum grösstmöglichen Grad der Isolierung, wie das schon früher gezeigt worden ist. Ausserdem erfüllt die Differenzierungshemmung eine noch viel kompliziertere Aufgabe. Sie bildet den Grund der Differenzierung der zusammengesetzten Reize, welche vorher in der Rinde der Grosshirnhemisphären infolge der Schliessungstätigkeit ausgebildet waren.

Alle angeführten Fälle von Hemmung vereinigen wir in eine Gruppe, welche wir als „innere Hemmung" bezeichnen. Diese verbreitet sich ebenfalls zu Anfang in der Rinde, sie irradiiert und konzentriert sich dann allmählich, wie das ja auch der Erregungsprozess tut. Diese Konzentrierung der Erregung und Hemmung geschieht und wird besonders verstärkt mittels der reziproken Induzierung, welche sowohl die Erregung als auch die Hemmung in strenge, den gegebenen Raum- und Zeitbedingungen entsprechende Grenzen einschliesst.

Gegenwärtig, nach lange dauerndem Sammeln der Tatsachen und nach Prüfung vieler Vermutungen kommen wir zu dem Schlusse, dass die innere Hemmung und der Schlaf ihrem Wesen nach ein und derselbe Prozess seien. Nur ist dieser Prozess im ersten Falle eng lokalisiert, sozusagen zerstückelt und nicht, wie im gewöhnlichen Schlafe, ununterbrochen. Ich bedauere sehr, dass ich wegen Mangel an Zeit nicht imstande bin, diesen wichtigen Punkt ausführlicher zu besprechen. Ich will nur auf eine Tatsache von grösster Wichtigkeit hinweisen. Ein jeder mehr oder weniger lange anhaltende Reiz, welche Bedeutung er auch im Leben des Tieres haben mag, wenn er auf einen bestimmten Punkt der Grosshirnrinde fällt und niemals von einem gleichzeitigen Reize anderer Punkte der Grosshirnhemisphären begleitet wird, führt unabweisbar früher oder später allmählich doch zur Hemmung dieses Punktes und danach zum allgemeinen Schlaf.

Von der inneren Hemmung verschieden ist eine andere Art der Hemmung, welche nicht, wie diese, allmählich sich entwickelt, sondern von Hause aus die beschriebene Tätigkeit der Rinde, die bedingten Reflexe, schwächt oder ganz unterdrückt. Diese Hemmung, welche wir äussere Hemmung nennen, entsteht bei jeder neuen Tätigkeit der Rinde, die durch andere automatische oder reflektorische Reizungen hervorgerufen wird. Sie steht in voller Analogie mit den schon längst auf allen Abschnitten des Zentralnervensystems konstatierten Hemmungserscheinungen. Gegenwärtig beschäftigen wir uns mit der Aufklärung des Verhaltens zwischen inneren und äusseren Hemmungen. Wahrscheinlich stellen beide einen und denselben Prozess dar.

Also sehen wir in den Grosshirnhemisphären ein Organ von aussergewöhnlicher, gegenwärtig in seinen Details kaum vorstellbarer Kompliziertheit. In diesem Organ bestehen während seines gewöhnlichen, tätigen wachen Zustandes gleichzeitig mit weitgehenden Wanderungen des Erregungs- oder des Hemmungsprozesses, die ja bald infolge von starken Reizen, bald als Resultat neu sich einstellender Verbindungen entstehen — welch letztere ja neuen Kombinationen von Erscheinungen im äusseren oder inneren Milieu entsprechen würden — stets mehr oder weniger scharfe Abgrenzungen unzähliger, untereinander bunt wechselnder erregbarer und gehemmter (chronisch eingeschläferter) Punkte, die den gewöhnlichen, sich oft wiederholenden Reizen dienen. Letztere Abgrenzungen können nun rasch, aber stets nur für eine Zeitlang bei weitgehender Erregung und Hemmung im Falle der Einwirkung sehr starker Reize positiven oder depressiven Charakters vernichtet werden. Anderseits verschwinden diese Abgrenzungen periodisch, aber auch nur temporär, wenn die allgemeine diffuse Hemmung — Schlaf — eintritt. Daraus entsteht das schroffe Auseinandergehen der Wirklichkeit mit den Traumbildern, den Spuren früherer Reize, welche sich jetzt auf eine ganz unerwartete Weise und ganz unordentlich untereinander verbinden.

Der wache Zustand wird durch Reize unterhalten, welche auf die Grosshirnhemisphären, hauptsächlich aus der Umwelt, eintreffen und einander mehr oder minder rasch abwechseln, aber ebenso auch durch diejenige Fortbewegung der Erregung längs der Hirnmasse, welche sowohl dank den bestehenden Verbindungen zwischen den Spuren früherer Reize, als auch dank den Verbindungen, welche zwischen neuen und alten Reizen festgestellt werden, stattfindet.

Der normale periodische Schlaf tritt ein als Folge eines immer mehr und mehr überhand nehmenden Hemmungszustandes in den Grosshirnhemisphären, welcher zugleich mit einer wachsenden Erschöpfung des Organs in seiner ganzen Masse während der Arbeitsperiode einhergeht. Es muss noch hinzugefügt werden, dass sowohl Verworn, als er seine Theorie der Hemmung, als Erschöpfungstheorie ausarbeitete, zahlreiche Tatsachen aufweisen konnte, welche beide Zustände einander nähern, als auch, dass wir bei unseren Schlüssen über die Hemmung als einen Schlaf, eine nicht geringe Anzahl von Fällen gehabt haben, in welcher die Hemmung mit der Erschöpfung zusammenfällt.

In der so formulierten Tätigkeit der Rinde öffnet sich der physiologischen Forschung ein unabsehbarer Horizont, erhebt sich eine endlose Reihe von Fragen, welche alle mit rein physiologischen Methoden entschieden werden können.

Jetzt gehe ich zur allgemeinen Konstitution der Rinde über.

Wie hat man sich das motorische Gebiet der Rinde vorzustellen? Dient es rezeptorischen oder effektorischen Funktionen? Wir haben es versucht, diese Frage auf folgende Weise zu entscheiden. Bei Tieren waren bedingte Reflexe aus dem Bewegungsakt der Beugung eines Beines in bestimmten Gelenken und aus der mechanischen Reizung der Haut in der entsprechenden Region gebildet. Dann wurden bei einem Tiere der Gyrus sigmoideus (motorisches Gebiet) exstirpiert, bei einem andern die Gyri coronarius und ectosylvius (Hautgebiet) entfernt. Das erste Tier bewahrte den bedingten Reflex bei der Reizung der Haut, verlor aber den Reflex auf den Bewegungsakt. Das zweite Tier bewahrte dagegen den Reflex aus dem Bewegungsakt, verlor aber den Reflex, den wir aus der Reizung der Haut ausgearbeitet hatten. Daraus, wie auch aus verschiedenen Tatsachen anderer Forscher, haben wir gefolgert, dass das motorische Gebiet, wie das Augen- und Ohrgebiet rezeptorisch ist, und dass der motorische Effekt bei der Reizung der Rinde seinem Wesen nach reflektorischer Natur ist. Hierdurch wird die Einheitlichkeit der ganzen Grosshirnrinde konstatiert. Also ist die ganze Rinde nur ein rezeptorischer Apparat, der die ankommenden Reize, welche nur mittels Absteigender Verbindungsfasern die echten effektorischen Nervenapparate erreichen können, vielfach analysiert und synthetisiert.

Weiter stand vor uns die grosse Frage über die Lokalisation in der Rinde. Schon auf Grund alter Versuche von Hermann Munk müsste man im okzipitalen Teil der Rinde die Projektion der Netzhaut anerkennen. Unlängst hat Minkowsky in Monakows Laboratorium dies vollständig bestätigt. Wir haben auch bei vielen Tieren dasselbe gesehen. Ebenso hat H. Munk dasselbe Verhalten für die Reizung des inneren Ohres im temporalen Teil der Rinde wahrscheinlich gemacht. Andererseits stand die Lucianische Schule längst auf dem Standpunkte einer viel ausgedehnteren Ausbreitung dieser Zentren.

In neuerer Zeit hat Kalischer nach der Methode der bedingten Reflexe (er nennt sie Dressurmethode) gezeigt, dass man diese Reflexe von dem Auge, wie vom Ohre auch nach der Entfernung der Gesichts- und Hörsphären bekommen kann. Bei den Klinikern liegt ein grosses Material vor, welches der Lehre von den abgegrenzten Zentren nicht entspricht. Wir haben die Hoffnung gehabt, diese unbestimmte Sachlage durch folgende Versuche zu klären. Bedingte Reize bestanden bei uns entweder aus elementaren Reizen oder aus verschiedenen komplexen Reizen. Für die Ohrversuche diente einmal eine Reihe benachbarter, aufsteigender Töne (4), ein anderes Mal ein Akkord aus den zwei äusseren Tönen und dem mittleren Ton der 3 Oktave. Der erste Reiz wurde von normalen Tieren sehr leicht von derselben Tonreihe, aber in absteigender Reihenfolge differenziert. Beim Akkordreiz aber wirkten nach der Bildung des Reflexes auch die einzelnen Töne des Akkords, natürlich nur schwächer. Jetzt wurde beim Tiere mit dem Akkord die eine Hälfte der Hörsphäre Munks entfernt. Nach dieser Operation verlor einer der äusseren Töne seine Wirkung, wenn man ihn einzeln probierte, aber man konnte aus ihm sehr leicht einen bedingten Reiz separat bilden. Beim Tiere mit der Reihe von Tönen war die ganze hintere Hälfte der Rinde hinter dem Gyrus sigmoideus bis zum Gipfel der Fissura fossae sylvii und weiter hinter dieser Fissur exstirpiert. Jetzt war es unmöglich, die aufsteigende Reihe der Töne von der absteigenden zu differenzieren. Dennoch wurden von diesem Tiere einzelne Töne als bedingte Reize leicht differenziert.

Bei der Entfernung der hinteren Hälfte der Rinde längs der soeben bezeichneten Linie liessen sich in den Versuchen mit Sehreizen nicht nur die verschiedenen Grade der allgemeinen Beleuchtung, sondern auch gleichmässig beleuchtete verschiedene Figuren, wie Quadrat und Kreis differenzieren. Jedoch konnten kompliziertere Bilder nicht differenziert werden. Wie ersichtlich, gehören dazu die längst bekannten Tatsachen, dass bei Exstirpationen in temporalen und okzipitalen Gebieten der Rinde die Hunde auf immer die bedingten Reaktionen auf Gegenstände und Worte, als komplizierte Augen- und Ohrreize, verlieren.

Aus diesen Tatsachen folgern wir, dass **jeder peripherische rezeptorische Apparat zuallererst in der Rinde ein zentrales spezielles Territorium hat**, als seine eigene Endstation, welche seine echte Projektion darstellt. Hier entstehen dank der besonderen Konstruktion des Gebietes (vielleicht dank der dichteren Lage der Zellen, dank den zahlreicheren Verbindungen zwischen den Zellen und der Abwesenheit von Zellen mit anderen Funktionen) komplizierte Reize (die höchste Synthese), und geht ihre Differenzierung vor sich (die höchste Analyse). Aber **die gegebenen rezeptorischen Elemente verbreiten sich auch über die Grenzen dieses Gebietes weiter auf grosse Distanzen**, vielleicht in der ganzen Rinde indem sie jetzt immer um so ungünstiger gelagert sind, je weiter sie von ihrem zentralen Territorium entfernt sind. Infolgedessen müssen die Reize immer mehr elementar und die Analyse immer gröber werden. Damit übereinstimmend muss man das motorische Gebiet als eine rezeptorische Projektion des ganzen Bewegungsapparates ansehen, zugleich können aber noch viele Elemente dieses Gebiets weit ausserhalb seiner Grenze verbreitet sein.

Der Physiologie steht die grosse und fruchtbare Aufgabe bevor, den Zustand der Synthese und Analyse auf den verschiedenen Abständen vom zentralen Territorium systematisch zu erforschen. Die entwickelte Vorstellung über die Rinde erklärt am natürlichsten den Mechanismus der allmählichen Wiederherstellung der anfangs nach der Operation verlorenen Funktionen; die nebensächlichen Folgen der Exstirpation, wie Quetschungen, Kreislaufstörungen usw. müssen natürlich ausgeschlossen werden.

Zum Schluss erlauben Sie mir, Ihre Aufmerksamkeit auf folgende Tatsache zu richten. Wir wissen viel über die Ersatzfähigkeiten des Organismus. Das ist augenscheinlich eine höhere Vollkommenheit der Maschine. Natürlich muss diese Eigenschaft in dem alles regulierenden und dirigierenden Nervensystem besonders entwickelt sein. Von allen Energiearten der Aussenwelt ist es aber die mechanische Energie, durch welche der lebende Organismus am öftesten und am meisten bedroht wird. Es muss also gerade gegen diese Energie der Organismus besonders gut ausgerüstet, ihr besonders gut angepasst sein. Mir scheint es, dass man von diesem Gesichtspunkte aus die Kreuzungen im Nervensystem, den verwickelten Verlauf der Fasern, den scheinbar übermässigen Reichtum an Elementen und dergl. mehr, als zweckmässige Mittel für ein mehr oder weniger wirksames Neutralisieren einer vor allem durch mechanische Eingriffe erzeugten Schädigung auffassen muss.

Endlich eine letzte Frage über die allgemeine Konstruktion der Rinde. Existieren in der Rinde ausser den rezeptorischen Regionen, von welchen bisher die Rede war, noch andere Teile höherer dirigierender Bedeutung oder nicht?

Wir hatten zwei Gruppen von Tieren, die längs der oben angegebenen Linie an den Grosshirnhemisphären operiert waren. Es war bald die vordere kleinere Hälfte, bald die hintere grössere Hälfte der Rinde exstirpiert. Der Unterschied zwischen den Tieren beider Gruppen ist überraschend gross. Die Hunde ohne hintere Hälfte der Rinde verhalten sich auf den ersten Blick fast ganz normal. So gut und kompliziert orientieren sie sich in der Umgebung mittels der Haut- und Nasenreize. Ganz was anderes sehen wir bei anderen Hunden mit exstirpierter vorderer Hälfte der Rinde. Sie sind ganz hilflos und können nicht selbständig leben. Man muss sie füttern und ihnen das Futter in den Mund oder gerade in den Magen einführen. Es ist nötig sie vor jeder Schädlichkeit zu hüten. Sie zeigen keine zweckmässige Bewegung. Es schien, dass von der normalen Tätigkeit der Grosshirnrinde in ihnen nichts übrig geblieben war.

Und doch ist dem entschieden nicht so. Den grössten Dienst hat uns in diesem Falle unser Speichelreflex geleistet. Ich erlaube mir, Sie noch einmal daran zu erinnern, dass wir die Reaktionen der Tiere auf unsere Reize nicht auf der Skelettmuskulatur sondern auf der Speicheldrüse beobachten. Im gegebenen Falle ergab es sich, dass diese, nach der Skelettmuskulatur zu urteilen, vollständig invaliden Tiere doch zu höheren normalen Nerventätigkeiten, wenn man sie auf Grund der Arbeit der Speicheldrüsen beurteilte, ganz und gar fähig waren. Sie waren imstande, bedingte Reflexe zu bilden und wie normale Tiere sie genau zu korrigieren, wie es im Anfange dieses Vortrags mitgeteilt wurde.

Bei einem der operierten Hunde war es nun möglich, die bedingten Reflexe von der rezeptorischen Oberfläche der Mundhöhle, auf welche die unbedingten Reize gewirkt hatten, zu bilden. Bei einem andern Hunde, an dem bei der Exstirpation der vorderen Hälfte der Grosshirnhemisphären der Tractus olfactorius unberührt geblieben war, äusserte sich die normale höhere Nerventätigkeit auf der Speicheldrüse auch unter dem Einfluss der Geruchreize. — Wie die Sektion zeigte, wurden bei unserer Operation auch die Leitungsbahnen der hinteren Hälfte der Hemisphären sehr geschädigt. Die hintere Hälfte war stark atrophisch. Das war eine Ursache, warum man keine bedingten Reflexe vom Auge und Ohr auf die Speicheldrüse bekommen konnte. Doch von diesen rezeptorischen Organen wird leicht bedingte Hemmung hervorgerufen, und bei weiter fortgesetzten Reizen tritt sogar bald Schlaf ein.

Dieselbe Tatsache haben wir beständig bei partieller Schädigung der verschiedenen Gebiete der Rinde beobachtet. Es war unmöglich von den diesen Gebieten entsprechenden Körperoberflächen bedingte positive Effekte zu bekommen, wogegen sich bedingte Hemmungserreger leicht ausarbeiten liessen. Dabei entwickelte sich beim Reizen solcher Stellen sehr rasch Schläfrigkeit und Schlaf. Diese Erscheinungen dienen mit dazu, den Schluss zu begründen, dass Hemmung und Schlaf einander identisch seien und irgendwie mit der Erschöpfbarkeit in Verbindung stehen.

Aus den soeben angeführten Versuchen folgt also, dass bei der Entfernung der vorderen Hälfte und bei der starken Schädigung der hinteren Hälfte der Hemisphären nur ein kleiner unten übriggebliebener Teil der Rinde zur höheren Nerventätigkeit fähig ist. Damit ist vom Standpunkt des allgemeinen Mechanismus aller Teile der Grosshirnhemisphären die Gleichwertigkeit aller Gebiete der Hemisphären begründet. Dieses ist schon von H. Munk behauptet worden.

Zum Schlusse ist es interessant, die Tätigkeit der Skelettmuskulatur bei den letztbeschriebenen Tieren zu berücksichtigen. In dieser Hinsicht beobachtete man einen sehr grossen Unterschied im Vergleich mit Tieren mit ganz entfernten Hemisphären. Die letzteren können, wie bekannt, schon einige Tage nach der Operation aufstehen, stehen und gehen. Unsere Tiere, die der vorderen Hälfte der Hemisphären beraubt waren, beginnen nur nach einigen Wochen aufzustehen und zu gehen, dabei nehmen sie beständig die merkwürdigsten Posen an und fallen natürlich oft um. Letzteres blieb die ganze Zeit, während sie bei uns lebten, bestehen. Besonders klar tritt die Tatsache hervor, dass diese Tiere gleichzeitig sich bemühen, solche Bewegungen auszuführen, welche mit der Bewahrung der Gleichgewichtslage des Körpers unvereinbar, mechanisch unmöglich sind, mit anderen Worten, es fehlte diesen Tieren die normale Fähigkeit, ihre Bewegungen zweckentsprechend zu kombinieren.

Wie ist dieses Verhalten unserer Tiere zu verstehen? Mir scheint es nur folgenderweise. Wir haben durch die Operation die zentralen rezeptorischen Regionen der Haut und des Bewegungsapparats, mittels welcher die zweckmässig kombinierten Bewegungen in der Norm sich vollziehen, entfernt. In dem übriggebliebenen Teil der Hemisphären befinden sich jetzt nur die weiter verbreiteten und mehr isolierten rezeptorischen Elemente derselben Funktionen, welche sich bloss in begrenztem Grade und sehr allmählich unter dem Einflusse der Reize zweckmässig kombinieren können. Bei den Tieren ganz ohne Hemisphären fängt der untere, ganz unversehrte Lokomotionsapparat unbehindert an, schnell zu arbeiten.

Die Thesen dieses Vortrages stützen sich auf die Ergebnisse von mehr als 100 Arbeiten, welche in meinem Laboratorium von über 70 Mitarbeitern ausgeführt wurden und zum weit grössten Teil nur in russischer Sprache voröffentlicht worden sind.

XXXIII.

„Innere Hemmung" der bedingten Reflexe und der Schlaf — ein und derselbe Prozess.

Schon bei den ersten Anfängen unserer objektiven Forschung über die höhere Nerventätigkeit (das Verhalten) der Tiere in Form von bedingten Reflexen trafen wir bei unserer Versuchsanordnung unangenehm mit der Schläfrigkeit und dem Schlaf unserer Versuchsobjekte zusammen. Die Tiere (Hunde) wurden gewöhnlich in ein Gestell gebracht, welches mit Schlingen für die Füsse und mit einem Strick für den Hals versehen war, welche sämtlich am oberen Querstück des Gestells befestigt wurden. Auf diese Weise war unser Tier in seinen Bewegungen eingeschränkt. Das Gestell mit dem Tier wurde in einem separaten Zimmer untergebracht, woselbst sich auch der Experimentator vor dem Hunde befand. Späterhin wurde der Experimentator hinter die Tür des Zimmers weg versetzt, von wo aus er die verschiedenen Agentien auf das Tier einwirken liess und dessen Reaktionen beobachtete. Bei dem Tier wurden im Verlauf einer jeden experimentellen Sitzung zwei verschiedene (nach unserer Terminologie) unbedingte Reflexe hervorgerufen: entweder der Nahrungsreflex durchs Füttern mit mehr oder weniger trocknen Nahrungssorten oder der Abwehrreflex durch Eingiessen von Salzsäure (0,5 bis 0,1%) in den Mund des Hundes. Die Reaktion wurde nicht nach den Bewegungen, sondern nach der Speichelsekretion aus der Submaxillaris oder Parotis bemessen. Durch eine bestimmte Prozedur (das zeitliche Zusammenfallen) wurden mit Hilfe unbedingter Reflexe bedingte Reflexe (nach unserer Terminologie) gebildet, d. h. verschiedene früher indifferente Agentien, welche zu diesen Reaktionen gar keine Beziehung hatten, riefen nun die entsprechenden Nahrungs- und Abwehrreaktionen sowohl in der Bewegungs- als auch in der Sekretionstätigkeit des Tiers hervor.

Wenn nun die bedingten Reflexe fertig ausgearbeitet waren, so konnte man oft bemerken, dass, wenn der bedingte Reiz allein wirkte, bevor der unbedingte Reiz (Füttern oder Eingiessen von Säure) ihm hinzugefügt wurde, wenn diese Wirkung auch nur wenige (15″—30″ usw.) Sekunden andauerte, dass dann beim Wiederholen solcher Versuchsanordnung während der Wirkungszeit und später auch für die ganze Versuchsdauer sich Schläfrigkeit und Schlaf des Versuchstieres einstellten. Der Schlaf kann dermassen stark werden, dass man genötigt wird, das Tier wachzustossen, damit es die ihm angebotene Nahrung frisst. Und dieses ungeachtet des Umstandes, dass der Hund, der beinahe 24 Stunden nichts gefressen hat, ein sehr gieriges und höchst energisch auf Eingiessungen von Salzsäure reagierendes Exemplar sein kann.

Dabei haben schon verhältnismässig früh folgende drei Umstände die Aufmerksamkeit auf sich gelenkt. Erstens, dass einige Agentien, aus denen man die bedingten Reize bildet, besonders zur Schläfrigkeit und zum Schlaf veranlagen. In dieser Hinsicht müssen an erster Stelle genannt werden: Temperaturreize, das Applizieren sowohl von Wärme als auch von Kälte auf die Haut und die mechanischen Hautreize, leichte Berührungen oder Kratzungen der Haut usw. und schliesslich schwächere Reize überhaupt. Der zweite, besonders stark hervortretende Umstand ist die Dauer, die der bedingte Reiz hat, ehe der unbedingte Reiz hinzutritt. Nehmen wir an, wir experimentierten an einem Hunde, dem wir stets 10 Sekunden nach Beginn des bedingten Reizes die Nahrung reichen oder Säure in den Mund giessen, wie wir sagen, den bedingten Reflex bekräftigen. Im Verlauf dieser 10 Sekunden haben wir eine äusserst rege sowohl motorische als auch sekretorische Reaktion vor uns. Oft ist es geradezu erstaunlich, wie rasch sich die Sachlage ändert, wenn wir im Versuch eine scheinbar nur geringe Abweichung zulassen, wenn wir nämlich den unbedingten Reiz nicht 10 Sekunden nach dem bedingten, sondern, sagen wir, 30 Sekunden oder eine Minute nach ihm anwenden. Das Tier beginnt bald, während der Dauer des bedingten Reizes, schläfrig zu werden, die bedingten Reaktionen verschwinden und das Tier, welches früher im Gestell niemals geschlafen hat, verfällt jetzt während einer jeden experimentellen Sitzung nach der ersten Anwendung eines solchen bedingten Reflexes in Schlaf. Zum dritten. Es entstehen Schläfrigkeit und Schlaf unter den angeführten Bedingungen in zweifelloser Abhängigkeit von der Individualität des Hundes, vom funktionellen Typus seines Nervensystems. Es ist interessant, dass wir, als wir im Anfang unserer Versuche, an den Schlaf unserer Tiere rein praktisch, als an ein Hindernis in den Versuchen mit den bedingten Reflexen, herantraten, dass wir da in einen scherzhaften Fehler verfielen. Da wir bestrebt waren, in unseren Versuchen Hunde zu haben, bei denen der Schlaf uns in unserer Forschung nicht hinderte, so wählten wir für die Versuche solche Tiere, die in der Freiheit sehr lebhaft und beweglich waren, die da alles untersuchten und auf alles reagierten — und wir erhielten dabei gerade das Gegenteil. Gerade diese Hunde schliefen in Anwesenheit der oben erwähnten Bedingungen besonders rasch und leicht ein. Hingegen Hunde, die wir als „solide" Hunde bezeichneten, welche wenig beweglich und gewissermassen konzentriert sind, erwiesen sich in unserem Gestell als besonders geeignet, sie erlagen sogar unter den dazu günstigen Bedingungen sehr lange nicht dem Schlaf.

Die angeführten, besonders zum Schlaf disponierenden Bedingungen stellten schliesslich die wissenschaftliche Aufgabe der Untersuchung des Schlafes direkt vor uns hin. Was ist denn der Schlaf und in welchem wesentlichen Verhältnis steht er zu unseren Versuchen mit ihren Eigentümlichkeiten und Bedingungen?

Nicht nur praktisch, sondern auch theoretisch beschäftigte uns diese Frage schon über 10 Jahre. Wir haben 5—6 verschiedene Vermutungen überlegt und geprüft, und endlich sind wir gegenwärtig, wie es scheint, schon endgültig auf dem Schlusse stehen geblieben, dass jene Hemmung, welche wir beim Erforschen der bedingten Reflexe kennen gelernt haben und dank der diese Reflexe der wirklichen Sachlage genauer angepasst werden, dass diese „innere Hemmung" (nach unserer Terminologie) und der Schlaf ein und dasselbe seien. Mit dieser Schlussfolgerung stimmen alle die vieljährigen Beobachtungen gut überein, die sich bei uns während der 20 Jahre Arbeit über die bedingten Reflexe angesammelt haben, und diesen Schluss haben neue Versuche erhärtet, welche wir speziell von dieser Ansicht ausgehend angestellt haben.

Das allgemeine Grundfaktum, welches hierher gehört, besteht in folgendem. Ein jeder mehr oder weniger lange andauernde Reiz, welcher auf einen bestimmten Punkt der Grosshirnhemisphären fällt, von welcher Lebensbedeutung er auch sein mag und um so mehr, wenn er keine weitere Lebensbedeutung besitzt, und selbst so stark er auch sein mag, ein jeder solcher Reiz, wenn er nicht gleichzeitig durch Reizungen anderer Punkte begleitet wird oder durch andere Reize abgelöst wird, führt unumgänglich früher oder später zur Schläfrigkeit und zum Schlaf. Vor allem und in höchstem Masse bezeugt die oben angeführte Tatsache diese Behauptung. Der bedingte Reiz, welcher auf einen bestimmten Punkt der Grosshirnhemisphären einwirkt, obschon er mit dem wichtigsten Erreger des Organismus — der Speise — verbunden sein mag, führt ungeachtet dessen zum Schlaf, wenn er eine Zeitlang, bisweilen auch nur einige Sekunden isoliert, ohne die gleichzeitigen Massenreize, welche den Fressakt bilden, fortdauert. Es muss hinzugefügt werden, dass hiervon selbst dann keine Ausnahme gemacht wird, wenn der bedingte Reiz, welcher die Nahrungsreaktion beim Hunde hervorruft, aus einem äusserst starken elektrischen Hautreiz besteht. Was diese Tatsache in ihrer allgemeinen Form anbetrifft, so ist sie allbekannt, obgleich sie bis jetzt nicht Gegenstand wissenschaftlicher Forschung gewesen ist. Jeder einförmige und andauernde Reiz führt zur Schläfrigkeit und zum Schlaf. Sollte es nötig sein, eine Menge aus dem Leben gegriffener Fälle dieser Art anzuführen?

Mit der Erforschung unseres Gegenstandes beschäftigt, untersuchten wir die Sachlage auch in einem anderen Fall, ausser den bedingten Reflexen. Wenn in der Umgebung des Tieres irgendein neuer Reiz entsteht, oder anders gesagt, wenn hier irgendeine Veränderung vor sich geht, so reagiert das Tier darauf mit einer allgemeinen Reaktion, indem es seine rezeptorischen Körperoberflächen in dieser Richtung einstellt (aufblickt, aufhorcht usw.), wenn der Reiz durch seine speziellen Eigenschaften nicht irgendeine spezielle Reaktion hervorruft. Wir bezeichnen diese allgemeine Reaktion als Orientierungs- oder Untersuchungsreflex. Wenn wir in kurzen Zeiträumen diesen Reiz wiederholen, oder ihn längere Zeit andauern lassen, so wird der Untersuchungsreflex allmählich schwächer, verschwindet schliesslich ganz und, wenn auf das Tier zu gleicher Zeit keine abwechselnden Reize einfallen, so wird das Tier schläfrig und schläft zuletzt ein. Wenn dieses einigemal wiederholt wird, so kann der Einschläferungsversuch mittels dieses Agens mit derselben Genauigkeit reproduziert werden, wie z. B. die Reaktion eines wachen und hungrigen Hundes auf ein Stück Fleisch. (Versuche von Dr. S. J. Tschetschulin und J. S. Rosenthal.) Das Faktum ist dermassen augenscheinlich, dass in seiner Formulierung kein Zweifel sein kann. Eine isolierte andauernde Reizung eines bestimmten Punktes der Grosshirnhemisphären führt unbedingt zur Schläfrigkeit und zum Schlaf. Es ist am natürlichsten, den Mechanismus dieser Tatsache in Übereinstimmung damit, was wir von dem lebendigen Gewebe wissen, als Erschöpfungserscheinung aufzufassen, um so mehr als der normale periodische Schlaf unstreitig ein Ergebnis der Erschöpfung ist. Es tritt also dank der andauernden Reizung des gegebenen Punktes in ihm Erschöpfung ein und irgendwie im Zusammenhang mit der Erschöpfung entwickelt sich ein Zustand der Untätigkeit, des Schlafes. Ich sage „irgendwie", denn es ist unmöglich, die ganze Erscheinung einfach zu verstehen, ohne ein besonderes vermittelndes Glied in der Reihe chemischer Veränderungen in der gegebenen Zelle anzunehmen. Dafür spricht ein ersichtliches Detail der Erscheinung. Dieser Zustand der Untätigkeit in Form des Schlafes, welcher in einer gegebenen Zelle entstanden ist, bleibt nicht nur in ihr, sondern verbreitet sich weiter und weiter und umfasst schliesslich nicht nur die Hirnhemisphären, sondern verbreitet sich auch auf die niedriger gelegenen Teile des Gehirns, d. h. den Zustand, welchen eine Zelle entwickelt, die gearbeitet und sich verausgabt hat, überleben auch solche Zellen, welche absolut nicht gearbeitet, sich gar nicht verausgabt haben. Dieses bildet vorläufig einen vollständig dunklen Punkt in der Erscheinung. Man muss zugeben, dass in der Zelle ein spezieller Prozess oder Stoff vorhanden sei, welcher durch die Erschöpfung hervorgerufen wird und die weitere Tätigkeit der Zelle aufhebt, gleichsam um einer aussergewöhnlichen, bedrohlichen, vernichtenden Tätigkeit vorzubeugen. Und dieser eigenartige Prozess oder Stoff kann auf die umgebenden Zellen übertragen werden, welche an der Arbeit gar nicht teilgenommen haben.

Nun wollen wir zu den Beziehungen, welche zwischen dem Schlaf und der inneren Hemmung der bedingten Reflexe bestehen, übergehen.

Die innere Hemmung entwickelt sich jedesmal, wenn der bedingte Reiz vom unbedingten nicht begleitet wird, mag es bloss eine Zeitlang sein, oder auch immer, aber im letzteren Falle nur unter bestimmten Bedingungen. Solche sind: „das Erlöschen", „das Verspäten", „die bedingte Hemmung" und die „Differenzierungshemmung". So sehen wir ein und dieselbe Grundbedingung sowohl für das Eintreten des Schlafes, als auch für die Entwicklung der inneren Hemmung vor uns. Und es ist unmöglich, diesem Umstande nicht eine wesentliche Bedeutung in der Frage über das Verhalten der inneren Hemmung zum Schlaf zuzuschreiben, um so mehr als in vollkommener Übereinstimmung hiermit wir in allen unsern Fällen von innerer Hemmung auf die Einmischung der Schläfrigkeit und des Schlafes stossen. Im Falle des „Verspätens" wenn wir den Anfang des unbedingten Reizes weiter vom Anfang des bedingten Reizes verschieben und gerade in deutlicher Übereinstimmung mit der Dauer dieses Zeitraums, treten, wie oben angedeutet, Schläfrigkeit und Schlaf auf. Sobald man nur bei einem früher stets wachen Hunde mit gut ausgearbeitetem bedingtem Reflex die dem bedingten Reiz benachbarten Reize wiederholt (welche kraft der anfänglichen Generalisation des Reizes wirken) und sie nicht vom unbedingten Reiz begleitet, so sieht man Schläfrigkeit und Schlaf eintreten mit gleichzeitigem Verlust der Wirkung dieser Reize. Genau dasselbe bemerkt man bei der Ausarbeitung des Prozesses der „bedingten Hemmung". Aber hier beschränkt sich die Sache gewöhnlich auf einen Schläfrigkeitszustand, und nur selten kommt es zu echtem Schlaf. Schliesslich erscheint ebenfalls beim „Erlöschen" der bedingten Reflexe, wenn die Reihen der Erlöschungen einigemal während einer und derselben experimentellen Sitzung wiederholt werden, Schläfrigkeit und Schlaf. Wenn man die Versuche mit dem „Erlöschen" im Verlauf einiger Tage oft wiederholt, so wird das Versuchstier, wenn es auch früher absolut keine Neigung zum Schlaf hatte, derart schläfrig, dass es aus diesem Grunde schwer wird, mit dem Tier weiter zu arbeiten. Es muss hinzugefügt werden, dass den verschiedenen Fällen von innerer Hemmung augenscheinlich irgendwelche Eigenartigkeiten zukommen, welche auf die verschiedene Geschwindigkeit des Eintretens des Schlafes und der Schläfrigkeit und auf deren Grad und auch auf ihren mehr oder weniger vorübergehenden oder hartnäckigen Charakter von Wirkung sind.

Nun eine weitere Frage: was für spezielle Verhältnisse lassen sich zwischen Hemmung und Schlaf in verschiedentlichen Fällen beobachten? Hier treffen wir viele Variationen. Das sind: bald der Übergang von Hemmung in Schlaf und umgekehrt, bald die gegenseitige Abwechslung von Hemmung und Schlaf, bald die Summierung von Schlaf und Hemmung.

Wir haben einen Hund vor uns, bei dem der unbedingte Reiz zum bedingten nach 30 Sek. hinzugefügt wird. Der bedingte Reflex ist ausgearbeitet: die Speichelabsonderung beginnt 5—10 Sekunden nach Anfang des bedingten Reizes. Wir wiederholen diesen Versuch im Verlauf von Tagen, Wochen und Monaten — bei verschiedenen Tieren geht es verschieden schnell — und lassen stets den unbedingten Reiz auf den bedingten folgen. Jetzt kann man merken, dass die Latenzperiode des bedingten Reizes allmählich zunimmt. Es vergehen 15—20, dann 20—25 Sek. bis zur Wirkung, und schliesslich beginnt die Wirkung genau in der 30. Sek., oder um 1 bis 2 Sek. früher. Das ist eine innere Hemmung, „das Verspäten", ein genaues Anpassen an den Augenblick der Wirkung des unbedingten Reizes. Darauf aber verschwindet die Wirkung vollständig für die Dauer von 30 Sek.; man kann sie aber noch sehen, wenn der bedingte Reiz allein auf eine längere Dauer ausgedehnt wird. Noch etwas später kann man schon gar keine Wirkung mehr erzielen und zu gleicher Zeit erweist sich das Tier als schläfrig und schläft zuletzt ganz ein oder es wird bewegungslos, indem es aber seine aktive Lage beibehält (kataleptischer Zustand) — was allerdings nur selten vorkommt.

Der entgegengesetzte Fall. Wir haben einen verspätenden Reflex ausgearbeitet, indem wir den bedingten und den unbedingten Reiz um 3 Min. auseinanderrücken. Jetzt lässt sich die 3 Min. lange Periode des bedingten Reizes in ungefähr zwei gleichlange Pausen teilen — die anfängliche ohne —, und die zweite mit Wirkung. Und folgendes kommt oft während einer experimentellen Sitzung vor. Bei der ersten Probe des bedingten Reizes wird das Tier sofort schläfrig und zum Ende der 3 Min. langen Periode hat man entweder gar keine Wirkung oder nur eine ganz unbedeutende und auch diese nur während der allerletzten Sekunden des bedingten Reizes. Weiter wird dann die Wirkung des bedingten Reizes beim Wiederholen der Proben mit jedem Mal immer grösser, erfüllt einen immer grösseren Teil der Reizzeit, der Schläfrigkeitszustand dagegen vergeht nach und nach. Schliesslich ist absolut keine Schläfrigkeit und kein Schlaf mehr vorhanden und die ganze Wirkungsdauer des bedingten Reizes zerfällt in 2 Teile, die einander gleich sein können, oder sich wie $2/3$ zu $1/3$ verhalten, von denen der erste Teil wirkungslos ist, der zweite aber eine Wirkung besitzt, welche zum Ende hin zunimmt. Folglich ist im ersten Falle Hemmung in Schlaf übergegangen, im zweiten Falle hat sich der Schlaf allmählich in reine Hemmung verwandelt.

Derselbe Übergang von Hemmung in Schlaf lässt sich auch bei dem Orientierungs- oder Erforschungsreflex beobachten. Wie allgemein bekannt, hört dieser Reflex bei lange anhaltender Dauer oder bei öfterer Wiederholung des Reizes von selbst auf — er verschwindet. Es ist interessant, dass, wie die Versuche von Prof. G. P. Zeliony an Hunden gezeigt haben, dieser Reflex, wenn er durch Laute hervorgerufen wird, nach der Entfernung der Grosshirnhemisphären nicht verschwindet, wenn man ihn auch durch lange Reihen hindurch wiederholt. Dieses gibt Grund zur Vermutung, dass die Zellen der Grosshirnhemisphären und der niedriger gelegenen Hirnteile sich in ihrem Verhalten den Reizen gegenüber stark unterscheiden. Wodurch wird beim normalen Tier das Verschwinden der Orientierungsreaktion erreicht? Spezielle Versuche von Prof. N. A. Popow haben gezeigt, dass derjenige Prozess, welcher dem Verschwinden des Orientierungsreflexes zugrunde liegt, in allen seinen Details mit dem „Erlöschen" der bedingten Reflexe übereinstimmt und sich folglich als Hemmung offenbart. Diese Hemmung geht später beim Wiederholen in Schlaf über.

Zuweilen, z. B. beim Versuch mit dem „Verspäten" des unbedingten Reizes um ungefähr 30 Sek. gegen den bedingten, kann man es sehen, dass ein für gewöhnlich im Gestell ganz wach stehendes Tier jedesmal mit dem Beginn jedes einzelnen bedingten Reizes sofort in Schläfrigkeit verfällt, sogleich in eine passive Lage übergeht, den Kopf hängen lässt, ja sogar zu schnarchen anfängt, aber in der 25. Sek. des Reizes aufwacht und eine starke positive Wirkung zeigt. Eine solche Sachlage kann sich bei einem gegebenen Tier auf eine geraume Zeit hin erstrecken. Augenscheinlich vertritt der Schlaf in diesem Falle die innere Hemmung und verhält sich, was sein Entstehen und sein Verschwinden anbetrifft, ganz wie reiner Hemmungsprozess.

Weiter besteht die Tatsache — und sie ist sehr beständig —, dass der Schlaf und die innere Hemmung gleichzeitig verschwinden. Wir haben einen gut ausgearbeiteten, um 3 Min. verspätenden Reflex, welcher im wachen Zustande des Tieres seine Wirkung stets nach $1^{1}/_{2}$—2 Min. ausübt. Wenn wir nun mit unserem bedingten Reiz auf das Tier wirken werden, nachdem es eingeschlafen ist, so wird der Reiz, indem er das Tier aufweckt und den Schlaf verjagt, zugleich damit die innere Hemmung vernichten, d. h. der bedingte Reiz gibt jetzt sofort seinen Effekt, und die inaktive Phase verschwindet.

Hier ein Fall von Summation von Schlaf und Hemmung. Wir haben wieder einen gut ausgearbeiteten, um 3 Min. verspätenden Reflex. Die Wirkung beginnt erst nach $1^{1}/_{2}$ Min. und erreicht zum Ende der dritten Minute ihr Maximum. Jetzt wenden wir zugleich mit dem bedingten Reiz irgendeinen neuen, ziemlich schwachen indifferenten Reiz an; z. B. das Zischen. Bei seiner ersten Anwendung enthemmt es, wie wir sagen, d. h. es bewirkt, dass der bedingte Reiz seinen Effekt auch in der ersten inaktiven Phase äussert (genaueres wird über Enthemmung weiter berichtet werden), wobei im Anfang des Zischens die Orientierungsreaktion vorhanden war. Bei der zweiten Anwendung des Zischens (welches nun keine Orientierungsreaktion mehr hervorruft), zugleich mit dem bedingten Reiz, wurde im Verlauf aller 3 Min. gar kein Effekt wahrgenommen, und es wurde Schläfrigkeit bemerkt. Der bedingte Reiz allein, wenn er später versucht wurde, gab hingegen einen echten verspätenden Reflex (Versuche von Dr. D. S. Fursikow). So gaben 2 Hemmungen, indem sie sich summierten, Schläfrigkeit.

Ein anderer Fall. Wir haben ein Tier mit einem um 30 Sek. verspätenden Reflex. Der Effekt beginnt 3—5 Sek. nach Anfang des bedingten Reizes. Darauf führen wir einen neuen Reiz ein und wiederholen ihn solange, bis er die Orientierungsreaktion verliert und sogar Schläfrigkeit hervorruft. Indem wir ihn nun zusammen mit dem bedingten Reiz anwenden, haben wir einen stärker verspätenden Reflex, die Wirkung beginnt erst nach 15—20 Sek. (Versuche von Dr. S. J. Tschetschulin). Folglich hat in diesem Falle die Schläfrigkeit, welche durch den einen Reiz hervorgerufen wurde, die Hemmung des andern verstärkt.

Alle angeführten Tatsachen erhärteten für uns den Schluss, dass die innere Hemmung und der Schlaf ein und derselbe Prozess seien. Aber wie ist der Unterschied zwischen diesem und jenem Zustande zu verstehen, wie entsteht er? Bei der ersten Betrachtung scheint er doch so kolossal. Die innere Hemmung beteiligt sich stets im wachen Zustande des Tieres und gerade bei besonders feiner Anpassung seiner Tätigkeit an die Umgebung, hingegen ist der Schlaf ein Zustand der Untätigkeit, der Erholung der Grosshirnhemisphären. Die Frage lässt sich durch folgende Voraussetzung einfach und natürlich lösen. Hemmung ist ein partieller, gewissermassen zerstückelter, eng lokalisierter Schlaf, der durch den entgegenwirkenden Prozess der Erregung in gewisse Grenzen eingeschlossen ist, wogegen der Schlaf eine Hemmung ist, welche sich auf grössere Abschnitte des Grosshirns, die ganzen Hemisphären und sogar auf das niedriger gelegene Mittelhirn verbreitet hat. Vom Standpunkte dieser Vorraussetzung können die oben angeführten Fälle leicht verstanden werden: bald findet Verbreitung der Hemmung statt, und dann tritt Schlaf ein; bald wird die Hemmung begrenzt, und der Schlaf verschwindet. Nehmen wir z. B. den Fall, wo während einer experimentellen Sitzung der zu Anfang überwiegende Schlaf beim Wiederholen des Reizes durch allmählich hervortretende reine Hemmung ersetzt wird. Unter dem Einfluss des unbedingten Reizes, der hier in einem bestimmten Augenblick immer wieder zum bedingten Reiz hinzugefügt wird, setzt hier augenscheinlich der Erregungsprozess der Hemmung immer engere und engere Grenzen und weist ihr schliesslich eine nur kurze Periode an. Zugleich damit verschwindet auch der Schlaf, d. h. es findet eine dem Tatsachenbestand entsprechende Gleichgewichtseinstellung zwischen der Erregung und der Hemmung statt.

Vom angenommenen Standpunkte aus muss man, um die Hemmung zu beschränken und sie zu verhindern in Schlaf überzugehen, oder um entstandenen Schlaf in reine Hemmung zu verwandeln, in den Grosshirnhemisphären Erregungspunkte bilden, welche der Verbreitung der Hemmung Widerstand leisten könnten. Und empirisch wenden wir es schon lange an. Wenn auf einen mehr oder weniger verspätenden Reflex Schläfrigkeit sich zu entwickeln beginnt, und Schlaf eintritt, so bilden wir einige neue bedingte Reflexe aus stärkeren Agentien und dabei zusammenfallende Reflexe, d. h.

solche, wo der unbedingte Reiz nach einer ganz kurzen Zeitdauer zum bedingten hinzutritt. Und das hilft der Sache. Der Schlaf wird hinweggehoben und der ursprünglich verspätende Reflex wieder hergestellt.

In der letzten Zeit sind vom Privatdozent Dr. M. K. Petrowa folgende während einer langen Zeit durchgeführte Versuche gemacht worden. Bei zwei Hunden, welche zum erstenmal für die Versuche verwandt wurden, von denen der eine ein sehr bewegliches Tier, der andere vom soliden Typus war, begann man bedingte Reflexe zu bilden: bei dem ersten mit Zurückstellung des unbedingten Reizes nur um 15 Sekunden und beim letzteren um 3 Minuten. Beide Hunde wurden bald nach Bildung des bedingten Reflexes schläfrig und schliefen schliesslich in dem Gestell derart ein, dass gar keine weiteren Versuche mehr möglich waren. Nun wurde folgende Veränderung in die Versuchsanordnung eingeführt. Der unbedingte Reiz trat zum bedingten 2—3 Sekunden nach dessen Anfang hinzu, und ausserdem wurde gleichzeitig am Bilden von bedingten Reflexen aus 5 neuen Agentien gearbeitet, den früheren Reflex, welcher bei beiden Hunden aus dem rhythmischen Ticken des Metronoms bestand, nicht mitgerechnet; es waren: das Schellen, ein Ton, das Brodeln des Wassers, das Aufleuchten einer Lampe vor den Augen des Tieres und ein mechanischer Hautreiz. Die Reflexe bildeten sich rasch, und der Schlaf wurde ganz vertrieben, dabei wurde in jeder einzelnen experimentellen Sitzung jeder Reiz nur einmal angewandt, während früher das Ticken des Metronoms sechsmal wiederholt wurde. Darauf wurden alle bedingten Reflexe in verspätende umgearbeitet, wobei der unbedingte Reiz Tag für Tag um 5 Sekunden von dem Anfang des bedingten Reizes weitergerückt wurde. Entsprechend trat auch der Erfolg des bedingten Reizes mit zunehmender Verspätung ein. Als der Zeitraum zwischen beiden Reizen zu 3 Minuten herangewachsen war, so erwies sich zwischen beiden Hunden ein kolossaler Unterschied. Der Hund vom soliden Typus arbeitete ganz ruhig einen guten verspätenden Reflex auf alle Reize aus, und dieser Charakter blieb sogar bestehen, als alle Reize ausser dem ursprünglichen Metronom aufgegeben wurden und sogar beim letzteren die Zwischenzeit zwischen beiden Reizen zu 5 Minuten gesteigert wurde. Beim beweglichen Hunde dagegen ging die Sache ganz anders vonstatten. Beim Auseinanderrücken der Reize um 3 Minuten verfiel das Tier in eine Erregung, welche die höchsten Grade erreicht; während des bedingten Reizes bellte der Hund verzweifelt, bewegte sich energisch hin und her und entwickelte Kurzatmigkeit, wobei die Speichelsekretion zu einer kontinuierlichen wurde, d. h. in den Zwischenräumen zwischen den einzelnen Reizen stattfand, wie dieses gewöhnlich bei Hunden, welche sich in einem starken Erregungszustande befinden, gesehen werden kann. Darauf wurden alle Reize mit Ausnahme des Metronoms eingestellt letzteres blieb allerdings als zurückgestellter Reiz. Das Tier beruhigte sich allmählich, aber zu gleicher Zeit wurde es wieder schläfrig, schlief ganz ein, und der Reflex verschwand. Um den Hund zu wecken, war man genötigt, von neuem alle Reize einzuführen und sie als zusammenfallende, d. h. als solche, in denen der unbedingte Reiz unmittelbar nach dem bedingten einsetzt, anzuwenden. Hierdurch wurde denn auch das Ziel erreicht. Darauf begann man von neuem, wie früher, die unbedingten Reize zurückzustellen. Jetzt entwickelte sich der verspätende Reflex ohne Erregung und der Reflex aufs Metronom, als er wieder allein blieb, ging nicht in Schlaf über, sondern behielt seinen verspätenden Charakter bei.

Dieser Versuch ist in vielen Hinsichten interessant; hier will ich nur darauf aufmerksam machen, dass die Anwendung vieler Erregungspunkte ohne vielfältiges Wiederholen des Reizes eines und desselben Punktes während eines Experiments zum Verschwinden des Schlafes, zur Einschränkung der Hemmung, zu ihrem Einschliessen in bestimmte Grenzen führte. Zu demselben Schluss führt auch folgender Versuch von Dr. D. S. Fursikow. Bei einem Hunde war aus einem mechanischen Hautreiz an einem Körperende ein verspätender bedingter Reflex ausgearbeitet, wobei der unbedingte Reiz um 3 Minuten hintangestellt war. Es fing aber an sich Schläfrigkeit zu entwickeln, und der Reflex verschwand; da wurde auf dem entgegengesetzten Teile des Körpers ein Reflex ebenfalls aus mechanischem Hautreiz, aber als beinahe zusammenfallender Reflex gebildet. Darauf stellte sich der verspätende Reflex wieder ein, behielt aber seinen verspätenden Charakter bei. Es führte also die Reizung eines neuen Punktes in der Hautregion der Hemisphären zur Einschränkung der Hemmung, welche vom ersten Punkt ausging, und damit zugleich verschwand auch der Schlaf.

So liegen die Sachen auch bei einer jeglichen Differenzierung. Wenn die einem bestimmten zum bedingten Reflex gemachten Agens benachbarten Reize wiederholt angewandt werden, ohne vom unbedingten Reiz gefolgt zu werden, so schwächt sich ihre, ihnen durch die ursprüngliche Irradiation verliehene Wirkung allmählich ab, sie wird gehemmt, und zugleich damit erscheint Schläfrigkeit ja sogar fester Schlaf während der Wirkung dieser zu differenzierenden Agentien, und der Schlaf bleibt auch ausserhalb der Reizzeit. Durch abwechselndes Anwenden dieser Reize und des ausgearbeiteten bedingten Agens, welch letzteres stets durch den unbedingten Reiz erhärtet wird, erreicht man es aber später, dass der Schlaf verschwindet und die differenzierten Agentien ganz unwirksam bleiben, vollständig gehemmt sind. Es begrenzt folglich die Reizung eines bestimmten Punktes die Verbreitung des Hemmungsprozesses aus den benachbarten Punkten und konzentriert ihn, wodurch der Schlaf ausgeschaltet wird. Dasselbe, was bei der Differenzierung hervortritt, zeigt sich auch bei der „bedingten Hemmung", wenn man die zu hemmende Kombination fortwährend mit positiven Reizen abwechselt.

Endlich kann man dasselbe auch am Erlöschen beobachten. Wenn das „Erlöschen" viele Tage hintereinander und mehrmals an jedem Versuchstage wiederholt wird, so endigt die Sache mit der Schläfrigkeit und dem Schlaf des Hundes. Wenn aber das Erlöschen nicht alle Tage und ein- oder wenigemal während der Dauer eines einzelnen Versuches vorgenommen wird, so geht das Erlöschen rasch vonstatten, oft sogar von einem einzigen Mal, und man bemerkt dabei gar keine Schläfrigkeit. Augenscheinlich lassen die sich oft wiederholenden, durch den unbedingten Reiz bekräftigten Reize keine weite Verbreitung der Hemmung zu — das ist die Konzentrierung der Hemmung.

Die mitgeteilten Erklärungen und Schlüsse enthalten die Idee darüber, dass Hemmung und Schlaf Prozesse seien, die sich längs der Masse des Grosshirns bewegen. Und so ist es auch in der Tat. Viele in meinem Laboratorium ausgeführten Arbeiten haben es anschaulich gemacht, dass die innere Hemmung, welche in einem gewissen Augenblick hervorgerufen wird, sich noch einige Zeit im Nervensystem auch nach Abklingen des sie hervorrufenden Agens aufhält und sich erst später allmählich in der Zeit konzentriert, indem sie sich immer genauer ihrem Augenblick anpasst. Genau dasselbe bezieht sich auch auf die Konzentrierung im Raume. Auf der Haut kann man es sogar mit Genauigkeit verfolgen, wie weit und mit welcher Geschwindigkeit die Hemmung zuerst irradiiert und sich dann später konzentriert, sich in ihrem Ausgangspunkt zusammensammelt.

Dasselbe ist allen aus den alltäglichen Beobachtungen am Schlaf bekannt. Wie das Einschlafen, so geht auch das Aufwachen, d. h. sowohl die Überwältigung des Grosshirns durch den Schlaf, als auch seine Befreiung von ihm mehr oder weniger allmählich vor sich. Dasselbe sah ich mit Dr. L. N. Woskressensky[1] an einem Hunde, welchen die ganze Einrichtung des Zimmers, in welchem man an ihm experimentierte, einschläferte. Man konnte ganz deutlich einige aufeinanderfolgende Stadien von Schlaf unterscheiden, welche sich an verschiedenen Teilen des Gehirns äusserten. — Es ist interessant, dass die Verbreitungsgeschwindigkeiten der Hemmung und des Schlafes Grössen von ein und derselben Ordnung sind. Wie das Einschlafen und das Aufwachen in Minuten und oft in vielen gemessen werden kann, so geht auch die Irradiation und das Konzentrieren der inneren Hemmung in denselben Zeitgrenzen vor sich. Die Ähnlichkeit erstreckt sich auch noch weiter. Wie bekannt, unterscheiden sich die Menschen unter allen übrigen gleichen Bedingungen sehr stark in bezug auf die Geschwindigkeit des Einschlafens und des Aufwachens. Bei den einen geht das Einschlafen und das Aufwachen in der Regel sehr rasch vor sich, bei den anderen im Gegenteil sehr langsam. Unter verschiedenen Hunden, welche bis jetzt dem Vergleich unterlagen (im ganzen 3) erwiesen sich Unterschiede von zehnfacher Grösse. Bei einem Hunde ging die Hin- und Herbewegung der Hemmung (Irradiation der Konzentrierung) im Verlauf von $1^1/_2$ Minuten vor sich, bei einem anderen, dem äussersten im Vergleich zu diesem, in 15 Minuten. Vom Standpunkte der weiteren oder engeren Ausbreitung der Hemmung kann man folgenden Unterschied, der

---

[1] Dieser Band XXV. Seite 237.

an Tieren selten angetroffen wird, verstehen. Es erscheint bei der weit grösseren Mehrzahl der Hunde das ausgedehnte Irradiieren der Hemmung als vollständiger Schlaf mit Schlaffwerden der Skelettmuskulatur, d. h. die Hemmung erreicht auch diejenigen Hirnteile, welche unter den Grosshirnhemisphären liegen und die Gleichgewichtshaltung im Raume beherrschen. Bei einigen seltenen Tieren aber beschränkt sich die Hemmung nur auf die Grosshirnhemisphären mit ihrer motorischen Region und pflanzt sich nicht weiter nach unten fort, so dass das Tier nur ganz unbeweglich wird, erstarrt, aber dabei die aktive Pose bewahrt.

Wie der oben angeführte Versuch von Dr. M. K. Petrowa zeigt, wirkte an einem ihrer Hunde das Einüben der Lokalisation der Hemmung, vorsichtig und allmählich vorgenommen, dahin, dass die frühere Irradiation der Hemmung bis zum Zustand des Schlafes schliesslich ausgeschlossen wurde, so dass nur reine Hemmung, d. h. eng lokalisierter Schlaf übrig blieb. Da in einigen Fällen von innerer Hemmung, und zwar bei der Differenzierungshemmung und der bedingten Hemmung Schläfrigkeit und Schlaf, wenn sie auch eintreten, doch nur von kurzer Dauer sind, d. h. das Lokalisieren der Hemmung leichter und rascher vor sich geht, als bei anderen Hemmungsarten, so arbeiten wir, um der späteren Schläfrigkeit unserer Hunde vorzubeugen, gewöhnlich in der Vorbereitungsperiode ausser einigen Reflexen auch noch Differenzierungshemmung oder bedingte Hemmung aus. Und das gewünschte Resultat wird auch wirklich erreicht.

Wie ein Agens, welches innere Hemmung hervorruft, bei seinem Wiederholen richtiger und rascher wirkt, so entwickelt sich auch in Übereinstimmung mit eben mitgeteiltem der Schlaf, wenn er von irgendeinem indifferenten oder von unserem bedingten Reiz hervorgerufen wird, bei wiederholter Anwendung dieser Reize in der entsprechenden Umgebung immer rascher und leichter.

Hier kann man folgende Tatsache, welche in einem Versuch die Aufmerksamkeit auf sich gelenkt hat, erwähnen. Natürlich ist das noch nachzuprüfen. Der Schlaf, welcher sich im Anfang der Ausarbeitung einer Differenzierung zeigte und später im allgemeinen Betragen des Tieres absolut unbemerkbar war, erschien für eine Zeitlang bei vollständiger Ausarbeitung der Differenzierung von neuem, als man anfing die Differenzierung dadurch zu zerstören, dass man das differenzierte Agens vom unbedingten Reflex begleitete (Versuche von Dr. W. W. Stroganow), d. h. wir hatten einen gleichsam aus seinen Schranken befreiten Schlaf. Das kann man sich aber kaum leicht vorstellen.

Schliesslich kann man einen ergänzenden Hinweis auf die Identität des Schlafes und der Hemmung in folgender Tatsache, der wir schon seit lange immerfort begegnen, erblicken. Es ist das die allgemeine Erregung in einigen Fällen von Hemmungsentwicklung. Wir sind z. B. am Ausarbeiten der bedingten Hemmung, und wenn sie schon bemerkbar wird, so sehen wir, dass unser Hund in einen starken Erregungszustand verfällt, sich sehr stark bewegt, bellt und Kurzatmigkeit entwickelt. Bei einigen Hunden ist das eine ziemlich rasch vorübergehende Phase, bei anderen ist es eine hartnäckige Erscheinung, die für sehr lange Zeit bleibt. Ihrer ist schon früher bei einem Hunde von Dr. M. K. Petrowa erwähnt worden. Bei diesem Hunde bildete sich beim Ausarbeiten der „Verspätung" zu gleicher Zeit auf 6 Reize ein aussergewöhnlich starker und hartnäckiger Erregungszustand aus, welcher erst beim Abändern von 5 dieser Reize aufhörte. Ein gleichartiger Erregungszustand lässt sich an einigen Hunden unter dem Einfluss indifferenter, oft wiederholter Reize beobachten, die dann zum Schlaf führen. Tiere, welche sich in Freiheit (nicht im Gestell angebunden) befinden, fangen an, sich stark zu bewegen, sich zu kratzen, was früher nicht statthatte, und zu bellen, ehe sie sich hinlegen, um einzuschlummern und zu schlafen (Versuche von Dr. S. J. Rosenthal). Bei Hunden, bei denen im verspätenden bedingten Reflex die Hemmung während der inaktiven Phase als Schlaf vorhanden ist, bemerkt man die folgende charakteristische Folge von Erscheinungen. Sobald nur der bedingte Reiz zu wirken beginnt, vollführt der wache Hund, der bis dahin ruhig gestanden hat, unordentliche Bewegungen, und erst danach tritt wieder Ruhe ein, aber jetzt von Schlummer begleitet (passive Lage des Körpers, Herabhängen des Kopfes und Schliessen der Augen). Später, beim Herannahen der aktiven Phase, führt das Tier wieder unbestimmte Bewegungen aus und erst jetzt beginnt die spezifische Bewegungsreaktion auf die Nahrung.

Also wird sowohl die Ablösung der Erregung durch Hemmung, als auch die des wachen Zustandes durch den Schlaf in gleicher Weise von einer zeitweiligen allgemeinen Erregung begleitet. Vielleicht ist das Induktion (die positive Phase), d. h. die beginnende Hemmung ruft in weitliegenden Teilen sofort Erregung hervor, die aber durch fortgesetzte Wirkung des hemmenden oder schlafbildenden Agens überwältigt wird.

Dieser Standpunkt, nach dem wir den Schlaf und die innere Hemmung als dem Wesen nach einen und denselben Prozess betrachten, hat uns vieles aus unseren früheren Tatsachen erklärt, was für uns lange Zeit dunkel war. Hier das Wichtigste davon. Nach der Exstirpation des Projektionsteiles der Grosshirnhemisphären, welcher irgendeinem rezeptorischen Organ entspricht, ist es lange Zeit, öfters viele Wochen lang, unmöglich aus den Reizen dieses Organs einen bedingten Reiz zu biden, die bedingte Hemmung aber lässt sich leicht ausbilden. Dabei war die Mitwirkung der „äusseren Hemmung" auf Grund spezieller Versuche ausgeschlossen. In den späteren Phasen nach der Operation wird es möglich, einen bedingten Reiz auszuarbeiten, aber nur dann, wenn der bedingte Reflex als beinahe zusammenfallender ausgearbeitet wird, d. h. wenn der unbedingte Reiz auf den bedingten in einem Zeitabschnitt von 3—5 Sekunden folgt. Bei der geringsten weiteren Zurückstellung des ersteren gegen den letzten verschwindet der bedingte Reflex. Besonders anschaulich wird die Sachlage, wenn ein Teil des Projektionsfeldes der Haut exstirpiert wird. Dann halten sich auf einer Hautstelle die z. B. um 30 Sekunden verspätenden bedingten Reflexe, und der Hund bleibt wach, wogegen an anderen Stellen die Reflexe bei derselben Verspätung sofort schwächer werden und verschwinden, wobei sich beim Hunde gleichzeitig Schläfrigkeit und Schlaf entwickeln.

Ausserdem hemmen in der nächsten Zeit nach der Operation, der Exstirpation eines Teiles des Hautprojektionsfeldes, die Reizungen der entsprechenden Hautteile schon vom erstenmal die bedingten, gleichzeitig mit ihnen angewandten Reflexe anderer Hautstellen, welche nicht von der Operation gelitten hatten, indem sie dabei ihre eigene frühere bedingte positive Wirkung verlieren; hierbei ruft das Reizen der inaktiven Stellen keine Orientierungsreaktion hervor. Schliesslich verursacht auch alleinige Reizung dieser Stellen, wenn sie sogar von geringer Dauer ist, Schläfrigkeit und Schlaf, und zwar sehr festen selbst bei Hunden, die sonst niemals im Gestell einschliefen, sondern stets wach blieben. Jetzt ist es nicht schwer, alle diese Tatsachen zu begreifen. Nach der Operation ermüden beim Reizen der entsprechenden Punkte des rezeptorischen Apparates sehr bald die Zellen, welche entweder durch die Operation geschwächt sind, oder in Gegenwart der exstirpierten Zellen bald überhaupt nicht in Erregung versetzt wurden, bald überhaupt nur zugleich mit diesen in Erregung gerieten. Sie ermüden schon während der Latenzperiode und rufen sofort Hemmung hervor und bei deren grösserer Verbreitung zugleich auch Schlaf.

Es ist statthaft, hierher auch die Tatsache einzureihen, welche wir in unseren Laboratorien in den schweren Jahren (1919 und 1920) bemerkt haben, als wir an erschöpften hungernden Hunden arbeiten mussten. Sogar wenig zurückgestellte Reflexe verschwanden bald, indem sie Schlaf hervorriefen, so dass die weitere Arbeit mit ihnen unmöglich wurde (Versuche von Dr. N. A. Podkopajew, J. S. Rosenthal und J. P. Frolow). Augenscheinlich machte sich die allgemeine Erschöpfung besonders stark an den Nervenzellen der Grosshirnhemisphären bemerklich.

In ähnlicher Weise kann man auch folgendes früher angeführte Faktum verstehen, dass nämlich Hunde, die in der Freiheit sehr lebhaft, beweglich und erregbar sind, bei unserer Versuchsanordnung besonders leicht in Schlaf verfallen. Man kann annehmen, dass die Lebhaftigkeit, die Zappligkeit dieser Hunde derart zustande kommt, dass bei ihrer leichten Erregbarkeit rasch Erschöpfung des gegebenen gereizten Punktes eintritt, die da Hemmung nach sich zieht, welch letztere allgemeine Erregung induziert. Diese Erregung lässt nun das Tier sich hin und herbewegen und setzt so andere Zellen neuen Reizen aus, wodurch im Freien, stärkerer Entwicklung und Verbreitung der Hemmung — dem Schlaf — vorgebeugt wird. Bei der Unmöglichkeit dieses Vorganges im Gestell, bei der zwangsmässigen Einförmigkeit der inneren und äusseren Reize entsteht naturgemäss bei solchen Hunden mit ihrem schwachen Nervensystem sehr rasch Schlaf.

Wahrscheinlich könnte man ebenso die zeitweilig eintretende anfängliche Erregung verstehen, welche sich während dem Einwirken einschläfernder Reize bei einem wachen Tier entwickelt, nämlich als ein Mittel den Schlaf, wenn er zeitlich oder örtlich nicht am Platz ist, dadurch zu meiden, dass das Tier stets neuen Reizen ausgesetzt wird, oder dass es solche Reize in seinem Körper durch Bewegungsakte erzeugt.

Nachdem wir gesehen hatten, dass bei gut entwickeltem, verspätendem Reflex der bedingte Reiz, wenn er auf das schlummernde oder eingeschlafene Tier einwirkt, zugleich mit seinem Erwachen direkt den bedingten Effekt ohne inaktive Phase gibt, war es für uns natürlich, unsere Ansicht über das, was wir Enthemmung der bedingten Reflexe genannt haben, zu ändern. Natürlich ist die Enthemmung eine deutlich hervortretende und wichtige Erscheinung, wenn die innere Hemmung, und sie mag gut ausgearbeitet sein, plötzlich unter dem Einfluss irgendeines fremdartigen Reizes verschwindet. Wenn man aber, in Analogie mit der Hemmung des bedingten Reizes durch fremdartige Reize (äussere Hemmung), der Enthemmung die mögliche Erklärung einer „Hemmung der Hemmung" geben wollte, so würde es die auch ohnedies ungemein komplizierten nervösen Verhältnisse sehr verwickeln. Jetzt kann ihr aber eine einfache Deutung gegeben werden. Wie in dem eben erwähnten Fall, wo die Hemmung zugleich mit dem Schlaf verschwindet, so kann man sich auch in allen anderen Fällen vorstellen, dass ein neu auftretender, irradiierender Reiz die Hemmung ebenso beseitigt, wie er auch den Schlaf verjagt, da sich ja die Hemmung nach unserer Analyse als Teilerscheinung des Schlafes erweist.

Nach allem ausgeführten werden die Erscheinungen des menschlichen Hypnotismus, wenn wir die Partialität, die Zerstücklung des Schlafes in den Grosshirnhemisphären annehmen, allgemein gesagt, verständlich, wenn man die grosse Zergliederung und Kompliziertheit der Grosshirnhemisphären im Auge behält.

Zum Schlusse möchte ich mir eine allgemeine Schlussfolgerung aus den angeführten Tatsachen und deren Gegeneinanderstellung erlauben. Wenn man sich damit einverstanden erklärt, dass der Schlaf und die „innere Hemmung" ihrem Wesen nach ein und derselbe Prozess seien, so würde es zu einer grellen Illustration des Ökonomieprinzips im Organismus werden, dass nämlich die höchste Lebensäusserung, die feinste Anpassung des Organismus, die fortwährende Berichtigung der temporären Verbindungen, die ununterbrochene Einstellung eines labilen Gleichgewichtes mit der Umwelt auf dem Untätigkeitszustand der allerteuersten Elemente des Organismus — der Nervenzellen der Grosshirnhemisphären — beruht.

XXXIV.

Die Charakteristik der Rindenmasse der Grosshirnhemisphären vom Standpunkte der Erregbarkeitsveränderungen ihrer einzelnen Punkte.

Vor der Physiologie steht die kolossale Aufgabe, über das Funktionieren der Rindenmasse der Grosshirnhemisphären ins Klare zu kommen. Gegenwärtig können natürlich nur orientierende Versuche vorgenommen werden, um diese Masse im einzelnen durch ein gewisses Tatsachenmaterial zu charakterisieren. Im Vorliegenden erlaube ich mir eine solche Charakteristik auf Grund meiner vieljährigen früheren Arbeiten, welche von mir und meinen Mitarbeitern auch gegenwärtig fortgesetzt werden.

Seit langer Zeit beschäftigen wir uns mit der Erforschung von Reflexen, die wir „bedingte Reflexe" genannt haben, d. h. mit Reflexen, die unter bestimmten Bedingungen während der individuellen Existenz eines Tieres gebildet worden sind. Ihre Bildung ist an das Vorhandensein der Grosshirnhemisphären gebunden, sie sind also eine spezielle Funktion dieser Hemisphären. Beim Erforschen dieser Reflexe sammelt sich nun Material an, welches zu einer Charakteristik der Rindenmasse der Hemisphären verwandt werden kann.

Jedes Agens der Aussenwelt, welches durch spezielle rezeptorische Apparate eines gegebenen Tiers in einen Nervenprozess transformiert werden kann, vermag, wenn es bestimmte Teile der Hirnrinde reizt, bestimmte Tätigkeiten dieses oder jenes Organs hervorzurufen. Das kommt durch Vermittlung der Leitungsbahnen zu den effektorischen Nervenelementen (Zellen und Nervenfasern) dieses Organs zustande. Eine Grundbedingung hierzu bildet das zeitliche Zusammentreffen der Wirkung dieses Agens auf den Organismus mit der Einwirkung desjenigen Erregers, welcher den angeborenen unbedingten Reflex (das, was gewöhnlich als Instinkt bezeichnet wird, hiermit einbegriffen) hervorruft, oder aber einen ausgearbeiteten bedingten, aber schon festbestehenden Reflex hervorruft. Ein Beispiel: alle Agentien, welche früher absolut keine Beziehung zum Futter hatten, rufen, wenn sie in ihrer Wirkung auf den Organismus ein oder mehrere Male mit dem Fressakt zusammengefallen sind, an und für sich eine Nahrungsreaktion des Tieres hervor, d. h. es folgt nun auf sie eine Reihe bestimmter Bewegungen und entsprechender Sekretionen. Bedingte Reize, welche auf diese Art gebildet worden sind, können mit genau bestimmten Punkten der Hirnrinde verbunden sein, und es entsteht daher die Möglichkeit, die Veränderungen, welche diese Punkte bei verschiedenen Tätigkeiten der Grosshirnhemisphären erleiden, genau zu verfolgen. Diese Veränderungen werde ich in der vorliegenden Schilderung als Veränderungen der Erregbarkeit dieser Punkte auffassen.

Wie es sich ebenfalls schon längst in unseren Versuchen gezeigt hat, kann jeder gut ausgearbeitete bedingte Reiz, wenn er nur für einige Zeit, oder auch stets (aber im letzteren Falle nur unter bestimmten Bedingungen) wiederholt wird, ohne vom unbedingten Reize, mit dessen Hilfe er entstanden ist, begleitet zu werden, rasch (im Verlauf von Minuten) seine sichtbare Reizwirkung verlieren, ja noch mehr, er kann sich in ein hemmendes Agens verwandeln. Es verliert also der Rindenpunkt, der von diesem Agens gereizt wird, seine frühere Erregbarkeit und erlangt eine neue. Man kann sich so ausdrücken, denn dieses Hemmungsagens kann nun, wenn die Bedingungen, die es hervorgebracht haben, eingehalten werden, seine Wirkung äussern, d. h. den Hemmungszustand direkt, sofort hervorrufen, genau wie ein positiv wirkender Reiz den Erregungsprozess hervorruft; auch wird unser Hemmungsagens nun je nach seiner Dauer einen verschiedengradigen Hemmungsprozess (nach unserer Terminologie eine „innere Hemmung") bewirken. Auf diese Weise könnte man konventionell von positiver und negativer Erregung sprechen. Wir finden schon seit langer Zeit genügend Gründe, um die Ausdrücke „positive" und „negative Reflexe" zu gebrauchen (Arbeit von G. W. Volborth). Der Vorteil einer derartigen Formulierung der Tatsachen besteht darin, dass alle Zustände eines Nervenelements unter dem Einfluss beliebiger Reizagentien und unter allen Bedingungen sich als ein fortlaufender, ununterbrochener Prozess begreifen lassen, und dies entspricht im gegebenen Falle den Tatsachen.

Da die Bedingungen, welche gewisse Rindenpunkte zu Hemmungspunkten machen, ebenso oft eintreten, wie jene Bedingungen, die positiv wirkende Punkte bilden, so stellt die ganze Rinde einen imposanten Komplex positiv und negativ erregter Punkte dar, die bunt durcheinander geworfen dicht aneinander liegen. In diesem System mehr oder weniger fixierter Punkte entstehen nun Erregbarkeitsveränderungen in Abhängigkeit von Schwankungen im inneren oder äusseren Milieu des Tieres, und das auf verschiedene Arten, die hier erörtert werden sollen.

Ein einfacher und oft vorkommender Fall besteht im folgenden: sobald nur irgendeine neue Nerventätigkeit durch einen neuen inneren oder äusseren Reiz, mag sie sich in der Arbeit eines beliebigen Organs äussern, hervorgerufen wird, verliert unser bedingter Reiz sofort mehr oder weniger an Stärke oder wird sogar ganz unwirksam, d. h. unter dem Einfluss der neuentstandenen Erregungsherde in der Rinde wird die Erregbarkeit im Punkte unseres bedingten Reizes vermindert, oder sogar die positive Erregung bis auf Null herabgesetzt („äussere Hemmung" nach unserer Terminologie — augenscheinlich ein Analogon ähnlicher Verhältnisse in den niedriger gelegenen Teilen des Zentralnervensystems).

Letzteres findet indessen nur bei Reizen von mittlerer Stärke statt; wenn aber der neu hinzugetretene Reiz sehr stark ist und mit einer ungestümen Reaktion seitens des Tieres beantwortet wird, dann tritt der Fall ein, dass unser spezieller Reiz nicht nur seine Wirkung nicht verliert, sondern im Gegenteil eine starke Wirkung erlangt, d. h. die positive Erregbarkeit des Punktes, auf welchen der spezielle Reiz fällt, wird jetzt erhöht. Hier ein Beispiel dieser Art: bei einem Hunde haben wir einen bedingten Nahrungsreflex ausgearbeitet, der eine Wirkung von bestimmter Grösse besitzt; bei diesem Hunde erwies sich zugleich der Wächterreflex als stark ausgeprägt. In Gegenwart derjenigen Person, welche in einem isolierten Zimmer an diesem Hunde Versuche anstellt, verhält er sich im Gestell ganz ruhig und erlaubt diesem Menschen ohne jeglichen Widerstand alles, was im Verlaufe des Versuchs nötig ist, mit sich zu tun. Wird aber der Experimentator in demselben Zimmer durch einen anderen vertreten, so zeigt der Hund eine starke aggressive Reaktion gegen letzteren; und wenn in dieser Zeit von der neuen Person der bedingte Reflex angewandt wird, so bewirkt er einen stark erhöhten Effekt. Der Neukömmling braucht aber nur ganz unbeweglich dazustehen, und die aggressive Reaktion des Tieres verschwindet allmählich; es fixiert den Menschen unaufhörlich, und jetzt sieht man das Gegenteil — derselbe bedingte Reiz hat eine gegen die Norm bedeutend geringere Wirkung. Dieser Versuch kann mehrere Male wiederholt werden (Dr. M. J. Besbokaja).

Wenn der Experimentator während der Dauer solcher sehr starker neuer Reize die bedingten Hemmungspunkte prüft, so verlieren sie für einige Zeit nach Anwendung der starken Reize ihre Hemmwirkung und verwandeln sich in positiv wirkende (bei uns wird das als Enthemmung bezeichnet).

Bei sehr schwachen neuhinzutretenden Reizen, wenn die positiv wirkenden Punkte gar nicht wahrnehmbar beeinflusst werden, erleiden nur die Hemmungspunkte eine Veränderung, sie beginnen einen positiven Effekt zu erzeugen (sie werden enthemmt), d. h. ihre negative Erregbarkeit geht in diesem oder jenem Masse in positive Erregbarkeit über.

Die soeben geschilderten Erregbarkeitsveränderungen entstehen plötzlich, sie erfordern keine Ausarbeitung. Daneben gibt es aber auch langsam entstehende Schwankungen, die jetzt zu beschreiben sind.

Indem ich zu letzteren übergehe, werde ich mich hauptsächlich Versuchen mit bedingten mechanischen Hautreizen zuwenden, denn an der Haut, die ja eine grosse und sogar für grobe Mittel vollständig zugängliche rezeptierende Oberfläche darstellt, treten alle uns interessierenden Erscheinungen ungemein deutlich hervor. Wenn wir an vielen Hautstellen bedingte Reflexe auf gleichartige mechanische Einwirkungen gebildet und die Stärke aller ihrer Wirkungen ausgeglichen haben, so haben wir in einer Rindengegend eine Region, die sich hinsichtlich ihres Erregungszustandes leicht kontrollieren lässt. Wenn wir längs dem Körper eines Tieres eine Reihe mechanischer Hautreizapparate angebracht und aus ihrer Wirkung bedingte Reize gebildet haben, die Wirkung eines der äussersten Apparate aber differenzieren, d. h. aus ihr einen Hemmungsreiz bilden, indem wir sie nicht vom unbedingten Reize begleiten, so verbreitet sich bei jeder Anwendung dieses Reizes die Hemmung für eine Zeitlang aus dem entsprechenden Punkte der Hirnrinde auch auf die positiv wirkenden Punkte, indem sie eine Fortpflanzung in zwei verschiedenen Richtungen vollzieht — zuerst irradiiert und sich dann konzentriert. Diese Tatsache ist schon längst zur Beobachtung gekommen und ist auch von vielen unserer Autoren beschrieben (Dr. Krassnogorsky, Kagan, Anrep).

Schon damals trat bei einem dieser Autoren (Dr. Kagan), allerdings in Einzelfällen und nicht scharf, folgende Erscheinung hervor: sofort nach Beendigung des Hemmungsreizes konnte eine erhöhte Erregbarkeit, und zwar in den vom Ausgangspunkt der Hemmung ferner gelegenen Rindenpunkten konstatiert werden, d. h. der bedingte Reiz erzeugte hier einen höheren Effekt als früher. In der letzten Zeit ist unsere Aufmerksamkeit speziell auf diese Erscheinung gerichtet gewesen, und sie ist von mehreren unserer Autoren an verschiedenen Fällen von innerer, d. h. ausgearbeiteter Hemmung unter- sucht worden. Die Tatsache erwies sich als scharf und beständig. Wir wollen zuerst bei derjenigen Hemmung stehen bleiben, welche sich am differenzierten Reiz entwickelt. Je mehr das zu differenzierende Agens ohne Begleitung des unbedingten Reizes wiederholt wird, um so rascher tritt seine Hemmwirkung ein, und um so stärker wird sie und schliesslich erweist sich dieses Agens als reiner Hemmungsreiz, ohne jegliche positive Wirkung. Zugleich konzentriert sich jetzt diese Hemmung immer mehr und mehr, ob sie auch zu Anfang sehr stark irradiierte. Das geht unter dem Einfluss der Reizung von Punkten mit positiver Wirkung vor sich. Jetzt tritt folgende neue Erscheinung auf. Sofort und sehr bald — im Verlaufe von einigen Stunden, ja bisweilen sogar Minuten — nach Beendigung der Wirkung des Hemmungsagens wird an den benachbarten Punkten mit positiver Wirkung eine Erhöhung der Erregbarkeit bemerkt. An einigen Punkten — an den dem Hemmungsagens nächstgelegenen — tritt das als Phasenerscheinnng hervor, indem darauf eine Herabsetzung der Erregung und schliesslich die Rückkehr zur Norm erfolgt. An anderen Punkten aber — den am weitesten gelegenen — wird nur eine Erhöhung der Erregbarkeit wahrgenommen, welche direkt zur Norm übergeht (Versuche von Dr. Bykow). An manchen Hunden wird gewöhnlich an allen beobachteten Punkten die erhöhte Erregbarkeit durch die irradiierende Hemmung abgelöst (Versuche von Dr. Fursikow und Dr. Kreps). Diese Variationen werden augenscheinlich durch den Grad und die Geschwindigkeit sowohl der Irradiation als auch der Konzentration des Hemmungsprozesses und durch die Stärke der positiv wirkenden Punkte bestimmt. Nach Scherringtons Beispiel bezeichnen wir die beschriebene Erscheinung als Induktion. In unserem Falle erscheint die Induzierung der Erregung durch den Hemmungsprozess nicht in demjenigen Elemente, in welchem die Hemmung stattgefunden hatte, sondern in den benachbarten Elementen[1]. Das ist eine Induktion aus der Entfernung.

Es war interessant den Erregbarkeitszustand der benachbarten und entfernteren Punkte während der Wirkungsdauer des Hemmungsreizes zu verfolgen, was in den Versuchen von Dr. N. A. Podkopajew an einer anderen Art der inneren Hemmung ausgeführt wurde. Wenn der positive bedingte Reiz mehrere Male nacheinander mit kurzen Pausen (von einigen Minuten) wiederholt wird, ohne dass der unbedingte Reiz folgt, so verliert er rasch seine Erregungswirkung. Der bedingte Reflex sinkt hier, wie wir sagen, auf Null; auch dies geht infolge der Entwicklung eines Hemmungsprozesses im erregten Punkte vor sich. Ebenso, wie wir es bei der Differenzierungshemmung sahen, verbreitet sich auch dieser Prozess nach Beendigung des Reizes — er irradiiert. Wenn an einer Hautstelle durch die Entwicklung der Erlöschungshemmung der Reizeffekt bis auf Null herabgesetzt wurde und durch fortgesetzte Reizung die Nullwirkung unterhalten wurde, so konnte Dr. Podkopajew in seinen Versuchen feststellen, dass die Reizung anderer Hautstellen ein ganz eigenartiges Bild zeigte. Die Reizung aller anderen Hautstellen, sowohl der nahen, als auch der entfernten, wirkt positiv, aber mit einigen Eigentümlichkeiten im Vergleich zur normalen Erregung. Die Latenzperiode ist stets und ganz deutlich verkürzt (anstatt 4—5 Sek. bloss 1—3 Sek.), aber der allgemeine Effekt ist im Vergleich mit der Norm vermindert. Am einfachsten ist dieses Faktum so zu verstehen: die schroffe Verminderung der Latenzperiode bezeugt uns eine Erhöhung der Erregbarkeit der gereizten Punkte; da aber auf das effektorische Zentrum sowohl der Hemmungsimpuls, als auch der positive Impuls gleichzeitig einwirken, so erscheint die Wirkung als algebraische Summe.

Es liegen Gründe zur Annahme vor, dass auch das Gegenteil existiert, und zwar, dass auch der Erregungsprozess den Hemmungsprozess induziert — ihn verstärkt. Dieser Fall tritt bei gründlicher Ausarbeitung dieser beiden Prozesse ein. Solch ein Schluss muss aus folgenden Versuchen gezogen werden. Schon vor mehreren Jahren hat Dr. K. N. Krzyischkowsky gesehen, dass beim absichtlichen Zerstören derjenigen Hemmungsart, welche wir bedingte Hemmung nennen (sie stellt eine Kombination eines bedingten Reizes mit einem indifferenten Agens dar, welche niemals vom unbedingten Reiz begleitet

---

[1] Gegenwärtig ist auch Induktion in demselben Element konstatiert.

wird und folglich als solche gehemmt ist), d. h. wenn der Hemmungsreiz durch Kombination mit dem unbedingten Reize in einen positiven verwandelt werden soll, dass dann die Zerstörung dieses Hemmungsreizes verschiedenartig und mit verschiedener Geschwindigkeit verläuft in Abhängigkeit davon, ob man die Zerstörung des Hemmungsreizes ununterbrochen allein fortführt, oder ob sie regelmässig mit der Anwendung eines positiven bedingten Reizes, auf welchen der unbedingte Reiz folgt, abwechselt. Im ersten Falle ist die Vernichtung der Hemmwirkung schon beim ersten oder zweiten Mal erreicht, im letzteren Falle lässt sie sich lange nicht merken. Diese Erscheinung kann man so verstehen, dass der positive Reiz den Hemmungsreiz induziert und so seiner Zerstörung entgegenarbeitet. Der Versuch von Dr. Krzyischkowsky ist in letzter Zeit von Dr. W. W. Stroganow wiederholt und an der Differenzierungshemmung eingehender studiert worden. Ein gewisser Takt der Metronomschläge war zum positiven bedingten Reiz gemacht, von ihm war ein anderer Takt differenziert, d. h. letzterer bildete einen Hemmungsreiz. Darauf begann man, die Differenzierung zu zerstören, d. h. auf die zweite Schlaggeschwindigkeit liess man ebenso wie auf die erste den unbedingten Reiz folgen. Wenn dieses Verfahren stets mit der Anwendung des früheren positiven Reizes abwechselte, so gingen das Verschwinden des Hemmungsprozesses und die Bildung des positiven Reizes aus der zweiten Schlagfolge sehr langsam vonstatten — nach 20—30 und noch mehr Wiederholungen. Bei ununterbrochenem Zerstören des Hemmungsreizes wurde dagegen dieses Resultat schon nach dem ersten oder zweiten Male erreicht.

Auf diese Art haben wir eine negative Phase der Induktion; durch den Erregungsprozess wird ein Hemmungsprozess hervorgerufen.

Die Induktionserscheinung entwickelt sich in unserem Falle unter dem Einfluss langdauernder Wirkung der entsprechenden Reize, sie existiert nicht an und für sich direkt und von Anfang an. Die ganze Sachlage erscheint uns also folgendermassen: für die Bildung von isolierten Reiz- und Hemmungsherden in der Rinde ist zuerst die Anwesenheit der entsprechenden Reize erforderlich, wenn diese Herde aber einmal entstanden sind, so tritt die Induktion als Hilfsmechanismus für deren Dauerhaftigkeit und Unterhaltung auf.

In unseren jetzigen Versuchen über die bedingten Reflexe erscheint die Induktion beinahe ausschliesslich in den benachbarten Rindenbezirken, aber nicht an der Stelle der primären Prozesse. Letzteres konnten wir nur in ganz anderer Form und bei zufälligen Beobachtungen wahrnehmen. Ich glaube, es wird nicht überflüssig sein, wenn ich den allergrellsten Fall dieser Art hier anführen werde. Es handelt sich um einen Hund bei dem der Unterwürfigkeits-, der Servilitätsreflex sehr stark entwickelt war (dieser Fall ist von Dr. Froloff eingehend untersucht und beschrieben). Der Hund hatte einen isolierten Magenblindsack zur Erforschung der Tätigkeit der Pepsindrüsen. Wenn er ins Gestell gebracht wurde, so blieb er dort in vollkommen wachem

Zustande, wurde aber zugleich absolut bewegungslos, er veränderte nicht einmal die Haltung seiner Pfoten. Wenn er aber nach einiger Zeit aus dem Gestell losgelassen werden sollte, so geriet er schon während des Losbindens in eine ganz ungemeine Erregung; er begann ein furchtbares Geschrei und versuchte auf alle Arten sich loszureissen. Jetzt war es absolut unmöglich, durch Anschreien oder durch Schläge den Hund dazu zu bringen, ins Gestell zurückzukehren, auf den Stuhl zu springen und sich ins Gestell hineinzustellen, wie er es immer selbst tat, wenn er aus dem Hundestall ins Zimmer zu den Versuchen gebracht wurde. Wenn man aber den Hund für einige Minuten auf den Hof hinausführt und mit ihm dann wieder ins Laboratorium zurückkehrt, so läuft er selbst ins Arbeitszimmer hinein und springt auf den vorgestellten Stuhl und ins Gestell. Es ist nicht schwer, sich den Mechanismus dieser Erscheinung vorzustellen. Das Gestell und die Fesseln riefen bei diesem Hunde, als bei einem höchst unterwürfigen Tier eine sehr starke bedingte Hemmung seines motorischen Systems hervor, obgleich die Bewegung durch die Ermüdung der Glieder und ihre unbequeme Lage erforderlich wurde. Und wenn nun jetzt die Befreiung von diesen Hemmungsagentien beginnt, so gerät die Motilitätsregion der Grosshirnhemisphären, welche bis dahin lange Zeit gehemmt war, durch Induktion in übermässige Erregung. In schwachem Grade lässt sich diese Erscheinung bei vielen Hunden beobachten, aber in diesem Falle trat sie besonders stark hervor.

Die Existenz der positiven und negativen Induktionsphase trägt, wie gesagt, dazu bei, die positiv und negativ erregten Punkte, welche sich im Verlauf des individuellen Lebens in der Hirnrinde bilden, fein und genau von einander abzugrenzen, und gerade darauf läuft ja zum allergrössten Teil die zweckentsprechende, im Interesse der Erhaltung des Organismus als eines aparten Systems in der ganzen Umgebung stets vor sich gehende Tätigkeit desjenigen Organs aus, welches die feinsten Beziehungen des Tiers mit der Umwelt vermittelt — die Tätigkeit der Grosshirnhemisphären.

Soviel über die tatsächlichen Verhältnisse. Was ihre Interpretation, eine mögliche Vorstellung über ihren inneren Mechanismus anbetrifft, so kann man in dieser Hinsicht gegenwärtig gar nichts Bestimmtes sagen, als nur, dass eben die allgemeinen und speziellen Eigenschaften der Rinde der Grosshirnhemisphären so beschaffen sind; und dabei kann die Frage danach, welchen Elementen denn diese Eigenschaften zukommen, nicht einmal berührt werden. Augenscheinlich ist eine weitere Anhäufung von Tatsachenmaterial erforderlich. Vorläufig bleibt alles dunkel; sowohl die Verbreitung des Hemmungsprozesses, als auch die Erscheinung der ausgearbeiteten reziproken Induktion und auch noch viele andere oben beschriebene Erscheinungen, vor allem aber die Tatsache des Übergangs von positiver Erregung in negative und auch der umgekehrte Prozess.

XXXV.
Eine dringende Frage der Physiologie der Grosshirnhemisphären.

In der neuen, eben aufkommenden, streng objektiven Physiologie der Grosshirnhemisphären kommt unter anderen der Lösung harrenden Fragen, soeben gerade die Frage an die Reihe, ob wohl die Grosshirnhemisphären als paariges Organ aufzufassen seien. Was bedeutet dieses paarige Vorhandensein der Hemisphären? Wie ist die gleichzeitige Arbeit der Grosshirnhemisphären zu verstehen, und wie soll man sie sich vorstellen? Was ist hier auf Ersatzmöglichkeiten berechnet und welche Vorteile bietet eine fortwährende vereinigte Tätigkeit beider Hemisphären? Auf Grund des schon vorhandenen wissenschaftlichen Materials wissen wir, dass eine gewisse Arbeitsteilung zwischen beiden Hemisphären besteht. Aber ebenfalls aus vorhandenen Angaben muss man wiederum den Schluss ziehen, dass das Fehlen einer Hemisphäre (nach Exstirpation bei Versuchstieren) mit der Zeit durch die Tätigkeit der vorhanden gebliebenen Hemisphäre beinahe vollständig, oder auch sogar in vollem Masse ersetzt wird. In der Physiologie der bedingten Reflexe gibt es schon eine ganze Reihe von Versuchen, welche die Frage über die paarige Arbeit der Grosshirnhemisphären ganz kategorisch aufwerfen. In vorliegender kurzer Mitteilung sei es mir gestattet, fürs erste gerade diese Versuche zu besprechen.

Ein Mitarbeiter unseres Laboratoriums, Dr. N. J. Krasnogorsky, hat als erster im Laboratorium die Tatsache beobachtet, dass, sowohl die positiven bedingten Reflexe, als auch die Hemmungen (negative bedingte Reflexe), welche auf der Haut der einen Körperhälfte des Versuchstieres ausgearbeitet worden sind, sich aufs genaueste, ohne jegliche vorhergehende Ausarbeitung von den symmetrischen Stellen der anderen Körperhälfte des Tieres auslösen lassen. Diese Tatsache ist dann von ihm auch weiter ausgenutzt worden; beschrieben ist sie in seiner selten inhaltsschweren Dissertation (Über den Prozess der Hemmung und über die Lokalisation des Haut- und Bewegungsanalysators in der Rinde der Grosshirnhemisphären beim Hunde, St. Petersburg 1911). Dieses Faktum hat sich als ein ganz genaues und ganz beständiges erwiesen. Es ist mit einigen hinzugekommenen Details von einem unserer späteren Mitarbeiter, von Dr. G. W. Anrep, bestätigt worden. In der Arbeit dieses Autors trat zum erstenmal die sog. stationäre Irradiation der bedingten Erregung als Tatsache deutlich hervor. Die Tatsache bestand in folgendem. Wenn wir aus dem mechanischen Hautreiz einer bestimmten Hautstelle an einem Ende des Körpers einen bedingten Reiz ausarbeiten, so erhalten wir bei den ersten Proben des mechanischen Reizes anderer Hautstellen stets einen bedingten Effekt, und dieser ist um so schwächer, je weiter der neugeprüfte Punkt vom Punkte des ausgearbeiteten Reflexes entfernt ist. Und ganz genau dasselbe Verhältnis lässt sich auch auf der anderen Seite des Körpers wiederholen.

Die von Krasnogorsky und von Anrep festgestellten Tatsachen sind von unseren weiteren Mitarbeitern (O. S. Rosenthal und D. S. Fursikow) vollauf bestätigt worden.

Gegenwärtig hat Dr. K. M. Bykow einen höchst interessanten, ja, ich möchte sogar sagen, einen ganz merkwürdigen Beitrag zu diesen Versuchen gemacht. Es gelingt ihm nicht, trotz grosser Beharrlichkeit, zwei symmetrische Hautpunkte voneinander zu differenzieren. Wie es schon seit langer Zeit und oftmals in unseren Laboratorien konstatiert worden ist, kommt die Differenzierung verschiedener Punkte der Haut auf ein und derselben Seite des Tierkörpers bei mechanischen und termischen Reizen in Gestalt von positiven und negativen Reflexen sehr leicht zustande, und nichtsdestoweniger war es Dr. Bykow unmöglich, wenn auch die geringste Differenzierung zwischen zwei auf beiden Seiten des Körpers symmetrisch gelegenen Hautpunkten auszuarbeiten. Auf einer Seite des Tierkörpers waren auf den mechanischen Reiz einiger Hautpunkte positive bedingte Reflexe ausgearbeitet (bezeichnen wir die Hautstellen dieser Seite mit den arabischen Ziffern 1, 2, 3, 4, 5 usw.), wobei aber einer der äussersten Punkte (Punkt 1) abdifferenziert war, d. h. seine frühere positive Wirkung, die dank der Irradiation bestand, war jetzt in eine negative Wirkung, in eine Hemmung verwandelt worden, und das wurde durch systematisches Wiederholen dieses Reizes ohne darauffolgende Anwendung des unbedingten Reizes (in unserem Falle des Fütterns) erreicht. Diese für die eine Seite des Körpers ausgearbeiteten Beziehungen haben sich ohne weitere Vorarbeitung auf der anderen Körperseite ganz von selbst eingestellt. (Bezeichnen wir die symmetrischen Hautstellen dieser anderen Körperseite, auf welcher die bedingten Reize sich von selbst einstellten, mit den entsprechenden römischen Zahlen I, II, III, IV, V usw. Auf dieser Seite hatten wir also ebenfalls die Reize II, III, IV, V der Hautstellen, als positive bedingte Reize, den Reiz der Stelle I als abdifferenzierten Reiz (mit einer Nullwirkung.) Jetzt begann man auf dieser neuen Seite einen der Punkte, die von der anderen Seite als positiv wirkend herübergekommen waren (z. B. den Punkt III), zu differenzieren, d. h. bei Anwendung des Reizes an diesem Punkte liess man systematisch den unbedingten Reiz (das

Füttern) wegfallen. Es passierte nun folgendes. Wenn man jetzt auf dieser neuen Seite durch beständiges Anwenden des bedingten Reizes ohne Begleitung des unbedingten eine gewisse Hemmung des bedingten Reizes (vom Punkte III) erzielte, so nahm die Reizwirkung des Reizes der entsprechenden symmetrischen Hautstelle auf der anderen Seite (frühere Seite, Punkt 3) in demselben Grade ab. Wenn man den Reiz jetzt hier (Punkt 3) durch Kombinieren mit dem unbedingten Reflex auf seine normale Wirkungshöhe brachte, so erwies sich die positive Wirkung der anderen Seite (Punkt III) auch als wiederhergestellt. Und in dieser Lage blieb die Sache bestehen ungeachtet dessen, dass der bedingte Reiz auf der symmetrischen Stelle der anderen Seite hundertmal ohne darauffolgenden unbedingten Reiz wiederholt worden ist. Es zeigte sich nicht die geringste Andeutung einer Differenzierung. Augenscheinlich waren weitere derartige Versuche unnütz. Genau dasselbe wiederholte sich mit dem gehemmten Punkt der ersten (ursprünglichen) Seite (Punkt 1); auch hier war es unmöglich eine Differenzierung zu erlangen und den symmetrischen Punkt der anderen Seite (Punkt I) als einen positiven aufzustellen. Wie ist nun dieses wahrhaft rätselhafte Resultat zu verstehen? Wir können uns doch immerfort an uns selbst und an Tieren leicht davon überzeugen, wie genau und leicht die symmetrischen gegenüberliegenden Punkte der beiden Körperhälften voneinander unterschieden werden.

Wir überlegen diesen Punkt, wir haben einige Vermutungen aufgestellt und wir haben auch schon Projekte für weitere Versuche, wir sind aber erst soeben daran, diese Versuche zu beginnen.

Man muss vermuten, dass Versuche mit bedingten Reflexen an Tieren, bei denen die Kommissuralverbindungen zwischen den Hemisphären vernichtet worden sind, sehr reich an wertvollen Resultaten sein werden.

XXXVI.

Die neusten Erfolge der objektiven Erforschung der höchsten Nerventätigkeit.

Es mag wohl sonderbar erscheinen, aber erst in der allerletzten Zeit ist die Physiologie dazu gekommen, den tierischen Organismus vollkommen zu meistern. Die Kompetenz der Physiologie hinsichtlich eines der kompliziertesten und wichtigsten Teile des Organismus, nämlich des allerhöchsten Teiles des Nervensystems, der Grosshirnhemisphären, wurde ja nicht unstreitig zugegeben, und das trotz des ausschliesslichen Interesses, welches für dieses Organ bestand.

Wie kam das?

Der Grund hierfür ist darin zu suchen, dass die Rolle der Physiologie in bezug auf dieses Orgsn, d. h. das Gehirn, von einer anderen Doktrin, die wohl nicht einmal zur Gruppe der Naturwissenschaft gehört, bestritten wurde — nämlich von der Psychologie. Natürlich hat ja die Psychologie, wofern sie den subjektiven Teil des Menschen behandelt, vollkommene Existenzberechtigung, denn unsere subjektive Welt ist ja die erste Realität, der wir begegnen. Wenn man aber über die Gesetzlichkeit der Existenz einer Menschenpsychologie nicht streiten kann, so ist im Gegenteil das Recht zum Existieren für die Zoopsychologie, für eine Tierpsychologie durchaus zu bestreiten. Tatsächlich, was haben wir für Mittel und Wege, um in die Innenwelt eines Tieres einzudringen. Gibt es denn solche Tatsachen, die eine zuverlässige Grundlage bilden könnten, um davon zu sprechen, was ein Tier fühlt und wie es fühlt. Daher glaube ich, dass das Wort und der Begriff „Zoopsychologie" als ein Missverständnis betrachtet werden könnten. Dass dem wirklich so ist, kann z. B. durch folgendes Faktum erläutert werden. Es gibt ein Buch von einem amerikanischen Autor, es ist 300 Seiten stark, darin werden die verschiedensten Tiere durchgenommen, und es wird eine Analogie zwischen der vermeintlichen Innenwelt dieser Tiere und des Menschen durchgeführt. Dabei wird aber immerfort die beschränkende Phrase wiederholt „wenn sie ein Bewusstsein besitzen". Ja, was ist denn das für eine wissenschaftliche Disziplin? Stellen Sie sich einmal vor, die Tiere hätten gar kein Bewusstsein. Ja dann ist alles dort gesagte ganz wert- und inhaltlos.

Wenn sich nun das Urteil über die Zoopsychologie so gestalten muss, so ist es doch klar, dass so ein Urteil sich jedenfalls nicht auf das Material beziehen kann, welches die Zoopsychologen zusammenbringen. Dieses Material wird aus den Untersuchungen über den Einfluss und die Wirkungen der Aussenwelt auf die Tiere und über die Reaktionen der Tiere auf diese Einwirkungen zusammengestellt. Diesem Tatsachenmaterial, als solchem, kommt natürlich ein gewisser Wert zu, und wird es auch sicher späterhin ausgenutzt werden. Was nun die Zoopsychologie als Lehre anbetrifft, so hat sie, ich wiederhole es abermals, kein Existenzrecht, solange wir keine bestimmten Kenntnisse über die Innenwelt der Tiere besitzen. Und gerade dieses ganze Material muss der Physiologie der höchsten Teile des Nervensystems zufallen. Man ist aber erst in der allerletzten Zeit dazu gekommen, diese Physiologie in Angriff zu nehmen. Erst seit 20—25 Jahren haben eine Reihe von Forschern in Europa und Amerika zu diesem Gegenstand richtig Stellung genommen.

Obgleich schon seit den siebziger Jahren des vorigen Jahrhunderts scheinbar eine energische Bearbeitung der Physiologie des Gehirns einsetzte, so ist sie doch bis zur jüngsten Zeit eine ganz zerstreute, aus Fetzen zusammengeflickte Physiologie geblieben. Die erhaltenen Tatsachen standen beinahe in gar keiner Beziehung zu den Äusserungen der höchsten Nerventätigkeit, zum Verhalten (Benehmen) der Tiere. Man erhielt z. B. beim Reizen bestimmter Gehirnbezirke verschiedentliche Bewegungen verschiedener Muskelgruppen, aber wie wären diese Befunde zur Erklärung der höchsten Nerventätigkeit, d. h. des Verhaltens der Tiere gegen die Aussenwelt zu verwenden?

Erst vor 20—25 Jahren entstand schliesslich eine echte Physiologie der Grosshirnhemisphären, welche den Gegenstand einerseits streng naturwissenschaftlich, objektiv behandelte, andererseits aber die Grundzüge des Benehmens der Tiere, ihres Verhaltens gegen die Aussenwelt mit in den Kreis ihrer Beobachtungen hineinzog. Ungeachtet dessen, dass diese Physiologie noch nur so kurze Zeit existiert, umfasst das ganze Gebiet schon jetzt so weite Grenzen, dass es möglich wird, den Mechanismus des allgemeinen Verhaltens der Tiere in einem grossen Teil zu verstehen.

In dieser Physiologie treffen wir als Zentralbegriff den sog. „bedingten Reflex". Man kann ja auch ein anderes Eigenschaftswort benutzen, man kann diesen Reflex als einen temporären, individuellen u. a. bezeichnen.

Der bedingte Reflex besteht in folgendem. Die Grundlage, das Fundament der höheren Nerventätigkeit der Tiere wird durch die angeborenen Beziehungen des Tieres zur Aussenwelt gegeben. Da gibt jeder destruktive Reiz eine Abwehrreaktion, Futter dagegen eine positive Reaktion, d. h. das Tier greift nach dem Futter, es kaut das Futter usw. In diese Gruppe der angeborenen Beziehungen zur Aussenwelt gehören im allgemeinen alle diejenigen Reaktionen, welche gewöhnlich als Reflexe, oder, wenn sie äusserst kompliziert werden, auch als Instinkte bezeichnet werden.

Diese Reflexe sind die Tätigkeit der niederen Teile des Nervensystems. Den Grosshirnhemisphären liegt eine ganz spezielle Funktion ob, die Funktion der bedingten, der temporären Reflexe, d. h. das Zustandebringen eines Zusammenhanges, einer Abhängigkeit zwischen einem bestimmten äusseren Agens und einer bestimmten physiologischen Tätigkeit, die früher nicht bestanden hatte. Dabei werden alle diese neuen Verbindungen mit Hilfe der angeborenen Verbindungen gebildet. Wenn nämlich auf das Tier irgendein Agens einwirkt, welches dank den angeborenen Verbindungen eine bestimmte Antwortreaktion hervorruft, und wenn nun gleichzeitig mit diesem Agens irgendeine neue Einwirkung auf das Tier einfällt, so beginnt, wenn dieses zeitliche Zusammenfallen mehrmals stattgehabt hat, dieses neue Agens genau dieselbe Wirkung hervorzurufen, welche das Agens mit angeborener Wirkung äusserte. So ist z. B. die Nahrung ein Agens mit angeborener Wirkung. Der Hund ist bestrebt, sich der Nahrung zu nähern, sie zu erfassen, zu kauen usw. Hierbei können ausserdem noch Reaktionen von seiten der Drüsen beobachtet werden, es werden Speichel und auch noch manche andere Säfte sezerniert. Und wenn nun mit diesem unbedingten, angeborenen Agens eine andere Einwirkung auf das Tier, z. B. irgendein Anblick, ein Ton, ein Geruch usw. zeitlich zusammenfällt, so werden alle diese Einwirkungen zu selbständigen Erregern der Nahrungsreaktion werden. Dasselbe gilt auch für alle anderen unbedingten Reflexe für den Abwehrreflex, für den Sexualreflex usw.

Dank diesen Grunderscheinungen der höchsten Nerventätigkeit erhält man eine gute, ja, ich möchte sagen, eine unbegrenzte Möglichkeit, die ganze Tätigkeit der Grosshirnhemisphären zu erforschen, d. h. die ganze Analyse der Aussen- und der Innenwelt, zu welcher das Tier nur fähig ist, zu untersuchen. Aber durch diese Synthese und Analyse wird ja das ganze Verhalten des Tieres gegen die Aussenwelt erschöpft. Um der umgebenden Aussenwelt das Gleichgewicht zu halten, ist es einerseits nötig, diese Aussenwelt sowohl zu analysieren, als auch zu synthesieren, denn nicht nur als einfache einzelne Agentien wirkt sie aufs Tier ein, sondern auch in Form von deren verwickelten Kombinationen, andererseits aber muss die Tätigkeit des Organismus an und für sich entsprechend analysiert und synthesiert werden.

Die Fundamentalprozesse, auf die sich diese Synthese und diese Analyse gründen, sind: einerseits der Erregungsprozess und andererseits der Hemmungsprozess, ein gewisser Gegensatz des Erregungsprozesses. Ich sage, „ein gewisser", denn vorläufig ist uns nichts Näheres über den Erregungs- und den Hemmungsprozess bekannt. Es werden bloss Vermutungen gemacht, die aber noch zu keinem bestimmten Resultat geführt haben. Die Bildung des bedingten Reflexes beruht auf dem Erregungsprozess, aber damit ist die Sache noch nicht abgetan. Um ein richtiges Verhalten des Organismus zur Aussenwelt zu erzielen, bedarf es nicht nur der Aufstellung temporärer Verbindungen, sondern noch eines fortwährenden, sehr raschen Korrigierens dieser temporären Verbindungen, wenn sie unter gewissen Umständen nicht der Wirklichkeit entsprechen, denn dann müssen sie ja abgeschafft werden. Und dieses Aufstellen präziser temporärer Verbindungen wird mit Hilfe des Hemmungsprozesses zustande gebracht.

So sind denn beide Prozesse, sowohl der Erregungs- als auch der Hemmungsprozess an dieser ununterbrochenen fortgehenden Gleichgewichtseinstellung gegen die Aussenwelt beteiligt. Und eine Menge von Tierreaktionen werden uns verständlich, wenn wir nur erst mit den Grundeigenschaften dieser beiden Prozesse bekannt werden. Wenn diese Prozesse dank der Einwirkung bestimmter Reize entstanden sind, so müssen sowohl der Erregungs- als auch der Hemmungsprozess in der Masse der Grosshirnhemisphären eine gewisse Fortbewegung durchmachen; die Fortpflanzungsgeschwindigkeit dieser Bewegung wird dabei nicht nur in Sekunden, sondern auch in Minuten gemessen. Gegenwärtig ist es noch nicht ganz aufgeklärt, wie sich die Fortpflanzungsgeschwindigkeiten dieser beiden entgegengesetzten Prozesse zu einander verhalten. Es ist möglich, dass sich der Hemmungsprozess etwas langsamer fortbewegt.

Weiterhin ist es bekannt, dass hier eine doppelsinnige Bewegung besteht. Sowohl der Erregungs- als auch der Hemmungsprozess verschwimmen zu Anfang, sie verbreiten sich in den Grosshirnhemisphären — sie irradiieren. In der nächsten Phase konzentriert sich der Prozess, er sammelt sich, er läuft in einem bestimmten Punkt zusammen.

Der Erregungs- und der Hemmungsprozess mit diesen ihren Eigenschaften bedingen nun auch die ganze Tätigkeit der Grosshirnhemisphären. Die Fundamentalerscheinung — die Bildung der temporären Verbindungen — beruht auf die Fähigkeit des Erregungsprozesses sich zu konzentrieren. Der Mechanismus der Bildung des bedingten Reflexes, der Mechanismus der Assoziation bietet sich uns folgender Art. Wenn eine starke Erregung, z. B. durch die Nahrung, besteht, so wird jetzt jeglicher andere Reiz, der gleichzeitig auf einen anderen Teil der Grosshirnhemisphären einfällt, von diesem starken Reize (Nahrungsreiz) nach seinem Punkte hin hinübergezogen, von ihm konzentriert.

Ebenso wird auch der Hemmungsprozess konzentriert, wodurch die Bildung von bedingten Hemmungsreflexen erreicht wird.

Die Irradiation lässt sich ebenfalls in sehr bemerkbaren Äusserungen der Nerventätigkeit sehen. Nehmen wir einen starken Reiz — die Erregung wird dabei weit in den Grosshirnhemisphären irradiieren, und das wird sich dann darin äussern, dass gleichzeitig viele Tätigkeiten des Tieres erhöht werden — solch einen Fall zeigen uns die Emotionen. Ich kann mich eines Hundes erinnern, bei dem der Aggressivreflex gegen fremde Menschen stark entwickelt war. Es wurde von ihm nur derjenige Mensch anerkannt, der immer mit ihm experimentierte, aber wenn nur jemand anders im Experimentierzimmer erschien, so reagierte der Hund darauf mit fürchterlichem Gebell. Wenn ich nun den gewöhnlich experimentierenden Kollegen vertrat und die bedingten Nahrungsreflexe probierte, so sah ich keine Verminderung, sondern im Gegenteil eine ganz ungemeine Verstärkung dieser Reflexe. Das Futter, welches ich dem Tiere reichte, wurde nun mit furchtbarer Gier verschlungen. In diesem Falle irradiierte also die ursprüngliche Erregung des aggressiven Zentrums und von ihr wurde dann auch das Nahrungszentrum mit der Erregung geladen.

Im Gegensatz dazu gebe ich Ihnen hier ein schlagendes Beispiel von Irradiation der Hemmung. Wie eine detaillierte Forschung gezeigt hat, ist diejenige Hemmung, welche neben der Erregung besteht und sie stets korrigiert, ihrem Wesen nach genau derselbe Prozess wie der Schlaf. Und so stellt denn der Schlaf nur eine weit verbreitete Irradiation des Hemmungsprozesses dar. Um nun den Schlaf auszuschliessen, muss man die Hemmung dadurch in Schranken halten, dass man ihr Reize entgegenstellt. Wenn aber der Hemmungsprozess keinen Widerstand erfährt, so zerfliesst er, irradiert er in den Grosshirnhemisphären und geht sogar auf die niedriger gelegenen Teile des Gehirns über, wodurch er den vollständig passiven Schlafzustand des Tieres bewirkt.

Dadurch, dass diese beiden Prozesse in wachem Zustande sich gegenseitig begrenzen, entsteht nun in den Grosshirnhemisphären eine grandiose Mosaik, wo einerseits erregte und andererseits gehemmte, chronisch eingeschläferte Punkte nebeneinander bestehen. Und das Vorhandensein dieser bunt miteinander vermischten, bald erregten, bald eingeschläferten Punkte bestimmt das ganze Verhalten des Tieres. Auf die einen Reize wird das Tier mit einer bestimmten Tätigkeit reagieren, auf die anderen mit Hemmung.

Diese Verteilung der Prozesse wird noch durch einen Hilfsprozess sehr begünstigt, das ist der Prozess der gegenseitigen Induktion. Es besteht ein derartiges Verhältnis, dass die Erregung, welche an einem bestimmten Ort entstanden ist, in der Umgebung und auch an ihrer eigenen Stelle den Hemmungsprozess hervorruft, und dank dem wird die weitere Fortpflanzung des Erregungsprozesses begrenzt. Anderseits induziert auch der Hemmungsprozess das Entstehen des Erregungsprozesses und hierdurch wird wiederum die Hemmung begrenzt. Auf diese Weise wird denn die Teilung des ganzen Gebietes der Grosshirnhemisphären in erregbare und gehemmte Punkte gesichert.

Mitgeteiltes bildet eine ganz flüchtige Übersicht über unsere früheren Arbeiten. Indem ich nun zu neuen Tatsachen übergehe, fühle ich mich verpflichtet, vor allem mitzuteilen, dass dieses alles nicht meine persönliche Arbeit, sondern zum grössten Teil die Arbeit meiner Mitarbeiter ist. Ich habe nicht fremde Hände benutzt, nein, auch unsere Gedanken begegneten sich hilfreich.

Aus allem, was ich gesagt habe, ist es also ersichtlich, dass das ganze Verhalten der Tiere sich aus dem Balancieren des Erregungs- und Hemmungsprozesses zusammenstellt und aus der Zusammenknüpfung dieser beiden Prozesse mit verschiedenartigen Agentien der Aussenwelt. Weiter aber erweist es sich, dass dieses Balancieren für das Tier oft gar keine leichte Sache ist und ihm sehr viel Mühe und Anstrengung kostet. Das kann man ganz deutlich an unseren Laboratoriumstieren sehen.

Wenn ich den Erregungsprozess hervorgerufen habe und ihn nun durch den Hemmungsprozess begrenzen will, so ist das für das Tier eine schwierige Aufgabe; der Hund fängt an zu winseln, zu bellen, versucht sich aus dem Gestell zu befreien usw. Und der Grund dazu liegt nur darin, dass ich ein schwieriges Balancieren des Erregungs- und des Hemmungsprozesses ausarbeite. Wenn ein jeder von uns sein persönliches Leben und sein Benehmen betrachten will, so wird er viele ähnliche Beispiele finden. Wenn ich z. B. mit irgend etwas beschäftigt bin, wenn also ein bestimmter Erregungsprozess mich leitet, und wenn man mir jetzt plötzlich befiehlt etwas anderes zu tun, so ist mir das unangenehm. Das bedeutet ja, dass ich den starken Erregungsprozess, der mich beherrschte, erst hemmen und dann zu einem anderen Prozess übergehen muss. Ein klassisches Beispiel hierfür bieten die sog. „eigensinnigen" Kinder. Sie befehlen einem solchen Kinde irgend etwas zu tun, d. h. Sie verlangen von ihm die Hemmung eines vorhandenen Erregungsprozesses und den Ansatz eines neuen. Und da kommt es oft zu heftigen Szenen. Das Kind wirft sich auf den Boden, stampft mit den Füssen usw.

Und noch viel mehr. Solch eine Anstrengung, dieser schwere Kampf der beiden Prozesse kann, wie wir es in unseren Fällen gesehen haben, krankhafte Folgen im Gehirn des Hundes hinterlassen, d. h. nach einer solchen Anstrengung sehen Sie ganz deutliche Störungen in der normalen Gehirntätigkeit. Und augenscheinlich erklären uns diese Fälle die Genesis derjenigen Erkrankungen, welche wir oft im Leben unter dem Einfluss sehr starker Erregungs- oder Hemmungsprozesse sehen können, so z. B., wenn Sie einen heftigen Erregungsprozess erleben, aber die Lebensbedingungen von Ihnen gebieterisch fordern, ihn zu unterdrücken, zu hemmen, so führt das oft zu Störungen der normalen Tätigkeit des Nervensystems.

Mit der genauen Untersuchung dieser Erscheinung sind wir gerade beschäftigt. Diese krankhaften Abweichungen von der normalen Gehirntätigkeit können nach zwei verschiedenen Richtungen hin verlaufen. Einerseits kann bei einer Art von Tieren der Erregungsprozess, bei anderen der Hemmungsprozess in Mitleidenschaft gezogen werden. Wenn Sie es mit einem Tier zu tun haben, bei dem der Hemmungsprozess gelitten hat, so äussert sich das sehr deutlich. Das Tier, welches anfänglich ganz ruhig war, wird jetzt höchst nervös, es kann nicht mehr ruhig stehen. Bei unseren Versuchen aber sehen wir nun, dass beim Tier die Hemmungsprozesse verschwinden;

das Tier macht den Eindruck, als wenn es überhaupt die Hemmungstätigkeit eingebüsst hätte. Wir sehen, dass in diesem Kampf der beiden Prozesse der Erregungsprozess überhand genommen hat. Und ich kann mich solcher Tiere erinnern, die für 3—4 Monate von der experimentellen Arbeit ferngehalten werden mussten, und erst danach kehrten die normalen Verhältnisse wieder zurück. Erst dann konnte man vorsichtig und allmählich daran gehen, den Hemmungsprozess wieder herzustellen.

Es geht also die eine Abweichung von der normalen Tätigkeit in der Richtung des Vorherrschens des Erregungsprozesses vor sich. In anderen Fällen sieht man das Gegenteil, die Störung kann mit einem Überwiegen des Hemmungsprozesses einhergehen. Dabei kann man eine Herabsetzung der positiven Tätigkeit des Tieres beobachten, eine Neigung zum Einschlafen, eine den Verhältnissen nicht entsprechende, nicht statthafte Hemmung.

Wenn wir uns nun mit diesen Angaben zur menschlichen Pathologie wenden, so können hier auch Analogien gefunden werden. Einerseits haben wir da die Neurastheniker, die kaum zu schwachen Hemmungsprozessen fähig sind, die sich kaum hemmen können, andererseits haben wir die verschiedenen Formen der Hysterie, wo die Hemmung in Form von Anästhesien, Paralysen, furchtbarer Suggestibilität usw. vorherrscht. Ich glaube nun, dass diese pathologischen Zustände denjenigen Abweichungen von der Norm entsprechen, die wir an unseren Tieren beobachtet haben.

Ich kann nicht umhin, hier noch folgendes zu erwähnen. Bei der Erforschung dieser Abweichungen, welche in der Richtung des Vorwiegens des Hemmungsprozesses, in der Richtung der Abschwächung der Erregungsprozesse verlaufen, mussten wir uns davon überzeugen, dass eine von den Entdeckungen unseres verstorbenen hervorragenden Physiologen N. J. Wwedensky höchst wahrheitsgetreu ist.

Wwedensky hat sehr vieles in der Nervenphysiologie geleistet; hier ist es ihm geglückt, schwerwiegende Tatsachen zu finden, er hat aber aus mir unverständlichen Gründen in der ausländischen Fachpresse nicht genügend Anerkennung gefunden. Er hat unter anderem ein Buch herausgegeben, welches den Titel trägt: „Erregung, Hemmung und Narkose." Hier stellt er die Veränderungen der Nervenfaser fest, welche unter der Einwirkung starker Reize vor sich gehen, und dabei unterscheidet er einige Phasen. Es erweist sich nun, dass diese eigenartigen Phasen vollständig von den Nervenzellen reproduziert werden, wenn man den Wettstreit zwischen den Erregungs- und Hemmungsprozessen sehr stark anspannt. Ich zweifle nicht daran, dass nach so einer Übereinstimmung Wwedenskys Arbeiten schliesslich die ihnen gebührende Anerkennung finden werden.

Ausser allem dem, was ich Ihnen soeben vorgetragen habe, konnten wir in der letzten Zeit sehr interessante Beobachtungen über die funktionellen

Altersveränderungen der höchsten Hirnteile und über deren Veränderungen bei Störungen des Chemismus des gegebenen Organismus machen. Von zwei Mitarbeitern wurden in unserem Laboratorium gleichzeitig Versuche gemacht, von einem an einem sehr alten Hunde, vom anderen an einem Hunde, dem die Schilddrüsen ausgeschnitten worden waren. Wie bekannt, führt bei Menschen das vollständige Entfernen der Schilddrüse zu einer Beeinträchtigung der Funktionen der Grosshirnhemisphären; dabei entwickelt sich bei ihnen der sog. Kretinismus.

Was hat sich nun in unserem Fall erwiesen? Um die bedingten Reflexe zu bilden, wenden wir gewöhnlich den Nahrungsreflex an. Bei der Anwendung dieses unbedingten Nahrungsreflexes konnte man auf keine Art eine deutliche Temporärverbindung bilden. Es vergingen Monate, und wir konnten dennoch keine solche Verbindung erzielen. Dabei war beim alten Hunde nicht einmal eine Andeutung des bedingten Nahrungsreflexes zu merken. Beim schilddrüsenlosen Hunde wurde der Reflex doch sichtbar, aber das geschah immer nur zu Ende des gegebenen Experimentiertages, und am nächsten Tage musste man dann alles wieder von neuem anfangen. Das deutete auf eine grosse Lücke in der Tätigkeit der Grosshirnhemisphären hin.

Was mag das nun bedeuten? Mit welchen Veränderungen im Gehirn mag das zusammenhängen? Wir beschlossen nun, dass wir es wahrscheinlich in beiden Fällen mit einer sehr herabgesetzten Erregbarkeit der Grosshirnhemisphären zu tun hätten. Wir alten Leute wissen es ja alle sehr gut, dass mit den Jahren das Gedächtnis für das Gegenwärtige sehr stark abnimmt und, um sich irgendeiner Sache gut zu erinnern, muss man jetzt seine Aufmerksamkeit länger bei ihr aufhalten, nur dann wird der Reiz im Gehirn festgehalten. Dabei meinten wir, dass man im Falle unserer Hunde die normale Tätigkeit dadurch wird wiederkehren lassen können, dass man auf irgendeine Art die allgemeine Erregbarkeit des Gehirns erhöht. Dazu haben wir den Nahrungsreiz durch einen stärkeren Reiz ersetzt. Es muss gesagt werden, dass wir während des Versuchs nur kleine Nahrungsportionen geben, die wirkliche Fütterung des Tieres findet nach Beendigung des Versuches statt. Augenscheinlich waren also die Fütterungen während des Versuches ein zu schwacher, ein ungenügender Erreger. Dabei haben wir weiter anstatt des Nahrungsreflexes den Abwehrreflex, welcher bei Eingiessen von Säure in den Mund des Tieres eintritt, angewandt. Nach der Bewegungsreaktion geurteilt, war dieser Reflex mit einer bedeutenden Erregung im Gehirn verbunden. Unsere Voraussetzung hat sich als richtig erwiesen. Als wir auf diese Art die Erregbarkeit des Gehirns erhöht hatten, so war es dann auch möglich, den bedingten Säurereflex zu bilden. Es hat sich also eine sehr wichtige Tatsache herausgestellt: bei herabgesetzter Erregbarkeit hatten wir eine ungenügende Tätigkeit der Hemisphären, es war aber nur nötig, die Erregbarkeit zu heben, und die Tätigkeit der Grosshirnhemisphären war damit wieder hergestellt.

Aber wir sind auch noch weiter gegangen. Nachdem wir den bedingten Reflex auf Säure erhalten hatten, beschlossen wir zu sehen, wie es um die Hemmungsprozesse bestellt sei. Wir begannen eine Differenzierung auszuarbeiten; eine solche ist ja, wie bekannt, auf der Entwicklung des Hemmungsprozesses begründet.

Den bedingten Reflex hatten wir auf 100 Metronomschläge in der Minute ausgearbeitet, zum Ausarbeiten der Differenzierung nahmen wir 50 Schläge. Bei einem anderen Hunde war ein bestimmter Ton der bedingte Reflex, und ein um eine Oktave abstehender Ton wurde von diesem differenziert. Und da erwies es sich, dass sowohl für den einen, wie auch für den anderen Hund dieses eine ganz unlösbare Aufgabe war. Bei dem einen Hunde (dem ohne Schilddrüsen) ist das Differenzierungsagens gegen 600 mal angewandt worden, und dennoch konnten wir dabei keine Differenzierung erhalten. Während dieser Zeit ist unser „alter" Hund krepiert, aber der schilddrüsenlose Hund blieb leben. Man musste zu der Überzeugung kommen, dass diese Tiere zum Differerenzieren, d. h. zum Hemmen, nicht fähig sind. Für normale Tiere ist so eine Differenzierung eine leichte Aufgabe.

Dann stellten wir die Vermutung auf, dass vielleicht der Hemmungsprozess in irgendwelcher Weise vom Erregungsprozess abhänge, und dass wir möglicherweise die Erregbarkeit, den Tonus der Grosshirnhemisphären noch immer nicht bis zur nötigen Höhe gebracht hätten. Daher wandten wir nun anstatt des unbedingten Säurereizes einen stärkeren destruktiven Reiz an, nämlich elektrische Induktionsschläge; diese wurden auf die Haut appliziert und riefen eine starke Reaktion hervor, welche nicht nur während der Dauer der elektrischen Schläge, sondern einige Zeit auch ausserhalb dieser Zeitdauer bestand. Das Tier zuckte fortwährend mit der Pfote, auf welche der Reiz appliziert wurde. Derselbe Ton liess sich jetzt leicht in einen bedingten Destruktivreiz verwandeln. So wie nur unser Ton anstimmte, so wurde der Hund sofort unruhig, begann sich zu drehen, winselte usw.

Und jetzt liess sich die Differenzierung ganz leicht bilden. Wenn wir jetzt anstatt dieses Tones einen um eine Oktave höheren Ton anwandten und denselben von keinem unbedingten Reize begleiteten, so machte der Hund zwischen diesen beiden Tönen einen ganz deutlichen Unterschied: auf den einen Ton reagierte er heftig mit einer Abwehrreaktion, auf den anderen, um eine Oktave höheren Ton, gab er gar keine Reaktion.

Folglich haben wir durch Anwendung des elektrischen Schlages die Erregbarkeit des Grosshirns noch weiter gehoben, und das, was für das Tier früher unmöglich war, hat es jetzt geleistet. Augenscheinlich befindet sich der Erregungsprozess in irgendeiner wesentlichen Beziehung zum Hemmungsprozess; wenn nämlich der Erregungsprozess nachgibt, so wird auch der Hemmungsprozess schwächer, oder verschwindet sogar ganz.

Von diesem Standpunkte aus werden auch solche Tatsachen, wie die senile Geschwätzigkeit und Demenz ganz verständlich. Woher kommt die Schwatzhaftigkeit? Wenn der Mensch über eine normale Gehirntätigkeit verfügt, so spricht er nur soviel, wieviel statthaft und begründet ist. Wenn er nun anfängt, viel und ohne besonderen Sinn zu reden, so ist es klar, dass er sich selber jetzt nicht mehr zurückhält, sich nicht mehr hemmt. In derselben Weise ist auch die Demenz zu verstehen, wenn nämlich der Zusammenhang der Gedanken kein reeller mehr ist. In der Form wird das, was der Wirklichkeit nicht entspricht, auch nicht zugelassen, es wird zurückgewiesen. In dem Falle aber, wenn der Hemmungsprozess gestört ist, wird alles durcheinander, ohne irgendein Hindernis zusammengeknüpft.

Nach diesen Versuchen ist mir ein Fall, den ich vor 5 Jahren in der Irrenklinik gesehen habe, klar geworden. Da war ein Greis, der im Verlauf von 20 Jahren in der Klinik als lebende Leiche gelegen hatte. Von seinem 35—40 jährigen Alter ab und bis zu seinem 60. Jahre hat er nicht eine einzige Bewegung ausgeführt, nicht ein einziges Wort ausgesprochen. Von seinem 60. Jahre an begann er allmählich die gewöhnlichen motorischen Reaktionen auszuführen, er fing an zu sprechen, stand auf usw. Im Gespräch mit ihm konnten wir nun erfahren, dass er im Verlauf der ganzen verflossenen Zeit in vollem Bewusstsein war, alles sah, hörte und verstand, aber nicht imstande war, sich zu bewegen oder zu sprechen. Also war im Verlauf dieser ganzen Zeit sein Nervensystem, speziell die motorische Region der Grosshirnhemisphären von Hemmung ergriffen und bloss im Alter, wo die Hemmungsprozesse schwächer werden, begann diese Hemmung auch nachzugeben, zu verschwinden.

So können Sie denn sehen, welch kapitale Tatsachen des normalen und pathologischen Verhaltens des Menschen vom Standpunkte dieser neuen echten Physiologie der höchsten Teile des Nervensystems klar werden. Ich will noch ein lehrreiches Beispiel anführen. Unsere Verstandestätigkeit ist hauptsächlich auf einer langen Erregungskette, auf Assoziationen begründet. Es war interessant, zu sehen, ob es nicht möglich wäre, einen neuen bedingten Reflex nicht mit Hilfe eines unbedingten (bei uns meistens Nahrung), aber mit Hilfe eines gut ausgearbeiteten bedingten Reflexes zu bilden? Wenn wir z. B. einen Reflex auf 100 Metronomschläge in der Minute ausgearbeitet haben, so wird dieser Reiz zu einem steten und bedeutenden Erreger der Nahrungsreaktion. Sollte es denn jetzt nicht möglich sein, mit Hilfe dieses gründlich ausgearbeiteten Reflexes, ohne die Fütterung anzuwenden, einen neuen bedingten Reflex, also einen Reflex 2. Ordnung auszuarbeiten? Es erwies sich, dass, wenn wir nun unseren Metronomreiz zeitlich mit einem neuen Reiz, sagen wir, mit einem leichten mechanischen Hautreiz zusammenfallen lassen, dass dann nach einigen Wiederholungen dieses Zusammenfallens der mechanische Hautreiz ebenfalls eine Nahrungsreaktion hervorruft. Weiter ist dann folgendes vorgefallen: lange Zeit hindurch gebrauchten wir Nahrungreflexe, und wir konnten mit ihrer Hilfe einen bedingten Reflex 3. Ordnung erhalten; mit dem Reflex 2. Ordnung brach die Reihe sofort ab. Womit konnte denn das im Zusammenhang stehen? Es erwies sich, dass man nur die allgemeine Erregbarkeit des Gehirns erhöhen muss, und dann wird es möglich, einen bedingten Reflex 3. Ordnung zu bilden. Als wir anstatt des unbedingten Nahrungsreizes einen stärkeren unbedingten Reiz wählten, den Destruktivreiz (elektrische Schläge), da konnten wir auch leicht einen bedingten Reflex 3. Ordnung ausarbeiten.

Dieses ist unser kurzer Bericht über unsere neuesten Versuchsergebnisse, der Sie, wie ich meine, überzeugen wird, wie der Physiologe imstande ist, das höchste Verhalten des Menschen gegen die Aussenwelt zu fassen, zu analysieren und aufzuklären. Ich glaube, dass auf diesem Forschungspfad dem menschlichen Geist ein ganz ausschliesslicher Sieg bevorsteht. Ich hoffe, dass es auch mir, bei meinem Alter noch gelingen wird, einiges zu sehen, aber von den anwesenden jüngeren Leuten werden sicher sehr viele Zeugen ganz ausserordentlicher Errungenschaften werden.

Das ist der Wert der naturwissenschaftlichen Methode und ihrer Stoffbehandlung, wenn sie selbst auf das äusserst komplizierte Gebiet übertragen wird, welches bis jetzt nur vom subjektiven Standpunkte aus bearbeitet wurde.

XXXVII.

Die Beziehungen zwischen Erregung und Hemmung, das Auseinanderhalten von Erregung und Hemmung und experimentelle Neurosen an Hunden.

Gewidmet dem Andenken meines besten Freundes, Professor Dr. Robert Tigerstedts, welchem die Physiologie so vieles zu danken hat, sowohl als ihrem Forscher, wie auch als dem Förderer des physiologischen Wissens und der physiologischen Arbeit.

Das ganze weiter zu erörternde Tatsachenmaterial betrifft die Arbeit der Grosshirnhemisphären und ist nach der Methode der bedingten Reflexe, d. h. solcher Reflexe, die sich im Verlauf der individuellen Existenz bei Tieren bilden, erhalten. Da der Begriff von den bedingten Reflexen noch immer nicht zu einem allgemein bekannten und allgemein anerkannten Begriff geworden ist, so bitte ich den Leser, um Wiederholungen zu vermeiden, zuerst meine Artikel, welche unlängst (1923) in diesem Archiv erschienen sind, durchzulesen (diesen Band Nr. 32 und 33).

Durch einen auffallenden Tatsachenunterschied waren wir gezwungen, zwei verschiedene Arten von Hemmung festzustellen, die wir nach unserer Terminologie als „äussere" und als „innere" Hemmung bezeichnen. An unsern bedingten Reflexen ist erstere von Anfang an bemerkbar, letztere entwickelt sich mit der Zeit und lässt sich allmählich ausarbeiten. Erstere ist eine genaue Wiederholung der Hemmung, welche in der Physiologie der niederen Teile des Zentralnervensystems sehr gut und schon seit lange her bekannt ist und beim Zusammentreffen von Reizen, welche verschiedene Zentren mit verschiedener Funktion betreffen, auftritt. Letztere ist vielleicht nur den Grosshirnhemisphären eigen. Es ist aber sehr wahrscheinlich, dass sich der Unterschied zwischen diesen beiden Hemmungsarten nur auf die Bedingungen ihrer Entstehung, nicht aber auf den Prozess, als solchen, bezieht. Über diesen Punkt werden unsere Untersuchungen noch fortgesetzt. Im vorliegenden Artikel wird nur von der inneren Hemmung die Rede sein, und daher werde ich im weiteren einfach das Wort „Hemmung" ohne Attribut gebrauchen, werde aber darunter stets die innere Hemmung verstehen.

Es gibt zwei Bedingungen, oder, man könnte sogar besser sagen, eine Bedingung, von deren Vorhandensein oder Nichtvorhandensein es abhängt, ob der Impuls, welcher von aussen zu den Zellen der Grosshirnhemisphären gebracht wird, dauernd in ihnen den Prozess der Erregung oder den der Hemmung hervorruft, mit andern Worten, in einem Falle positiv, im andern negativ wird. Diese fundamentale Bedingung ist folgende: wenn der Reiz, welcher in die Zellen der Grosshirnhemisphären gelangt, mit irgendeiner andern umfangreichen Erregung der Grosshirnhemisphären und gewiss auch eines niedriger gelegenen Teiles des Gehirns zusammenfällt, so bleibt er chronisch als positiver Reiz bestehen, unter entgegengesetzten Verhältnissen wird er früh oder spät zu einem negativen Reiz, zu einem Hemmungsreiz. Natürlich erhebt sich in bezug auf diese zweifellos festgestellte Tatsache sofort die Frage: woher ist das so? Vorläufig aber muss diese Frage ohne Antwort bleiben. So müssen wir denn von dieser Tatsache ausgehen ohne ihre Analyse zu berühren. Und diese Tatsache ist auch gerade die erste Grundbeziehung zwischen der Erregung und der Hemmung.

Den Physiologen war schon längst das Ausbreiten des Erregungsprozesses bekannt. Aus unseren Untersuchungen über die höhere Nerventätigkeit haben wir den Schluss ziehen müssen, dass auch der Hemmungsprozess unter entsprechenden Bedingungen sich aus dem Punkte, wo er primär durch gewisse Bedingungen hervorgebracht worden ist, weiter ausbreitet. Die Tatsachen, aus welchen dieser Schluss gezogen worden ist, sind ganz einfach und klar. Wenn sich nun diese zwei entgegengesetzten Prozesse aus zwei verschiedenen Gehirnpunkten verbreiten, aus einem der Erregungs- und aus dem andern der Hemmungsprozess, so werden sie einer den andern begrenzen, wobei jeder von ihnen auf ein bestimmtes Gebiet beschränkt, in einen gewissen Rahmen eingeschlossen wird. Auf diese Weise kann eine höchst feine funktionelle Abgrenzung der einzelnen Rindenpunkte der Grosshirnhemisphären erreicht werden.

Wenn es sich nun um einzelne verschiedene Punkte handelt, die unter entsprechenden Bedingungen gereizt werden, so kann man sich das alles leicht am Schema der zellularen Konstruktion vorstellen. Der Gedanke stösst aber auf Schwierigkeiten, wenn wir es mit einem Erregungs- oder Hemmungsprozess zu tun haben, der von verschiedenen Intensitäten oder andern derartigen Variationen (wie z. B. die verschiedenen Frequenzen des Metronomtickens) eines und desselben äusseren Erregers abhängt. Um diesen Fall verständlich zu machen und doch dasselbe Zellularschema beizubehalten, müsste man sich als Ansatzpunkt dieses Erregers nicht eine einzelne Zelle, sondern eine ganze Gruppe von Zellen denken. Jedenfalls ist es Tatsache, dass man mit einer Intensität irgend eines Agens den Erregungsprozess und zugleich mit einer andern Intensität desselben Agens den Hemmungsprozess verbinden kann. So bildet denn in der Beziehung zwischen Erregung und

Hemmung die gegenseitige räumliche Begrenzung, die Teilung ihrer Gebiete, den zweiten allgemeinen Punkt dieser Beziehungen. Eine diesbezügliche höchst augenfällige Demonstration kann durch Versuche mit mechanischen Reizen verschiedener Punkte der Hautoberfläche gegeben werden.

Auf diese Weise muss man sich denn einen gewissen Kampf zwischen diesen zwei entgegengesetzten Prozessen vorstellen, welcher in der Norm in ein gewisses Gleichgewicht zwischen ihnen, in eine bestimmte Bilanz ausläuft. Dieser Kampf und das Einhalten dieses Gleichgewichts sind für das Nervensystem keine leichte Aufgabe. Wir haben das schon ganz zu Anfang unserer Arbeit bemerkt und können es auch bis jetzt fortwährend immer wieder beobachten. Diese Schwierigkeit wird uns sehr oft durch die motorische Unruhe, durch Winseln und durch hohe Atemfrequenz vom Tiere verraten. Aber in den meisten Fällen lässt sich dieses Gleichgewicht schliesslich doch einstellen, einem jeden der Prozesse wird sein Platz und seine Zeit abgemessen, und das Tier wird dann wieder ganz ruhig, es reagiert nun in entsprechender Weise auf die eintreffenden Reize bald mit dem Erregungs- bald mit dem Hemmungsprozess.

Nur unter einigen Bedingungen endigt dieser Kampf mit einer Schädigung der normalen Nerventätigkeit, und es tritt dann ein pathologischer Zustand ein, welcher Tage, Wochen, Monate ja vielleicht sogar Jahre dauern kann, und welcher entweder nach und nach von selbst zur Norm zurückkehrt, wenn man die Versuche für eine Zeitlang einstellt und dem Tier eine gewisse Erholung gibt, oder aber erst durch gewisse Einwirkungen kuriert, beseitigt werden muss.

Diese besonderen Fälle boten sich uns zuerst zufällig, unerwartet, und erst später sind sie von uns absichtlich zum Zweck eingehender Untersuchung hervorgerufen worden. Weiter gebe ich sie in chronologischer Folge.

Das erste Faktum, welches sich hierauf bezieht, haben wir schon längst bemerkt (Versuche von Dr. M. N. Erofeewa). Es besteht in folgendem. Bei Hunden wird ein bedingter Nahrungsreflex ausgearbeitet, und zwar diesmal nicht aus irgendwelchen indifferenten Agentien, sondern aus einem destruktiven Agens, welches eine angeborene Abwehrreaktion hervorruft. Die Haut des Hundes wurde durch elektrische Schläge gereizt, und zu gleicher Zeit wurde der Hund gefüttert, letzteres musste im Anfang sogar zwangsweise vorgenommen werden. Zuerst wurde nur ein schwacher Strom angewandt, dann konnte er aber nach und nach bis zum Maximum verstärkt werden. Der Versuch endigte schliesslich damit, dass man auf den stärksten elektrischen Strom, ebenso wie auch auf Hautverbrennung oder auf Destruktion der Haut durch mechanische Einwirkungen (Zerquetschen, Stechen usw.) stets nur eine Nahrungsreaktion (die entsprechende motorische Reaktion und Speichelsekretion) zur Antwort erhielt, ohne die geringste Äusserung einer

Abwehrreaktion, ohne jegliche Veränderung des Atemrhythmus oder des Herzschlages, welche ja letzterer Reaktion eigen sind. Augenscheinlich wurde dieses Resultat dadurch erreicht, dass der äussere Reiz zum Nahrungszentrum geleitet wurde, wogegen gleichzeitig das Zentrum der Abwehrreaktion gehemmt werden musste. Dieser eigenartige bedingte Reflex war in solch einem Zustand im Verlauf einiger Monate vorhanden, und er könnte unter den früheren Bedingungen wohl auch noch weiter bestehen, aber wir führten nun folgende Veränderung ein; wir fingen an, den elektrischen Reiz systematisch immer auf neuen und neuen Hautstellen anzuwenden. Und als die Zahl dieser Punkte eine bedeutende wurde, so trat bei einem unserer Hunde ganz plötzlich eine schroffe Veränderung auf. Jetzt konnten wir von überall, sogar von der allerältesten Reizstelle und sogar bei ganz schwachen elektrischen Strömen immer nur eine heftige Abwehrreaktion auslösen und sahen keine Spur einer Nahrungsreaktion. Wir waren nicht imstande durch irgendwelche Eingriffe die alte Reaktion wiederherzustellen; der früher ruhige Hund wurde nun sehr leicht erregbar. Bei einem andern Hunde, obgleich wir bei ihm schon von einer viel grösseren Anzahl von Hautstellen und bei starken elektrischen Strömen immer nur eine Nahrungsreaktion erhielten, kamen wir erst dann zu demselben Schluss, als wir im Verlauf eines und desselben Versuchs vielmals und rasch hintereinander mit unserm Reiz von einer Hautstelle zur andern übergingen. Beide Hunde mussten für einige Monate in Ruhe gelassen werden und es gelang so, freilich nur bei dem einen, bei sehr langsamem und methodischem Vorgehen, den bedingten Nahrungsreflex auf den destruktiven Reiz wiederherzustellen.

Der zweite Fall in derselben Art ist später zur Bearbeitung gekommen (Versuche von N. B. Schenger-Krestownikowa). Bei einem Hunde war ein bedingter Nahrungsreflex auf einen Lichtreiz ausgearbeitet worden; dieser wurde auf einen vor dem Hunde stehendem Schirm projiziert. Darauf unternahm man die Ausarbeitung der Differenzierung von Kreis und Elipse derselben Grösse und derselben Lichtstärke, d. h. das Erscheinen des Kreises wurde vom Füttern gefolgt, das der Elipse nicht. Die Differenzierung stellte sich ein. Der Kreis rief eine Nahrungsreaktion hervor, die Elipse blieb ohne Wirkung: das wird, wie wir wissen, durch die Entwicklung von innerer Hemmung, die sich für den letzteren Fall ausbildet, erreicht. Die erste angewandte Elipse war ihrer Form nach weit vom Kreise entfernt (Verhältnis der Halbachsen wie 2:1). Als wir nun anfingen die Elipse dem Kreise zu nähern, d. h. als wir die Halbachsen der Elipsen immer mehr und mehr einander gleich machten, so erhielten wir mehr oder weniger rasch eine stets feinere und feinere Differenzierung. Als wir aber eine Elipse mit dem Verhältnis der Halbachsen 9:8 anwandten, so bekam die Sache bald eine ganz andere Wendung. Nachdem diese feinste Differenzierung erhalten war, verschwand sie bald wieder, und ungeachtet dessen, dass diese Differenzierung im Verlauf von 2—3 Wochen weiter geübt wurde, blieb sie nicht nur selbst aus, sondern es verschwanden auch die einfachsten Differenzierungen, und sogar die bedingten Reflexe wurden gestört. Der Hund, welcher früher ruhig im Gestell stand, war jetzt in ständiger motorischer Erregung und winselte. Um jetzt die Differenzierungen wieder herzustellen, war eine viel grössere Zahl von Wiederholungen nötig als zu Anfang. Bei der äussersten Differenzierung wiederholte sich die alte Geschichte, d. h. alle Differenzierungen verschwanden, und der Hund geriet wieder in den Erregungszustand.

Nach diesen Beobachtungen und Versuchen haben wir es uns in einer viel späteren Zeit zur Aufgabe gemacht, die beschriebene Erscheinung systematischer und eingehender zu untersuchen (Versuche von Dr. M. K. Petrowa).

Da man die angeführten Tatsachen derart verstehen konnte, dass die Schädigung des normalen Verhaltens bei schwierigen Begegnungen des Erregungs- und des Hemmungsprozesses zustande kommt, so haben wir zu allererst an zwei Hunden Versuche mit verschiedentlichen Hemmungen und ihren Kombinationen angestellt. Diese Hunde gehörten zwei ganz verschiedenen Typen an: der eine war höchst lebhaft, rege — der andere — ein sehr wenig beweglicher, ruhiger Hund. Bei diesen Hunden waren alle bedingten Reflexe als um 3 Minuten verspätende Reflexe ausgearbeitet worden, d. h. der unbedingte Reiz folgte auf den bedingten erst 3 Minuten nach Beginn des letzteren, und infolgedessen trat der positive Effekt des bedingten Reizes erst nach einer 1—2 Minuten dauernden Hemmungsperiode ein. An diesen um 3 Minuten zurückgestellten Reflexen wurden nun gleichzeitig auch noch andere Fälle von Hemmung angewandt. Diese Aufgabe wurde nun durch diese so verschiedenen Nervensysteme, wenn auch mit verschiedener Mühe, dennoch ohne Beeinträchtigung der normalen Beziehungen gelöst. Weiter wurde dann noch ein bedingter Nahrungsreflex auf ein destruktives Agens hinzugefügt. Jetzt genügte es, diesen Reflex zu bilden und ihn nur eine Zeitlang, sogar auf ein und derselben Hautstelle zu wiederholen, um einen stark pathologischen Zustand eintreten zu lassen. Dabei äusserten sich die Abweichungen von der Norm bei diesen zwei Hunden in zwei entgegengesetzten Richtungen. Beim beweglicheren, lebhaften Hunde erwiesen sich die ausgearbeiteten Hemmungen entweder als stark geschädigt, oder sie waren auch ganz verschwunden und hatten sich sogar in positive Agentien verwandelt; beim ruhigen Hunde waren die bedingten positiven Speichelreflexe höchst geschwächt oder auch gänzlich verschwunden. Und diese zwei verschiedenen Zustände erwiesen sich als sehr standhaft, im Verlauf von Monaten hielten sie an und veränderten sich von selbst nicht. Beim lebhaften Hund, bei welchem der Hemmungsprozess geschwächt war, trat später rasch, im Verlauf von mehreren Tagen eine vollständige Rückkehr zur Norm ein, und das dank der Anwendung von Bromkalium (appliziert per Rectum). Dabei ist es interessant zu bemerken, dass zugleich mit dem Auftreten der normalen Hemmung die

Grösse der positiven bedingten Wirkungen nicht nur nicht herabgesetzt wurde, sondern sogar eher ein wenig zunahm; so müsste man denn auf Grund dieses Versuches nicht von einer Herabsetzung der Nervenerregbarkeit unter dem Einfluss von Brom sprechen, sondern von einer regulierenden Wirkung auf die Nervenfunktion. Beim anderen Hunde gelang es nicht, dauernde und einigermassen beträchtliche Speichelreflexe wieder herzustellen, und dieses ungeachtet aller Massnahmen, welche zu diesem Zwecke angewandt wurden.

Bald nach diesem Versuch wurde an einem der nächsten Hunde, an dem die Untersuchungen einer anderen Aufgabe nachgingen, ein Faktum derselben Art, aber mit folgenden lehrreichen Details beobachtet (Versuche von Dr. J. P. Rasenkow). An diesem Tier waren viele positive bedingte Reflexe von verschiedenen rezeptorischen Oberflächen ausgearbeitet worden; für manche Rezeptoren hatte man einige verschiedene Reize und in einigen Fällen sogar dieselben Reize nur von verschiedener Intensität als Erreger benutzt. Unter anderem war ein Reflex auf eine ganz bestimmte Frequenz mechanischer Reizungen eines bestimmten Hautbezirkes gebildet worden. Danach begann man auf derselben Hautstelle die Differenzierung eines in anderem Rhythmus folgenden mechanischen Reizes auszuarbeiten. Letztere Differenzierung wurde nun auch ohne besondere Mühe erreicht, und es liessen sich dabei keinerlei Veränderungen in der Nerventätigkeit des Tieres merken. Als man aber bei einem Versuch nach der Anwendung desjenigen Rhythmus der mechanischen Hautreizung, welcher vollständig gehemmt (differenziert) war, sofort, ohne die geringste Pause einzuschalten, den positiv wirkenden Rhythmus der mechanischen Hautreizung wirken liess, da setzte beim Hunde eine ganz eigenartige Störung der Nerventätigkeit ein; diese dauerte 5 Wochen und ging nur sehr allmählich zur Norm zurück. Vielleicht geschah letzteres zum Teil ein wenig rascher unter dem Einfluss der von uns unternommenen Massnahmen. In den ersten Tagen nach dem vorgenommenen Zusammenstoss der Nervenprozesse verschwanden alle positiven Speichelreflexe. Dieses Stadium dauerte 10 Tage. Darauf begannen die Reflexe sich wieder herzustellen, aber in einer ganz besonderen Art und Reihenfolge, und zwar blieben die starken Reize im Gegensatz zur Norm ohne Wirkung, oder sie wirkten jedenfalls nur minimal. Eine beträchtliche Wirkung hatten nur die schwachen Reize. So verhielt sich die Sache im Verlauf von 14 Tagen. Darauf folgte nun wieder ein spezielles Stadium. Jetzt wirkten alle Reize gleich stark, ihre Wirkung kam ungefähr der normalen Wirkung der starken Reize gleich. Dieses nahm eine Periode von 7 Tagen ein. Endlich trat vor der Rückkehr zur Norm noch ein letztes Stadium ein; für dieses war es charakteristisch, dass die Reize mittlerer Stärke in ihrer Wirkung weit über die Norm hinausgingen, die starken Reize aber sich etwas unter der Norm einstellten, und die schwachen Reize ganz und gar ihre Wirkung verloren. Dieses dauerte ebenfalls 7 Tage, und darauf stellte sich schliesslich die Norm wieder ein. Beim Wiederholen desselben Verfahrens, welches die soeben beschriebene Störung hervorgebracht hatte, d. h. beim Wiederholen des unmittelbaren Überganges, ohne Einschalten eines Zeitintervalls, vom hemmenden zum positiv wirkenden, mechanischen Hautreiz trat dieselbe Störung mit ihren verschiedenen Phasen wieder ein, nahm aber diesmal einen viel rascheren Verlauf. Bei weiteren Wiederholungen waren die Störungen immer von kürzerer und kürzerer Dauer, bis schliesslich dasselbe Verfahren gar keine Störung mehr hervorrief. Das Abnehmen der pathologischen Störung wurde nicht nur dadurch sichtbar, dass die Dauer des unnormalen Zustandes verkürzt wurde, sondern auch darin, dass die Zahl der verschiedenen Phasen kleiner wurde, indem die von der Norm weiter abweichenden Phasen ausfielen.

So nimmt denn bei schwierigen Begegnungen des Erregungs- und des Hemmungsprozesses, wie wir es sehen können, bald der Erregungs- bald der Hemmungsprozess überhand; dabei wird im ersten Falle der Hemmungsprozess beeinträchtigt, man kann sagen, dass der Tonus der Erregung für lange Zeit erhöht wird, im zweiten Falle stört das Überwiegen des Hemmungsprozesses mit seinen vorausgehenden Phasen den Erregungsprozess, der Tonus der Hemmung wird verstärkt.

Aber denselben Erscheinungen sind wir schon, ausser bei den angeführten, auch unter anderen Bedingungen begegnet.

Bei der Wirkung ganz aussergewöhnlicher, direkt hemmender Reize stellt sich, wenn sie auf das Tier einwirken, ein chronisches Überwiegen der Hemmungsprozesse ein. Dieses konnte besonders deutlich an einigen Hunden nach der ganz aussergewöhnlichen Überschwemmung, welche Petrograd am 23. September 1924 heimsuchte, beobachtet werden, wo es dazu kam, dass unsere Experimentierhunde nur mit kolossalen Schwierigkeiten dank ganz aussergewöhnlichen Massnahmen und unter ganz exzeptionellen Bedingungen gerettet werden mussten. Bei Hunden, welche diese Rettungsprozedur durchgemacht hatten, verschwanden die bedingten Reflexe für eine Zeitlang und stellen sich dann nur langsam wieder her. Und als die bedingten Reflexe sich wieder hergestellt hatten, so rief im Verlauf eines grossen Zeitraumes jeder mehr oder weniger starke Reiz und auch die Anwendung einer schon früher ausgearbeiteten und sogar einer gut konzentrierten Hemmung sofort wieder diesen chronischen Hemmungszustand hervor, und es trat entweder vollständige Hemmung ein, oder es stellte sich irgendwelches von den ihr vorausgehenden Stadien ein (Versuche von Dr. A. D. Speransky und W. W. Rikmann). In viel schwächerem Grade und für kürzere Zeit kann man oft dasselbe unter viel gewöhnlicheren Bedingungen beobachten, so z. B., wenn die Tiere in andere äussere Verhältnisse kommen, wenn sie von einem Experimentator einem anderen übergeben werden usw.

Andererseits ist eine scheinbar nur geringe Veränderung bei der Anwendung eines gut ausgearbeiteten positiven bedingten Reflexes imstande, den

Tonus der Erregung so zu verstärken, dass die ausgearbeiteten Hemmungen, wenn sie jetzt geprüft werden, entweder ganz verschwinden, oder jedenfalls viel von der Beständigkeit und Regelmässigkeit ihrer Wirkung einbüssen. Dieses passiert, wenn man den unbedingten Reiz unmittelbar, ohne auch die kürzeste Pause einzuschalten, auf den Anfang des bedingten Reizes folgen lässt. Auch ein häufiger Wechsel von positiven und hemmenden Reflexen versetzt speziell die regeren Hunde in die höchsten Stadien allgemeiner Erregungen (Versuche von Dr. M. K. Petrowa und Dr. E. M. Kreps).

Alles bisher erwähnte erschöpft aber noch nicht das ganze Tatsachenmaterial, welches die Frage über die Beziehungen zwischen Erregung und Hemmung betrifft. Im Verlauf unserer Arbeit ist es uns vorgekommen, auch auf andere eigenartige hierher gehörende Fälle zu stossen.

Es ist mehrmals bemerkt worden, dass in gewissen Stadien der Schläfrigkeit bei sonst normalen Hunden eine Verkehrtheit der Wirkung der bedingten Reize vorkommt. Die positiven Reize verlieren ihre Wirkung, wogegen die negativen Reize, die Hemmungserreger, eine positive Wirkung erlangen (Versuche von Dr. Schischlo). — Vom Standpunkt dieser Beziehung können wir auch die ziemlich oft wiederkehrende Tatsache verstehen, dass beim Schläfrigwerden der Versuchstiere eine scheinbar spontane Speichelabsonderung eintritt, welche im wachen Zustande ausblieb. Im Anfang gehen nämlich beim Ausarbeiten der bedingten Reflexe bei einem gegebenen Versuchstier eine Menge nebensächlicher Reize, ja, man kann sagen, die ganze Entourage des Laboratoriums, in bedingte Verbindung mit dem Nahrungszentrum ein, aber später unterliegt alles Nebensächliche der Hemmung dank der Spezialisierung des bedingten Reizes, den wir anwenden. Man kann sich vorstellen, dass während der Schläfrigkeit diese gehemmten Agentien zeitweise ihre ursprüngliche Wirkung wiedererlangen.

Die zeitweilige Verwandlung eines ausgearbeiteten Hemmungsreizes in einen positiven Reiz kann auch in Fällen pathologischer Zustandsänderung der Grosshirnrinde beobachtet werden, und zwar in den Pausen zwischen den Krampfanfällen, welche nach Rindenoperationen auftreten und durch narbige Wucherungen hervorgerufen werden. Es ist interessant, dass zugleich mit ausgearbeiteten Hemmungsreizen in dieser Zeit nur die schwächsten positiven Reize, und zwar die Lichtreize ihre positive Wirkung beibehalten, wogegen alle übrigen positiven bedingten Reize von mittlerer oder grosser Stärke ohne Wirkung bleiben (Versuche von Dr. J. P. Rasenkow). Hierher gehört noch die seit langer Zeit vielfach beobachtete und reproduzierte Tatsache, dass neue Reize, welche an und für sich mittelstarke Reflexe hervorrufen, während ihrer Wirkung die bedingten Hemmungsreflexe in positive Reflexe verwandeln (die sogenannte Enthemmung der Reflexe).

Im Gegenteil werden bei Rindenläsionen, welche bei Rindenexstirpationen auftreten, die positiven bedingten Reize, welche der lädierten Rindenregion angehören, zu Hemmungsreizen. Darüber habe ich schon in meinem früheren Artikel über den Schlaf berichtet (dieser Band Nr. 33). Diese Erscheinung tritt deutlicher in der Hautregion der Grosshirnhemisphären hervor und ist hier eingehender studiert (frühere Versuche von Dr. N. J. Krasnogowsky und neue Versuche von Dr. J. P. Rasenkow). Ist die Rindenläsion unbedeutend, so gibt der frühere positive bedingte mechanische Hautreiz einen geringeren Effekt im Vergleich zur Norm und verwandelt sich, wenn man ihn im Verlauf eines Versuchs mehrmals wiederholt, in einen Hemmungsreiz. Wenn er mit andern gut wirkenden Reizen zusammenfällt, so schwächt er ihre Wirkung, und allein angewandt ruft er den Schläfrigkeitszustand beim Tier hervor. Greift die Rindenzerstörung weiter ein, so hat er unter gewöhnlichen Bedingungen gar keine positive Wirkung, er erscheint als reiner Hemmungsreiz und bewirkt nach seiner Anwendung ein vollständiges Verschwinden aller positiven bedingten Reflexe in andern Teilen der Grosshirnhemisphären.

Aber dieses jetzt hemmende Agens kann unter bestimmten Bedingungen auch eine gewisse positive Wirkung zeigen. Wenn das Versuchstier von selbst schläfrig geworden ist, so wird dieser Reiz, wie auch die ausgearbeiteten Hemmungsreize, wie eben erwähnt, eine geringe positive Wirkung äussern. Und dann kann man an ihm diese Wirkung auch noch in einer anderen Versuchsanordnung sehen. Wenn man nämlich diesen Reiz mehrere Mal als einen nur kurz vorausgestellten Reiz wiederholt, wenn man ihn z. B. um 5 Sek. anstatt der bei uns üblichen 30 Sek. vorausstellt (d. h. dem unbedingten Reiz vorausschickt) so kann man, wenn man ihn jetzt wieder um 30 Sek. vorausstellt, von ihm jetzt eine positive Wirkung sehen, aber sie ist nur sehr flüchtig. Sie erscheint sehr rasch nach Beginn des Reizes aber solange der Reiz noch fortdauert, gibt schon seine positive Wirkung rasch nach und zu Ende des 30 Sek. dauernden Reizes ist sie bereits verschwunden (eine wahrhafte Reizschwäche). Eine eben solche kurzdauernde Wirkung kann durch vorhergehende Coffeineinspritzung oder auch durch manche andere Eingriffe erzielt werden (Versuche von Dr. J. P. Rasenkow). Etwas abseits, aber doch in Verbindung mit unserem Thema, stehen folgende Tatsachen. Wenn man es mit einer im allgemeinen sehr niedrigen Erregbarkeit der Rinde zu tun hat, wie dieses an Versuchstieren, welche ein hohes Alter erreicht haben (Versuche von Dr. L. A. Andrejew), oder an solchen, denen die Schilddrüse entfernt worden ist (Versuche von A. W. Walkow) beobachtet werden kann, oder auch in gewissen Stadien bei Tieren, die wegen postoperativen Narbenwucherungen Krampfanfälle durchgemacht haben (Versuche von Dr. J. P. Rasenkow) vorkommen kann, so erscheint auch der Hemmungsprozess stark geschwächt, oder er ist sogar unmöglich. In solchen Fällen gelingt es bisweilen ausschliesslich durch Hebung des Tonus der Erregungsprozesse, wie man das durch Anwendung von starken unbedingten Reizen erhält, den Hemmungsprozess hervorzurufen.

Ausser all diesem gehört hierher noch das Faktum der gegenseitigen Induktion, von welchem in meinen vorigen, oben zitierten Artikeln die Rede ist (Versuche von Dr. Foursikow, Dr. Kreps, Dr. Kalmykow u. a.). Schliesslich noch ein letztes Faktum, welches in folgendem besteht. Wenn man einzelne bestimmte Punkte der Grosshirnrinde durch eine entsprechende Prozedur immer als Erregungspunkte bekräftigt, andere Punkte hingegen stets in ihrer Hemmungsfunktion erhärtet, so werden diese Punkte in ihrer ausgearbeiteten Funktion höchst stabil und widerstehen hartnäckig den Einwirkungen der entsprechenden entgegengesetzten Prozesse, und es gehören bisweilen ganz ausschliessliche Massnahmen dazu, um ihre Funktionen zu verändern (Versuche von Dr. Biermann und Dr. Frolow).

Das ganze angeführte Tatsachenmaterial erlaubt, wie es mir scheint, alle verschiedenen Zustände, welche die Rinde dank verschiedenen Einwirkungen zu durchleben hat, in eine bestimmte folgerichtige Reihe zu ordnen. An einem Ende steht der Zustand der Erregung, ein Zustand, bei welchem der Tonus des Erregungsprozesses ungemein erhöht ist, und dabei ist der Hemmungsprozess unmöglich, oder jedenfalls sehr erschwert. Darauf folgt der normale wache Zustand, bei welchem sich Erregungs- und Hemmungsprozess im Gleichgewicht befinden. Nun folgt eine lange, aber sich ebenfalls in bestimmter Ordnung abwickelnde Reihe von Übergangsstadien, welche zum Hemmungszustand führen. Unter ihnen sind besonders charakteristisch das ausgleichende Stadium, während dessen Ablauf, im Gegensatz zum wachen Zustand, alle Reize unabhängig von ihrer Intensität gleich stark wirken; der paradoxe Zustand, wo nur die schwachen Reize wirken, oder wo sie jedenfalls eine bedeutendere Wirkung äussern, als starke Reize, welch letztere bald gar nicht wirken bald eine nur kaum bemerkbare Wirkung besitzen, und schliesslich die ultraparadoxe Phase, während welcher nur die früher ausgearbeiteten hemmenden Agentien eine positive Wirkung haben. Auf dieses Stadium folgt ein Zustand vollkommener Hemmung. Unklar bleibt nur das Verhalten, wenn die Erregbarkeit dermassen herabgesetzt ist, dass, ganz wie im Falle des Erregungszustandes, die Hemmungsprozesse unmöglich, oder doch sehr erschwert sind.

Gegenwärtig sind wir unter anderm mit der experimentellen Bearbeitung der Frage beschäftigt, ob nicht in allen Fällen auch beim normalen Übergang vom Arbeits- zum Hemmungszustand wie z. B. beim Einschlafen, bei der Bildung von Hemmungsreflexen u. dergl., diese Übergangszustände, die in den pathologischen Fällen so deutlich hervorgetreten sind, sich werden finden lassen. Und wir haben schon einige Hinweise darauf. Dann wäre ja nur die Verlangsamung der Übergänge von einem Zustande zum andern, ein gewisses Isolieren und Festhalten dieser einzelnen Zustände, als das Pathologische zu betrachten, denn normalerweise verlaufen sie ja rasch, beinahe unbemerkbar.

Das hier mitgeteilte Tatsachenmaterial eröffnet den Pfad zum Verständnis sehr vieler Erscheinungen auf dem Gebiet sowohl der normalen, als auch der pathologischen höheren Nerventätigkeit. Ich will jetzt einige Beispiele anführen. In meinen früheren, oben zitierten Artikeln zeige ich, in welcher Weise das normale Verhalten auf einer künstlich ausgearbeiteten Abgrenzung der Erregungs- und Hemmungspunkte auf einer grossartigen aus diesen Punkten zusammengestellten Mosaik beruht und wie sich uns der Schlaf als irradiierte verbreitete Hemmung darstellt. Jetzt können noch einige Details dazu gegeben werden, in welcher Weise die verschiedenen Ausbreitungs- und Stärkegrade des Hemmungsprozesses leicht, sowohl als gewisse Variationen des normalen Schlafs, wie auch als einzelne Symptome des hypnotischen Zustandes begriffen werden können.

Fälle von Schlaf beim Gehen oder beim Reiten sind allgemein bekannt. Die Hemmung blieb also auf die Grosshirnhemisphären beschränkt und ging nicht auf die niedriger gelegenen, von Magnus festgestellten Zentren über. Ferner ist uns Schlaf bekannt, in welchem teilweile wacher Zustand für bestimmte, oft nur schwache Reize besteht: der Schlaf des Müllers, welcher beim Aufhören des Mühlenlärms erwacht, der Schlaf der Mutter, welche das geringste Geräusch aufweckt, wenn es vom kranken Kinde ausgeht, während andere und viel stärkere Reize diesen Schlaf nicht stören. Im allgemeinen sehen wir hier also einen Schlaf, bei welchem ein leicht erregbarer Wachtpunkt besteht.

Die Katalepsie in der Hypnose ist augenscheinlich eine isolierte Hemmung nur der motorischen Rindenregion, welche alle übrigen Rindenteile nicht befällt und nicht auf die Gleichgewichtszentren übergeht. Die Suggestion in der Hypnose kann man mit Recht als so eine Hemmungsphase betrachten, in welcher die schwachen bedingten Reize (Worte) eine intensivere Wirkung besitzen, als die augenscheinlich stärkeren, unmittelbaren, realen äusseren Reize. Das von Pierre Janet festgestellte Symptom, den Verlust des Realitätsgefühls bei mehrjährigem Schlaf könnte man als eine chronische, nur für kurze Zeit und speziell nur in Gegenwart schwacher Reize (gewöhnlich während der Nacht) unterbrochene Rindenhemmung betrachten, welche besonders die Hautregion und die motorische Region betrifft, und diese letzteren sind ja gerade massgebend einerseits für die Einwirkung der Realität auf den Organismus und andererseits für die reelle Einwirkung des Organismus auf die Aussenwelt. — Senile Geschwätzigkeit und Demenz finden ihre einfache Erklärung in der hohen Abschwächung der Hemmungsprozesse, welche die sehr herabgesetzte Erregbarkeit der Rinde begleiten. Endlich geben unsere Versuche an Hunden uns das Recht, die bei ihnen hervorgerufenen chronischen Abweichungen von der normalen höheren Nerventätigkeit als echte Neurosen zu betrachten, wobei sich auch der Mechanismus der Entstehung dieser Neurosen bis zu einem gewissen Grade aufklären lässt. Ebenso wird die Ätiologie der speziell traumatischen Neurose durch die Fälle kopiert, wo Einwirkungen ungemein starker, ganz aussergewöhnlicher Reize (die ganz ausschliessliche Überschwemmung) auf Hunde mit schwachem Nervensystem vorkommen; bei letzteren nimmt ja schon in der Norm der Hemmungsprozess überhand, oder anders gesagt, — sie haben einen stets erhöhten Hemmungstonus.

Was nun eine Theorie anbetrifft, welche alle angeführten Erscheinungen umfassen und ihnen einen gemeinsamen Boden geben könnte, so ist augenscheinlich die Zeit für eine solche noch nicht gekommen, obgleich ja viele Theorien vorgeschlagen worden sind, und eine jede wohl etwas für sich haben mag. Mir scheint es, dass man bei der gegenwärtigen Sachlage zur Arbeit verschiedene Vorstellungen heranziehen kann, wenn sie nur ein Systematisieren des Tatsachenmaterials gestatten und neue detaillierte Fragen herausrücken. Was uns anbetrifft, so denken wir bei unsern Versuchen vorläufig an verschiedene Phasen, welche sich im Zustand speziell der Rindenzellen von der höchsten Erregung bis zur tiefsten Hemmung abwickeln und in Abhängigkeit von der Intensität und der Dauer der entsprechenden Reize sind; sie hängen aber auch von den Bedingungen ab, unter welchen diese Reize stattfinden. Zu dieser Vorstellung veranlasst uns die hervorragende Ähnlichkeit, welche zwischen den von uns beobachteten Veränderungen in der Funktion der Grosshirnrinde und den Veränderungen der Nervenfaser besteht. Diese Veränderungen der Nervenfaser entstehen unter dem Einfluss verschiedenartiger starker Einwirkungen und sind von Prof. N. E. Wwedensky in seinem Werk: „Erregung, Hemmung und Narkose" beschrieben. Wir halten uns nicht an seine Theorie, aber wir finden genügend Grund dazu, alle von uns beobachteten Veränderungen von der Erregung bis zur Hemmung ein und denselben Elementen — den Nervenzellen — zuzusprechen, wie es Professor Wwedensky mit vollstem Recht für die Nervenfaser getan hat.

Man kann es kaum bestreiten, dass nur die Untersuchung des physikalisch-chemischen Prozesses, welcher im Nervengewebe vor sich geht, imstande sein wird, eine echte Theorie aller Nervenerscheinungen zu geben, und dass die Phasen dieses Prozesses uns auch eine Erklärung aller sichtbaren Äusserungen der Nerventätigkeit, ihrer Reihenfolge und ihres Zusammenhanges geben werden.

Namenverzeichnis.

Andrejew 326.
Anrep 300, 305.

Babkin 28, 33, 35, 49, 177.
Bär 2.
Bechterew 4.
Behte 2.
Beljákow 145, 152, 189.
Bernard, Cl. 23.
Besbokaja 299.
Biermann 327.
Boldyreff 50, 52, 54, 122.
Borissow 23.
Burmakin 147.
Bykow 300, 305.

Chaparède 227.

Darwin 193.
Demidow 141, 181.

Egorow 167.
Ehrlich, P. 223.
Erofeewa 161, 225, 320.

Ferrier 175.
Fritsch 81, 154, 173, 188, 205.
Frolow 295, 302, 327.
Fursikow 288, 291, 301, 305, 327.

Gerwer 60.
Glinsky 23.
Goltz 159.
Gorschkow 60.
Granström 50, 53, 54.
Gubergritz 257.

Hanike, E. A. 112.
Heimann 37.
Helmholtz 90.
Henri 23.
Hitzig 81, 154, 173, 188, 205.

Horn 189.
Huxley, Th. 45, 59.

Janet 328.

Kagan 300.
Kalischer 4, 278.
Kalmykow 327.
Kascherininowa 50, 53, 54, 55.
Kircher 271.
Krasnogorsky 126, 132, 174, 189, 300, 304, 305, 326.
Kreps 301, 325, 327.
Kryshanowsky 147.
Krzyischkowsky 301, 302.
Kudrin 119.
Kuprin 262.
Kurajew 181.

Ledenzow 94, 95, 111, 112, 193.
Loeb, J. 2.

Magnus 327.
Malloizel 23.
Michailowitsch 2, 126.
Minkowsky 278.
Monakow 278.
Munk 175, 176, 278.

Nikiforowsky 117.
Nikolajew 64, 68, 74.

Palladin 55, 56.
Pawlow, J. P. 112, 141, 246, 247, 248.
Pawlowa 237.
Petrowa 237, 241, 243, 246, 247, 248, 290, 293, 294, 322, 325.
Pimenow 57, 63.
Podkopajew 295, 301.
Popow 288.

Rasenkow 323, 325, 326.
Rikmann 324.
Roschansky 126, 131, 237, 241.
Rosenthal 285, 294, 295, 305.

Saturnow 137, 181.
Schenger-Krestownikowa 321.
Scherrington 264, 301.
Schichlo 325.
Schiff 173, 264.
Sellheim, A. 36, 37, 52.
Setschenow 2, 126, 141, 158.
Snarsky, A. T. 1, 16, 36.
Speransky 324.
Stroganow 293, 302.

Thorndike 3, 5.
Tigerstedt 318.
Timirjasew 249.
Tolotschinow 2, 14, 25, 29, 33, 49.
Tschetschulin 285, 289.

Verworn 277.
Volborth 298.

Walkow 326.
Wartanoff 53.
Wassiljew 55, 164.
Watston 3.
Weber 126.
Woskoboinikowa 54.
Woskressensky 237, 266, 292.
Wulfson, S. G. 1, 11, 23.
Wwedensky 313, 329.

Yerkes 3.
Yxküll 2.

Zawadsky 105.
Zeliony 54, 287.
Zwaardemaker 108.

VERLAG VON J. F. BERGMANN IN MÜNCHEN

Die
Arbeit der Verdauungsdrüsen

Vorlesungen

von

Professor **J. P. Pawlow**
in St. Petersburg

Autorisierte Übersetzung aus dem Russischen von Dr. A. Walther in St. Petersburg

Mit einem Vorwort und Zusätzen des Verfassers.
1898. — RM. 4.60

In Form von acht Vorlesungen sind die Resultate zahlreicher Arbeiten Pawlows und seiner Schüler zusammengefaßt und von einem einheitlichen Gesichtspunkte aus behandelt. Das Buch beschäftigt sich mit den Verhältnissen der Magensaft- und Pankreasreaktionen. Die Versuche wurden an Tieren, denen ein sogenannter Magenblindsack, resp. eine Pankreasfistel angelegt wurde, angestellt. Erstere Operation besteht darin, daß ein Lappen aus der Magenwand geschnitten wird und zu einem vollständigen, vom Magen abgetrennten Blindsacke zusammengenäht und mit seiner Öffnung in die Bauchwunde eingepflanzt wird. Durch Untersuchung des aus dieser Fistel fließenden Saftes bekommt man eine klare Vorstellung über quantitative und qualitative Verhältnisse der Sekretion. Auf diese Weise sind nun so wichtige und neue Tatsachen, die teils strittig waren, teils nur behauptet, aber nie bewiesen wurden, festgestellt worden, so daß dieses Buch als eine der wichtigsten literarischen Erscheinungen auf diesem Gebiete angesehen werden muß. *Prager Med. Wochenschrift.*

Das Experiment als zeitgemäße und einheitliche Methode medizinischer Forschung

Dargestellt am Beispiel der Verdauungslehre

Ein Vortrag von

Professor **J. P. Pawlow** zu St. Petersburg

Übersetzt von Dr. A. Walther zu St. Petersburg

1919. — RM. 1.30

Naturwissenschaft und Gehirn

Vortrag gehalten in der allgemeinen Versammlung des XII. Kongresses Russischer Naturforscher und Ärzte in Moskau am 28. Dezember 1909 (10. Januar 1910 n. St.)

von

Professor **J. P. Pawlow** in St. Petersburg

Autorisierte Übersetzung von Dr. G. W. Volborth

1910. — RM. —.80

VERLAG VON J. F. BERGMANN IN MÜNCHEN

Die Methodik der Erforschung der bedingten Reflexe.
Von Priv.-Doz. Dr. N. A. Podkopaew, älterer Physiologe der Russischen Akademie der Wissenschaften. Mit einem Vorwort von Prof. J. P. Pawlow, ord. Mitglied der Russischen Akademie der Wissenschaften. Übersetzung aus dem Russischen von M. Krich unter der Redaktion von Prof. G. V. Volborth. Mit 20 Abbildungen. 1926. Etwa RM. 4.50

Das Bewußtseinsproblem vom psychologischen, positivistischen erkenntnis-theoretisch-logischen, metaphysischen und biologischen Standpunkt. Von Geh. Med.-Rat Dr. Bernhard Schulz, Koblenz. 1915. RM. 3.60

Bewußtseinsvorgang und Gehirnprozeß. Eine Studie über die energetischen Korrelate der Eigenschaften der Empfindungen. Von Prof. Dr. Richard Semon. Nach dem Tode des Verfassers herausgegeben von Otto Lubarsch, Berlin. Mit einem Bildnis. 1920. RM. 6.—

Das körperlich-seelische Zusammenwirken in den Lebensvorgängen. An Hand klinischer und experimenteller Tatsachen dargestellt von Dr. G. R. Heyer in München. 1925 RM. 3.30

Gehirn und Auge. Kurzgefaßte Darstellung der physio-pathologischen Zusammenhänge zwischen beiden Organen sowie der Augensymptome bei Gehirnkrankheiten. Von Robert Bing, Professor an der Universität Basel. Zweite vermehrte und neubearbeitete Auflage. Mit 59 zum Teil farbigen Abbildungen. 1923. RM. 5.—

Grundzüge der Psychologie für Mediziner. Von Dr. Heinrich Kahane in Wien. 1914. RM. 9.—

Hypnotismus und Medizin. Grundriß der Lehre von der Hypnose und der Suggestion mit besonderer Berücksichtigung der ärztlichen Praxis. Von Hofrat Dr. L. Loewenfeld in München. 1922. RM. 3.—; gebunden RM. 4.—

Gehirnkrankheiten. Von Prof. Dr. Richard Geigel in Würzburg. Mit 41 zum Teil farbigen Abbildungen. 1925. RM. 18.—; gebunden RM. 21.—

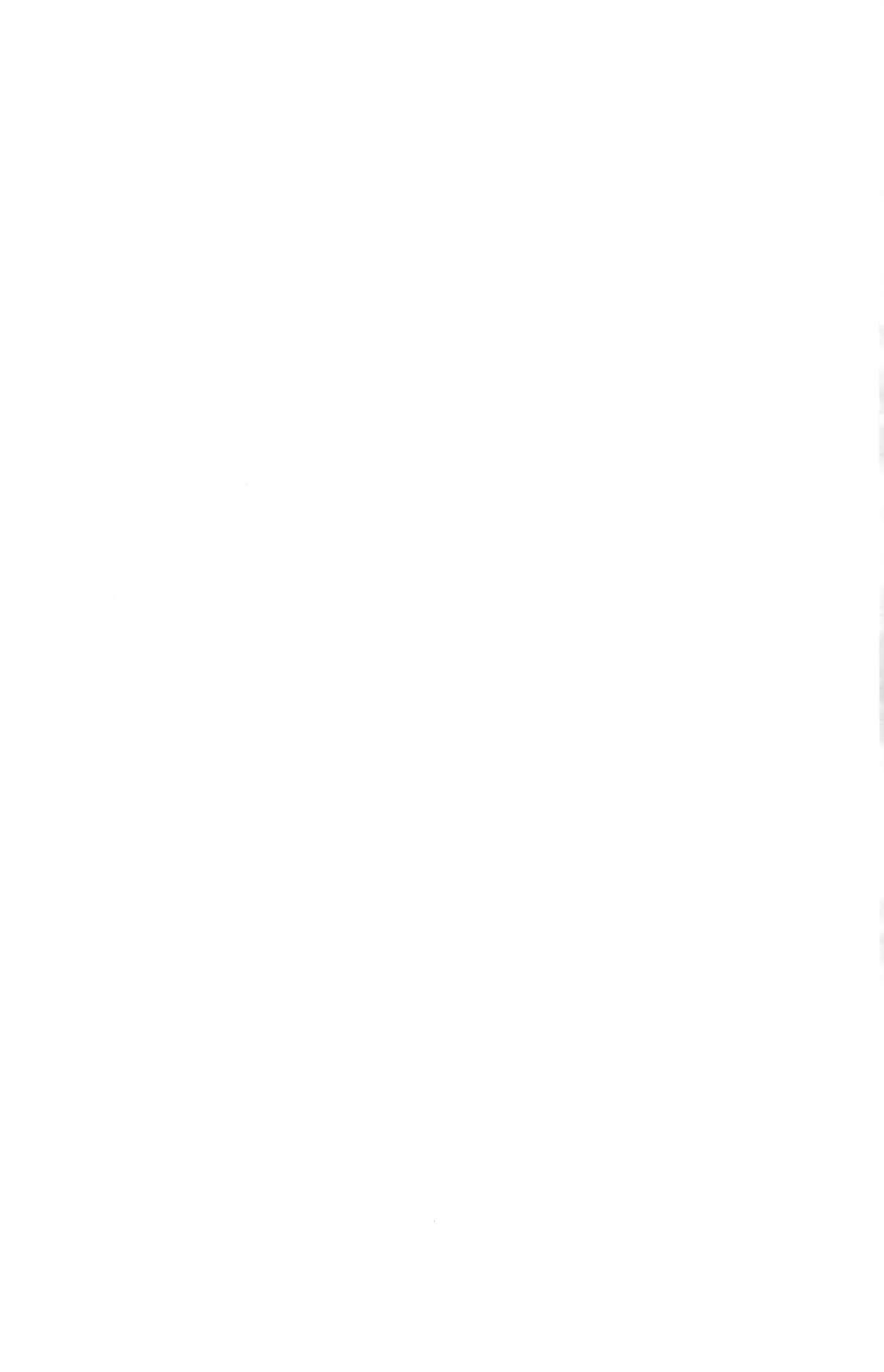

MIX
Papier aus verantwortungsvollen Quellen
Paper from responsible sources
FSC® C105338

If you have any concerns about our products,
you can contact us on
ProductSafety@springernature.com

In case Publisher is established outside the EU,
the EU authorized representative is:
**Springer Nature Customer Service Center GmbH
Europaplatz 3, 69115 Heidelberg, Germany**

Printed by Libri Plureos GmbH
in Hamburg, Germany